乡镇卫生院卫生技术人员培训教材

——药学基本知识

《乡镇卫生院卫生技术人员培训教材》编委会

主　编　桂军样　陈兆修

副主编　王　虎　杨昌俊　董　霞　张克泉

编　者　（按姓氏笔画排序）

于黎明　王志海　王　虎

孙东翀　杨昌俊　杨健坤

张文权　张克泉　陈兆修

陈　敏　黄　桦　崔秀彦

董　霞　覃业专　焦玉莲

谢瑞娟　黎润红　桂军样

第二军医大学出版社

内容提要

本书依据卫生部制定的最新版《大纲》,参考《国家基本药物处方集》和《国家基本药物临床应用指南》(2012 版),由相关专家依据当前培训的新形势、新要求,在第二版教材的基础上进行修订改编而成。

本书为该教程的药学人员培训分册,共六篇内容。本书对药学服务的基本概念和基本内容、药事管理的基本概念和主要内容以及药剂学的基本概念和常用剂型做了简明扼要的讲述。在临床药理学中重点介绍了药物代谢动力学、药物相互作用、特殊人群的临床用药和药品不良反应和药源性疾病的基本内容。第五篇是本书重点内容,书中用大量篇幅着重叙述了相关知识,包括药物的体内过程及其影响因素,药物相互作用和药物不良反应,老年人、妊娠或哺乳期妇女以及儿童的生理特点和临床用药;药物剂型知识和社区常用药物剂型的特点;并按照疾病的分类介绍了常用治疗药物的作用机制、临床应用、不良反应和用药过程中的注意事项等。该书内容全面、深浅适度,既是组织广大乡镇(社区)卫生院药学人员岗位培训的理想教材,也是指导日常诊疗活动的实用工具书。

图书在版编目 (CIP) 数据

乡镇卫生院卫生技术人员培训教材/桂军等主编.
—上海:第二军医大学出版社,2012. 4
ISBN 978 - 7 - 5481 - 0384 - 4/R. 1179

Ⅰ. ①乡… Ⅱ. ①桂… Ⅲ. ①乡镇
卫生人员 - 岗位培训 - 教材 Ⅳ. ①R192. 3

中国版本图书馆 CIP 数据核字 (2012) 第 032128 号

主 编:桂军样
责任编辑:蔡艳萍
出 版:第二军医大学出版社
发 行:全国各地新华书店
电 话:010 - 59416828
印 刷:北京俊峰印刷厂
版 次:2012 年 11 月第 1 版 2014 年 1 月第 3 次印刷
开 本:787×1092 1/16
印 张:40
字 数:70 千字
全套定价:100. 00 元(本册定价 60. 00 元)

前　言

为贯彻落实《中共中央、国务院关于进一步加强农村卫生工作的决定》和《医药卫生中长期人才发展规划（2011－2020年)》，进一步做好农村卫生人员培训工作，切实提高农村卫生服务人员专业技术水平和整体素质。根据财政部、卫生部联合印发的《关于下达公共卫生专项资金的通知》，结合《培训大纲》，特组织编委会组织编写了《乡镇卫生院卫生技术人员培训教材》。

本套教材旨在通过对农村卫生人员进行相关知识的系统培训，提高其专业服务能力和技术水平，加强农村卫生服务机构能力建设，促进农村卫生事业的持续发展。

本教材主要内容包括药学基本知识与技能，基本药物处方集和基本药物临床应用指南。

本教材的编写特点是：

一、结合新形势、新政策。本书由编委会严格按照最新版《药学专业人员培训大纲》编写而成。2014版教材在参考《国家基本药物处方集》和《国家基本药物临床应用指南》（2012版）基础上，并按《国家基本药物目录（2012版》对内容进行了调整和修订，增加了新知识和新内容。

二、内容全面、切合实用。本书共分六篇，主要内容如下：

第一篇：药学服务总论中介绍了药学服务的基本概念和药学服务的基本内容。

第二篇：药事管理学中介绍了药事管理和社区药事管理的基本概念和主要内容。

第三篇：临床药理学中介绍了药物代谢动力学、药物相互作用、特殊人群的临床用药与药品不良反应以及药源性疾病的基本内容。

第四篇：药剂学知识中介绍了药剂学的基本概念和常用剂型。

第五篇：常见疾病的药物治疗学中用大量篇幅着重叙述了相关知识，包括药物的体内过程及其影响因素，药物相互作用和药物不良反应，老年人、妊娠或哺乳期妇女以及儿童的生理特点和临床用药；药物剂型知识和社区常用药物剂型的特点；并按照疾病的分类介绍了常用治疗药物的作用机制、临床应用、不良反应和用药过程中的注意事项等。

第六篇：中医药学中重点介绍了临床基本用药指南中中成药的使用。

三、坚持三基五性。本书在编写过程中以实际应用为准则，力求简明实用，通俗易懂。既可作为基层药学人员培训指导用书，也可作为日常诊疗的工具书。

本次在编写过程中得到有关卫生部门的大力支持和许多指导性意见，在此表示感谢！由于编写时间紧迫，受水平所限，书中难免有不足之处，恳请各位同仁提出宝贵意见，以便我们再版时及时改正。

乡镇卫生院卫生技术人员培训教材编委会

2013年12月

目　录

第三篇　临床药理学

第四篇　药剂学知识

第五篇　常见疾病的药物治疗学

第六篇　中药学基础

第一篇　乡镇（社区）药学服务总论

第一章　乡镇（社区）药学服务概述

　　我国医疗卫生体制改革的不断深入和医疗保险制度的不断完善，使医疗保健资源的配置日趋合理，乡镇（社区）医疗机构必将成为我国医疗卫生保健体系的重要组成部分，为公众提供医疗、护理和药学服务。随着人们生活水平的不断提高，自我保健意识的不断增强，公众对医疗保健的需求日益提高，对乡镇（社区）药学服务的需求已不再满足于以往乡镇（社区）药房单纯的药物调配服务，而是希望得到更多安全、经济、有效的用药信息。因此，乡镇（社区）药学专业人员应从如何使药物更合理、更有效、更经济地发挥治疗和预防作用入手，以病人为中心，以家庭为单位，以乡镇（社区）为范围，提供全方位的药学服务，以适应乡镇（社区）居民多层次的医疗卫生需求。

第一节　药学服务的基本概念

一、药学服务的定义

　　所谓药学服务（pharmaceutical care，PC），是指药师运用药学专业知识向公众（含医务人员、病人及其家属）提供直接的、负责的、与药物使用有关的服务（包括药物选择、药物使用知识和药物信息），以期提高药物治疗的安全性、有效性与经济性，改善人们的生活质量。

　　在美国，20 世纪 70 年代就有学者提出药学服务的概念，但到了 80 年代末、90 年代初这一概念才被普遍接受，并由美国的医院药师协会明确了药学服务的含义：药学服务是围绕提高生活质量这一既定目标，直接为公众提供有责任的、与药物治疗相关的服务。我国药学界在 20 世纪 90 年代初就接受了药学服务的概念。90 年代中期我国药学工作者根据社会的发展、保健模式的转变、公众健康需要的发展、世界医疗改革的趋势，适时提出了药学服务的理念并将药学服务的观念渗透到整个医疗卫生保健过程中。国内的药学服务首先在医院药师中开展，乡镇（社区）药学服务几乎还是空白，广大乡镇（社区）药师可以在这片新天地里施展才能。

二、药学服务的基本内涵

（一）与药物有关

　　药学服务的内容不仅是提供治疗药物，还包括对病人的药物使用制定和决策提供服务，例如在治疗药物的选择方面，除了药物剂量和给药途径，还应提供与药物有关的其他信息，如药物不良反应、相互作用，并提供咨询和治疗药物监测等。

（二）服务

药学服务是贯穿于整个用药过程中的全程服务,包括药物品种的选择、剂量、给药方法和途径、药物的提供和给予、患者依从性、治疗效果的判断以及药物信息的提供等。服务提供既可通过药师个人,也可通过一个药师集体合作完成。服务要直接面向需要服务的对象,渗透于医疗保健的日常工作中。药学服务要求药师用自己具有的专业知识和技能保证药物的使用获得满意的结果。

（三）药学服务的结果

药学服务的结果包括:①治愈疾病;②消除或减轻症状;③阻止或延缓疾病进程;④防止疾病或症状的发生。对患者而言,药学服务可以降低总的医药费用,提高治疗效果和安全性;对医疗机构而言,通过药学服务可以提高整体用药水平,保证治疗的有效性。

（四）药师的责任

药学服务主要由药师提供。药师应对自己提供的药学服务负责,至少要承担三方面的责任:①发现潜在或实际存在的用药问题;②解决实际发生的用药问题;③防止潜在的用药问题发生。

三、药学服务的对象

药学服务（主要指由药师提供的）的对象包括:患者、患者家属、医生、护士、同行等。不同类型的服务对象有不同的需求,药师应掌握他们各自的需求特点,努力做到个体化服务。服务对象接受药师的服务,在信任的基础上授权对方处理一切与药物有关的问题,通过与药师一对一、面对面的沟通,获得可见的服务,从而提高药物治疗效果。

四、药学服务对乡镇（社区）药师的要求

（一）具有良好的职业道德

药学服务质量关系到患者健康乃至生命安危,因此提供药学服务的药师应具有高度的责任心,工作中应严格遵守岗位职责和标准技术操作规程,为接受服务的对象提供精湛的技术服务,促进安全、有效、经济、合理地使用药物。

（二）具有一定的专业知识

乡镇（社区）药师应具有良好的教育背景,经过专业药学培训。乡镇（社区）药师一般应该是全科的。为了使药学服务更加深入,有条件的乡镇（社区）医院药师也可以进行专业分工,如疼痛、抗感染、癫痫、糖尿病、心血管系统等专科药师。专科药师在具备全面药学基础知识的前提下,对某一领域进行深入研究,以便对专门人群实施专科服务。

（三）具有良好的沟通能力

乡镇（社区）药师应具有良好的沟通能力,这是提供药学服务的基础。乡镇（社区）药师应能有效地对病人开展健康教育,能为医生、护士及病人提供关于药物预防保健、药物治疗、药物不良反应、合理用药等方面的专业咨询。

（四）具有继续学习的能力

乡镇（社区）药师应具有不断进取、终身持续学习的能力。由于医药学领域的飞速发展,为了做好乡镇（社区）药学服务,要求药师不断学习,包括学习新的药学知识、医学知识、心理学知识、社会学知识、国家药物政策及相关法律法规等。

（五）具有发现问题和解决问题的能力

乡镇（社区）药师应具备通过各种渠道获取医药学信息的能力（尤其对计算机的利用）,并

对所得信息进行分析研究,得出正确结论,提供药物信息;搜集病人信息(自然情况、疾病状况等),并对其加工整理,判断药物使用的适当性,提出合理建议,进行治疗药物监测、不良反应监测并对监测结果进行合理解释。乡镇(社区)药师既可以通过干预用药方案,也可以定期对用药合理性进行回顾性分析评价为临床提供药物治疗支持。同时,药师应与医生进行有效沟通,协助医生制定或修订药物治疗方案。

第二节　药学服务的基本内容

药学服务的基础是病人承认药师对其药物治疗结果负责。药学服务的工作内容主要取决于病人的需要,根据病人的疾病情况,评估用药是否合理,制订治疗方案,并对治疗的进展情况定期随访。

药学服务的内容包括:药物的供应保障、解决药物治疗中存在的问题、治疗药物干预、药学信息、药物咨询及用药教育。

一、药物的供应保障

科学的药物管理是保障供应的前提。保障供应不应引起药物的积压,乡镇(社区)医院药房应该有完善的药物供应链,正常的采购途径,严谨的药价监控系统,规范的药物验收和养护。需要建立良好的药物财务和账物管理制度,规范的操作流程,必要的运行良好的计算机网络的支持。药物供应保障是保障药学服务的基础工作之一。

二、解决药物治疗中存在的问题

药学服务的目的在于保证药物治疗成功,提高患者的生命质量。要保证治疗成功,就需要及时地发现患者存在或潜在的用药问题。结合药物、疾病、实验室及特殊患者的有关资料,对药物治疗中存在的以下问题进行解决:①无医学适应证的药物治疗,对一些疾病症状无针对性的处方药物;②药物剂型、剂量、给药途径、给药方法不合理;③治疗重复(最常见的是重复使用抗生素);④使用了患者有过敏反应的药物;⑤可能的药物不良反应(ADR)或不良用药事件(ADE);⑥有重要临床意义的实际存在或潜在的药物－药物、药物－疾病、药物－营养及药物－实验室检验指标间的相互作用;⑦不注重病人经济利益的药物治疗;⑧患者用药依从性低。

三、药物治疗干预

药物治疗干预包括以下内容:①确定药物治疗目标;②设计药物治疗方案;③为药物治疗方案的实施制订监测计划;④实施药物治疗方案;⑤监测药物治疗方案的临床效果;⑥再设计药物治疗方案及监测计划;⑦对患者进行用药教育及愈后随访。

四、药物咨询

药物咨询的方式多种多样,不同对象需求不同。患者可能更多地想知道药物是否正确、用法用量如何、是否受食物的影响、不良反应如何及费用报销情况等。医生可能咨询药代动力学数据、药物相互作用、替代药物及不良反应的防范和处理、抗生素耐药问题等。护士可能提问药液或皮试液的配制、输液的注意事项(滴速、配伍)等。回复咨询时,药师要凭借自己对专业知识的掌握,还要熟练掌握信息查询的准确和便捷的途径,记录每一事件内容,定期总结,从被动服务转化为主动服务。

五、用药教育

用药教育的人群应包括公众、医务人员、药师自身。不同群体侧重点不同。通过用药教育，不仅提高他人，而且提高自身。进行用药教育首先应了解需求，可依据药物咨询情况确定重点教育内容。用药教育可能的方法包括：①展板；②科普出版物（宣传册、单页）；③面对面（发药台、咨询台）；④针对不同人群的讲座（青少年、老年人、孕妇、糖尿病患者、高血压患者等）。

总之，药学服务的目的是保障公众健康、改善患者的生活和生存质量。不仅要在药物治疗过程中展开服务，体现以"患者为中心"的思想，而且在药物治疗的前、后的非药物治疗期间，即预防、康复与维持时期，也应对公众进行相应内容的药学服务。

第二章　优良药品调剂规范

第一节　药品调剂的概念

药品调剂指从接受处方笺到交付药品的全过程。药品调剂是药师与医师、护士、患者(或其家属)及药剂人员之间相互沟通的过程,是集专业性、技术性、管理性、法律性、事务性、经济性为一体的活动过程。

药品调剂的特点:①随机性;②紧急性;③终端性;④咨询服务性。

第二节　药品请领

药品请领之前由门诊药房或病房药房负责人,依据药品的消耗量填写申领单。申领单包括药品名称、规格、请领量等,需提前一天交给药库作准备。一次领药量一般以本部门 1 周的消耗量为宜,量过少不能满足供应,过多则易造成积压,并影响医院资金周转。药品领出、领入应实行双人核对,重点是检查品种、规格、数量及包装等。自制制剂也以储备 1 周的量为宜,对自制制剂也要有外观、装量及包装等的检查。

第三节　处方和处方的审核

一、处方

处方是由注册的执业医师和执业助理医师在诊疗活动中为患者开具的、由药学技术人员审核、调剂、核对,并作为发药凭证的、医疗用药的医疗文书。处方包括医疗机构病区的用药医嘱单。

处方内容包括:①前记:医疗单位全称、处方编号、患者姓名、性别、年龄、处方日期、病历号、临床诊断;②正文:以 Rp 或 R 标示,药品品名、剂型、规格、数量、用量及用法;③后记:医师签名和/或加盖专用签章、药品金额、调剂和核对人员签名或加盖专用签章。

麻醉药品处方、急诊处方、儿科处方、普通处方的印刷用纸分别为淡红色、淡黄色、淡绿色、白色,并在右上角注明。

处方一般不得超过 7 日用量。急诊处方一般不得超过 3 日用量。对于某些慢性病、老年病或特殊情况,处方用量可适当延长,但医师必须注明理由。

普通处方、急诊处方、儿科处方保存 1 年,医疗用毒性药品、精神药品及戒毒药品处方保存 2 年,麻醉药品处方保存 3 年。处方保存期满,经主管领导批准、登记备案,之后方可销毁。

二、处方的审核

处方审核是调剂室工作的一项重要内容,是保证用药安全有效、防止差错事故的重要环节之一。处方审核应做到"四查十对",即查处方,对科别、姓名、年龄;查药品,对药名、剂型、规格、数量;查配伍禁忌,对药品性状、用法用量;查用药合理性,对临床诊断。

处方审核包括审核处方的合法性、完整性和合理性。处方的合法性指处方必须由本院具有处方开具权的医师(处方医师的签名和签章在药学部门备案)开具,不能伪造或篡改。对于伪造或篡改的处方,药师应收集足够的证据,拒绝调剂,并立即报告相关部门主管领导。处方必须符合法律法规要求,符合公费医疗、医保管理的各项规定。尤其特殊管理药品处方应符合国家特殊药品管理的相关规定。处方的完整性指处方内容完整,包括科别、姓名、性别、年龄、日期、病历号、诊断、药名、剂型、规格、数量和用法用量、疗程、医师签名和盖章等。处方的合理性指正确的适应证,即用药方案中的药品适用于所治疗的疾病(药品说明书);适当的药物,即用药方案中的药品剂量、疗程和用药次数合理,无重复用药;合理的联合,即用药方案中无禁忌证,无不良药物相互作用。

处方审核的注意事项:

(1)审核中如发现与上述情况任意一项不符者,应立即与开具处方的医师联络,由医师更正或重复签名确认,药师不得擅自更改或者调换药品。药师发现如用药严重不合理甚至错误,应当拒绝调剂,及时告知处方医师并记录。

(2)若未备足所需药品的种类或数量,则应告知患者并为其所需药品的购买或更换提供建议,最后由医师修改确认,药师同样不得擅自更改或者调换药品。

(3)对必须做皮试的药物,处方医师是否注明过敏试验及结果。

(4)处方用药与临床诊断应相符。

(5)是否有重复给药现象。

(6)是否有潜在的临床意义的药物相互作用和配伍禁忌。

第四节　调剂规范

处方调剂是门诊药房的重要任务,调剂处方时应该严格执行《处方管理办法》和医疗保险等制度中的各项规定。

一、处方调剂流程

处方调剂流程一般分为:接收处方、审阅处方、调剂处方、复核发药并向病人交待用法用量及注意事项。

二、处方调剂规范

1. 接收处方　使用"您好"、"请稍等"等服务规范用语。

2. 审阅处方　按"四查十对"的标准对处方进行审核。

3. 调剂处方

(1)审核处方。按处方的审核内容再次对处方进行审核,并注意审核:①用药剂量:剂量过小达不到理想的治疗效果,剂量过大则可能导致药物中毒。审查时要结合药品说明书上的用量,如有超过极量限制而为医疗需要的,须经医师再次签字方可调剂。特别要注意老年人、儿童及孕妇的用药要求。②给药方法:包括给药途径、间隔时间,还应考虑病人的病情及肝、肾功能等情况。③药物配伍:药物的体外配伍变化是指药物使用前发生的物理、化学变化;药物的体内配伍变化是指药物在体内的药理作用变化(含药代动力学及药效动力学变化)。审查时要防止药物相互作用引起的药效减弱、拮抗、副作用增加及产生毒性等情况的发生。应特别注意不同科别开具的处方药物间有无配伍禁忌等。④对不合理处方,药师应及时进行登记,定期向医务处(部)汇报并通告各科室,以便他们吸取教训,加以改进。

(2)调剂处方。①仔细阅读处方,按照处方或调剂单药品顺序进行正确调剂。②注意药名、规格、数量、剂型与处方或调剂单一致。②注意包装完整性。④查看药品有效期。⑤药品必须转移到其他容器时,应小心操作以避免污染。所有相关信息必须清楚标明于新容器上。⑥口服药品:整盒药品应包装完好,零散片剂应仔细核对药名、规格、数量后封口,将药名、规格、有效期等重要信息在药袋上标示清楚。⑦针剂:应开盒确认药名、数量正确、包装瓶完好、水针剂的色泽及澄明度合格。零散针剂要装入小药盒(袋)内,单独存放并提示病人。⑧调剂好的药品应码放整齐,便于查找。⑨口服药贴标签,标注用法用量及特殊储存等。字迹应清晰,尽可能将原包装的信息留给病人。⑩当一人同时持两张处方时,需提示发药人员以免漏发。⑪药品货位一经确定,不可随意更改,装置瓶用后应放回原位。⑫药品最小包装应提供药品说明书。⑬包装袋上所有不适宜的原用法用量应划掉,以免误用。⑭仔细查对病人姓名、年龄、药名、规格及用法用量,复核无误后签字或盖章,然后转交给发药药师。

(3)调剂注意事项。①药品名称:药名正确是安全、有效用药的重要前提,为此要防止这种类型中常见错误的发生。药品外文名近似、中文名类似、缩写词相似或自创药名的缩写均易引起混淆,如他巴唑和地巴唑。②药品包装相似的药品:如美托洛尔和非洛地平缓释片。③同品种不同规格的药品:如叶酸片有 0.4mg 和 5mg 两种规格。④同品种不同剂型的药品:如甲钴胺针和甲钴胺片。⑤对需特殊保存的药品应加贴醒目的标签提醒患者注意。如"冰箱保存药品"、"气雾剂用后请漱口"等。

4.复核发药,并向病人交待用法用量及注意事项。

(1)复核处方　调剂完毕,发药人员应再次核对上述内容,经核对无误后方可发药。

(2)发药时呼唤患者姓名,待取药人有明确回应后方可发药。注意姓名相似、相同的病人,尤其儿童单名者较多,同名情况较多见。发药时要唱发药品(唱发内容包括药品名称、药品规格、数量等),并耐心、详细交待用药方法及注意事项,例如"不得内服"、"用时摇匀"、"饭前(后、中)服"、"贵重药品请拿好"、"此药冷藏勿冷冻"、"针剂请拿好",有些镇静安眠药服后不得驾驶车辆等。同时要说明有些食物与药物亦可产生相互作用。发药完毕,提示取药人:"您的药齐了"。最后,在处方上盖章或签全名。

(3)规范用语　"您好"、"我明白"、"我说清楚了吗?"、"您的药齐了。"

(4)避免使用的语言　"你不懂"、"你听明白了吗?"、"不可能"、"你弄错了"。

第五节　调剂质量管理和服务质量管理

一、确立岗位责任制

确立完善的各级岗位责任制,使每个人明确自己的责任和义务。如科主任岗位责任制、组长岗位责任制、调剂或发药岗位责任制、主任药师岗位责任制、主管药师岗位责任制、药师或药士岗位责任制。

二、标准操作程序和操作规范

包括工作准备，规范用语，肢体语言，规范操作程序。建立全面的质量管理系统，涉及药品购入、发出及使用的全过程。

三、人员管理

不断参加继续教育和服务技巧培训是保证工作质量的基础。随着共同文化的熏陶，团队将建立良好的科室文化——精神文化、制度文化、物质文化。

只有在合适的环境、良好的气氛下愉快工作，才能有力地感染患者，保证服务质量。管理好员工，是真正搞好服务质量管理的关键。

尊重员工：尊重和善待每一位员工，然后员工便会善待每一位患者，这样才能在规范的标准下，体现优质的个性化服务。尊重员工，更要重视感情投资，培养员工的"集体精神"、"主人翁意识"。"没有快乐的员工也就没有安适的患者"。

培养人才：服务质量的高低，很大程度上取决于员工的素质。培训是人力资源积累的根本途径，是决定人力资本收益的重要因素，它的出发点和落脚点是乡镇（社区）药学的生存和发展。

激励员工：要敢于释放员工的能量和想象力，让其处于一个自由、不拘小节、有机会实现真正参与的环境之中，激发其潜力，发挥其长处，做到人尽其才。

总而言之，服务质量的管理主要还是对人的管理。若坚持以人为本管理员工，则服务质量管理工作就做好了一半。

四、医疗风险及事故处理预案

（1）发生或发现医疗过失行为、医疗意外、严重药物不良反应或医疗事故争议时，有关人员应立即赶到现场，采取有效措施积极救治，尽量避免或者减轻对患者身体健康的损害，防止损害扩大。

（2）在医疗活动过程中发生或者发现医疗事故、医疗过失行为或医疗事故争议时，应立即向科室主任报告。

（3）对于疑似输液、注射药物等引起的不良反应，按医院规定，药学部门质量负责人应到现场，并按医务处要求工作。医患双方（医务处、药学部门、患者）共同到场封存实物，封存实物由医务处保管（药学部门人员提供实物保存方法）。启封时也应医患双方均在场。相关药物需检验的，经医务处开具证明，由双方（药检室、患者）共同送至当地药检所或法定机构进行检验。属于质量问题的，可送检同批号未启封药品（送检数量由药检所或法定检验机构确定）。出现疑似药品引起的严重不良反应（患者死亡、休克或者3人同时出现不良反应）时，应立即停用同批号药品，并通知药学部门人员，按照药品不良反应管理制度的要求，向当地药品监督管理局和药品不良反应中心报告。

（4）发生医疗事故争议时，第一发现人首先应热情对待病人，按照满足患者需求的三个原则（维护自尊，加强自信；专心聆听，用心回应；征询意见，鼓励参与）妥善解决，不论解决与否，均应及时报告组长；组长作为第二接待人，在圆满解决事故争议后，需记录在案，并定期向科主任汇报,不能解决时应立即上报科主任;科内无法解决的事故争议,应及时报告医务处或门诊部,并积极配合相关职能部门解决问题。

发生医疗事故争议处理流程:第一发现人－组长－科主任。

(5)发生医疗事故争议后,需到卫生局协调、医学会鉴定或到法院出庭时,根据医院的要求,科室派人参加。

(6)发生医疗事故后,要及时查明事故原因,提出整改方案,进一步完善防范措施,防止类似事故的再次发生。

(7)建立"差错分享"制度,避免出现同样的差错。

五、处理投诉技巧

①不要先想着为自己辩解;②始终保持冷静;③不要发表个人的批评意见;④即使不是你的错,也要表示抱歉;⑤不要寻找借口,或抱怨其他部门;⑥全心全意对待顾客,真诚地用眼睛去交流;⑦接受客户的怨言并表示理解;⑧如果不知道问题的答案,不要撒谎,据实及时回应。

第三章　乡镇（社区）药师与合理用药

合理用药是一个长远的主题。长期以来,临床医师是临床用药的主力军,他们中的许多人一直致力于合理用药的实践和研究。药剂师参与临床用药的决策在国内是近几年的事情,在国外也不过二十余年的历史。2002 年卫生部下发了《医疗机构药事管理暂行规定》,第一次明确提出临床药师的概念,第一次明确要求临床药师开展促进合理用药的工作,这对于药师参与合理用药具有特别重要的意义。

第一节　合理用药的概念

一、临床用药的过程

临床用药按顺序一般分为以下几步:①明确诊断——确定患者的病因;②明确治疗——确定有效而安全的治疗措施(这里主要指药物治疗);③选择药物——包括选择药物的种类、剂量、疗程以及给药途径;④开写处方——清楚地写明药物的种类、剂量、疗程以及给药途径;⑤调剂药物——包括写标签、包装、分发,每一步都要尽量给患者提供足够的信息;⑥病人遵医嘱接受药物治疗;⑦安排随访——观察药物治疗疗效和不良反应。

二、合理用药的定义

世界卫生组织 1985 年在肯尼亚首都内罗毕召开的合理用药专家会议上,把合理用药定义为:"合理用药要求患者接受的药物适合他们的临床需要,药物的剂量符合他们的个体需要,疗程足够,药价对患者及其乡镇(社区)最为低廉。"即合适的适应证,合适的药品,合适的用药方法、剂量、疗程,合适的病人,病人得到正确的药品信息、正确的评价和价格适宜或低廉。

三、合理处方的标准

合理的处方应符合以下几个标准:①适当的适应证:处方药物完全是根据医学原理决定的,并且其形成的治疗是安全而有效的;②适当的药物:综合考虑疗效、安全性、适宜度和价格,确定最好的药物;③适当的患者:患者无所选药物的禁忌证、发生不良反应的可能性最小并且能接受该药物;④适当的信息:给患者及时提供与其疾病、处方药物相关的,准确而重要的信息;⑤适当的观察:密切观察药物作用效果,包括意料之中和意料之外的。

第二节　常见的不合理用药问题

一、常见的不合理用药情况

1.适应证选择不当　如使用抗生素治疗病毒性感染,无临床指征时选择预防用药等。

2.在医疗过种中需要用药时未选用最佳药物或选药错误　如Ⅰ类切口手术术前预防性使用抗生素或选用对致病菌(革兰阳性球菌)作用不强的第三代头孢菌素(最佳药物应为第一、第二代头孢菌素),对需要使用口服补液盐的腹泻儿童使用抗生素等。

3.种类、剂量、用法、疗程、给药途径错误　常见的有:①注射剂使用过多。②可以使用口服制剂或栓剂时却静脉滴注。③用药剂量过大或过小,如治疗性病使用头孢曲松每天2次,连续3天(应为0.5~1.0g,一次即可);对浓度依赖性药物(卡那霉素、庆大霉素),使用频率应为每日1次或2次,却错误地使用为每日3~4次;而对时间依赖性药物(青霉素),使用频率应为每日3~4次,却错误地使用为每日1次等。

4.使用疗效可疑或未被证实的药物　如对急性腹泻患者使用肠蠕动抑制剂等。

5.使用安全性不确切的药物　如苯丙醇胺、非那西丁、某些中药注射剂等。

6.重复给药　如针对细菌性上呼吸道感染既给予阿莫西林,又给予头孢拉定等。

7.联合用药存在有害相互作用　如地高辛与排钾类利尿剂(氢氯噻嗪、呋塞米)合用,致低血钾而引起洋地黄中毒等。

8.配伍禁忌　如培氟沙星与碳酸氢钠等碱性溶液配伍使用会生成白色沉淀等。

9.未实现个体化给药。

二、造成不合理用药的原因

1.患者方面　错误的药物信息(如新药、贵药就是好药等);患者对医师的信任被误导;患者的要求、期望不当等。

2.医生方面　缺乏继续教育和专业技能培训;不适当的角色模式;未向患者提供足够的客观的药物信息;经验性用药;误导患者对于药物疗效的认识,轻视普药而过于重视贵重药物或二、三线药物等。

3.工作地点　患者太多;开处方的压力;化验室能力不足、人手不足等。

4.药物供应系统　不可靠的供应商;药物短缺;供应过期药物;供应非基本药物等。

5.药品法规　使用未经药品法规正式授权的处方药;法规执行不力等。

6.药品生产厂家　在药品推销活动中误导医生和消费者等。

第三节　如何促进合理用药

一、完善用药管理的基本规章制度

用药管理的基本规章制度主要包括以下七点:①医院基本药品目录;②医院处方集;③关于合理使用抗生素的规定;④单病种治疗指南(肺炎、高血压、糖尿病、脑卒中等);⑤处方审查制度;⑥药品调剂管理制度;⑦药品采购管理制度。

二、改善用药状况的基本策略

（一）教育方法——使相关人员获得正确信息或进行说服式教育

1. 培训医生和药师　包括上岗前和在职培训。

2. 印制教材　处方集和治疗手册、药物信息通讯、壁报等。

3. 面对面的教育　小讲座或研讨会、上级医师查房、在开处方和发药时给患者提供咨询等。

4. 以媒体为主的宣教　报纸杂志的健康卫生相关版块、广播电视的公共卫生相关节目、针对患者的音像磁带等。

（二）管理方法——组织、引导的决策

1. 选药和购药　基本药物目录、处方集等。

2. 处方和发药　表格化的标准处方笺、单病种诊断和治疗指南、药物利用分析和对开处方者的信息反馈、有效的临床指导、改进包装和药品标识等。

（三）规章制度——约束决策

1. 市场管理　限制新药品的注册或淘汰某些旧药品等。

2. 处方和调剂管理　规定公费医疗报销范围、以通用名开处方、限制每次开药品种和数量等。

三、标准治疗指南的制订原则及影响

标准治疗指南是指根据特定医疗机构的专业工作人员的经验，对常见的健康问题优先推荐的药物或非药物治疗方案。每种药物治疗除应该包括适应证、药名、剂型、平均剂量（包括儿童和成人的剂量）、规格、每天的用药次数及疗程，还应包括其他有关诊断的和给患者的建议。

四、合理用药的评价系统

（一）处方指标

①每百例就诊处方平均用药品种数；②每百例就诊处方抗生素使用率；③每百例就诊处方国家基本药物使用率。

（二）病人关怀指标

①病人就诊时间（分）；②药品调剂时间（秒）；③药品调剂百分率；④药品标识完整率；⑤病人对正确用药方法的掌握率。

（三）补充用药指标

①每次就诊人均药费；②抗生素费用占总药费百分率；③针剂费用占总药费百分率。

注：以上采用的是 WHO/DAP/INRUD 制订的《医疗单位合理用药调研方法与评价指标》中的统计指标（DAP：WHO 药物委员会；INRUD：合理用药国际网络）。

第四节　药师在合理用药中的位置与作用

一、药师在合理用药中的位置与作用

医生在大多数情况下被认为是最终使用所有卫生资源的专业人员。但是单单就药品这一方面而言,药师和其他药品调剂者通常才是沟通药品和患者的最后纽带。人们经常就各种有关健康的问题向各级药房药师咨询求助,而药房药师几乎每次交易都要销售或调剂药物。有些药物在正确使用时是安全有效的,但在不正确使用时就是危险的;而有些药物则无论怎样使用用都是无效的。促进合理用药需要多学科、多科室、多岗位人员参与。乡镇（社区）药师是多岗位合作小组中可以发挥积极促进作用且不可或缺的一员,应在促进合理用药的工作中充分发挥专业所长,并积极学习自己欠缺的临床等相关领域专业知识,为患者提供更安全、有效、经济的优质药学服务。

二、药师调剂药品的过程

保证药品正确地从调剂者手中交到患者手中有 8 个重要步骤,其中共包含 27 个要点。

1. 药品调剂者从患者或医生手中收到了正确的处方　①处方的出处（来源）可靠;②处方的有效（真实）性高;③相关的用药指示明确;④患者的信息正确;⑤合理的药物治疗;⑥经济上的考虑适当;⑦对模棱两可的或不清楚的医嘱与医生沟通。

2. 调剂者正确地解释处方或处方上的指示　①检查药名正确;②检查药物的剂量、用法和疗程无误;③检查是否有药;④从药品储存架上取药。

3. 药房有处方上要求的可用药剂（没有过期或损坏）　①保证药品的储存条件适当;②检查药品的失效日期,优先使用存放时间长的药品（先进先出原则）;③检查（可能的话双重检查）药品的标识、规格和剂型是否正确。

4. 药品调剂者真正了解药品的有关知识及正确的使用方法　①药品的准确包装;②再次检查药品及剂量。

5. 药品调剂者以适当的方式向不同类型患者清楚地讲解用药方法　①标示患者的姓名、药名、用法、用量,并交代注意事项;②对文盲患者使用符号做用药指示;③使用辅助标签（注意事项、联系电话等）。

6. 患者确实明白药师对其进行的用药指导　①药师口头重复标签上的重要用药指示,必要时可以用非专业词汇向其解释;②患者应向药师复述用药指示;③药师向患者强调依从的必要性;④药师向患者告知警告和注意事项;⑤对特别的对象给予特别的注意,如孕妇、有视觉或听觉障碍的患者、文盲、儿童或老年患者、使用多种药品的患者。

7. 患者谨遵医嘱用药。

8. 药师保留上述活动的准确记录　①在患者的病历上详细地记录与取药者的沟通过程;②在处方登记本上做好记录;③完成库存记录。

附:世界卫生组织（WHO）推荐——可能用来改善用药的管理方法

一、结构化决策

1. 选择和采购　①基本药物目录/国家处方集;②基于发病率的定量;③药品采购评述及对决策者的信息。

2. 反馈药品流通的评述过程。

3. 处方和调剂　①结构化的用药医嘱单;②标准的诊断和治疗方法指南;③改进包装;④有效的、完全以符号标示的药品标签;⑤对持处方者的审查加上信息"反馈";⑥必要的咨询和调整。

4. 财政 ①根据药品对医疗的作用制订药价;②患者分摊开支。

二、限制性决定

1. 选择药品 按医疗需要进行注册。

2. 流通管理 按医疗单位级别的使用限制,如《北京市医疗保险目录》中限定医疗保险限二级以上医院使用等。

3. 处方管理 ①按照级别限制处方用药,如限定适应证使用等;②自停式医嘱单,如手术预防使用抗生素在术后 3 天自动停药等。

4. 药品调剂管理 ①每名患者使用的药物种类的限制,例如:"最多 3 种药物"的规定;②每种药品数量的限制,例如:"最多 3 天"的规定。

第四章　临床药师综合素质培养

第一节　学员心理素质培养

卫生部与国家中医药管理局提出,药学部门应建立以患者为中心的药学管理工作模式,开展以合理用药为核心的临床药学工作,参与临床疾病诊断、治疗,提供药学技术服务,提高医疗质量,并要求医疗机构"逐步建立临床药师制"。为此,卫生部开展了一系列临床药师培训工作,旨在探索适合我国国情的临床药师培养模式。有一些试点基地在培训过程中,发现学员在学习过程中承受的精神心理压力日渐突出,甚至影响其身心健康和学习质量。所以,如何构建临床药师培训学员良好的心理素质值得大家关注。

一、临床药师学员心理压力分析

1. 理论知识薄弱　参加药师专业培训的学员大部分是我国药学专业毕业,缺少相关的临床医学知识,如内科学、影像学、诊断学等,即使是在就职医院的临床药师工作中涉猎到部分临床医学知识,也多未深入系统。学校里所授的药学知识大部分是有机化学、无机化学等的"大化学",与药学相关的化学知识所占的比例甚少。因此学员们在与患者进行临床药学服务期间,发觉自己所学的知识太少了,甚至因无法进行针对患者的用药指导与教育而产生自卑心理,进而导致不愿意下临床,如频繁请假逃避查房,甚至退学。

2. 缺少"三种思维"　药师工作临床化是全球药师职责的发展方向,中国医院药师的工作必须临床化。一名卓越的临床药师,应该通过不断地学习拥有宽广的知识面,并逐渐建立药学思维、临床药学思维和临床治疗思维。具备上述三种思维是临床药师从事临床药学实践必然经历的过程。当患者接受药物治疗后出现某一症状时,不能够从药物不良反应的角度来考虑问题,即缺少临床药学思维;会诊或查房时,不能够跟随医师的疾病诊断和药物治疗的思路,即缺少临床治疗思维。由于这些诊疗思维的缺少,学员们自感学而无用,无法找到切入点也跟不上思路,进而心情抑郁,导致身体素质下降,进而影响培训计划的完成。

3. 培训与实践要求繁重　临床药师培训工作开展以来收到社会各界的广泛关注,学员派出单位的领导对学员们都寄予很高的期望。面对一年内完成若干份药历、病例分析、病例讨论会等培训任务,学员们倍感压力,由此情绪急躁,甚至可有急于要结果而轻视培训过程,一味找寻捷径的现象发生。对于还未形成正确的系统的思维模式的科室新学员来说,更加引起了不良情绪。

4. 人格因素　一部分学员有着强烈的自我提升需求,但因自尊水平较高而调节能力差,往往于应激或挫折面前倍感困惑、苦闷甚至颓丧;性格内向的学员,亦不善于利用社会支持,负性情绪内射而产生躯体化症状;自私人格者则对周围人负面评价为主,多疑,人际关系不融洽。

二、临床药师学员心理素质的培养

1. 强化理论教学

扎实学习药学理论知识，专家授课的同时也鼓励学员之间互相进行药学知识文献阅读报告，博采众长，共同进步。特别是邀请三甲等示范医院的临床科室主任为学员们教学，使得药学工作者既系统又专业地弥补所欠缺的医学知识，为今后下临床打下了坚实的基础，从而减少对下临床的恐惧感。

2. 培养三种思维

（1）指导学员从药物性质、结构以及剂型等多角度来理解药物的作用特点和机制，并结合药物的结构特点去认识药物的适应证、禁忌证、用法用量和常见不良反应等相关知识，培养学员的药学思维；

（2）学员在临床诊疗过程中应时刻对患者的用药过程进行观察，发觉细微的不良事件并辨别此与所用药物的相关性，若发现属于药物的不良反应，则应及时与医师沟通、商讨解决办法，在保障有效治疗的前提下监护患者的用药安全，培养临床药学思维；

（3）经验丰富的医师在查房时体现出的诊疗过程重点明确、思路清晰，是其经过多年知识积累后形成的心得，叮嘱学员在同医师一起查房时紧跟医师的思维方式，在心中模拟询问自己医师选用此种药物的是何治疗目的？药物选择是否合理？有否禁忌证？这样才能逐步建立临床治疗思维。

3. 戒骄戒躁，脚踏实地做好培训工作的各个环节

带教药师要认真地落实每一个教学环节，认真踏实地参加临床药物治疗的全过程。要尽量坚持参与临床药物治疗时间超过八成，并同学员一起去临床参与用药实践。我们应当保持科学的期待，戒骄戒躁，脚踏实地落实每个教学环节，从而不断提高培训质量。

4. 培养准确的职业定位

压力之下更应正确对待，把每一次的临床实践都看作是提高自己业务水平的重要机会，以积极主动的态度从容面对，同时了解国际上临床药学的发展现状，建立职业定位，增加对本专业的信心与兴趣。

5. 开展文体活动，消除紧张心理

举办一些体育运动，或增加外出旅游、聚会、唱歌等文体活动，减轻学员的心理压力，使其在身心疲惫时，可以宣泄调节情绪保持身心愉悦，从而更好的完成培训任务。

综上所述，学员的心理素质培养值得临床药师培训基地单位广泛关注，良好的心理素质关系到培训的质量甚至决定其成败，这应该是各培训基地领导及带教药师们需要认真面对的课题。

第二节　药师服务礼仪

礼仪，作为人类文明进步的重要标志之一，不仅是适应时代发展的需求，更能促进并体现一个人的进步和成功。从古至今，自然规律一直影响和制约着人类的活动，与此同时，社会规律以及由此形成的社会规范对人类活动的影响和制约随着社会的不断发展和进步逐渐加强。除了道德规范和法律规范以外，礼仪规范也是其中很重要的一方面。礼仪，作为在人类历史发展中逐渐形成并积淀下来的一种文化，始终以某种精神的约束力，支配着每个人的行为。

一、意义

服务礼仪,通常指的是礼仪在服务行业之中的体现。一般而言,服务礼仪主要指服务人员在自己的工作岗位上应严格遵守的行为规范。而服务礼仪的实际内涵,则是指服务人员在自己的工作岗位上向服务对象提供服务时的标准的、规范的做法。

在服务行业内普及、推广服务礼仪,具有多方面的重要意义:

(一)有助于提高服务人员的个人素质。

(二)有助于更好地表达对服务对象的尊重。

(三)有助于进一步提高服务水平与服务质量。

(四)有助于塑造并维护服务单位的整体形象。

(五)有助于使服务单位创造出更好的经济效益和社会效益。

作为以"救死扶伤,实行革命的人道主义"为宗旨的药学、医务人员,其所从事的"窗口"行业工作具有特殊性和重要性。因此,提高他们的服务礼仪修养显得尤为必要。良好的礼仪能使病人感到亲切,情绪变得健康愉悦,并进而产生积极的治病态度和行为。这不但易于使患者产生认同感,获得诊疗医治的成功,同时也能大大改善医患关系,提高医疗质量。

二、服务礼仪的内容

服务礼仪的内容包括服务人员的仪容规范、仪态规范、服饰规范、语言规范和岗位规范。

服务人员的仪容规范包括面部修饰、发部修饰、化妆修饰等。

服务人员的仪态规范包括站立姿势、行进姿势、蹲坐姿势、手臂姿势、表情神态等。

服务人员的服饰规范包括正装选择、便装选择、饰品选择等。

服务人员的语言规范包括礼貌用语、行业用语、电话用语等。

服务人员的岗位规范包括岗前准备、患者接待、纠纷处理等。

其他:如敲门、进门、中途插话、递交药品(文件、利器)等物品、礼让、遇急抢救等。

三、药学服务人员的一般礼仪要求

药师、药房(店)工作人员作为药学服务人员,必须学习并掌握服务礼仪的基本理论和基本操作。在工作场所中,运用服务礼仪,遵守一般礼仪要求。

1.热爱本职工作　这是药学服务人员最基本的素质要求。包括正确认识和理解本行业工作的意义,提高专业水平;要求药学服务人员爱岗敬业,工作上认真负责,技术上精益求精,掌握最好的职业技能;勤勤恳恳,踏踏实实,始终如一,不计名利,在工作中保持饱满的热情,即在为患者服务的过程中,要积极、主动、耐心、细致、周到,并且充满温馨。最重要的是,这一切都必须出自真心,而绝对不是虚情假意。

2.热情耐心　在服务态度上,必须对药学服务人员有一定的规范化的要求,即以热情耐心的态度接待患者。所谓热情服务,就是要求药学服务人员在为患者进行服务时,要以"情"见长,以"情"动人。尤其药学服务人员面对的是患病的特殊人群,一定要注意保持足够的耐心、冷静,并做到不厌其烦。

3.体态标准、仪表整洁　药学服务人员应重视个人仪容、仪表。面部修饰总体保持洁净、卫生;局部修饰,例如眉、眼、唇、鼻、耳等部位保持自然即可;发部修饰依照自己的审美习惯、工作性质和自身特点,对自己的头发进行清洁、修剪、保养和美化,保持头发清洁,发型修饰得体,工作时间不梳披肩发;肢部修饰,具体的讲,就是上臂与腿部的修饰,要求保持手臂清洁,不留长指甲、不涂画艳色;下肢注意不宜光腿,不宜露趾,不宜露跟。目光温顺平和,嘴角略带微笑,让人感到真诚可信、和蔼可亲。衣着整洁,体态保持端庄、典雅。女性职业场合宜着淡妆。

作为专业的药学服务人员,在热情耐心的基础上,需要兼顾本行业的特殊性质,注意保护患者的隐私权,体现药学人员的职业修养。

第三节　医患关系及沟通交流技巧

一、沟通的意义

沟通的目的在于全面体现"以人为中心"的药学服务新理念。药学服务的对象是公众,包括医院的医生、护士、来医院就诊的患者及乡镇(社区)公众。对患者的服务过程包括治疗前、治疗中和治疗后。其中主要内容包括:对于患者,药师提供的服务包括专业的用药指导、服药期间的疑问解答等;对于乡镇(社区)公众,药师提供的服务包括预防保健教育以及公众健康促进;对医生和护士,药师提供的服务则是新药知识、合理用药及药物经济学等专业知识。随着药学模式从"以药品为中心"向"以人为中心"的转变,预防保健在医疗保健中的地位越来越重要。

通过药学服务,使公众对药师的作用有更进一步的认同,不再有距离感。当公众在用药方面遇到问题时,可以随时得到药师的服务。药师则从过去的"以药品为中心"的职业观念转向"以人为中心",切实理解在"人人享受医疗保健"的国策中药师们的责任。药师应设身处地为患者着想,为公众健康事业着想,把服务的落脚点真正放在为公众的健康办实事、办真事上。在服务中体现出一名药师真正的社会价值,并取得公众对药师的信任。

先进的服务理念需要实施的手段和技巧,沟通就成为理念和结果的桥梁。良好的沟通可以产生预期的结果,事半功倍。而沟通不畅往往是矛盾的基础,不但会导致事倍功半,甚至适得其反。

二、沟通的内容

作为门诊调配发药的药师、咨询药师或深入乡镇(社区)的药师,与患者沟通的时间应贯穿于整个医疗过程中,例如门诊发药,发放出院带药,或在患者就医或住院过程中随时提出问题时,药学服务人员均应主动为患者提供服务。临床药师下临床时应做到跟踪用药效果并随访。作为乡镇(社区)药学服务人员还应提供延伸服务,如健康教育。

沟通内容包括:①回答患者问题:用药目的、如何服药、注意事项、不良反应;②普及用药常识:疾病知识、合理用药知识和健康知识;③树立药师品牌:提高公众认知;④接待投诉:纠正发药错误,解决纠纷问题;⑤获得信息:药品不良反应、药师服务质量和效果的反馈;⑥抚慰患者:安抚患者情绪,实施心理治疗。

沟通的地点包括:①医院门诊药房;②病房、药房;③患者等候区;④患者家中;⑤乡镇(社区)药店;⑥健康教育课程上;⑦媒体,如报纸、电视广播或网站;⑧电话沟通;⑨其他公众需要的地方。

三、沟通的手段

1.微笑　微笑的主要特征是:面含笑意,但笑容不甚明显。保持微笑,一来可以调节情绪,二来可以消除隔阂。

2.聆听(倾听)　聆听(倾听)的三个原则为:耐心、关心和同理心。药学服务人员要做到真正带着兴趣聆听患者的叙述,并始终同患者保持目光接触,应当学会用眼睛去听。在聆听之后,需要探询一句:"您的意思是……","我没理解错的话,您需要……"等,以验证你所听到的。切忌聆听起始就自以为明白患者的问题而发表议论。

3.语言　语言是人类所特有的用来表达思想、交流情感、沟通信息的工具。在服务工作中,药学服务人员在同患者接触的整个服务过程中,始终都离不开双方的语言交流。在运用服务语言时,应注意称呼恰当,口齿清晰,语言文明。

有统计显示,在沟通时,口头语言占7%,语气语调占38%,态势(肢体)语言占55%。提示药学服务人员应重视语言的交流,加强语言艺术方面的修养。

四、沟通的技巧

1.目光交流　目光注视的时间:在交谈中,人们目光注视的时间一般占全部交谈时间的30%~60%,时间过长,会被认为对对方比对其谈论的内容更感兴趣;时间过短,则会被认为对对方及其谈论的内容都不感兴趣。目光注视的位置:目光注视对方应自然、稳重、柔和,不能紧盯住对方的某一部位或上下打量,注视患者的社交注视区(即双眼和嘴构成的倒三角区域)即可。

2.使用服务用语　药师在沟通时应使用标准化的服务用语,患者首先通过口头语言和语气、语调,感觉到药师对他的人格尊重,对他罹患疾病的同情和理解,让患者了解药师是发自内心的真诚帮助者和依赖者。

服务用语包括礼貌用语和文明用语。使用礼貌用语应当成为广大服务人员主动而自觉的行动。唯其如此,礼貌用语的使用方能口到、心到、意到。

礼貌用语包括:①问候用语,例如"您好"、"早上好"等;②迎送用语,例如"请"、"又见面了"、"请慢走"等;③致谢用语,例如"谢谢"等;④征询用语、应答用语、赞赏用语、祝贺用语、道歉用语等。

文明用语就是要求药学服务人员使用语言时必须讲究文明。

药学服务规范用语包括:①问候:您好! ②请求语:请……! ③感谢语:谢谢! ④抱歉语:对不起! ⑤道别语:您的药齐了,请您拿好,请慢走!

药学服务经常使用的语言包括:①我说清楚了吗? ②我明白……;③我了解……;④我知道……;⑤我可以……;⑥换作是我也是一样的反应。

药学服务避免使用的话语包括:①你听清楚了吗? ②你好像不明白……;③你肯定弄混了……;④你弄错了……;⑤你必须……;⑥我们不会……,我们从没……;⑦我们不可能……;⑧这不是我们的政策……。

3.正确使用行业用语　要求药师使用患者能够听得懂或能够理解的语言的(口语或文字)或非语言的交流形式表达出来,就患者所涉及的每一个药物交代清楚,指导患者或家属正确使用所取的药物,确保患者了解所使用药物的作用,明了何时和如何使用药物。切忌故弄玄虚,使用艰深晦涩、似是而非、甚至盛气凌人的语言。

　　专业知识沟通一般应包括以下内容:药品名称(通用名、商品名);正常的给药途径、剂型、剂量、给药时间;药品的储存方法;有效期;用药期间的注意事项;一般常见的药品不良反应及其预防措施;药物治疗自我监测的技术方法;药物与药物、药物与食物之间的作用或其他潜在的治疗禁忌以及服药剂量发生错误时所应采取的补救方法等。药学服务人员在服务过程中使用一些专业用语,要兼顾患者的需要,尤其要注意交代用法用量时,语言务必通俗易懂。

　　4.正确的肢体语言　态势(肢体)语言包括面部语言(如眼神、表情)和肢体语言(如体位、手势)。由肢体传递的信息可以掩饰语言信息,也可以加强语言信息。

　　人们常说,眼睛是心灵的窗户。真诚还是鄙视,热情还是冷漠,周到还是刁难,一眼即可望穿。因此,药学服务人员在服务起始时,首先要眼到位,把自己的真诚、热情、周到,通过与患者的第一次眼神接触传递过去,为接下来的服务成功奠定一个良好的基础。其次是脸到位,即表情到位。我们经常讲微笑服务,这是必要的。但是微笑服务不等于优质服务。在某种意义上,与服务对象的心态保持一致更重要。一般来说,成功的沟通需要牢记两条基本原则:①我们所说的不一定是对方所听到的;②对方所听到的比我们所说的话更重要。

　　正确的站姿:头部微微侧向自己的服务对象,但一定要保持面部的微笑。手臂自然下垂,从肩部至中指应呈现出一条自然的垂线。小腹不宜凸出,同时臀部应该紧缩。双脚一前一后站成"丁字步"。

　　规范的手势:药学服务人员要牢记两点,一是要使用手掌,而不能仅使用手指。二是掌心要向上,而不宜掌心向下。

　　总之,沟通的技巧和效果不仅取决于我们说什么,更取决于我们说话的方式、我们的表情、动作以及患者或服务对象对信息的理解和接受能力。

第二篇　乡镇（社区）药事管理

第一章　总　论

第一节　药事管理基本知识

一、药事与药事管理的概念

（一）药事

药事即与药品的安全、有效、经济、方便、及时使用等相关的药品研究与开发、制造、采购、储藏、营销、运输、交易中介、服务、使用等活动，包括与药品价格、药品储备、医疗保险有关的活动。

此定义关键点在于：①药事是与药品的安全、有效、经济、方便、及时使用相关的活动；②药事范围包括药品研究与开发、制造、采购、储藏、营销、运输、服务、使用及与药品价格、药品储备、医疗保险有关的活动。

（二）药事管理

药事管理即为了保证公民用药的安全、有效、经济、方便、及时，国家依照宪法通过制定并实施相关法律、法规以及药事组织的相关管理措施，对药事活动实施的必要管理。

此定义的关键点在于：①药事管理的宗旨在于保证公民用药安全、有效、经济、方便、及时；②药事管理的两个层面是：宏观药事管理——国家与政府的药事管理；微观药事管理——药事组织的药事管理；③药事管理的依据是宪法与法律；④药事管理的手段包括国家依照宪法立法、政府依法实行相关法律、药事组织依法实行相关管理措施；⑤药事管理的限制性条件为只对药事活动实行必要的管理。

（三）药事管理的目的

药事管理的目的是保证公民用药安全、有效、经济、方便、及时，不断提高公众的健康水平及药事组织的经济、社会效益水平。

（四）药事管理的意义

1. 对于公众的意义　药事管理是保障公民用药安全、有效、经济、方便、及时和身体健康的必要的和有效的手段。

2. 对于国家的意义　保护公众健康是宪法规定的国家责任。

3. 对于药事组织的意义　国家与政府的宏观药事管理为药事组织的微观药事管理提供了法律依据、法定标准和程序。

(五)药事管理的主要内容

1. 宏观药事管理　①药品监督管理;②基本药品管理;③药品储备管理;④药品价格管理;⑤医疗保险用药与定点药店管理。

2. 微观药事管理　①药品研究与开发质量管理;②药品生产质量管理;③药品经营质量管理;④药品使用中的药学服务质量管理;⑤药品储备管理;⑥药品价格管理;⑦医疗保险用药销售管理。

(六)药事管理的特点

药事管理的特点主要体现为专业性、政策性、实践性。

1. 专业性　药事管理是对药学相关事业的管理,其核心是药物。药物是防病治病、保障公众身体健康的物质基础和必要条件。要搞好药事管理工作,首先必须熟悉药物,掌握并运用药学基础理论、专业知识和技术方法,同时还应具备相关学科的基本理论、知识和方法,如社会学、经济学、法学、管理学、行为科学、心理学、其他医学等。因此,药事管理的专业性特点首先体现的是药学专业性,其次为管理学、社会学、法学、心理学、经济学、其他医学等专业性。

2. 政策性　药事管理是国家有关部门按照相应的国家法律、政府法令和行政规章行使国家权力,对药学事业进行的管理。行政主管部门代表国家、政府对药事进行管理,需与不同的药事单位及管理人员打交道,行事要有政策和法律依据。因此,药事管理具有很强的政策性。

3. 实践性　任何事物的管理工作都离不开实践活动,所谓实践是检验真理的唯一标准。关于药事管理的法律法规、管理办法、行政规章等是基于药品研发和生产、经营和销售、储备和使用的实践活动,经过总结而制定的。同时,它们又反过来用于指导实践工作,并接受实践的检验。对于不符合或适应实践的内容,及时予以修订和完善,使药事管理工作不断改进、提高和发展。

二、药事管理体制

药事管理体制是指药事工作的组织方式、管理制度和管理方法在一定社会制度下的体现。药事管理体制一般包括药品质量监督管理体制、药品生产经营管理体制、药品使用管理体制、药学教育和科技管理体制。

第二节　乡镇(社区)医疗机构和乡镇(社区)药事管理

一、乡镇(社区)医疗机构和乡镇(社区)药事管理的概念

药物是人类对抗疾病的重要工具,有防病治病的正向作用,但若使用或管理不当则可能引起药物中毒或药源性疾病。目前,在乡镇(社区)医疗机构中使用的大多数药品都是处方药,所以只有在具有医药专业知识的医师、药师的指导下才能实现合理用药。因此乡镇(社区)医疗机构是药物使用的重要部门,也是整个药事管理中的重要环节。

乡镇(社区)医疗机构药事管理主要是指药品的采购、储备、贮存和分发管理,自配制剂的管理,药品的质量管理和经济管理等,即对物品的管理。随着医药卫生事业的不断发展,乡镇(社区)医疗机构药事管理的核心也从对"物"的管理,逐渐变成"以人为本"的管理,即把患者合理用药放在了第一位。

二、乡镇(社区)医疗机构药事管理的内容

乡镇(社区)医疗机构药事管理可分为若干部门管理和专业管理,它们在互相联系的基础上又互相制约。乡镇(社区)医疗机构药事管理包括:①组织管理:药事部门的组织体制、人员配备以及他们各自的职责等。②药品供应管理:药品的采购、贮存、储备、供应等。③药品调剂管理:乡镇(社区)医疗机构按处方等请求把药品分发给患者,是药品使用的重要环节。④药品质量和监督管理:药品安全质量检验、合理用药以及对特殊管理药品的使用的监督管理。⑤临床药事管理:药品安全性、有效性、合理性的评价和管理。⑥药物信息管理:为患者和医护人员提供药物咨询。⑦其他:经济管理、培训和继续教育管理、科研管理等。

三、乡镇(社区)医疗机构药事管理委员会的职责

1. 认真贯彻落实《药品管理法》。以《药品管理法》、《医疗机构药事管理暂行规定》等药事相关法律法规为根本,结合本医疗机构的药事管理工作,制定相应的规章制度并监督实施。

2. 确定本医疗机构基本用药目录和处方集,并定期进行修订,及时审定新增和淘汰的药品。

3. 根据基本用药目录,审核各部门用药计划。审核本医疗机构拟采购药品的品种、规格、剂型等。对新制剂的配制及上市新药的临床观察等申报进行审核。

4. 制定本医疗机构新药引进规则和评审制度,并监督其实施。

5. 定期分析本医疗机构的药品使用情况(药品有效性、安全性与经济性等),并就分析结果中表现出来的用药问题找出相应解决方案。提出对淘汰药品的意见,研究防止药源性疾病的措施,确保用药安全、经济而有效。

6. 组织监督检查毒、麻、精神及放射性等特殊管理药品的使用和管理情况,并及时纠正发现的问题,阻止错误继续存在或扩大。

7. 组织和监督本医疗机构药学相关部门的培训、继续教育,以指导他们合理用药。

8. 编辑出版本医疗机构药品信息通讯。

四、乡镇(社区)药事管理的发展

随着科学技术的不断进步,卫生事业得到了长足发展。医院的管理和技术水平不断向现代化与高科技迈进,新疗法和新药不断被引入与开发。为跟上时代前进的步伐,药师必须具有更高的理论水平和专业技术能力,这就要求药师不断学习以充实新知识,在转变观念的基础上参与到竞争当中去,改变传统工作模式,变医院药学发展和药师求生存的压力为改善和提高药学技术服务的动力。总的发展趋势是医院药事管理、药学技术工作和药学技术服务要与国际接轨,向临床靠拢,以病人为本。医院药学部门应掌握国内外药学发展动态,根据实际情况不断引进、吸收和应用现代药学的新知识、新技术和新方法。

第三节 乡镇(社区)医疗机构药学部门的作用、组织机构及任务

一、药学部门的作用

药学部门是负责医院药剂相关工作的职能部门,有技术和管理两方面的基本功能工作。

技术方面的工作包括药品的采购、供应、调配、分发和质检,为医护人员和患者提供正确、合理地使用药品的信息等。管理方面的工作又分为对药品、对人的管理及药品经济管理等。对药品的管理包括药品供应管理、调剂管理、自配制剂管理、特殊药品管理、药物研究管理等。对人的管理包括各级人员职责、规章制度、人员培训和继续教育管理等。乡镇（社区）医疗机构药学部门是集药品采购供应、调剂制剂、经济管理、临床药学、科研工作等为一体的综合性科室。

二、药学部门的组织机构

乡镇（社区）医疗机构药学部门包括门诊调剂、病房调剂、药库三个主要部门,其负责人应当由具备药学专业中专以上学历并具备主管药师以上药学专业技术职务任职资格者担任。

三、药学部门的任务

1. 根据《药品管理法》等药事相关法律法规和本机构的规章制度,在乡镇（社区）医疗机构领导的指导下,负责本机构的药事管理工作,具体内容包括管理本机构临床用药和各项药学技术服务等。

2. 在以病人为中心的现代药学管理模式下,以合理用药为核心,积极展开临床药学工作,为临床诊治工作提供药学技术服务。药师要与医师、护士等其他卫生专业技术人员通力合作,积极参与到药物治疗方案的设计、执行和监测工作中去。其具体工作主要包括以下三点:发现潜在的和实际存在的与药物有关的问题;解决实际存在的用药问题;防止潜在的药品不良反应或不良事件的发生。

3. 根据临床医疗和科研的需要,编制本医疗机构的基本用药目录,经药事委员会批准后组织药品的采购、贮存、调配等工作。

4. 正确而及时地调配处方,根据临床需要制备制剂、炮制中药材等。

5. 积极开展临床药学相关工作。药师要经常深入临床一线,为病人提供面对面的药物咨询等药学服务,收集药物不良反应、耐药性、毒理作用等安全性资料,结合临床开展合理用药和药物疗效评价工作等。

6. 建立、健全药品质量监督检验制度,严格把关药品质量,严禁使用不合格的药品,以确保临床用药的安全。

7. 做好药物信息服务工作。及时向医护人员和患者介绍临床新药,协助临床相关科室做好新药的临床研究和药物疗效评价工作,收集药物不良反应,并将结果及时向上级有关部门报告。

第四节　乡镇（社区）药品管理

一、药品供应管理

药品供应管理包括采购计划、供应商管理;药品入出库管理;药品调价处理;应付款管理和药品有效期管理。

（一）采购计划

若采购周期为2~4周,则库存应以1~2周为宜。药品采购计划制定后,须经药学部门（科）主任审批方可执行。采购药品时药品生产厂家应优先选择 GMP、优质、优价、信誉好的企业;药品配送商应优先选择优质、优价、配送服务好的企业;招标药品可网上采购,特殊药品可电话采购。

（二）供应商管理

第一次供应药品的供应商应审查其"一证一照"——《营业执照》、《药品经营企业许可证》,查验原件并留存加盖红色公章的复印件。审查时应特别注意其合法经营范围及有效期,所采购药品品种是否在其经营许可范围内。对于药品推销员,应审查其《推销员资格证》原件,并留存复印件。

（三）药品入出库

1. 药品入库　药品入库的主要工作是验收。验收时抽验样品必须具有代表性,验收记录应具备可追溯性。①验收内容:药品名称、规格、剂型、数量、批号、批准文号、注册商标、有效期等;另外还应对药品包装、标签、说明书及有关要求的证明或文件进行逐一检查并记录。②验收记录:应双人核对,并保存至药品有效期限之后1年,但总保存时间不得少于3年。③有效期:有效期不少于6个月的药品方可入库。

2. 药品出库

（1）流程:领药部门提出申请→申请单提交至药库→药库摆药（双核对）→药品发送至领药部门→验收药品（药品名称、规格、数量、剂型、包装、有效期等）。

（2）有效期:药品有效期不少于6个月方可出库。口服制剂有效期少于3个月、针剂有效期少于1个月者不能发给患者。

3. 库存管理

（1）库存量:以1～2周为宜。

（2）药品养护:①色标管理:绿色——合格品区;黄色——待验品区;红色——不合格品区。②适当的温、湿度。③药品与非药品、内服药与外用药等分开存放,中药材及危险品应单独存放。④麻醉药品、精神药品、医疗用毒性药品、放射性药品应专库存放。⑤麻醉药品实行"六专"管理——专人负责、专柜加锁、专用处方、专用账册、专册登记、专用窗口。

（四）药品调价处理

医疗机构应有一名专职物价员,药剂科（药房）应有一名兼职物价员,药品应由以上二者统一调整、核对。

（五）付款管理

按照与供应商的有关协议按期付款,付款时应记录发票号、入库单号等,并要求收款人签字。

（六）药品有效期管理

实行色标管理。应每隔一月检查药品的有效期并记录,对近期失效药品应使用红色标记提示,防止药品过期时被误用。

二、药品质量管理

建立、健全药品安全质量管理体系是药品质量管理的关键。乡镇（社区）药房应建立质量管理小组,由药房主任亲自主持,定期对各部门进行药品质量管理工作的全面检查,监督检查所有药品从采购到发给病人的全过程。检查内容包括:①药库:购入渠道、药品价格、药品验收记录、麻醉药品、账物相符情况、有效期等。②门诊或病房药房:麻醉药品、贵重药品、有效期的检查记录、操作规范执行情况、计价合格率、差错记录等。

三、特殊药品管理

特殊药品主要包括：麻醉药品、精神药品、医疗用毒性药品、放射性药品。

（一）麻醉药品

1. 麻醉药品的概念　　麻醉药品是指连续使用后身体易产生依赖性，能成瘾癖的药品。包括阿片类、可卡因类、大麻类、合成麻醉药类及国家食品药品监督管理局指定的其他易成瘾癖的药品、药用植物及其制剂。

2. 行使麻醉药品处方权的条件　　①具备医师以上专业技术职称；②具备《麻醉药品使用资格证书》；③将签名字样交药剂科备案；④进行计划生育手术的医务人员经区（县）药品监督管理局审核同意后，在手术期间可以使用麻醉药品；⑤无麻醉药品处方权的医师在夜班急救需给病人使用麻醉药品时，可限开一次量，事后须由处方医师所在科室负责人签字方能销账；⑥非临床医师、进修生、实习生及研究生无麻醉药品处方权。

3. 麻醉药品的处方要求　　①红色麻醉药品专用处方，药剂科应留存3年以备查；②处方除了要写清楚病人的姓名、性别、年龄外，还必须注明病历号、病名及简要病情，并有处方医师签名；③调剂处方必须由药学技术人员执行，并要求双人核对签章。

4. 麻醉药品的使用与管理

（1）门诊癌症疼痛患者和中、重度慢性疼痛患者需长期使用麻醉药品和第一类精神药品的，首诊医师应当亲自诊查患者，建立相应的病历，并要求其签署《知情同意书》。

（2）病历中应当留存下列材料复印件　①二级以上医院开具的诊断证明；②患者户籍簿、身份证和其他相关有效身份证明文件；③为患者代办人员身份证明文件。

（3）除需长期使用麻醉药品和第一类精神药品的门诊癌症疼痛患者和中、重度慢性疼痛患者外，注射剂仅限于医疗机构内使用。

（4）为门诊患者开具的注射剂，每张处方为一次常用量；控缓释制剂，每张处方不得超过7日常用量；其他剂型，每张处方不得超过3日常用量。

（5）为门诊癌症疼痛患者和中、重度慢性疼痛患者开具的注射剂，每张处方不得超过3日常用量；控缓释制剂，每张处方不得超过15日常用量；其他剂型，每张处方不得超过7日常用量。

（6）住院患者的麻醉用药应逐日开具，每张处方为1日常用量。

（7）盐酸二氢埃托啡处方为一次常用量，仅限于二级以上医院内使用；盐酸哌替啶处方为一次常用量，仅限于医疗机构内使用。

（8）长期使用麻醉药品和第一类精神药品的门诊癌症患者和中、重度慢性疼痛患者，每3个月须复诊或者随诊一次。癌症患者病故后，家属应停止取药，并将诊断证明及剩余药品如数上交区（县）药监局，不得私存、转让。交回的剩余药品由药监局负责销毁。

（9）医务人员不得为自己开处方使用麻醉药品。

（10）麻醉药品要实行"六专"管理，即专人负责、专柜加锁、专用账册、专用处方、专册登记、专用窗口。

（11）禁止非法使用、储存、转让或借用麻醉药品。

（12）麻醉药品处方须保存3年备查。

5. 癌症镇痛药应用的基本原则　　①口服给药：效果好，不良反应小（医源性感染、耐受性、依赖性减少到最低）。②按时给药：下次药剂应在前次药剂效果消失前给，以维持有效的血药浓度,减少病人不必要的痛苦和降低病人机体的耐受性。③阶梯给药:根据患者疼痛程度评估结果,选择三级阶梯相应药物(图2-1-1)。④剂量个体化。

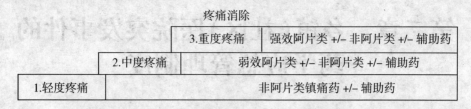

疼痛消除

		3.重度疼痛 强效阿片类 +/- 非阿片类 +/- 辅助药
	2.中度疼痛	弱效阿片类 +/- 非阿片类 +/- 辅助药
1.轻度疼痛		非阿片类镇痛药 +/- 辅助药

图2-1-1 癌症思者镇痛药三级阶梯原则

(二)精神药品的使用与管理

1. 精神药品的概念 精神药品是指直接兴奋或抑制神经中枢,且连续使用会产生依赖性的药品。按照其使人体产生的依赖性和对人体健康造成损害的程度,分为第一类精神药品和第二类精神药品。

2. 精神药品的使用与管理 ①第一类精神药品(如布桂嗪、司可巴比妥)的管理同麻醉药品。②除了特殊情况,每一张第一类精神药品的处方不超过3日常用量。③每一张第二类精神药品的处方不超过7日常用量。④精神药品的处方上必须写明患者的姓名、年龄、性别、药品名称、剂量、用法等。⑤精神药品的处方不得涂改。⑥第二类精神药品应建立精神药品收支账目,按季度盘点,做到账物相符。⑦精神药品须设专人管理、专账登记,并实行双人、双锁存储和双人验收入库。⑧医疗机构购买的精神药品只仅限本单位使用,不得转售给其他医疗机构。⑨盐酸麻黄碱(包括盐酸伪麻黄碱)的原料按第一类精神药品管理。⑩盐酸麻黄碱制剂(包括针剂、片剂)暂按第二类精神药品管理,盐酸麻黄碱的复方制剂暂按普通药品管理。

(三)毒性药品的使用与管理

1. 每次采购用量不超过2日极量。

2. 毒性药品的处方应准确清楚地写明病人的姓名、年龄、药品名称、剂量、用法等。

3. 处方未注明"生用"的毒性中药,应当给予炮制品。

4. 加工炮制毒性中药必须严格按照《中华人民共和国药典》或者省、自治区、直辖市卫生行政部门制订的《炮制规定》执行。

5. 毒性药品须专柜加锁,并由专人保管。

第二章　乡镇(社区)医院突发事件的药学应急管理制度

第一节　总　则

一、制定

乡镇(社区)医院突发事件的药学应急管理制度应依据《中华人民共和国药品管理法》、《中华人民共和国传染病防治法》、《医疗事故处理条例》、《药品不良反应报告和监测管理办法》、《突发公共卫生事件应急条例》等相关法律法规及《药品和医疗器械突发性群体不良事件应急预案》、《突发公共事件总体应急预案》、WHO《捐赠药物指南》(Guidelines for Drug Donations, Reviseci, 1999)来制定。

二、突发事件

本章所指突发事件包括:医疗事故;急救;严重用药错误;严重药物不良反应;水灾、火灾、爆炸、地震等灾害事故;电脑网络系统突发事件等。

三、职责

乡镇(社区)医院药学部门在突发事件中的主要职责是在院长领导下,保障医院药品的计划、供应、协调及反馈;监控药品质量;送检引起不良后果的药品以及组织药事管理工作等。

第二节　乡镇(社区)医院药事医疗风险防范及医疗事故处理预案

根据国务院颁布的《医疗事故处理条例》,为保护患者、医院和药师的合法权益,维护医疗秩序,保障医疗安全,最大限度地减少医疗事故,减轻药事医疗事故的损害,适应医疗形势对医疗服务的要求,特制订本预案。

一、医疗风险防范预案

1. 在医疗活动中药剂人员必须认真学习并严格遵守医疗卫生管理法律、行政法规;执行医院和科室制订的各项规章制度和操作规范。

2. 采购药品须严把质量关,按照有关规定,从正规渠道购入,杜绝假药和劣药进入医院,确保临床用药安全。

3. 坚持合理用药原则,遵照药品说明书所述适用范围、剂量、用法等调配发药;调配超范围、超剂量、有禁忌证或药品配伍禁忌的处方时,应经医生另加签字确认后,方可调配发药。

4.调配发药应严格遵守双人核对制度,若独立调配发药时,应与药品清单核对,并唱付给病人。实习期间(未转正者)不可独立工作。

5.为病人或临床提供药物咨询服务时,应遵循科学、客观的原则。

6.应尽量减少医疗差错的发生。一旦发生医疗差错,应及时积极处理,避免引起医疗事故争议,力争在最小范围内解决问题,并及时报告上级领导;做好差错登记,注明差错性质和补救办法;出现差错时,应在小组范围内就发生差错的经过、教训、防范措施等进行讨论,记录在案。科室定期总结,并提出监督、落实整改措施。

二、医疗事故处理预案

1.发生或发现医疗过失行为、医疗意外、严重过敏反应或医疗事故争议时,药学有关人员应立即向科室主任报告,并配合临床采取有效措施积极救治,尽量避免或者减轻对患者身体健康的损害,防止损害扩大。

2.疑似输液、注射、药物等引起不良后果时,药学人员应按医院医务行政部门要求到现场。届时医患共同现场封存实物,所封存实物由医务部门保管(药学人员提供实物保存方法)。启封时也应双方在场。需检验的,经医务部门开具证明,由双方共同送至所在地区药品检定所或法定机构进行检验。送检数量由所在地区药品检定所或法定检定机构确定。

3.疑似药物引起严重不良后果时(患者死亡、休克或者3人同时出现不良反应),应立即停用同批号药品,并按照药品不良反应管理制度的要求,向所在地区药品监督管理局和所在地区药品不良反应中心报告。

4.发生医疗事故争议后,第一发现人首先应热情接待病人,按照满足顾客需求的三个原则(维护自尊,加强自信;专心聆听,用心回应;征询意见,鼓励参与)妥善解决。不论解决与否,均应及时报告组长。组长为第二接待人,组长圆满解决后,需记录在案,定期向科主任汇报;不能解决时应上报科主任;科内无法解决的事故争议,应及时报告医务行政部门并积极配合职能部门妥善解决问题。

5.发生医疗事故争议后,需卫生局协调、医学会鉴定或到法院出庭时,根据医院的要求,科室派人参加。

6.科室发生医疗事故后,需及时找出事故原因,提出整改方案,进一步完善防范措施。

三、抢救应急常规

1.医院基本药物目录内抢救用药应有必要充足的库存。

2.抢救用药应做到药等人。

3.抢救药品调配应及时、准确。

4.临时急用抢救药品应及时购买,及时到位。

5.重大抢救或集体中毒抢救应及时通知有关上级。

6.必要时药学抢救人员应及时到位。

第三章　药事管理相关法律法规

一、中华人民共和国药品管理法

（1984 年 9 月 20 日第五届全国人民代表大会常务委员会第七次会议通过 2001 年 2 月 28 日第九届全国人民代表大会常务委员会第二十次会议修订）

第一章　总　则

第一条　为加强药品监督管理,保证药品质量,保障人体用药安全,维护人民身体健康和用药的合法权益,特制定本法。

第二条　在中华人民共和国境内从事药品的研制、生产、经营、使用和监督管理的单位或者个人,必须遵守本法。

第三条　国家发展现代药和传统药,充分发挥其在预防、医疗和保健中的作用。

国家保护野生药材资源,鼓励培育中药材。

第四条　国家鼓励研究和创制新药,保护公民、法人和其他组织研究、开发新药的合法权益。

第五条　国务院药品监督管理部门主管全国药品监督管理工作。国务院有关部门在各自的职责范围内负责与药品有关的监督管理工作。

省、自治区、直辖市人民政府药品监督管理部门负责本行政区域内的药品监督管理工作。省、自治区、直辖市人民政府有关部门在各自的职责范围内负责与药品有关的监督管理工作。

国务院药品监督管理部门应当配合国务院经济综合主管部门,执行国家制定的药品行业发展规划和产业政策。

第六条　药品监督管理部门设置或者确定的药品检验机构,承担依法实施药品审批和药品质量监督检查所需的药品检验工作。

第二章　药品生产企业管理

第七条　开办药品生产企业,须经企业所在地省、自治区、直辖市人民政府药品监督管理部门批准并发给《药品生产许可证》,凭《药品生产许可证》到工商行政管理部门办理登记注册。无《药品生产许可证》的,不得生产药品。

《药品生产许可证》应当标明有效期和生产范围,到期重新审查发证。

药品监督管理部门批准开办药品生产企业,除依据本法第八条规定的条件外,还应当符合国家制定的药品行业发展规划和产业政策,防止重复建设。

第八条　开办药品生产企业,必须具备以下条件:

（一）具有依法经过资格认定的药学技术人员、工程技术人员及相应的技术工人；

（二）具有与其药品生产相适应的厂房、设施和卫生环境；

（三）具有能对所生产药品进行质量管理和质量检验的机构、人员以及必要的仪器设备；

（四）具有保证药品质量的规章制度。

第九条　药品生产企业必须按照国务院药品监督管理部门依据本法制定的《药品生产质量管理规范》组织生产。药品监督管理部门按照规定对药品生产企业是否符合《药品生产质量管理规范》的要求进行认证；对认证合格的，发给认证证书。

《药品生产质量管理规范》的具体实施办法、实施步骤由国务院药品监督管理部门规定。

第十条　除中药饮片的炮制外，药品必须按照国家药品标准和国务院药品监督管理部门批准的生产工艺进行生产，生产记录必须完整准确。药品生产企业改变影响药品质量的生产工艺的，必须报原批准部门审核批准。

中药饮片必须按照国家药品标准炮制；国家药品标准没有规定的，必须按照省、自治区、直辖市人民政府药品监督管理部门制定的炮制规范炮制。省、自治区、直辖市人民政府药品监督管理部门制定的炮制规范应当报国务院药品监督管理部门备案。

第十一条　生产药品所需的原料、辅料，必须符合药用要求。

第十二条　药品生产企业必须对其生产的药品进行质量检验；不符合国家药品标准或者不按照省、自治区、直辖市人民政府药品监督管理部门制定的中药饮片炮制规范炮制的，不得出厂。

第十三条　经国务院药品监督管理部门或者国务院药品监督管理部门授权的省、自治区、直辖市人民政府药品监督管理部门批准，药品生产企业可以接受委托生产药品。

第三章　药品经营企业管理

第十四条　开办药品批发企业，须经企业所在地省、自治区、直辖市人民政府药品监督管理部门批准并发给《药品经营许可证》；开办药品零售企业，须经企业所在地县级以上地方药品监督管理部门批准并发给《药品经营许可证》，凭《药品经营许可证》到工商行政管理部门办理登记注册。无《药品经营许可证》的，不得经营药品。

《药品经营许可证》应当标明有效期和经营范围，到期重新审查发证。

药品监督管理部门批准开办药品经营企业，除依据本法第十五条规定的条件外，还应当遵循合理布局和方便群众购药的原则。

第十五条　开办药品经营企业必须具备以下条件：

（一）具有依法经过资格认定的药学技术人员；

（二）具有与所经营药品相适应的营业场所、设备、仓储设施、卫生环境；

（三）具有与所经营药品相适应的质量管理机构或者人员；

（四）具有保证所经营药品质量的规章制度。

第十六条　药品经营企业必须按照国务院药品监督管理部门依据本法制定的《药品经营质量管理规范》经营药品。药品监督管理部门按照规定对药品经营企业是否符合《药品经营质量管理规范》的要求进行认证；对认证合格的，发给认证证书。

《药品经营质量管理规范》的具体实施办法、实施步骤由国务院药品监督管理部门规定。

第十七条　药品经营企业购进药品，必须建立并执行进货检查验收制度，验明药品合格证明和其他标识；不符合规定要求的，不得购进。

第十八条　药品经营企业购销药品,必须有真实完整的购销记录。购销记录必须注明药品的通用名称、剂型、规格、批号、有效期、生产厂商、购(销)货单位、购(销)货数量、购销价格、购(销)货日期及国务院药品监督管理部门规定的其他内容。

第十九条　药品经营企业销售药品必须准确无误,并正确说明用法、用量和注意事项;调配处方必须经过核对,对处方所列药品不得擅自更改或者代用。对有配伍禁忌或者超剂量的处方,应当拒绝调配;必要时,经处方医师更正或者重新签字,方可调配。

药品经营企业销售中药材,必须标明产地。

第二十条　药品经营企业必须制定和执行药品保管制度,采取必要的冷藏、防冻、防潮、防虫、防鼠等措施,保证药品质量。

药品入库和出库必须执行检查制度。

第二十一条　城乡集市贸易市场可以出售中药材,国务院另有规定的除外。

城乡集市贸易市场不得出售中药材以外的药品,但持有《药品经营许可证》的药品零售企业在规定的范围内可以在城乡集市贸易市场设点出售中药材以外的药品。具体办法由国务院规定。

第四章　医疗机构的药剂管理

第二十二条　医疗机构必须配备依法经过资格认定的药学技术人员。非药学技术人员不得直接从事药剂技术工作。

第二十三条　医疗机构配制制剂,须经所在地省、自治区、直辖市人民政府卫生行政部门审核同意,由省、自治区、直辖市人民政府药品监督管理部门批准,发给《医疗机构制剂许可证》。无《医疗机构制剂许可证》的,不得配制制剂。

《医疗机构制剂许可证》应当标明有效期,到期重新审查发证。

第二十四条　医疗机构配制制剂,必须具有能够保证制剂质量的设施、管理制度、检验仪器和卫生条件。

第二十五条　医疗机构配制的制剂,应当是本单位临床需要而市场上没有供应的品种,并须经所在地省、自治区、直辖市人民政府药品监督管理部门批准后方可配制。配制的制剂必须按照规定进行质量检验;合格的,凭医师处方在本医疗机构使用。特殊情况下,经国务院或者省、自治区、直辖市人民政府的药品监督管理部门批准,医疗机构配制的制剂可以在指定的医疗机构之间调剂使用。

医疗机构配制的制剂,不得在市场销售。

第二十六条　医疗机构购进药品,必须建立并执行进货检查验收制度,验明药品合格证明和其他标识;不符合规定要求的,不得购进和使用。

第二十七条　医疗机构的药剂人员调配处方,必须经过核对,对处方所列药品不得擅自更改或者代用。对有配伍禁忌或者超剂量的处方,应当拒绝调配;必要时,经处方医师更正或者重新签字,方可调配。

第二十八条　医疗机构必须制定和执行药品保管制度,采取必要的冷藏、防冻、防潮、防虫、防鼠等措施,保证药品质量。

第五章　药品管理

第二十九条　研制新药,必须按照国务院药品监督管理部门的规定如实报送研制方法、质量指标、药理及毒理试验结果等有关资料和样品,经国务院药品监督管理部门批准后,方可进行临床试验。药物临床试验机构资格的认定办法,由国务院药品监督管理部门、国务院卫生行政部门共同制定。

完成临床试验并通过审批的新药,由国务院药品监督管理部门批准,发给新药证书。

第三十条　药物的非临床安全性评价研究机构和临床试验机构必须分别执行药物非临床研究质量管理规范、药物临床试验质量管理规范。

药物非临床研究质量管理规范、药物临床试验质量管理规范由国务院确定的部门制定。

第三十一条　生产新药或者已有国家标准的药品的,须经国务院药品监督管理部门批准,并发给药品批准文号;但是,生产没有实施批准文号管理的中药材和中药饮片除外。实施批准文号管理的中药材、中药饮片品种目录由国务院药品监督管理部门会同国务院中医药管理部门制定。

药品生产企业在取得药品批准文号后,方可生产该药品。

第三十二条　药品必须符合国家药品标准。中药饮片依照本法第十条第二款的规定执行。

国务院药品监督管理部门颁布的《中华人民共和国药典》和药品标准为国家药品标准。

国务院药品监督管理部门组织药典委员会,负责国家药品标准的制定和修订。

国务院药品监督管理部门的药品检验机构负责标定国家药品标准品、对照品。

第三十三条　国务院药品监督管理部门组织药学、医学和其他技术人员,对新药进行审评,对已经批准生产的药品进行再评价。

第三十四条　药品生产企业、药品经营企业、医疗机构必须从具有药品生产、经营资格的企业购进药品;但是,购进没有实施批准文号管理的中药材除外。

第三十五条　国家对麻醉药品、精神药品、医疗用毒性药品、放射性药品,实行特殊管理。管理办法由国务院制定。

第三十六条　国家实行中药品种保护制度。具体办法由国务院制定。

第三十七条　国家对药品实行处方药与非处方药分类管理制度。具体办法由国务院制定。

第三十八条　禁止进口疗效不确、不良反应大或者其他原因危害人体健康的药品。

第三十九条　药品进口,须经国务院药品监督管理部门组织审查,经审查确认符合质量标准、安全有效的,方可批准进口,并发给进口药品注册证书。

医疗单位临床急需或者个人自用进口的少量药品,按照国家有关规定办理进口手续。

第四十条　药品必须从允许药品进口的口岸进口,并由进口药品的企业向口岸所在地药品监督管理部门登记备案。海关凭药品监督管理部门出具的《进口药品通关单》放行。无《进口药品通关单》的,海关不得放行。

口岸所在地药品监督管理部门应当通知药品检验机构按照国务院药品监督管理部门的规定对进口药品进行抽查检验,并依照本法第四十一条第二款的规定收取检验费。

允许药品进口的口岸由国务院药品监督管理部门会同海关总署提出,报国务院批准。

第四十一条　国务院药品监督管理部门对下列药品在销售前或者进口时,指定药品检验机构进行检验;检验不合格的,不得销售或者进口:

(一)国务院药品监督管理部门规定的生物制品;

(二)首次在中国销售的药品;

（三）国务院规定的其他药品。

前款所列药品的检验费项目和收费标准由国务院财政部门会同国务院价格主管部门核定并公告。检验费收缴办法由国务院财政部门会同国务院药品监督管理部门制定。

第四十二条　国务院药品监督管理部门对已经批准生产或者进口的药品，应当组织调查；对疗效不确、不良反应大或者其他原因危害人体健康的药品，应当撤销批准文号或者进口药品注册证书。

已被撤销批准文号或者进口药品注册证书的药品，不得生产或者进口、销售和使用；已经生产或者进口的，由当地药品监督管理部门监督销毁或者处理。

第四十三条　国家实行药品储备制度。

国内发生重大灾情、疫情及其他突发事件时，国务院规定的部门可以紧急调用企业药品。

第四十四条　对国内供应不足的药品，国务院有权限制或者禁止出口。

第四十五条　进口、出口麻醉药品和国家规定范围内的精神药品，必须持有国务院药品监督管理部门发给的《进口准许证》、《出口准许证》。

第四十六条　新发现和从国外引种的药材，经国务院药品监督管理部门审核批准后，方可销售。

第四十七条　地区性民间习用药材的管理办法，由国务院药品监督管理部门会同国务院中医药管理部门制定。

第四十八条　禁止生产（包括配制，下同）、销售假药。

有下列情形之一的，为假药：

（一）药品所含成份与国家药品标准规定的成份不符的；

（二）以非药品冒充药品或者以他种药品冒充此种药品的。

有下列情形之一的药品，按假药论处：

（一）国务院药品监督管理部门规定禁止使用的；

（二）依照本法必须批准而未经批准生产、进口，或者依照本法必须检验而未经检验即销售的；

（三）变质的；

（四）被污染的；

（五）使用依照本法必须取得批准文号而未取得批准文号的原料药生产的；

（六）所标明的适应症或者功能主治超出规定范围的。

第四十九条　禁止生产、销售劣药。

药品成份的含量不符合国家药品标准的，为劣药。

有下列情形之一的药品，按劣药论处：

（一）未标明有效期或者更改有效期的；

（二）不注明或者更改生产批号的；

（三）超过有效期的；

（四）直接接触药品的包装材料和容器未经批准的；

（五）擅自添加着色剂、防腐剂、香料、矫味剂及辅料的；

（六）其他不符合药品标准规定的。

第五十条　列入国家药品标准的药品名称为药品通用名称。已经作为药品通用名称的，该名称不得作为药品商标使用。

第五十一条　药品生产企业、药品经营企业和医疗机构直接接触药品的工作人员，必须每年进行健康检查。患有传染病或者其他可能污染药品的疾病的，不得从事直接接触药品的工作。

第六章　药品包装的管理

第五十二条　直接接触药品的包装材料和容器，必须符合药用要求，符合保障人体健康、安全的标准，并由药品监督管理部门在审批药品时一并审批。

药品生产企业不得使用未经批准的直接接触药品的包装材料和容器。

对不合格的直接接触药品的包装材料和容器，由药品监督管理部门责令停止使用。

第五十三条　药品包装必须适合药品质量的要求，方便储存、运输和医疗使用。

发运中药材必须有包装。在每件包装上，必须注明品名、产地、日期、调出单位，并附有质量合格的标志。

第五十四条　药品包装必须按照规定印有或者贴有标签并附有说明书。

标签或者说明书上必须注明药品的通用名称、成份、规格、生产企业、批准文号、产品批号、生产日期、有效期、适应症或者功能主治、用法、用量、禁忌、不良反应和注意事项。

麻醉药品、精神药品、医疗用毒性药品、放射性药品、外用药品和非处方药的标签，必须印有规定的标志。

第七章　药品价格和广告的管理

第五十五条　依法实行政府定价、政府指导价的药品，政府价格主管部门应当依照《中华人民共和国价格法》规定的定价原则，依据社会平均成本、市场供求状况和社会承受能力合理制定和调整价格，做到质价相符，消除虚高价格，保护用药者的正当利益。

药品的生产企业、经营企业和医疗机构必须执行政府定价、政府指导价，不得以任何形式擅自提高价格。

药品生产企业应当依法向政府价格主管部门如实提供药品的生产经营成本，不得拒报、虚报、瞒报。

第五十六条　依法实行市场调节价的药品，药品的生产企业、经营企业和医疗机构应当按照公平、合理和诚实信用、质价相符的原则制定价格，为用药者提供价格合理的药品。

药品的生产企业、经营企业和医疗机构应当遵守国务院价格主管部门关于药价管理的规定，制定和标明药品零售价格，禁止暴利和损害用药者利益的价格欺诈行为。

第五十七条　药品的生产企业、经营企业、医疗机构应当依法向政府价格主管部门提供其药品的实际购销价格和购销数量等资料。

第五十八条　医疗机构应当向患者提供所用药品的价格清单；医疗保险定点医疗机构还应当按照规定的办法如实公布其常用药品的价格，加强合理用药的管理。具体办法由国务院卫生行政部门规定。

第五十九条　禁止药品的生产企业、经营企业和医疗机构在药品购销中帐外暗中给予、收受回扣或者其他利益。

禁止药品的生产企业、经营企业或者其代理人以任何名义给予使用其药品的医疗机构的负责人、药品采购人员、医师等有关人员以财物或者其他利益。禁止医疗机构的负责人、药品采购人员、医师等有关人员以任何名义收受药品的生产企业、经营企业或者其代理人给予的财物或者其他利益。

第六十条　药品广告须经企业所在地省、自治区、直辖市人民政府药品监督管理部门批准,并发给药品广告批准文号;未取得药品广告批准文号的,不得发布。

处方药可以在国务院卫生行政部门和国务院药品监督管理部门共同指定的医学、药学专业刊物上介绍,但不得在大众传播媒介发布广告或者以其他方式进行以公众为对象的广告宣传。

第六十一条　药品广告的内容必须真实、合法,以国务院药品监督管理部门批准的说明书为准,不得含有虚假的内容。

药品广告不得含有不科学的表示功效的断言或者保证;不得利用国家机关、医药科研单位、学术机构或者专家、学者、医师、患者的名义和形象作证明。

非药品广告不得有涉及药品的宣传。

第六十二条　省、自治区、直辖市人民政府药品监督管理部门应当对其批准的药品广告进行检查,对于违反本法和《中华人民共和国广告法》的广告,应当向广告监督管理机关通报并提出处理建议,广告监督管理机关应当依法作出处理。

第六十三条　药品价格和广告,本法未规定的,适用《中华人民共和国价格法》、《中华人民共和国广告法》的规定。

第八章　药品监督

第六十四条　药品监督管理部门有权按照法律、行政法规的规定对报经其审批的药品研制和药品的生产、经营以及医疗机构使用药品的事项进行监督检查,有关单位和个人不得拒绝和隐瞒。

药品监督管理部门进行监督检查时,必须出示证明文件,对监督检查中知悉的被检查人的技术秘密和业务秘密应当保密。

第六十五条　药品监督管理部门根据监督检查的需要,可以对药品质量进行抽查检验。抽查检验应当按照规定抽样,并不得收取任何费用。所需费用按照国务院规定列支。

药品监督管理部门对有证据证明可能危害人体健康的药品及其有关材料可以采取查封、扣押的行政强制措施,并在七日内作出行政处理决定;药品需要检验的,必须自检验报告书发出之日起十五日内作出行政处理决定。

第六十六条　国务院和省、自治区、直辖市人民政府的药品监督管理部门应当定期公告药品质量抽查检验的结果;公告不当的,必须在原公告范围内予以更正。

第六十七条　当事人对药品检验机构的检验结果有异议的,可以自收到药品检验结果之日起七日内向原药品检验机构或者上一级药品监督管理部门设置或者确定的药品检验机构申请复验,也可以直接向国务院药品监督管理部门设置或者确定的药品检验机构申请复验。受理复验的药品检验机构必须在国务院药品监督管理部门规定的时间内作出复验结论。

第六十八条　药品监督管理部门应当按照规定,依据《药品生产质量管理规范》、《药品经营质量管理规范》,对经其认证合格的药品生产企业、药品经营企业进行认证后的跟踪检查。

第六十九条　地方人民政府和药品监督管理部门不得以要求实施药品检验、审批等手段限制或者排斥非本地区药品生产企业依照本法规定生产的药品进入本地区。

第七十条　药品监督管理部门及其设置的药品检验机构和确定的专业从事药品检验的机构不得参与药品生产经营活动,不得以其名义推荐或者监制、监销药品。

药品监督管理部门及其设置的药品检验机构和确定的专业从事药品检验的机构的工作人员不得参与药品生产经营活动。

第七十一条　国家实行药品不良反应报告制度。药品生产企业、药品经营企业和医疗机构必须经常考察本单位所生产、经营、使用的药品质量、疗效和反应。发现可能与用药有关的严重不良反应，必须及时向当地省、自治区、直辖市人民政府药品监督管理部门和卫生行政部门报告。具体办法由国务院药品监督管理部门会同国务院卫生行政部门制定。

对已确认发生严重不良反应的药品，国务院或者省、自治区、直辖市人民政府的药品监督管理部门可以采取停止生产、销售、使用的紧急控制措施，并应当在五日内组织鉴定，自鉴定结论作出之日起十五日内依法作出行政处理决定。第七十二条　药品生产企业、药品经营企业和医疗机构的药品检验机构或者人员，应当接受当地药品监督管理部门设置的药品检验机构的业务指导。

第九章　法律责任

第七十三条　未取得《药品生产许可证》、《药品经营许可证》或者《医疗机构制剂许可证》生产药品、经营药品的，依法予以取缔，没收违法生产、销售的药品和违法所得，并处违法生产、销售的药品（包括已售出的和未售出的药品，下同）货值金额二倍以上五倍以下的罚款；构成犯罪的，依法追究刑事责任。

第七十四条　生产、销售假药的，没收违法生产、销售的药品和违法所得，并处违法生产、销售药品货值金额二倍以上五倍以下的罚款；有药品批准证明文件的予以撤销，并责令停产、停业整顿；情节严重的，吊销《药品生产许可证》、《药品经营许可证》或者《医疗机构制剂许可证》；构成犯罪的，依法追究刑事责任。

第七十五条　生产、销售劣药的，没收违法生产、销售的药品和违法所得，并处违法生产、销售药品货值金额一倍以上三倍以下的罚款；情节严重的，责令停产、停业整顿或者撤销药品批准证明文件、吊销《药品生产许可证》、《药品经营许可证》或者《医疗机构制剂许可证》；构成犯罪的，依法追究刑事责任。

第七十六条　从事生产、销售假药及生产、销售劣药情节严重的企业或者其他单位，其直接负责的主管人员和其他直接责任人员十年内不得从事药品生产、经营活动。

对生产者专门用于生产假药、劣药的原辅材料、包装材料、生产设备，予以没收。

第七十七条　知道或者应当知道属于假劣药品而为其提供运输、保管、仓储等便利条件的，没收全部运输、保管、仓储的收入，并处违法收入百分之五十以上三倍以下的罚款；构成犯罪的，依法追究刑事责任。

第七十八条　对假药、劣药的处罚通知，必须载明药品检验机构的质量检验结果；但是，本法第四十八条第三款第（一）、（二）、（五）、（六）项和第四十九条第三款规定的情形除外。

第七十九条　药品的生产企业、经营企业、药物非临床安全性评价研究机构、药物临床试验机构未按照规定实施《药品生产质量管理规范》、《药品经营质量管理规范》、药物非临床研究质量管理规范、药物临床试验质量管理规范的，给予警告，责令限期改正；逾期不改正的，责令停产、停业整顿，并处五千元以上二万元以下的罚款；情节严重的，吊销《药品生产许可证》、《药品经营许可证》和药物临床试验机构的资格。

第八十条　药品的生产企业、经营企业或者医疗机构违反本法第三十四条的规定，从无《药品生产许可证》、《药品经营许可证》的企业购进药品的，责令改正，没收违法购进的药品，并处违法购进药品货值金额二倍以上五倍以下的罚款;有违法所得的,没收违法所得;情节严重的,吊销《药品生产许可证》、《药品经营许可证》或者医疗机构执业许可证书。

第八十一条　进口已获得药品进口注册证书的药品,未按照本法规定向允许药品进口的口岸所在地的药品监督管理部门登记备案的,给予警告,责令限期改正;逾期不改正的,撤销进口药品注册证书。

第八十二条　伪造、变造、买卖、出租、出借许可证或者药品批准证明文件的,没收违法所得,并处违法所得一倍以上三倍以下的罚款;没有违法所得的,处二万元以上十万元以下的罚款;情节严重的,并吊销卖方、出租方、出借方的《药品生产许可证》、《药品经营许可证》、《医疗机构制剂许可证》或者撤销药品批准证明文件;构成犯罪的,依法追究刑事责任。

第八十三条　违反本法规定,提供虚假的证明、文件资料样品或者采取其他欺骗手段取得《药品生产许可证》、《药品经营许可证》、《医疗机构制剂许可证》或者药品批准证明文件的,吊销《药品生产许可证》、《药品经营许可证》、《医疗机构制剂许可证》或者撤销药品批准证明文件,五年内不受理其申请,并处一万元以上三万元以下的罚款。

第八十四条　医疗机构将其配制的制剂在市场销售的,责令改正,没收违法销售的制剂,并处违法销售制剂货值金额一倍以上三倍以下的罚款;有违法所得的,没收违法所得。

第八十五条　药品经营企业违反本法第十八条、第十九条规定的,责令改正,给予警告;情节严重的,吊销《药品经营许可证》。

第八十六条　药品标识不符合本法第五十四条规定的,除依法应当按照假药、劣药论处的外,责令改正,给予警告;情节严重的,撤销该药品的批准证明文件。

第八十七条　药品检验机构出具虚假检验报告,构成犯罪的,依法追究刑事责任;不构成犯罪的,责令改正,给予警告,对单位并处三万元以上五万元以下的罚款;对直接负责的主管人员和其他直接责任人员依法给予降级、撤职、开除的处分,并处三万元以下的罚款;有违法所得的,没收违法所得;情节严重的,撤销其检验资格。药品检验机构出具的检验结果不实,造成损失的,应当承担相应的赔偿责任。

第八十八条　本法第七十三条至第八十七条规定的行政处罚,由县级以上药品监督管理部门按照国务院药品监督管理部门规定的职责分工决定;吊销《药品生产许可证》、《药品经营许可证》、《医疗机构制剂许可证》、医疗机构执业许可证书或者撤销药品批准证明文件的,由原发证、批准的部门决定。

第八十九条　违反本法第五十五条、第五十六条、第五十七条关于药品价格管理的规定的,依照《中华人民共和国价格法》的规定处罚。

第九十条　药品的生产企业、经营企业、医疗机构在药品购销中暗中给予、收受回扣或者其他利益的,药品的生产企业、经营企业或者其代理人给予使用其药品的医疗机构的负责人、药品采购人员、医师等有关人员以财物或者其他利益的,由工商行政管理部门处一万元以上二十万元以下的罚款,有违法所得的,予以没收;情节严重的,由工商行政管理部门吊销药品生产企业、药品经营企业的营业执照,并通知药品监督管理部门,由药品监督管理部门吊销其《药品生产许可证》、《药品经营许可证》;构成犯罪的,依法追究刑事责任。

第九十一条　药品的生产企业、经营企业的负责人、采购人员等有关人员在药品购销中收受其他生产企业、经营企业或者其代理人给予的财物或者其他利益的,依法给予处分,没收违法所得;构成犯罪的,依法追究刑事责任。

医疗机构的负责人、药品采购人员、医师等有关人员收受药品生产企业、药品经营企业或者其代理人给予的财物或者其他利益的,由卫生行政部门或者本单位给予处分,没收违法所得;对违法行为情节严重的执业医师,由卫生行政部门吊销其执业证书;构成犯罪的,依法追究刑事责任。

第九十二条 违反本法有关药品广告的管理规定的,依照《中华人民共和国广告法》的规定处罚,并由发给广告批准文号的药品监督管理部门撤销广告批准文号,一年内不受理该品种的广告审批申请;构成犯罪的,依法追究刑事责任。

药品监督管理部门对药品广告不依法履行审查职责,批准发布的广告有虚假或者其他违反法律、行政法规的内容的,对直接负责的主管人员和其他直接责任人员依法给予行政处分;构成犯罪的,依法追究刑事责任。

第九十三条 药品的生产企业、经营企业、医疗机构违反本法规定,给药品使用者造成损害的,依法承担赔偿责任。

第九十四条 药品监督管理部门违反本法规定,有下列行为之一的,由其上级主管机关或者监察机关责令收回违法发给的证书、撤销药品批准证明文件,对直接负责的主管人员和其他直接责任人员依法给予行政处分;构成犯罪的,依法追究刑事责任:

(一)对不符合《药品生产质量管理规范》、《药品经营质量管理规范》的企业发给符合有关规范的认证证书的,或者对取得认证证书的企业未按照规定履行跟踪检查的职责,对不符合认证条件的企业未依法责令其改正或者撤销其认证证书的;

(二)对不符合法定条件的单位发给《药品生产许可证》、《药品经营许可证》或者《医疗机构制剂许可证》的;

(三)对不符合进口条件的药品发给进口药品注册证书的;

(四)对不具备临床试验条件或者生产条件而批准进行临床试验、发给新药证书、发给药品批准文号的。

第九十五条 药品监督管理部门或者其设置的药品检验机构或者其确定的专业从事药品检验的机构参与药品生产经营活动的,由其上级机关或者监察机关责令改正,有违法收入的予以没收;情节严重的,对直接负责的主管人员和其他直接责任人员依法给予行政处分。

药品监督管理部门或者其设置的药品检验机构或者其确定的专业从事药品检验的机构的工作人员参与药品生产经营活动的,依法给予行政处分。

第九十六条 药品监督管理部门或者其设置、确定的药品检验机构在药品监督检验中违法收取检验费用的,由政府有关部门责令退还,对直接负责的主管人员和其他直接责任人员依法给予行政处分。对违法收取检验费用情节严重的药品检验机构,撤销其检验资格。

第九十七条 药品监督管理部门应当依法履行监督检查职责,监督已取得《药品生产许可证》、《药品经营许可证》的企业依照本法规定从事药品生产、经营活动。

已取得《药品生产许可证》、《药品经营许可证》的企业生产、销售假药、劣药的,除依法追究该企业的法律责任外,对有失职、渎职行为的药品监督管理部门直接负责的主管人员和其他直接责任人员依法给予行政处分;构成犯罪的,依法追究刑事责任。

第九十八条 药品监督管理部门对下级药品监督管理部门违反本法的行政行为,责令限期改正;逾期不改正的,有权予以改变或者撤销。

第九十九条 药品监督管理人员滥用职权、徇私舞弊、玩忽职守,构成犯罪的,依法追究刑事责任;尚不构成犯罪的,依法给予行政处分。

第一百条 依照本法被吊销《药品生产许可证》、《药品经营许可证》的,由药品监督管理部门通知工商行政管理部门办理变更或者注销登记。

第一百零一条 本章规定的货值金额以违法生产、销售药品的标价计算;没有标价的,按照同类药品的市场价格计算。

第十章 附 则

第一百零二条 本法下列用语的含义是:

药品,是指用于预防、治疗、诊断人的疾病,有目的地调节人的生理机能并规定有适应症或者功能主治、用法和用量的物质,包括中药材、中药饮片、中成药、化学原料药及其制剂、抗生素、生化药品、放射性药品、血清、疫苗、血液制品和诊断药品等。

辅料,是指生产药品和调配处方时所用的赋形剂和附加剂。

药品生产企业,是指生产药品的专营企业或者兼营企业。

药品经营企业,是指经营药品的专营企业或者兼营企业。

第一百零三条 中药材的种植、采集和饲养的管理办法,由国务院另行制定。

第一百零四条 国家对预防性生物制品的流通实行特殊管理。具体办法由国务院制定。

第一百零五条 中国人民解放军执行本法的具体办法,由国务院、中央军事委员会依据本法制定。

第一百零六条 本法自 2001 年 12 月 1 日起施行。

药品管理法中的术语:药品,是指用于预防、治疗、诊断人的疾病,有目的地调节人的生理机能并规定有适应症或者功能主治、用法和用量的物质,包括中药材、中药饮片、中成药、化学原料药及其制剂、抗生素、生化药品、放射性药品、血清、疫苗、血液制品和诊断药品等。

辅料,是指生产药品和调配处方时所用的赋形剂和附加剂。

药品生产企业,是指生产药品的专营企业或者兼营企业。

药品经营企业,是指经营药品的专营企业或者兼营企业。

二、医疗机构药事管理暂行办法

第一章 总 则

第一条 为科学、规范医疗机构药事管理工作,保证用药安全、有效、经济,保障人民身体健康,依据《中华人民共和国药品管理法》(以下简称《药品管理法》)、《医疗机构管理条例》和《卫生技术人员职务试行条例》,制定本办法。

第二条 本办法所称医疗机构药事管理是指医疗机构内以服务病人为中心,临床药学为基础,促进临床科学、合理用药的药学技术服务和相关的药品管理工作。

第三条 卫生部、国家中医药管理局负责全国医疗机构药事管理工作。

县级以上地方卫生行政部门(含中医药行政管理部门)负责本行政区域内的医疗机构药事管理工作。(是否保留,再酌)

第四条 医疗机构药事工作是医疗工作的重要组成部分。医疗机构根据临床工作实际需要,应设立药事管理组织和药学部门。

第五条 按国家有关规定依法经过资格认定的药学专业技术人员,方可从事药学专业技术工作。非药学专业技术人员不得从事药学专业技术工作。

第二章　药事管理组织

第六条　二级以上的医院应成立药事管理委员会,其他医疗机构可成立药事管理组。药事管理委员会(组)监督、指导本机构科学管理药品和合理用药。

药事管理委员会(组)设主任委员1名,副主任委员若干名。医疗机构医疗业务主管负责人任主任委员,药学部门负责人任副主任委员。

三级医院药事管理委员会委员由具有高级技术职务任职资格的药学、临床医学、医院感染管理和医疗行政管理等方面的专家组成。二级医院的药事管理委员会,可以根据情况由具有中级以上技术职务任职资格的上述人员组成。其他医疗机构的药事管理组,可以根据情况由具有初级以上技术职务任职资格的上述人员组成。

医疗机构药事管理委员会(组)应建立健全相应的工作制度,日常工作由药学部门负责。

第七条　药事管理委员会(组)的职责是:

(一)认真贯彻执行《药品管理法》。按照《药品管理法》等有关法律、法规制定本机构有关药事管理工作的规章制度并监督实施;

(二)确定本机构用药目录和处方手册;

(三)审核本机构拟购入药品的品种、规格、剂型等,审核申报配制新制剂及新药上市后临床观察的申请;

(四)建立新药引进评审制度,制定本机构新药引进规则,建立评审专家库组成评委,负责对新药引进的评审工作;

(五)定期分析本机构药物使用情况,组织专家评价本机构所用药物的临床疗效与安全性,提出淘汰药品品种意见;

(六)组织检查毒、麻、精神及放射性等药品的使用和管理情况,发现问题及时纠正;

(七)组织药学教育、培训和监督、指导本机构临床各科室合理用药。

第三章　药学部门

第八条　医疗机构应根据本机构的功能、任务、规模,按照精简高效的原则设置相应的药学部门。

第九条　药学部门在医疗机构负责人领导下,按照《药品管理法》及相关法律、法规和本机构管理的规章制度,具体负责本机构的药事管理工作,负责组织管理本机构临床用药和各项药学技术服务。

第十条　药学部门要建立以病人为中心的药学保健工作模式,开展以合理用药为核心的临床药学工作,参与临床疾病诊断、治疗,提供药学技术服务,提高医疗质量。

第十一条　三级医院药学部门负责人应由具有药学专业或药学管理专业本科以上学历并具有本专业高级技术职务任职资格者担任;二级医院药学部门负责人应由具有药学专业或药学管理专业专科以上学历并具有本专业中级以上技术职务任职资格者担任;一级医院和其他医疗机构药学部门负责人应由具有药学专业中专以上学历并具有药师以上药学专业技术职务任职资格者担任。

第十二条　医疗机构应配备和提供与药事工作部门承担的任务相适应的药学专业技术人员、仪器设备和工作条件。

第十三条　药学部门应建立健全药事工作相关的各项工作制度和技术操作规程。

第十四条　各项工作记录和检验记录(原始记录、检验依据、检验结论)必须完整,工作记录和检验报告书写清楚,并经复核签字后存档。

第四章　药物临床应用管理

第十五条　药物临床应用是使用药物进行预防、诊断和治疗疾病的医疗过程。医师和药学专业技术人员在药物临床应用时须遵循安全、有效、经济的原则。医师应尊重患者对应用药物进行预防、诊断和治疗的知情权。

第十六条　临床药学专业技术人员应参与临床药物治疗方案设计;对重点患者实施治疗药物监测,指导合理用药;收集药物安全性和疗效等信息,建立药学信息系统,提供用药咨询服务。

第十七条　逐步建立临床药师制。临床药师应由具有药学专业本科以上学历并按《预防医学、全科医学、药学、护理、其他卫生技术等专业技术资格考试暂行规定》和《临床医学、预防医学、全科医学、药学、护理、其他卫生技术等专业技术资格考试实施办法》(卫人发[2001]164号)有关规定取得中级以上药学专业技术资格的人员担任。其主要职责是:

(一)深入临床了解药物应用情况,对药物临床应用提出改进意见;

(二)参与查房和会诊,参加危重患者的救治和病案讨论,对药物治疗提出建议;

(三)进行治疗药物监测,设计个体化给药方案;

(四)指导护士做好药品请领、保管和正确使用工作;

(五)协助临床医师做好新药上市后临床观察,收集、整理、分析、反馈药物安全信息;

(六)提供有关药物咨询服务,宣传合理用药知识;

(七)结合临床用药,开展药物评价和药物利用研究。

第十八条　医务人员发现可能与用药有关的严重不良反应,在做好观察与记录的同时,应及时报告本机构药学部门和医疗管理部门,并按规定上报药品监督管理部门和卫生行政部门。

第十九条　药学专业技术人员发现处方或医嘱所列药品违反治疗原则,应拒绝调配;发现滥用药物或药物滥用者应及时报告本机构药学部门和医疗管理部门,并按规定上报卫生行政部门或其他有关部门。

第二十条　医疗机构开展新药临床研究必须严格执行卫生部和国家药品监督管理局的有关规定。未经批准,任何医疗机构和个人不得擅自进行新药临床研究。违反规定者,将依法严肃处理,所获数据不得作为新药审批和申报科技成果依据。

第五章　药品供应与管理

第二十一条　药学部门要掌握

药动态和市场信息,制定药品采购计划,加速周转,减少库存,保证药品供应。同时,做好药品成本核算和帐务管理。

第二十二条　医疗机构药品采购实行集中管理,要实行公开招标采购、议价采购或参加集中招标采购。药学部门要制定和规范药品采购工作程序,建立并执行药品进货检查验收制度,验明药品合格证明和其他标识;不符合规定要求的,不得购进和使用。药学部门对购入药品质量有疑义时,医疗机构可委托国家认定资格的药检部门进行抽检。经药事管理委员会审核批准,除核医学科可购售本专业所需的放射性药品外,其他科室不得从事药物配制或药品购售工作。

第二十三条　药学部门应制定和执行药品保管制度,定期对贮存药品质量进行抽检。药品仓库应具备冷藏、防冻、防潮、避光、通风、防火、防虫、防鼠等适宜的仓储条件,保证药品质量。

第二十四条　化学药品、中成药和中药饮片应分别储存、分类定位、整齐存放。易燃、易爆、强腐蚀性等危险性药品必须另设仓库,单独存放,并采取必要的安全措施。

对麻醉药品、精神药品、医疗用毒性药品、放射性药品必须按国家有关规定进行管理,并监督使用。

第二十五条　定期对库存药品进行养护,防止变质失效。

过期、失效、淘汰、霉烂、虫蛀、变质的药品不得出库,并按有关规定及时处理。

第六章　调剂管理

第二十六条　药品调剂工作是药学技术服务的重要组成部分。门诊药房实行大窗口或柜台式发药,住院药房实行单剂量配发药品。

第二十七条　医疗机构的药学专业技术人员必须严格执行操作规程和医嘱、处方管理制度,认真审查和核对,确保发出药品的准确、无误。发出药品应注明患者姓名、用法、用量,并交待注意事项。对处方所列药品,不得擅自更改或者代用。对有配伍禁忌、超剂量的处方,药学专业技术人员应拒绝调配;必要时,经处方医师更正并重新签字,方可调配。

为保证患者用药安全,药品一经发出,不得退换。

第二十八条　医疗机构要根据临床需要逐步建立全肠道外营养和肿瘤化疗药物等静脉液体配制中心(室),实行集中配制和供应。

第七章　临床制剂管理

第二十九条　医疗机构配制制剂,须经所在地省、自治区、直辖市人民政府卫生行政部门审核同意,由省级药品监督管理部门批准,取得《医疗机构制剂许可证》后方可配制制剂。

第三十条　医疗机构配制的制剂,应当是本单位临床需要而市场上没有供应、取得省级药品监督管理部门批准文号的品种。

第三十一条　医疗机构配制制剂,必须具备能够保证制剂质量的设施、管理制度、检验仪器和卫生条件。

第三十二条　医疗机构应制定自配制剂质量标准,按照标准进行制剂原料和成品的质量检验。合格的,凭医师处方在本医疗机构使用,不得在市场销售。

确属临床工作需要,经省级以上药品监督管理部门批准,方可在医疗机构之间调剂使用。

第三十三条　医疗机构配制制剂所用的原料、辅料、包装材料必须符合药用标准。

第八章　药学研究管理

第三十四条　有条件的医疗机构应支持药学专业技术人员结合临床实际工作需要按照有关规定开展药学研究工作。

第三十五条　医疗机构药学研究工作的主要内容是:

(一)开展临床药学和临床药理研究。围绕合理用药、新药开发进行药效学、药物动力学、生物利用度以及药物安全性等研究;结合临床需要开展化学药品和中成药新制剂、新剂型的研究;

(二)运用药物经济学的理论与方法,对医疗机构药物资源利用状况和药品应用情况进行综合评估和研究,

合理配置和使用卫生资源;

(三)开展医疗机构药事管理规范化、标准化的研究,完善各项管理制度,不断提高管理水平;

(四)开展药学伦理学教育和研究,不断提高医务人员的职业道德水准。

第九章　药学专业技术人员的培养与管理

第三十六条　医疗机构负责对本单位药学专业技术人员进行日常管理和考核。

第三十七条　各级卫生行政部门和医疗机构要重视临床药师的培养和使用,充分发挥其在临床药物治疗工作中的作用。

第三十八条　医疗机构要制定药学专业技术人员培训计划,组织医疗机构药学专业技术人员,按规定参加规范化培训和继续教育,并将完成培训计划和取得规定的继续教育学分,作为考核和晋升高一级专业职务任职资格及聘任的条件之一。

第三十九条　药学专业技术人员有下列情形之一的,县级以上卫生行政部门应当给予表彰或者奖励:

(一)在执业活动中,医德高尚,在医院药学领域作出突出贡献的;

(二)对药学学科的发展和药学专业技术有重大突破的;

(三)长期在边远贫困地区、少数民族地区条件艰苦的基层单位努力工作,事迹突出的;

(四)国务院卫生行政部门规定应当予以表彰或者奖励的其他情形的。

第十章　附　则

第四十条　诊所、卫生所、医务室、卫生保健所和卫生站可不设药事管理组织和药学部门,由机构负责人指定医务人员负责药事管理工作。中医诊所、民族医诊所可不设药事管理组织和药学部门,由中医药和民族医药专业技术人员负责药事工作。

第四十一条　各省、自治区、直辖市卫生厅(局)可根据本办法,结合当地具体情况制定实施细则。

第四十二条　本办法由卫生部解释。

第四十三条　本办法自发布之日起施行。

卫生部

三、处方药与非处方药分类管理办法(试行)

第一条　为保障人民用药安全有效、使用方便,根据《中共中央、国务院关于卫生改革与发展的决定》,制定处方药与非处方药分类管理办法。

第二条　根据药品品种、规格、适应症、剂量及给药途径不同,对药品分别按处方药与非处方药进行管理。

处方药必须凭执业医师或执业助理医师处方才可调配、购买和使用;非处方药不需要凭执业医师或执业助理医师处方即可自行判断、购买和使用。

第三条　国家药品监督管理局负责处方药与非处方药分类管理办法的制定。各级药品监督管理部门负责辖区内处方药与非处方药分类管理的组织实施和监督管理。

第四条　国家药品监督管理局负责非处方药目录的遴选、审批、发布和调整工作。

第五条　处方药、非处方药生产企业必须具有《药品生产企业许可证》，其生产品种必须取得药品批准文号。

第六条　非处方药标签和说明书除符合规定外,用语应当科学、易懂,便于消费者自行判断、选择和使用。非处方药的标签和说明书必须经国家药品监督管理局批准。

第七条　非处方药的包装必须印有国家指定的非处方药专有标识,必须符合质量要求,方便储存、运输和使用。每个销售基本单元包装必须附有标签和说明书。

第八条　根据药品的安全性,非处方药分为甲、乙两类。

经营处方药、非处方药的批发企业和经营处方药、甲类非处方药的零售企业必须具有《药品经营企业许可证》。

经省级药品监督管理部门或其授权的药品监督管理部门批准的其它商业企业可以零售乙类非处方药。

第九条　零售乙类非处方药的商业企业必须配备专职的具有高中以上文化程度,经专业培训后,由省级药品监督管理部门或其授权的药品监督管理部门考核合格并取得上岗证的人员。

第十条　医疗机构根据医疗需要可以决定或推荐使用非处方药。

第十一条　消费者有权自主选购非处方药,并须按非处方药标签和说明书所示内容使用。

第十二条　处方药只准在专业性医药报刊进行广告宣传,非处方药经审批可以在大众传播媒介进行广告宣传。

第十三条　处方药与非处方药分类管理有关审批、流通、广告等具体办法另行制定。

第十四条　本办法由国家药品监督管理局负责解释。

第十五条　本办法自 2000 年 1 月 1 日起施行。

四、麻醉药品管理办法

第一章　总　则

第一条　为严格管理麻醉药品,保证医疗、教学、科研的安全使用,根据《中华人民共和国药品管理法》的规定,制定本办法。

第二条　麻醉药品是指连续使用后易产生身体依赖性、能成瘾癖的药品。

第三条　麻醉药品包括:阿片类、可卡因类、大麻类、合成麻醉药类及卫生部指定的其他易成瘾癖的药品、药用原植物及其制剂。

第四条　国家严格管制麻醉药品原植物的种植和麻醉药品的生产、供应、进出口,非医疗、教学、科研需要一律不得使用麻醉药品。

第二章　麻醉药品的种植和生产

第五条　麻醉药品原植物的种植单位,必须经卫生部会同农牧渔业部、国家医药管理局审查批准,并抄报公安部。麻醉药品的生产单位,必须经卫生部会同国家医药管理局审查批准。

未经批准的任何单位和个人,一律不得从事麻醉药品的生产活动。

第六条　麻醉药品原植物的年度种植计划由卫生部会同农牧渔业部审查批准,麻醉药品的年度生产计划由卫生部会同国家医药管理局审查批准并联合下达执行,种植和生产单位不得擅自改变计划。对成品、半成品、罂粟壳及种子等,种植或生产单位必须有专人负责,严加保管,严禁自行销售和使用。

第七条　麻醉药品的生产,要加强质量管理,产品质量必须符合国家药品标准。

第八条　麻醉药品新品种的研究试制,必须由研制单位编制计划,报经卫生部审定批准后,方可进行。研究试制完毕后按有关新药审批的办法办理,并要严格试制品的保管与使用手续,防止流失。

第三章　麻醉药品的供应

第九条　麻醉药品的供应必须根据医疗、教学和科研的需要;有计划地进行。全国麻醉药品的供应计划由国家医药管理局指定的部门提出,报卫生部、国家医药管理局审查批准后下达执行。

第十条　麻醉药品经营单位的设置由各省、自治区、直辖市卫生行政部门会同医药管理部门提出,报卫生部、国家医药管理局审核批准。经营单位只能按规定限量供应经卫生行政部门批准的使用单位,不得向其他单位和个人供应。

第十一条　药用罂粟壳的供应业务由国家医药管理局及各省、自治区、直辖市的医药管理部门指定的经营单位办理,其他单位一律不准经营。罂粟壳的分配必须根据卫生部和国家医药管理局共同审查批准的计划调拨。罂粟壳可供医疗单位配方使用和由县以上卫生行政部门指定的经营单位凭盖有医疗单位公章的医生处方配方使用,不准零售。药品生产企业为配制中成药所需罂粟壳计划,由所在省、自治区、直辖市医药管理部门审核后,报卫生行政部门核定下达执行。

第十二条　各麻醉药品经营单位必须设置具有相应储藏条件的专用仓库或专柜,并指定专职人员承担麻醉药品的储运和供应工作。

第四章　麻醉药品的运输

第十三条　运输药用阿片时,必须凭卫生部签发的国内运输凭照办理运输手续,原植物的种植单位调给国家医药管理局仓库的药用阿片由发货单位派人押运,由仓库调往药品生产企业的由收货单位派人押运。押运员人数,按照运输部门的规定确定。运输凭照由卫生部统一印制。

第十四条　运输麻醉药品和罂粟壳,除药用阿片外,生产和供应单位应在运单货物名称栏内明确填写"麻醉药品",并在发货人记事栏加盖"麻醉药品专用章",凭此办理运输手续。

第十五条　运输单位承运麻醉药品和罂粟壳,必须加强管理,及时运输,缩短在车站、码头、机场存放时间。铁路运输不得使用敞车,水路运输不得配装仓面,公路运输应当苫盖严密,捆扎牢固。

第十六条　运输途中如有丢失,承运单位必须认真查找,并立即报告当地公安机关和卫生行政部门查处。

第五章 麻醉药品的进出口

第十七条 麻醉药品的进出口业务由对外经济贸易部指定的单位按照国家有关外贸的规定办理,其他部门一律不得办理麻醉药品的进出口业务。麻醉药品进出口的年度计划应当报卫生部审批。

第十八条 因医疗、教学和科学工作需要进口麻醉药品的,应报卫生部审查批准,发给《麻醉药品进口准许证》后,方可申请办理进口手续。

第十九条 出口麻醉药品,应向卫生部提出申请并交验进口国政府主管部门签发的进口准许证,经卫生部审查发给《麻醉药品出口准许证》后,方可办理出口手续。

第二十条 麻醉药品进出口准许证由卫生部统一印制。

第六章 麻醉药品的使用

第二十一条 麻醉药品只限用于医疗、教学和科研需要。设有病床具备进行手术或一定医疗技术条件的医疗单位,可向当地卫生行政部门办理申请手续,经上一级卫生行政部门批准,核定供应级别后,发给"麻醉药品购用印鉴卡",该单位应按照麻醉药品购用限量的规定,向指定的麻醉药品经营单位购用。教学、科研单位所用的麻醉药品,由需用单位向当地卫生行政部门的上一级卫生行政部门提出申请,经批准后,向麻醉药品经营单位购用。限量单位的级别标准由卫生部制定。

第二十二条 麻醉药品使用单位在采购麻醉药品时,须向麻醉药品经营单位填送"麻醉药品申购单"。麻醉药品经营单位在供应时,必须详细核对各项印章及数量。供应数量按照卫生部规定的麻醉药品品种范围及每季购用限量的规定办理。

第二十三条 麻醉药品使用单位采购麻醉药品,除直接到麻醉药品经营单位采购外,也可邮购。但往来单据、证件均须挂号寄发。邮寄麻醉药品时,麻醉药品经营单位应在包裹详情单上加盖"麻醉药品专用章"。并凭盖有"麻醉药品专用章"的发票作为向邮局办理邮寄的证明。

第二十四条 凡麻醉药品管理范围内的各种制剂,必须向麻醉药品经营单位购用。管理范围内没有的制剂或因医疗单位特殊需要的制剂,有麻醉药品使用权的医疗单位经县以上卫生行政部门批准,可以自行配制,其他任何单位不得自行配制。

第二十五条 使用麻醉药品的医务人员必须具有医师以上专业技术职务并经考核能正确使用麻醉药品。进行计划生育手术的医务人员经考核能正确使用麻醉药品的,在进行手术期间有麻醉药品处方权。

第二十六条 麻醉药品的每张处方注射剂不得超过二日常用量,片剂、酊剂、糖浆剂等不超过三日常用量,连续使用不得超过七天。麻醉药品处方应书写完整,字迹清晰,签写开方医生姓名,配方应严格核对,配方和核对人员均应签名,并建立麻醉药品处方登记册。医务人员不得为自己开处方使用麻醉药品。

第二十七条 经县以上医疗单位诊断确需使用麻醉药品止痛的危重病人,可由县以上卫生行政部门指定的医疗单位凭医疗诊断书和户籍簿核发《麻醉药品专用卡》,患者凭专用卡到指定医疗单位按规定开方配药。由于持《麻醉药品专用卡》的病人用药增加,医疗单位每季度供应限量不足时,经所在地卫生行政部门的上一级卫生行政部门批准后,可增加供应量。

第二十八条 医疗单位应加强对麻醉药品的管理。禁止非法使用、储存、转让或借用麻醉药品。医疗单位要有专人负责,专柜加锁,专用帐册,专用处方,专册登记。处方保存三年备查。医疗单位对违反规定，滥用麻醉药品者有权拒绝发药，并及时向当地卫生行政部门报告。

第二十九条　因抢救病人急需麻醉药品的，有关医疗单位和麻醉药品经营单位应立即迅速办理，但只限于该病例一次性使用剂量，手续不完备的，可事后补办。

第七章　罚　则

第三十条　凡违反本办法的规定，有下列行为之一者，可由当地卫生行政部门没收全部麻醉药品和非法收入，并视其情节轻重给予非法所得的金额五至十倍的罚款，停业整顿，吊销《药品生产企业许可证》、《药品经营企业许可证》、《制剂许可证》的处罚：

（一）擅自生产麻醉药品或者改变生产计划，增加麻醉药品品种的；

（二）擅自经营麻醉药品和罂粟壳的；

（三）向未经批准的单位或者个人供应麻醉药品或者超限量供应的；

（四）擅自配制和出售麻醉药品制剂的；

（五）未经批准擅自进口、出口麻醉药品的；

（六）擅自安排麻醉药品新药临床，不经批准就投产的。

第三十一条　对利用工作方便，为他人开具不符合规定的处方，或者为自己开具处方，骗取、滥用麻醉药品的直接责任人员，由其所在单位给予行政处分。

第三十二条　违反本办法规定，擅自种植罂粟的，或者非法吸食麻醉药品的，由公安机关依照治安管理处罚条例或有关的规定给予处罚。

第三十三条　违反本办法的规定，制造、运输、贩卖麻醉药品和罂粟壳，构成犯罪的，由司法机关依法追究其刑事责任。

第三十四条　当事人对行政处罚不服的，可在接到处罚通知之日起十五日内，向作出处理的机关的上一级机关申请复议。上一级机关应在接到申请之日起十日内作出答复。对答复不服的，可在接到答复之日起十五日内，向人民法院起诉。对处罚决定不服而逾期又不起诉的，原处理机关可向人民法院申请强制执行。

第八章　附　则

第三十五条　军队、武装警察部队卫生医疗单位麻醉药品的供应、使用，由卫生部会同中国人民解放军总后勤部、中国人民武装警察部队后勤部根据本办法，制定具体管理办法

第三十六条　兽用麻醉药品的供应、使用，由卫生部、农牧渔业部根据本办法，制定具体管理办法。

第三十七条　本办法的实施细则由卫生部制定。

第三十八条　本办法自发布之日起施行。1978 年 9 月 13 日国务院颁发的《麻醉药品管理条例》同时废止。

五、精神药品管理办法

第一章　总　则

第一条　为了加强精神药品的管理，根据《中华人民共和国药品管理法》的规定，制定本办法。

第二条　精神药品是指直接作用于中枢神经系统,使之兴奋或抑制,连续使用能产生依赖性的药品。

第三条　依据精神药品使人体产生的依赖性和危害人体健康的程度,分为第一类和第二类,各类精神药品的品种由卫生部确定。

第二章　精神药品的生产

第四条　精神药品由国家指定的生产单位按计划生产,其他任何单位和个人不得从事精神药品的生产活动。

精神药品的原料和第一类精神药品制剂的生产单位,由卫生部会同国家医药管理局确定。

第二类精神药品制剂的生产单位,由省、自治区、直辖市卫生行政部门会同同级医药管理部门确定。

第五条　精神药品的原料和第一类精神药品制剂的年度生产计划,由卫生部会同国家医药管理局联合下达。第二类精神药品制剂的年度生产计划,由省、自治区、直辖市卫生行政部门会同同级医药管理部门联合下达。

精神药品的生产单位未经批准,不得擅自改变生产计划。

第六条　精神药品的原料和制剂,按国家计划调拨,生产单位不得自行销售。

第七条　精神药品的原料和制剂的生产单位必须建立严格的管理制度,设立原料和制剂的专用仓库,并指定专人管理;建立生产计划执行情况的报告制度,按季度报省、自治区、直辖市卫生行政部门和同级医药管理部门,并报卫生部和国家医药管理局备案。

在生产精神药品的过程中产生的废弃物,必须妥善处理,不得污染环境。

第三章　精神药品的供应

第八条　精神药品的原料和第一类精神药品制剂,由卫生部会同国家医药管理局指定的经营单位统一调拨或者收购;第二类精神药品制剂,由县以上卫生行政部门会同同级医药管理部门指定的经营单位经营,其他任何单位和个人均不得经营。

第九条　精神药品的原料和第一类精神药品制剂的供应计划,由卫生部会同国家医药管理局,根据省、自治区、直辖市医药管理部门提出的计划,综合平衡后与行政管理计划一并下达。第二类精神药品制剂的供应计划,由省、自治区、直辖市卫生行政部门会同同级医药管理部门联合下达。

第十条　第一类精神药品只限供应县以上卫生行政部门指定的医疗单位使用,不得在医药门市部零售。第二类精神药品可供各医疗单位使用,医药门市部应当凭盖有医疗单位公章的医生处方零售。处方应留存两年备查。

医疗单位购买第一类精神药品,需持县以上卫生行政部门核发的《精神药品购用卡》在指定的经营单位购买。

《精神药品购用卡》同卫生部统一制定。

第十一条　科研和教学机构因科研和教学需要的精神药品,需经县以上卫生行政部门批准后,由指定的医药经营单位供应。

第四章　精神药品的运输

第十二条　生产单位和供应单位托运精神药品(包括邮寄),应当在货物的运单上,写明该精神药品的具体名称,并在发货人记事栏内加盖"精神药品专用章",凭此办理运输手续。

第十三条 运输单位承运精神药品,必须加强管理,及时运输,缩短在车站、码头、机场存放时间。铁路运输不得使用敞车,水路运输不得配装仓面,公路运输应当苫盖严密,捆扎牢固。

第十四条 精神药品在运输途中如有丢失,承运单位必须认真查找,并立即报告当地公安机关和卫生行政部门查处。

第五章　精神药品的使用

第十五条 医生应当根据医疗需要合理使用精神药品,严禁滥用。除特殊需要外,第一类精神药品的处方,每次不超过三日常用量,第二类精神药品的处方,每次不超过七日常用量。处方应当留存两年备查。

第十六条 精神药品的处方必须载明患者的姓名、年龄、性别、药品名称、剂量、用法等。精神药品的经营单位和医疗单位对精神药品的购买证明、处方不得涂改。

第十七条 精神药品的经营单位和医疗单位应当建立精神药品收支帐目,按季度盘点,做到帐物相符,发现问题应当立即报告当地卫生行政部门,卫生行政部门应当及时查处。

医疗单位购买的精神药品只准在本单位使用,不得转售。

第六章　精神药品的进出口

第十八条 精神药品的进出口业务由对外经济贸易部指定的单位按照国家有关对外贸易的规定办理。

精神药品进出口的年度计划应当报卫生部审批。

第十九条 因医疗、教学和科研工作需要进口的精神药品的,应报卫生间审查批准,发给《精神药品进口准许证》后,方可申请办理进口手续。

第二十条 出口精神药品,应当向卫生部提出申请,并交验进口国政府主管部门签发的进口许可证,经卫生部审查批准,发给《精神药品出口准许证》后,方可办理出口手续。

第二十一条 精神药品的进口、出口准许证由卫生部统一印制。

第七章　罚　则

第二十二条 凡违反本办法的规定,有下列行为之一的,由当地卫生行政部门没收全部精神药品和非法收入,并视情节轻重,给予非法所得金额五至十倍的罚款,停业整顿,吊销《药品生产企业许可证》、《药品经营企业许可证》、《制剂许可证》和处罚:

(一)擅自生产精神药品或者改变生产计划,增加精神药品品种的;

(二)擅自经营精神药品的;

(三)擅自配制和出售精神药品制剂的;

(四)将兽用精神药品供入使用的;

(五)未经批准擅自进口、出口精神药品的。

第二十三条 对利用职务上的便利,为他人开具不符合规定的处方,或者为自己开具处方,骗取、滥用精神药品的直接责任人员,由其所在单位给予行政处分。

第二十四条 凡违反本办法的规定,制造、运输、贩卖精神药品,构成犯罪的,由司法机关依法追究其刑事责任。

第二十五条 当事人对行政处罚不服的,可在接到处罚通知之日起十五日内,向作出处理的机关的上一级机关申请复议。上一级机关应在接到申请之日起十五日内作出答复。对答复不服的,可在接到答复之日起十五日内,向人民法院起诉。对处罚决定不服而逾期又不起诉的,原处理机关可向人民法院申请强制执行。

第八章　附　则

第二十六条　对兽用精神药品的管理,由农业部会同卫生部根据本办法制定具体办法。

第二十七条　本办法由卫生部解释。

六、医疗用毒性药品管理办法

第一条　为加强医疗用毒性药品的管理,防止中毒或死亡事故的发生,根据《中华人民共和国药品管理法》的规定,制定本办法。

第二条　医疗用毒性药品(以下简称毒性药品),系指毒性剧烈、治疗剂量与中毒剂量相近,使用不当会致人中毒或死亡的药品。

毒性药品的管理品种,由卫生部会同国家医药管理局、国家中医药管理局规定。

第三条　毒性药品年度生产、收购、供应和配制计划,由省、自治区、直辖市医药管理根据医疗需要制定,经省、自治区直辖市卫生行政部门审核后,由医药管理部门下达给指定的毒性药品生产、收购、供应单位,并抄报卫生部、国家医药管理局和国家中医药管理局。生产单位不得擅自改变生产计划自行销售。

第四条　药厂必须由医药专业人员负责生产、配制和质量检验,并建立严格的管理制度。严防与其他药品混杂。每次配料,必须经二人以上复核无误,并详细记录每次生产所用原料和成品数。经手人要签字备查,所有工具、容器要处理干净,以防污染其他药品。标示量要准确无误,包装容器要有毒药标志。

第五条　毒性药品的收购、经营,由各级医药管理部门指定的药品经营单位负责;配方用药由国营药店、医疗单位负责。其他任何单位或者个人均不得从事毒性药品的收购、经营和配方业务。

第六条　收购、经营、加工、使用毒性药品的单位必须建立健全保管、验收、领发、核对等制度,严防收假、发错,严禁与其他药品混杂,做到划定仓位,专柜加锁并由专人保管。

毒性药品的包装容器必须印有毒药标志。在运输毒性药品的过程中,应当采取有效措施,防止发生事故。

第七条　凡加工炮制毒性中药,必须按照《中华人民共和国药典》或者省、自治区、直辖市卫生行政部门制定的《炮制规范》的规定进行。药材符合药用要求的,方可供应、配方和用于中成药生产。

第八条　生产毒性药品及其制剂,必须严格执行生产工艺操作规程,在本单位药品检验人员的监督下准确投料,并建立完整的生产记录,保存五年备查。

在生产毒性药品过程中产生的废弃物,必须妥善处理,不得污染环境。

第九条　医疗单位供应和调配毒性药品,凭医生签名的正式处方。国营药店供应和调配毒性药品,凭盖有医生所在的医疗单位公章的正式处方。每次处方剂量不得超过二日极量。

调配处方时,必须认真负责,计量准确,按医嘱注明要求,并由配方人员及具有药师以上技术职称的复核人员签名盖章后方可发出。对处方未注明"生用"的毒性中药,应当付炮制品。

如发现处方有疑问时，须经原处方医生重新审定后再行调配。处方一次有效，取药后处方保存二年备查。

第十条　科研和教学单位所需的毒性药品，必须持本单位的证明信，经单位所在地县以上卫生行政部门批准后，供应部门方能发售。

群众自配民间单、秘、验方需用毒性中药，购买时要持有本单位或者城市街道办事处、乡（镇）人民政府的证明信，供应部门方可发售。每次购用量不得超过二日极量。

第十一条　对违反本办法的规定，擅自生产、收购、经营毒性药品的单位或者个人，由县以上卫生行政部门没收其全部毒性药品，并处以警告或按非法所得的五至十倍罚款。情节严重、致人伤残或死亡，构成犯罪的，由司法机关依法追究其刑事责任。

第十二条　当事人对处罚不服的，可在接到得罚通知之日起十五日内，向作出处理的机关的上级机关申请复议。但申请复议期间仍应执行原处罚决定。上级机关应在接到申请之日起十日内作出答复。对答复不服的，可在接到答复之日起十五日内，向人民法院起诉。

第十三条　本办法由卫生部负责解释。

第十四条　本办法自发布之日起施行。1964 年 4 月 20 日卫生部、商业部、化工部发布的《管理毒药、限制性剧药暂行规定》，1964 年 12 月 7 日卫生部、商业部发布的《管理毒性中药的暂行办法》，1979 年 6 月 30 日卫生部、国家医药管理总局发布的《医疗用毒药、限制性剧药管理规定》，同时废止。

第三篇　临床药理学

第一章　药物代谢动力学

药物必须进入机体,到达相应的作用部位并维持适当的药物浓度,才能产生有效的药理作用。一般认为,药物在作用部位的浓度、药物的作用强度直接关系到药物的效能持续时间。想要正确、合理地使用药物,使药效最优化,我们有必要知道药物在体内的变化过程。

第一节　药物的体内过程

一、基本概念

药物被吸收进入血液循环后,其中一部分药物分子与血浆蛋白可逆性地结合在一起,暂时失去药理活性,其余游离型药物分子则被转运到相应作用部位,激发其药理活性引起相应的生物效应。同时机体的代谢器官、组织对药物进行代谢,产生的代谢产物及多余的药物将经过各种途径被排出体外,这就是药物在体内的基本过程。概括起来,药物的体内过程就是药物自用药部位起到被排出体外的体内吸收、分布、代谢和排泄的全过程。药物的吸收是指药物自用药部位进入血液循环的过程。药物的分布是指药物随血液循环到达机体各个部位和组织的过程。药物的代谢是指药物作为一种异物进入体内后,被机体动员各种机制从体内清除的过程。药物的排泄是指药物及其代谢产物通过各种途径排出体外的过程。其中,药物在体内的吸收、分布和排泄过程中只是位置发生变化,分子结构并没有改变,所以把它们合称为药物的转运过程。而药物在体内代谢过程中,分子结构发生了变化,所以又称为药物的生物转化或转化过程。药物的代谢和排泄过程都是使体内原型药物的量减少,所以把它们合称为药物的消除过程。

二、药物的转运过程

(一)药物转运机制

药物从给药部位进入血液循环,再随血液循环到达作用部位及最终排出体外,都需要通过体内的生物膜结构。生物膜是细胞膜和细胞内各种细胞器膜(如核膜、线粒体膜)的总称。膜结构以流动的脂质双分子层为基架,其中镶嵌着蛋白质分子。其中的蛋白质根据在膜中的镶嵌方式可分为两类:一类是表面蛋白,镶嵌在脂质双分子层的一面,可做伸缩运动,具有吞噬、胞饮作用;另一类为内在蛋白,贯穿整个脂质双分子层,构成生物膜的受体、酶、载体和离子通道等。药物跨膜转运的方式主要有被动转运、主动转运和膜动转运。

1.被动转运　药物分子从浓度高的一侧经生物膜到低浓度的一侧的转运过程,整个过程不需要消耗能量。被被转运的转运速率与膜两侧的药物浓度差呈正比。被动转运包括简单扩散、滤过和易化扩散。

(1)简单扩散:是指非极性药物分子以其所具有的脂溶性溶解于生物膜的脂质层,顺浓度差通过生物膜,故又称脂溶扩散。药物分子的脂/水分配系数越大,在脂质膜中的溶解度就越大,其跨膜转运的速率就越大。大多数药物分子的转运方式属于简单扩散。

(2)滤过:又称水溶扩散,是指水溶性药物分子借助于生物膜膜两侧的流体静压和渗透压差随体液通过生物膜的水性通道由生物膜的一侧到达另一侧的过程。其转动速率与该药物分子在膜两侧的浓度差呈正比。分子量较小(小于 100 ~ 150Da)、不带电荷的极性分子等水溶性药物分子可通过这种方式实现跨膜转运。

(3)易化扩散:是载体转运的一种,其实现需要依赖生物膜上的某些特异性蛋白——通透酶的帮助,但不需要消耗能量。比如甲氨蝶呤分子进入白细胞就是在特异性通透酶的作用下完成的。易化扩散的速率比简单扩散的速率快得多,但由于每种通透酶只能转运一种分子(或离子)或者与其非常相似的物质,因此存在竞争现象。此外,当药物浓度过高时载体可能饱和,转运速率将达到最大。

2. 主动转运　不仅需要生物膜上的特异性载体蛋白的帮助,还需要消耗能量。主动转运能够使被转运的物质从低浓度一侧向高浓度一侧转运。因为有载体蛋白的参与,故其转运能力有一定限度,即载体载运量可达到饱和状态。所以由同一载体转运的两种药物分子之间可出现竞争性抑制现象。另外,机体组织缺氧或者抑制能量产生的药物也可以抑制主动转运过程。

3. 膜动转运　大分子物质的跨膜转运伴有膜的运动,称为膜动转运,包括胞饮作用和胞吐作用。

(1)胞饮作用:某些液态蛋白质等大分子物质跨膜转运可通过生物膜的内陷形成包围细胞外物质的囊泡,融入细胞或细胞器内的方式实现。这种跨膜转运称为胞饮作用。胞饮作用常见于生物大分子的吸收。

(2)胞吐作用:又称胞裂外排,其实现机理同胞饮作用,只不过物质转运的方向是从细胞或者细胞器的内部到外部,如腺体分泌及递质释放过程。

(二)影响转运过程的因素

1. 影响吸收的因素　在临床常用的给药途径中,静脉给药是没有吸收过程的,其余均有吸收过程。药物吸收速率的大小、吸收药量的多少与给药途径、药物的理化性质、吸收环境密切相关。

(1)胃肠道给药:药物在胃肠道的吸收多数是以被动转运(简单扩散)的方式进行的。分子量越小、脂溶性越好、非极性越强的药物越容易吸收。影响药物在胃肠道吸收的因素包括生理因素和药物的理化因素。生理因素有:①胃肠液的成分和性质;②胃及消化道的运动情况;③循环系统的转运情况;④食物的影响等。药物的理化因素有:①药物在胃肠道的稳定性;②药物的脂溶性和解离度;③药物的溶出速度等。

(2)注射给药:药物经肌内注射和皮下注射后,先沿结缔组织扩散,后经毛细血管和淋巴内皮细胞进入血液循环。毛细血管具有微孔,药物常以简单扩散及滤过的方式转运。药物的吸收速率常与药物注射部位的血流量及药物的剂型有关。肌肉组织的血流量比皮下组织的大,故肌内注射的药物吸收速率大于皮下注射。水溶液吸收迅速,油剂、混悬剂或植入片可在注射局部滞留,吸收较慢,作用持久。

2. 影响分布的因素　大部分药物的分布过程属于被动转运。药物在体内的分布往往是不均匀的,药物的分布浓度主要取决于药物的理化性质、药物与血浆蛋白的结合率、各器官的血流量、药物与组织的亲和力、体液的 pH 以及血脑屏障等因素。

（1）药物的理化性质和体液 pH：脂溶性药物或水溶性小分子药物均易透过毛细血管壁进入组织；水溶性大分子药物或离子型药物则难以透过毛细血管壁进入组织。在正常生理情况下，细胞内液的 pH 约为 7.0，细胞外液和血液的 pH 约为 7.4。升高血液的 pH 可使弱碱性药物向细胞内转移。

（2）药物与血浆蛋白结合率：多数药物在血浆中与血浆蛋白结合，其结合程度常用结合率来表示。药物与血浆蛋白的结合率是影响药物体内分布的重要因素。大多数药物与血浆蛋白的结合是可逆的，只有游离型药物才能在体内转运、转化并产生相应药理作用，而与血浆蛋白结合的药物由于分子量增大，不能实现跨膜转运，也不会被代谢、排泄掉，仅暂时贮存在血液中。结合型药物与游离型药物之间存在一个动态平衡，当游离型药物被分布、代谢、排泄，造成血液中游离型药物浓度降低时，结合型药物可随时释放出游离型药物，然后达到新的动态平衡。所以，血浆蛋白结合率高的药物在体内的停留时间长，作用维持时间也长。药物与血浆蛋白的结合具有饱和性和竞争性，药物浓度过高，与血浆蛋白的结合达到饱和后，血液中游离型药物浓度就会增加，引起药效增强；同时应用两种血浆蛋白结合率高的药物，它们之间存在一个竞争过程，结合率相对较低的药物就会被置换出来，其相应的游离型药物浓度就会增加，从而增强药效。如磺胺类药物可使降糖药甲苯磺丁脲的游离出来，使其血液浓度增加，从而诱发低血糖。

（3）器官血流量：在人体组织器官中，以肝的血流量最多，肾、脑、心脏次之。药物吸收后往往可在这些器官中迅速达到较高浓度并建立起动态平衡。

（4）药物与组织的亲和力：有些药物与某种组织细胞有特殊的亲和力，使得该药物在该组织中的浓度高于血浆药物浓度，即其药物分布表现出一定的选择性。如碘主要集中在甲状腺；钙主要沉积于骨骼；汞、砷、碲等重金属和类金属在肝、肾中分布较多。

3. 影响排泄的因素　药物作为一种异物，最终将以原型或代谢产物的形式经不同途径排出体外。其中最主要的排泄途径是经肾排泄。此外，药物也可随胆汁、唾液、汗液或经呼吸道、皮肤等排出体外。

（1）经肾排泄：一般情况下，大部分的药物在体内经过代谢过程发生结构改变之后，以代谢产物的形式经肾随尿液排出。但也有少数的药物以原型经肾排出。药物由血入尿、由尿返入血主要是通过肾小球滤过、肾小管分泌和肾小管的重吸收实现的。药物的排泄速率取决于药物通过这三种方式转运的速率：①肾小球滤过：肾小球血管富含膜孔，分子量在 4 万以下的物质一般均可滤过，药物与血浆蛋白结合后，由于分子量增大变得难以滤过，其滤过速率将下降。所以药物与血浆蛋白的结合率是影响肾小球滤过药物的主要因素。②肾小管分泌：肾小管上皮细胞有一层类脂质的屏障，很多物质都能经肾小管分泌，可将它们大体分为弱酸性和弱碱性物质两大类。这两大类物质通过肾小管上皮细胞的转运机制有其共同点，即需要特殊载体的参与。其速率主要取决于被转运物质与载体的亲和力的大小，另外其他物质对其抑制或促进作用。③肾小管重吸收：运行机制是简单扩散。例如硫喷妥的脂溶性高，经肾小球滤过后几乎全部通过肾小管重吸收而返回血液，所以尿中所含的药物很少。相反，一些季铵类药物的脂溶性低，几乎不被重吸收，所以能迅速随尿液排出体外。所以，影响肾小管重吸收药物的因素主要是尿液的 pH 值和药物的理化性质。

（2）胆汁排泄：胆汁排泄也是药物排泄的重要途径之一。有些药物在肝脏中与葡萄糖醛酸结合后，随胆汁排入肠道，其后再随粪便排出体外。有些药物如氯霉素、吗啡、己烯雌酚等与葡萄糖醛酸的结合物随胆汁排人肠道后,可在肠道葡萄糖醛酸苷酶的作用下,水解释放出原型药物,原型药物又可经肠黏膜吸收后再进入血液循环发挥药理作用,这类药物在肝、胆、肠和血液之间的往复循环称为肝肠循环。药物肝肠循环的存在是药物能发挥持久药理作用和产生蓄积中毒的重要原因,这一点在药物治疗中要特别注意。

三、药物的生物转化

（一）基本概念

有些药物吸收入机体后,不发生化学结构的改变,而是以原型发挥其药理作用且以原型排出体外。但这样的药物只是很少的一部分,大多数药物的化学结构在体内过程中均会发生不同程度的改变,即发生了药物的生物转化。药物的生物转化过程是在酶的催化作用下进行的,这种酶叫做药物代谢酶。药物代谢酶可分为两类,一类是专一性转化酶,如乙酰胆碱酯酶、单胺氧化酶,它们分别转化乙酰胆碱(ACH)和单胺类药物;另一类是非专一性转化酶,主要存在于肝微粒体中,即肝微粒体混合功能氧化酶系统,能催化多种药物及其他外来物质的代谢,把它们统称为肝药酶或药酶。药物的生物转化可发生在肝、肾、消化道等器官组织,其中肝是最主要器官,在药物的生物转化中占有重要位置。

一般来说,药物的生物转化过程可分为两个阶段:第一阶段包括氧化、还原、水解三大类反应;第二阶段为结合反应。第一阶段往往与药物的活性有关,药物经过生物转化第一阶段之后,活性可产生变化;第二阶段与药物的解毒、排泄有关,药物经第一阶段的生物转化得到的中间物与内源性物质如葡萄糖醛酸等结合后成为毒性低、水溶性大的代谢产物,便于排出体外。

（二）影响生物转化的因素

药物的生物转化是在酶的催化下进行的,所以其速率不仅受药物的理化性质及药物浓度的影响,还与酶的活性有关。催化药物生物转化的酶的活性和数量存在种属、个体差异,另外遗传、年龄、性别、病理生理条件以及合并用药等因素均可影响酶的催化作用。

1.遗传　如抗结核药物异烟肼在体内可被烷基化而失去活性,烷基化能力与种族有关,日本人的烷基化能力多数较高,而白种人则相反。从表3-1-1可看出遗传因素对药物代谢的影响。

表3-1-1　遗传因素对药物代谢的影响

亲缘形式	结婚数	后代数	后代的代谢表现			
			快		慢	
			期望值	实测值	期望值	实测值
慢×慢	16	51	0	0	51	51
快×慢	24	70	40.6	42	29.4	28
快×快	13	38	31.3	31	6.7	7

2.年龄　在长期的临床实践中,人们很早就发现儿童对许多药物比成人敏感,这一点已经得到了动物实验的支持。这主要是因为酶的活性在婴幼儿时期比在老年期及成熟期低。介于年龄因素对药物代谢的影响,必须严格掌握老年人、婴幼儿等特殊年龄段人群的用药剂量。

3.性别　个体对一些药物的敏感度存在着性别差异,这已经被临床实践和动物实验给证实了。这种差异实际上就是不同性别的个体药物代谢酶的活性之间的差异。

4. 种属差异　对于不同的种属,不仅药物的代谢速度存在差异,甚至连药物代谢的途径都不一样。这主要是因为不同种属的个体其药物代谢酶系统也有所不同。

5. 机体病理生理状态　有很多维生素是酶的辅酶或辅酶的组成成分,因此维生素若补充不足将对药物代谢产生影响;肝病理改变是影响药物代谢最大的病理因素,主要是影响药物代谢酶的活性;其他器官组织的病理改变也会影响到药物的代谢。

6. 药物对药物代谢酶的诱导和抑制作用　药物能对药物代谢酶的活性产生诱导或抑制作用:①凡能提高药物代谢酶的活性或加速药物代谢酶合成的药物称为药物代谢酶诱导剂,如苯巴比妥、水合氯醛、氨基比林、苯海拉明、苯妥英钠等。它们能加速某些药物代谢酶对另一些药物的代谢。②凡能使药物代谢酶的活性降低或药物代谢酶合成减少的药物称为药物代谢酶抑制剂,如氯霉素、西咪替丁、别嘌醇等。它们能减慢某些药物代谢酶对另一些药物的代谢。氯霉素是苯妥英钠的药物代谢酶的抑制剂,与苯妥英钠同时使用时可致其血浓度升高甚至引起中毒。因此,临床上合并用药时要特别注意药物间的各种相互影响。

第二节　临床药代动力学参数及意义

在临床试验中,常常通过测定给药后不同时间的血药浓度来研究人体内药物浓度随时间变化的规律。这种试验是临床药代动力学研究的基础。临床药代动力学研究具有多种意义。例如在临床实践过程中,可以根据试验研究得到的药代动力学参数制订合理的用药方案;也可根据各种生理和病理情况下药代动力学的研究结果,指导病人的具体用药,最终实现治疗个体化。

一、血药浓度 – 时间曲线

药物进入体内后随着时间的推移而发生的持续的体内变化过程,是药物在体内吸收、分布、代谢和排泄过程的综合,它与药物作用开始的快慢、持续时间的长短、药理效应的强弱以及毒副反应的发生有着直接的关系。药物的体内过程可简单地用血药浓度 – 时间曲线来表示。在给药后不同时间点采血,测定血液中的药物浓度,以此为纵坐标,以时间为横坐标绘制出来的曲线称为血药浓度 – 时间曲线,简称药 – 时曲线(时 – 量曲线)(图3 – 1 – 1)。

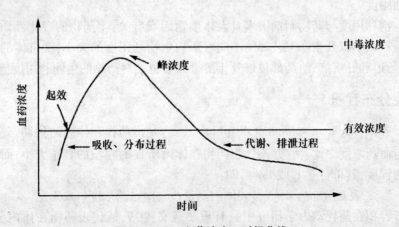

图3 – 1 – 1　血药浓度 – 时间曲线

　　不同的给药途径产生的药-时曲线不同,通过血管外途径单次给药的药-时曲线一般可分为升段和降段。其中升段主要反映的是药物的吸收过程,药物吸收得越快,血药浓度上升越快,曲线上升就越快,即升段曲线越陡,同时峰浓度也会出现得越早;降段主要反映的是药物的消除过程,药物消除得越快,血药浓度下降越快,曲线下就降越慢,即降段曲线越陡。值得注意的是,药物在体内的各个过程几乎是同时进行的,只是在不同的时间段它们进行的程度不一样。在升段时间内,药物以吸收为主,消除较少,所以血药浓度是不断升高的;在降段时间内,虽然药物可能还有少量吸收,但消除占主导地位,所以血药浓度是不断降低的。血管外途径给药的药-时曲线一般可分为三期:

　　1. 潜伏期　只有在达到一定的血液浓度之后,药物才能发挥其药理作用。其中能产生药效的最小血药浓度称为最低有效浓度。从给药开始至达到最低有效浓度,即开始出现疗效的一段时间为潜伏期。潜伏期即临床用药时药物起效所需的时间,主要反映药物吸收和分布的速度。静脉给药是没有潜伏期的。

　　2. 持续期　血药浓度维持在最低有效浓度以上的那段时间称为持续期。持续期反映的是药物发挥药效时间的长短,与药物的吸收和消除有关。药物在持续期内达到的最高血液浓度称作峰浓度,达到峰浓度的时间称作达峰时间。

　　3. 残留期　从药物的血药浓度降到最低有效浓度以下开始,到药物完全从体内消除的一段时间称为残留期。残留期反映的是药物的在体内的消除过程。残留期长说明药物从体内消除得慢,这种情况下多次给药就容易引起药物蓄积中毒。

二、生物利用度

　　生物利用度(bioavailability)是指药物最终进入机体血液循环的量所占给药剂量的比例,能反映药物被机体吸收的程度和速度。通常用试验制剂给药后药-时曲线下面积与同剂量参比制剂给药后药-时曲线下面积的比值来表示生物利用度,即:

　　生物利用度 = 试验制剂药-时曲线下面积/参比制剂药-时曲线下面积×100%

　　根据参比制剂给药途径的不同,又可将生物利用度分为绝对生物利用度和相对生物利用度。静脉给药时药物全部进入血液循环,故其生物利用度为100%,因此以静脉注射剂为参比制剂时计算出来的是绝对生物利用度。试验制剂与参比制剂采用相同的给药途径计算出来的是相对生物利用度。

　　药物的生物利用度与药物制剂因素及人体生物因素有关:①药物的理化性质、剂型、崩解度、溶解度、颗粒大小以及生产工艺等的不同可影响生物利用度的大小;②机体的病理生理状态,特别是胃肠道和肝疾病、给药部位以及年龄等因素也能对药物的生物利用度造成影响。

三、表观分布容积

　　表观分布容积(apparent volume of distribution, V_d)是指药物在体内达到动态平衡之后,体内的总药量与血药浓度之比。它并不代表药物在体内所在的容积的真正大小,而只反映药物在体内分布的程度,其单位是 L 或 L/kg,即:

$$表观分布容积(V_d) = 体内药量(mg)/血药浓度(mg/L)$$

　　表观分布容积在药代动力学研究中具有重要意义:①V_d值代表药物在体内分布的情况,其大小与血药浓度呈反比,即血药浓度越高,V_d值越小,提示药物分布越局限于血浆内;血药浓度越低,V_d值越大,提示药物分布越广,或者越是浓集于血液循环外的某种组织。②利用 V_d

值可以通过测量血药浓度来间接计算出体内的药物总量,或计算出要达到某一有效血液浓度时所需的药物剂量。

四、速率过程和有关参数

在研究体内药代动力学时,按药物的转运速率与药物的量(或浓度)之间的关系,可将药物转运过程分为一级速率过程和零级速率过程。

1.一级速率过程 指体内药物在单位时间内消除的药物百分率不变,即单位时间内消除的药物量与血浆药物浓度成正比。这个恒定不变的百分比又叫一级速率常数,大多数药物的体内消除过程属于一级速率过程。

2.零级速率过程 指单位时间内转运的药物的量是恒定的。如恒速静脉滴注给药时,单位时间内进入机体的药量是恒定的,此时血药浓度与时间呈直线关系。而常用药物的体内消除是零级速率过程的不多,只有当体内药量(血药浓度)超过机体最大消除能力时,才成为零级消除过程。

3.消除速率常数(k) 指单位时间内机体能消除药物的百分比,单位为时间的倒数。消除速率常数是反映体内药物代谢和排泄速率的一个重要参数。除速率常数值越大,说明药物在体内消除得越快。

值得注意的是,一种药物的消除速率常数存在个体差异。但对于同一个体来说,若无明显的生理、生化或病理性改变影响药物的体内过程,其值则是恒定的,与该药的剂型、剂量和给药途径等无关。

4.消除半衰期($t_{1/2}$) 指血浆药物浓度下降一半所需要的时间。在一级消除动力学过程中,消除速率常数是一常数,半衰期的大小也是不变的;在零级消除动力学过程中,半衰期不是常数。除了消除速率常数,半衰期是衡量药物消除速率的又一临床常用参数。半衰期越长的药物在体内消除得越慢。

半衰期对于临床用药有着重要意义。在确定药物的给药间隔时要重点考虑其半衰期的长短,保证血药浓度既能维持在满意的有效治疗水平而又不至于引起药物毒性反应。一般来说,半衰期短的药物,给药的频率要大一些;半衰期长的药物,给药的频率要小一些;半衰期大于24 h 的药物,给药频率可为每日 1 次。

5.清除率(CL) 是机体消除器在单位时间内清除药物的血浆容积,即单位时间内有多少毫升血浆中所含药物被机体清除。根据消除器官的不同,清除率有肾清除率、肝清除率和其他器官清除率之分,而血浆总清除率则是肝、肾和其他所有消除器官清除率的总和。清除率等于表观分布容积与消除速率常数的乘积。与消除速率常数、半衰期一样,清除率也是衡量药物在体内消除速率的一个重要参数。

五、稳态血浆浓度

在临床实践中,大多数药物治疗采用的是多次给药,其中又以口服多次给药最为常见。按照一级动力学规律消除的药物,若按照一定的时间间隔持续给药,其体内药物总量就会随着给药次数的增加而逐步增多。当药物从体内消除的速率与吸收入体内的速率相等时,体内的药物总量不再增加而达到稳定状态,此时的血药浓度称为稳态血浆浓度。药物达到稳态血浆浓度所需要的时间取决于药物的消除半衰期,一般在给药剂量和间隔一定时,约经 4~5 个半衰期可分别达到稳态血浆浓度的94%和97%。

第三节　影响药物作用的因素

一、机体因素

(一)年龄

年龄可影响机体血浆蛋白含量、体液占体重的比例及许多生理功能等,从而影响药物药理效应的发挥。其中以婴幼儿和老年人表现尤为明显。

(二)性别

女性除体重较男性低、脂肪占体重的比例较男性高外,还具有月经、怀孕、分娩和哺乳等男性所没有的特殊生理期,故用药时要注意性别差异。

(三)精神因素与病理状态

患者的精神状态可影响药物的疗效。机体的病理状态可改变其对药物的敏感性,改变药物的体内过程,从而影响药物的效应。

(四)遗传因素

由于遗传基因的不同,使个别人使用治疗量的药物后,出现药物代谢动力学或药物效应动力学的差异,导致其对药物相对于一般人变得极敏感或极不敏感(前者称高敏性,后者称耐受性),甚至机体对药物表现出完全不同的反应,该现象称为个体差异。

二、药物因素

(一)药物的剂量

药物剂量太小,达不到最低有效浓度,就产生不了药理效应;药物剂量太大,超过最小中毒量,将产生中毒反应,甚至引起死亡。

(二)药物的剂型和给药途径

药物可制成不同的剂型,适用于不同的给药途径。给药途径不同,药物的吸收速率不同。药物吸收速率大小的一般规律是:静脉注射 > 吸入 > 肌内注射 > 皮下注射 > 口服 > 直肠给药 > 贴皮。

(三)给药时间

给药时间可影响药物的疗效,如有的糖尿病患者应在饭前 15 min 注射短效胰岛素,催眠药宜于睡前服用等。

(四)联合用药及药物相互作用

临床上常联合应用两种或两种以上药物,除达到多种治疗目的外,还能利用药物间的协同作用增加疗效或利用药物间的拮抗作用减少不良反应。不恰当的联合用药则可能由于药物间相互作用而使疗效降低或出现意外的毒性反应。

第二章　药物相互作用

第一节　概　述

一、药物相互作用的发生

（一）药物相互作用的定义

药物相互作用是指其他药物或化学物质的存在会干扰某一种药物的药理作用,使得该药的疗效产生改变甚至引起药物不良反应。这里所说的化学物质包括烟、酒中所含的化学成分、被人们滥用的毒品、食物中所含的某种化学成分(如酪胺)或一些残存的添加物质等(如杀虫剂)。一种药物由于用药前后或用药的同时应用另一种药物而产生的药效改变,称为药物－药物相互作用,其中另一种药物可以是处方药、非处方药,甚至维生素类或中草药。一种药物的药效因食物而发生改变,称为药物－食物相互作用。

（二）药物相互作用的结果

药物相互作用的结果包括药物发挥药理效应的性质、强度、持续时间、毒性的改变及不良反应的产生等。药物相互作用不仅发生在两种药物同时使用的时候,也发生在使用一种药物后某一段时间再使用另一种药物的情况。这是因为有些药物在体内的消除过程很慢,或者其对机体产生的药理作用持续时间长。从临床治疗的意义上来说,不同药物之间相互作用的结果对治疗产生的影响有好有坏,可分为有益的相互作用、不良的相互作用和尚有争议的相互作用。

1.有益的相互作用　是指药物联合使用时的治疗效果比它们单独使用时要好或者药物不良反应减轻的情况。例如吗啡和阿托品联用时,后者可减轻前者引起的平滑肌痉挛而使得镇痛效果加强,此即为有益的药物相互作用。

2.不良的相互作用　根据相互作用不良结果的不同,有害的相互作用主要包括以下几种情况:①药物的药效减弱,甚至导致治疗失败;②药物的毒副作用增强;③药物的药效过度增强,导致机体不能耐受,也可引起不良反应,乃至给病人造成危害。

3.尚有争议的相互作用　有些药物之间的相互作用在一定条件下是有益的,可为医疗所用,但在有些时候却又是有害的,它们究竟该不该联用常存在争议。如钙盐可增强洋地黄类药物的作用,一般认为应禁止二者联用,在极少数的特殊情况下,却又需要将它们联用,但必须对此进行严密的监护。有争议的相互作用情况不是很多,应根据实际情况,权衡利弊后选择是否联用。

二、药物相互作用的临床意义

药物相互作用通常只有当其影响到药物的疗效或者用药的安全性时才具有临床意义。目前,有临床意义的药物相互作用还不能准确估计其发生率。这主要有两方面的原因:其一,药物之间的相互作用比较复杂,有时难以预测;其二,药物相互作用存在个体差异,病人的疾病状态、体重、年龄、性别等多种因素都会影响药物的相互作用。

在有临床意义的药物相互作用中,以不良的和有争议的药物相互作用居多,而有益的药物相互作用则很少,也就是说大多数药物相互作用都包含了安全因素。在临床实践中,人们一直很重视药物相互作用,因为它是引起药物不良反应和毒性反应的一个重要原因。在下列情况,药物相互作用尤其要注意:①老年人和重症病人由于其维持自身内环境稳定的代偿能力降低,再加上他们使用药物的种类多,导致药物相互作用更容易产生不良后果。②有些药物的量效曲线陡直;稍微受点影响其药效甚至安全性便产生大的变化,即药物的治疗安全范围狭窄。这种情况药物相互作用的影响便会明显增强,如抗凝药、降糖药、抗癫痫药等。③常用药物和在某些特定情况下经常联用的药物,其相互作用比其他药物更重要。对于那些常用非处方药来说,由于使用广泛,这一问题尤其值得注意,例如乙醇、非甾体抗炎药、抗酸剂等。④药物联用的种类越多,药物之间的相互作用相对越复杂,不良反应的发生率也就相对越高。

为了避免药物相互作用给患者的治疗带来不利影响,在使用多种药物进行治疗时,一定要注意以下几个问题:①要严格遵照医嘱给患者用药,未经医师许可千万不可随意添加医嘱之外的药物。②若用一种药物即能达到治疗效果,则尽量不要使用两种或者两种以上药物。③根据病情必须联用药时,最好将各种药物的给药时间错开,间隔时间以 2h 左右为好。即便如此,也应密切监测用药过程中是否有不良反应出现。一旦出现不良反应,应及时做相关检查以发现问题所在,必要时应停用某种药物或用其他药物代替。④儿童和老年人等用药时容易发生不良反应,对于这些特殊人群患者,联合用药时尤应慎重。

三、药物相互作用的分类

药物相互作用包括体外药物相互作用和体内药物相互作用两大类,体内药物相互作用按照其发生的药理机制又可分为药代动力学相互作用和药效动力学相互作用。

第二节　体外药物相互作用

体外药物相互作用是指药物在被患者吸收入体内之前即发生相互作用,使药物原来的药效产生改变的现象,主要包括以下两种情况:①把药物混合进静脉输液瓶中一起输入患者体内,即通常所说的药物配伍禁忌。②固体制剂所用的赋形剂不同,可影响药物的生物利用度。

一、药物配伍禁忌

在临床实践中,出于治疗的需要,常常联合使用多种药物,以期增加治疗效果或者方便临床使用,这叫做药物配伍。药物配伍后,其理化性质或药理效应均会产生相应的改变,称为配伍变化。若药物在一定条件下产生的配伍变化是不利于生产应用和临床治疗的,那么这些药物就不应该配伍使用,此即为药物的配伍禁忌。按照习惯,一般将药物配伍禁忌分为药理学配伍禁忌、物理配伍禁忌和化学配伍禁忌。药理学配伍禁忌所涉及到问题即是体内药物相互作用,所以在这里主要讨论物理和化学配伍禁忌。

（一）物理配伍禁忌

药物在配伍使用时由于发生了物理性质方面的改变,导致形成的制剂不符合要求,这种药物不适合配伍的情况即为物理配伍禁忌。例如红霉素乳糖酸盐能很好地溶解于水,但在生理盐水中溶解度不高,若将其直接溶解于生理盐水中,就会因为生成胶状物而导致无法注射使用。物理配伍禁忌的产生大多是因为药物的溶解度发生了改变。药物的溶解度发生变化的情况主要可分为以下三种:①溶剂 pH 值的改变导致药物溶解度的改变:溶剂的 pH 值对弱酸性、弱碱性药物的溶解度影响很大。当溶剂的 pH 值降低时,弱酸性药物的解离减少,在水中的溶解度下降甚至析出沉淀,而弱碱性药物的溶解度将升高;当溶剂的 pH 值升高时,溶解度的变化则相反。如巴比妥类药物注射液的 pH 值均较高,若联合使用酸性药物,它们的溶解度将下降。②溶剂性质的变化导致药物溶解度的改变:如水溶性差的氢化可的松等药物在制成注射剂时,常在其中加入乙醇、丙二醇等可与水互溶的有机溶剂以增加溶解度,当将这它们稀释于 5 % 葡萄糖溶液或者生理盐水中时,水的比例升高将降低药物的溶解度,可导致沉淀析出。③盐析作用:钠、钾、钙盐等强电解质加入到非电解质和弱水化有机离子溶液中时,由于药物的溶解度下降导致沉淀析出的现象称为盐析作用。若在过饱和溶液 20% 甘露醇注射液中加入 10% 氯化钾注射液,甘露醇将因为盐析作用而生成结晶,故应单独滴注之。

（二）化学配伍禁忌

药物配伍后发生化学反应,使彼此的药理作用均减弱或影响主要药理效应的配伍禁忌称为化学配伍禁忌。配伍药物之间的化学反应包括水解反应、氧化还原反应、外消旋化和差向异构化等,这些反应受到溶液的 pH 值、药物浓度、离子强度、温度、光照等因素的综合影响。例如青霉素含有一个不稳定的 β – 内酰胺环,当其溶于水时这个环将会发生水解反应而失去药理作用,尤其是在溶液的 pH 值较高或较低时水解迅速,只有当 pH 值在 6.5 ~ 7.0 之间时才比较稳定,故青霉素溶解于生理盐水中使用。

（三）注射剂的配伍禁忌

在临床上,常常需要将药物先溶解、稀释或者混合到同一个容器中,然后再输注给病人。这里要注意一点,有些药物是不能够随便混合在一起注射使用的:①高浓度的氨基酸、电解质、脂肪乳注射液一般单独使用。②同时使用多种注射用药时须谨慎。若要将其他药物溶解于生理盐水或 5 % 葡萄糖溶液中输注,一般一次只溶解一种;要给予其他药物时,可同时开通其他的给药途径或者利用双腔管,或者在一种药物给完后再给予另一种药物。

为了不触犯药物配伍禁忌,在配伍药物时须注意以下几点:①药物的载体和溶剂要根据药物的性质慎重选择。②在把药物混合到输液中进行药物配伍的时候,原则上一次只能加入一种药物,等它充分混入输液并且检查没有发现配伍禁忌后,才能加入另一种药物,如此循环直至将所有药物混匀。③在确定药物配伍顺序的时候,一般以药物的浓度为准,从高到低依次加入,以降低反应发生的速率。④为了防止细小沉淀生成时被掩盖,应把有色药物放在最后加入。⑤为了减少药物间的反应时间,应尽快使用配伍完毕的药物。⑥严禁混合使用有明确配伍禁忌的药物。

二、生物利用度的变化

固体剂型（如片剂、胶囊剂）药物的生物利用度有可能因与其赋形剂发生相互作用而产生改变。例如口服胶囊剂型氢氯噻嗪的生物利用度在加入聚维酮（PVP）后有了提高。即使是同一品种、同一规格的固体剂型药物,因为生产药厂不同,其生物利用度会有所差异,这已经被大量事实证明。20 世纪 60 年代末,澳大利亚某药厂将苯妥英钠胶囊剂的赋形剂由硫酸钙改为乳糖,使苯妥英钠的生物利用度增加,从而使一批服用该制剂的癫痫患儿出现苯妥英钠毒性反应。这起苯妥英钠中毒事件,就是赋形剂的变更导致同一种药物制剂的生物利用度改变进而引起不良后果的一个典型例子。

第三节　体内药物相互作用

我们知道,药物在机体内要经过吸收、分布、代谢和排泄这一系列过种,那么在这些体内过程的各个环节以及药物发挥药理作用时发生的药物相互作用就叫体内药物相互作用。药物在进入体内之后可在不同的部位以不同的机制发生药物相互作用,所以体内药物相互作用是很复杂的,大致上可将其化分为药代动力学相互作用和药效动力学相互作用两大类。

一、药代动力学相互作用

药代动力学相互作用是指机体内的其他药物或者物质影响药物的体内过程的各个环节,使其在作用部位的浓度、停留时间等产生变动,进而在不改变其药理效应性质的基础上,引起药效和作用时间等的改变。

根据发生时间的不同,可将药代动力学相互作用分为以下几种类型:①影响药物吸收的相互作用;②影响药物分布的相互作用;③影响药物代谢的相互作用;④影响药物排泄的相互作用。

（一）影响药物吸收的相互作用

影响口服药物的吸收的主要有药物和机体两方面的因素。药物方面的因素包括药物剂型、药物的脂溶性等;机体方面的因素包括胃肠道的 pH 值、胃排空能力、肠道菌群、胃肠道的代谢能力和内脏血流量等。影响药物吸收的相互作用即是使这些因素发生了改变的相互作用,其结果通常只有两种,其一使药物吸收的速率发生改变,其二是使药物吸收的总量发生改变（即生物利用度发生了改变）。其发生机制主要有以下四种:

1. 胃肠道 pH 值的影响　药物在胃肠道的吸收是一个被动转运过程,它与药物的脂溶性息息相关。药物的解离程度是影响其脂溶性的重要因素:解离程度越高,脂溶性越弱。而药物的解离程度又与胃肠道的 pH 值密切相关。酸性药物在酸性环境中解离程度低,在碱性环境中解离程度高;碱性药物则刚好相反。药物的解离程度越低,脂溶性就越高,也就越容易透过胃肠黏膜被吸收,即药物的吸收越多;反之,药物的解离程度越高,药物的吸收越少。例如水杨酸类药物是酸性药物,所以在酸性环境中吸收较好,若同时服用碳酸氢钠等碱性药物或食物使胃肠道的 pH 值升高将影响其吸收;酮康唑同样是在酸性环境中吸收较好,所以任何能增大胃肠内 pH 值的药物（如质子泵抑制剂、抗酸药、抗胆碱药或 H_2 受体阻断药等）都不宜与其联用,因为治疗需要必须联用时,也应在酮康唑服用 2 h 后再使用这些药物。

2. 胃排空速度的影响　那些主要吸收部位在小肠的药物发挥药效的快慢受胃排空速度的影响,因为小肠吸收药物的速度比胃大很多。例如抗胆碱药溴丙胺太林（普鲁本辛）可使胃排空速度下降,对乙酰氨基酚若与之同服,其在小肠的吸收将减缓,那么它的最终药效表现出来的时间也将延迟。胃排空速度降低不仅影响药物在小肠的吸收,还因为使得药物与胃酸接触太久而可能导致其破坏性代谢增多。如青霉素、地高辛或者左旋多巴等与溴丙胺太林同服时,其以原型被吸收的比例就会下降。

3.药物结合或螯合的影响　药物与胃肠道中的某些离子或化合物结合或螯合后,由于溶解度发生了改变,将对其吸收造成影响。例如喹诺酮类药环丙沙星与铁剂或者含有钙、镁、铝等的抗酸药同服时,其吸收将减少;与之相反的,咖啡因若与氢氧化镁、麦角胺或双香豆素等同服时其吸收将增加,这是由于咖啡因能与这些药物结合成易溶解的复合物。

4.食物的影响　食物主要通过以下三种方式减少或延缓许多药物的吸收:①改变胃肠道中的 pH 值。②降低胃排空速度。③食物中所含物质与药物结合。

很多抗生素的吸收会受到食物的影响,故其服用时间最好选在进餐前至少 1h 或进餐后至少 2h;食物能减少青霉胺、阿仑膦酸盐、卡托普利等药物的吸收,所以这些药物应该在两餐之间服用;矿泉水、橘子汁、咖啡等饮料以及食物等对阿仑膦酸盐的吸收及其药效影响极大,故该药必须于当天最先服用,并且半小时后才能摄入饮食或者服用其他药物。

影响药物吸收的相互作用的其他机制包括:改变肠道菌群、产生胃肠道毒性和竞争主动吸收机制等。随胆汁进入肠道内的药物络合物会被其中的细菌水解,而抗生素能抑制这一过程,如口服炔雌醇这一避孕计划失败的原因之一就是炔雌醇的肝肠循环被抗生素所抑制。抗肿瘤药物可改变胃的表面黏膜,进而影响上消化道消化、蠕动等活动能力,使得地高辛、维拉帕米、苯妥英钠等药物的生物利用度降低,停用抗肿瘤药物一周可使其恢复正常。

(二)影响药物分布的相互作用

影响药物分布的相互作用的机制主要有两种:竞争血浆蛋白结合位点,改变药物游离态的比例;改变脏器、组织中的药物含量,进而影响其消除。

1.竞争血浆蛋白　所有的药物吸收入血后都会与血浆蛋白结合,只是比例有所差别,而一般只有未与血浆蛋白结合的药物(即游离型药物)才能透过血管壁到达作用部位,从而发挥其药理作用。不同的药物分子要竞争性地结合血浆蛋白,因为它们与血浆蛋白的结合基本上都是非特异性的。当多种药物联用时,血浆蛋白结合率高的药物分子就占据血浆蛋白结合位点或者将血浆蛋白结合率低的药物分子置换出来,使后者与血浆蛋白结合的比例(即结合型药物)下降,从而更多地游离出来发挥更强的药理作用。例如在与血浆蛋白的结合上,苯妥英钠和水杨酸类药物可置换华法林、双香豆素等抗凝药,导致出血和凝血障碍;水杨酸和磺胺类药物可置换甲苯磺丁脲等口服降糖药,引起低血糖反应等。药物可通过代谢、排泄等过程从血浆中消除,所以由于竞争血浆蛋白结合位点而引起的游离型药物增加通常都是短暂的,而药物的药理效应并不因此而改变。因此只有那些血浆蛋白结合率高、表观分布容积小、量效曲线斜率大、作用时间短、起效快的药物发生血浆蛋白的竞争之时才具有明显的临床意义。

2.组织分布量的改变　改变药物在组织中的分布量的机制主要有两种:其一,有些药物可以改变特定器官、组织的血流量,进而改变吸收入血的某种药物在该组织的含量。例如肝中所含的利多卡因可由联用的去甲肾上腺素的减少肝血流量的作用而减少,进而减少其在肝中的代谢,使其药效增强;其二,药物不仅要竞争性地结合血浆蛋白,在组织结合位点上也存在竞争现象,例如与组织结合的地高辛能被不同程度地胺碘酮、硝苯地平、维拉帕米、奎尼丁等从结合位点上置换出来,从而使其稳态血浆浓度产生不同程度的升高。

(三)影响药物代谢的相互作用

药物发挥药效的同时往往伴随着活性药物到无活性产物的代谢或者前体药物(少数)到活性药物地转化,而药物的体内代谢过程通常都有酶的参与。因此药物酶的活性是影响药物疗效的重要因素。

1. 诱导药物代谢　药酶诱导剂是指能激活肝和胃肠黏膜中的酶,进而加速药物的代谢过程的物质,包括许多脂溶性药物和外源性化合物。药物酶催化药物代谢通常都是非特异性的,故使用药酶诱导剂可以加速包括它们自身在内的很多药物及内源性活性物质的代谢。药酶诱导剂使用后通常会在几天到数周的时间内产生作用,且停药后作用持续时间与此相当。药酶诱导剂产生作用的时间与其剂量及半衰期有关,半衰期短的药物(如利福平)酶诱导作用的出现和消失都比半衰期长的药物(如苯巴比妥)快。另外,如果突然停用药物诱导酶,可能使相应药物地血浆稳态浓度出现大的反弹而引起中毒反应,因此药物诱导酶的停用要逐渐减少剂量。巴比妥类、卡马西平、乙醇、氨鲁米特、灰黄霉素、氨甲丙酯、苯妥英、格鲁米特、利福平等都是常见的具有酶诱导作用的药物。

当药物代谢产物比原药的药理活性或毒性更强时,药酶诱导可增强相应作用。例如乙酰肼可引起药物性肝炎,使用异烟肼的病人若联用苯妥英诱导代谢酶,其代谢产物乙酰肼的增加将促进肝炎的发生。

2. 抑制药物代谢　抑制肝和上消化道黏膜上的细胞色素 P450 药物代谢酶可降低药物的代谢过程,从而延长其药效或引起毒性反应。这一抑制过程的机制主要有:可逆性地竞争酶结合位点;酶与药物或其代谢产物结合生成无活性复合物;通过抑制酶的生成来影响药物的转运等。其中第一个是最常见的机制。药酶抑制剂只有当其在作用部位的浓度达到一定水平的时候才能发挥可逆性竞争性抑制作用,且其高峰通常在 24h 内达到,但在抑制剂停用后却消失得非常迅速。

常见的药物代谢酶抑制剂有:大环内酯类抗生素、磺吡酮、磺胺类药物、氯霉素、保泰松、西咪替丁、钙拮抗剂、氮唑类抗真菌药物等。药物代谢被抑制的临床意义取决于其治疗指数和血药浓度。例如当苯妥英钠的血药浓度长期维持在 5 mg/L,而联用氯霉素、西咪替丁等酶抑制剂时,其血药浓度可升高到 15 mg/L,这不仅更能发挥药效,而且不会引起毒性反应;当苯妥英钠的血药浓度长期维持在 15 mg/L,并同时联用酶抑制剂时,其血药浓度的可能上升到 60 mg/L,此时不仅超出了治疗范围,而且有发生严重毒性反应的危险。

(四)影响药物排泄的相互作用

大部分药物都是经肾排泄的。药物排入原尿的途径有两种:通过肾小球滤过或肾小管分泌。进入原尿中的药物基本上都随尿液排出体外,但也有少部分被肾小管重吸收入血。药物经肾排泄时的相互作用主要有以下几种:

1. 竞争排泌作用　肾小管的分泌是一个主动转运过程,所以要用到载体,包括酸性药物载体和碱性药物载体两种。这两种载体都是非特异性的,所以当联用两种同性药物(同为酸或碱性药物)时,就会存在载体竞争现象。竞争力弱的药物排泄就会减少,因此可能引起药物蓄积而产生不良反应。这一竞争过程开始和结束都很快,且受到药物剂量的影响。这些药物包括氯霉素、香豆素、乙酰唑胺、噻嗪类利尿药、甲氨蝶呤、孢头菌素类和磺胺类药物等。这种影响药物排泄的相互作用具有一定的临床意义。例如丙磺舒能通过这种作用减缓头孢菌素和青霉素的肾排泄,从而提高其血药浓度;吲哚美辛、阿司匹林能通过这种作用降低青霉素的肾清除率。

2. 改变尿液的 pH 值　肾小管重吸收药物的方式是被动扩散,这一过程的速率与药物离子化程度成反比。药物离子化的程度受尿液 pH 值的影响:当尿液的 pH 值降低/升高(即尿液酸化/碱化)时,弱酸性药物的离子化程度下降/上升,从而引起其重吸收增多/减少;反之亦然。所以能改变尿液 pH 值的药物,就能改变自身或其他联用药物的重吸收。例如弱碱性药物苯丙胺若与能碱化尿液的碳酸氢钠联用,其药理效应将延长;相反的,若与能酸化尿液的氯化铵联用,其药理效应将缩短。碳酸氢钠、噻嗪类利尿药、乳酸钠、醋酸钠、乙酰唑胺等药物能使尿液 pH 值上升;维生素 C(大剂量)、氯化铵等药物则有相反的作用。

3. 损害肾功能,影响药物的经肾排泄 许多药物经肾排泄时都会对肾造成损害,使肾小球滤过率下降,从而影响药物的经肾排泄。如氨基糖苷类抗生素在其血药浓度到达谷值后上升的阶段,易损害肾功能,导致其自身在内的药物蓄积于体内。

二、药效动力学相互作用

药物的药理效应是通过和机体中的受体(效应细胞、器官或组织,某种生理活性物质如酶等)相互作用而产生的,包括激动和抑制作用。药效动力学相互作用是指某种药物的药理效应因为其他药物或化合物的存在而发生改变的情况。

(一)药效动力学相互作用的方式

1. 竞争受体 两种药物作用于同一种受体,如果其中与受体亲和力较高者的内在活性很弱甚至没有,那么它就能拮抗另一种药物。因为药物-受体的结合是可逆的,所以只要增加受体激动剂的浓度就能逆转药物的拮抗作用。例如筒箭毒碱和阿托品都能通过与胆碱受体的结合来阻断生理递质乙酰胆碱发挥生理作用,而胆碱酯酶抑制剂依酚氯铵或新斯的明能增加受体周围乙酰胆碱的浓度,从而对抗非去极化型肌松药如筒箭毒碱、泮库溴铵、维库溴铵或阿曲库铵等引起的肌无力。

2. 改变受体的敏感性 机体内受体对某种药物的敏感性可因另一种药物而改变。例如排钾利尿药通过降低血钾浓度,增加心脏对强心苷类药物的敏感性,从而导致心律失常的发生率上升;肾上腺素受体的敏感性可因长期服用胍乙啶而上升,从而增强肾上腺素或去甲肾上腺素的升压作用。

3. 作用于相同位点或相同生理系统的药物相互作用 作用于相同位点或生理系统的药物联用时能改变药物原来的效应。如抗惊厥药、抗组胺药、抗抑郁药、乙醇和麻醉性镇痛药等可增强催眠药的药效;普萘洛尔(心得安)、利尿药、麻醉药和中枢神经系统抑制剂等能增强抗高血压药的药效,从而引起低血压等不良反应。

4. 改变电解质平衡的药物相互作用 电解质平衡的改变会对某些药物的使用产生影响,尤其是那些作用部位在肾、心肌或神经肌肉接头等地方的药物。例如氯化钾和保钾利尿药不可联用,否则由此引起的高血钾对有肾功能损害的病人来说可能是致命的;血管紧张素转换酶抑制剂(ACEI)可使血钾浓度上升,若将该类药物与补钾药联用,则有引起高血钾的危险,尤其是对于肾功能不全和(或)糖尿病患者。

(二)药效动力学相互作用的结果

1. 相加 药效相同的两种药物联用时的药理效应,与它们分别单用时的药效之和相当,则称为药效相加。例如呋塞米和氨基糖苷类抗生素对耳都有一定损害,但单用时都不明显,当它们联用时,就容易引起耳鸣、听觉减弱等。

2. 协同 又称增效,是指药效相同的两种药物联用时的药理效应,超过它们单用时的药效之和。例如氨基糖苷类抗生素和β-内酰胺类抗生素在细菌繁殖的不同环节产生作用,所以当它们联用时抑杀细菌的效果要优于它们分别单用时的效果之后。

3. 拮抗 是指药效相对的两种药物联用时的药理效应,小于其中任一种药物单用时的药效。例如茶碱可以拮抗苯二氮䓬类的镇静作用。

第三章　特殊人群的临床用药

第一节　老年人用药

随着年龄的增长,机体各个系统、器官、组织等的生理生化功能都会逐渐衰退,加之因此而带来的老年人患病率升高,用药增多,使得机体对药物的敏感性、药物的体内过程以及药物相互作用等发生了改变。因此临床中给老年人用药时,要充分考虑其特殊性,合理用药,以保证老年人用药的安全和有效。

一、老年人的生理生化功能特点

(一)神经系统结构与功能的改变

老年人脑组织的重量较年轻成人减少 20% ~25%,其中以大脑皮质萎缩最明显。有报道称,人类在 50 岁之后每增长 1 岁,脑细胞就减少 1%。老年人大脑中枢神经递质多巴胺和儿茶酚胺的合成减少,单胺氧化酶的活性增加,这些都会减缓神经冲动的传递速度,80 岁的人要比 50 岁的下降 10% ~15%,其中女性尤甚。就大脑平均动脉压而言,80 岁老人虽和 17 岁年轻人一样,但其脑血流量、血管阻力、耗氧率及代谢等却不如后者。因此当外界环境改变时,老年人需要更长的时间来调整其生理功能。

(二)心血管系统功能的改变

老年人心肌收缩力下降、心脏充盈度降低、心脏收缩负荷增加,导致心肌耗氧量和能量都上升。30 岁之后每增长 1 岁,心脏每搏输出量和总输出量就相应减少 0.7% 和 1%。和年轻人相比,老年人的心输出量平均减少 30% ~40%。这时为了保证脑及冠脉供血,其他脏器的血流量就会下降(如肾和肝血流量,80 岁较 30 岁下降 18%)。

随着年龄的增长,人运动时的舒张压相对恒定,但收缩压却越来越高,且运动后血压恢复的速度也越来越慢,故老年人的血压随着年龄增长而升高。老年人压力感受器的敏感性降低,反馈调节也下降,故易发生直立性低血压。

(三)呼吸系统功能的改变

人呼吸系统功能会随着年龄的增长而下降,80 岁时与 20 岁时相比,人的肺活量降低约 25%,与之相对的是余气量上升约 50%,同时动脉血氧分压也会下降。

(四)消化系统功能的改变

老年人食管蠕动减少,唾液 pH 值增大;胃黏膜萎缩的同时主细胞、壁细胞和副细胞减少,70 岁以上的人比 39 岁以下的人减少约一半;胃液的 pH 值增大的同时胃排空能力下降,从而导致消化能力逐渐下降,常引起便秘;另外,至 80 岁时,肠胃血流量下降约 60%。

肝组织逐年萎缩,其中细胞色素 P450 的含量、微粒体的氧化功能、肝药酶的活性及敏感性均降低。

（五）泌尿系统功能的改变

随着年龄的增长，肾小球的重量下降约30%（30岁至80岁），肾血流灌注量降低50%（20岁至90岁）。由于肾的各种单位的不断减少，导致肾重量整体减轻可达50g（40岁至80岁）。由于肾小管和肾小球基底膜变厚，肾小球滤过及肾小管分泌功能均会下降，从而肾肌酐日清除率从24mg/kg（30岁）逐渐降到12mg/kg（80岁）。肾小球滤过率的下降直接影响到水、电解质的平衡，如Na^+的消除半衰期可从17h上升至31h。而90岁老人的肾小管分泌、重吸收能力可降至年轻人的一半。

（六）内分泌系统功能的改变

垂体－肾上腺系统作为维持生命的一个必需体系在整个生命过程中是相对恒定的，然而受体数量的下降会导致机体对相应激素的敏感性减低，例如糖皮质激素对葡萄糖的转运及代谢的抑制作用在老年人中要比青壮年个体减弱3~5倍。老年人内分泌功能改变最明显的是性腺功能下降，肌肉萎缩及骨质疏松，其他的还有机体对葡萄糖和胰岛素的耐受能力下降、远端肾小管对抗利尿激素的敏感性下降等。

（七）免疫功能的改变

胸腺的萎缩和退变致使老年人血清中胸腺激素及免疫球蛋白的水平均逐年降低，从而机体免疫力逐渐减弱，同时也越来越容易产生自身免疫抗体。

（八）其他

随着年龄的增长，机体细胞总数将逐渐减少约30%（从25岁到70岁），细胞内液将减少约21%，同时体内K^+的绝对量与相对量、肌肉等均有所减少，而脂肪组织相对增加，血容量和细胞外液则基本保持恒定。

二、老年人药代动力学

（一）药物的吸收

口服药物主要经胃肠道黏膜吸收入血，所以胃肠道黏膜、胃肠液分泌、胃液的pH值、胃排空速率、胃肠蠕动及胃肠道血流量等的改变会对药物的吸收产生影响。

1. 胃肠道黏膜萎缩，小肠绒毛变厚变短

老年人的胃肠道黏膜上的吸收面积可减少30%左右，这会直接影响某些药物特别是吸收不好的药物的吸收；而由此造成的消化酶和糖蛋白等分泌减少又会明显降低以主动转运方式吸收的药物如钙、铁、维生素B_1、乳糖等的吸收。

2. 胃酸分泌减少，胃液pH值增大

一方面，地高辛和巴比妥类等酸性药物由于离子化增多而变得不易为胃肠道黏膜吸收，进而血药浓度下降并最终导致其药理作用见效晚和效果下降；另一方面，碱性药物以及那些需在酸性环境中崩解的固体制剂的溶解和吸收速率也会下降；与此相反，那些可被酸破坏的药物的吸收则有所增加。

3. 胃肠道张力和运动性降低

大多数药物都是在小肠上段以被动扩散的方式吸收入血的。胃排空迟缓使药物停留在胃中的时间延长，从而血药浓度达峰时间（T_{max}）增加，药－时曲线下面积（AUC）并不因此而改变。左旋多巴等易被胃酸降解的药物以及吸收主要部位在肠道远端的药物的吸收会因此而下降。随着年龄的增长，肠道的肌张力与动力也逐渐减弱，从而延长药物在肠道的停滞时间而增加其吸收;另外,老年人由于便秘而经常使用泻药也会对药物的吸收造成影响。

4.胃肠道血流量减少

血流量减少会造成血氧和能量供应下降,从而直接影响到以主动转运方式吸收的药物的吸收;而对于以被动转运方式吸收的药物,胃肠道血流量减少引起肠腔与黏膜间药物浓度梯度差下降可减缓药物溶解和扩散的速度,从而影响其吸收。

(二)药物的分布

机体组织成分、血浆蛋白和组织与药物的结合力等的改变都能对药物的体内分布过程造成影响。

1.机体组织成分发生变化

随着年龄的增长,机体非脂肪组织(如骨骼肌、肝、脑等)减少的同时脂肪组织增多,水的含量尤其是细胞内液量减少。这些改变使得利多卡因、地西泮等脂溶性药物在脂肪组织中的含量增加而表观分布容积上升,从而消除半衰期变长,进而延长其药效持续时间;相反,吗啡、苯妥英钠、水杨酸钠、钙拮抗剂等水溶性药物在脂肪组织中的分布较少,而血药浓度上升可致毒性反应。

2.药物与血浆蛋白的结合力

老年人由于体内血浆蛋白的数量减少,加上其与血浆蛋白结合力的下降(比青年人下降约20%),使得游离型药物增加,药物效应增强的同时也易出现毒副作用。例如华法林与蛋白的结合率高达99%,当老年人使用常规成人量的华法林时,由于药物游离型比例增加,就更容易引起出血。另一方面,药物与红细胞的结合力也下降,如哌替啶与红细胞的结合率在年轻人、老年人体内分别为50%、20%,这也是老年人血药浓度较高的一个原因。老年人由于身体机能的衰退常同时患多种疾病,往往需要联用多种药物,而血浆蛋白结合率高的药物之间存在竞争性抑制现象,因此在临床实践中,老年人应用高血浆蛋白结合率的药物如华法林、甲氨蝶呤、氯丙嗪、苯妥英钠、普萘洛尔、奎尼丁、洋地黄毒苷等时应警惕因竞争性置换作用,以妨发生严重的不良反应。

(三)药物的代谢

肝脏是药物在体内代谢或生物转化的主要部位。肝微粒体中存在的药物代谢酶通过催化药物的氧化、还原、水解、结合等生物转化过程,使药物变成容易排泄的形式而排出体外;这种酶的活性会随年龄的增长而降低,另外老年人功能性肝细胞数目和肝血流量的减少共同导致了老年人经肝代谢消除药物的能力下降。老年人使用巴比妥类、地西泮、苯妥英钠、阿替洛尔等药物时,由于经肝代谢减慢、半衰期延长、血药浓度增高,易出现毒性。某些药产生药理作用必须先经肝转化,如可的松在肝中经 11β - 羟基脱氢酶转化生成氢化可的松起作用,老年人的这种转化作用缓慢,故老年人选用糖皮质激素时,应注意选用氢化可的松而不宜选用可的松。

(四)药物的排泄

肾脏是大多数药物及其代谢产物排泄的途径。肾功能随着年龄日益增长而逐渐衰退,老年人肾血管硬化,肾小球的表面积减少,近曲小管长度和容量均下降,肾血流量和肾小球滤过率也随着年龄增加而逐渐减少。因此,老年人使用主要以原型经肾排泄的药物时清除减慢,血药浓度增加,易发生蓄积中毒,比如氨基糖苷类抗生素、苯巴比妥、头孢菌素、普萘洛尔、双胍类降糖药等药物。另外老年人的肌肉群有不同程度的萎缩,使肌酐产生减少,即使肾小球滤过率降低,血清肌酐也无明显变化,因而使用经肾排泄的药物时,应按肌酐清除率而不是根据血清肌酐来调整药物剂量。有报道表明,20 ~ 50 岁的患者(血肌酐 0.97mg/dl,肌酐清除率为

94ml/min)和50～70岁的患者(血肌酐为0.95mg/dl,肌酐清除率为75ml/min)使用卡那霉素后,前者卡那霉素的$t_{1/2}$为107min,后者卡那霉素的$t_{1/2}$为149min。

三、老年人药效学

（一）老年人对药物的敏感性

随着年龄的增长,老年人体内敏感组织的结构或功能发生改变,对药物的敏感性也发生改变。对于强敏感性的药物往往常规药量就可导致超量的不良反应,故在用这部分药时老年人需适当减量。

1. 中枢神经系统药物

人体进入老年,由于脑细胞减少、脑血流量减少和脑代谢降低、高级神经系统功能减退等改变,对中枢抑制性药物比年轻人敏感的多,特别是对吗啡、哌替啶等麻醉性镇痛剂高度敏感,使用年轻人的常用量即会产生过度镇静、呼吸中枢抑制和意识模糊等过量症状,因此老年人应小剂量开始用药。

老年人若与年轻人应用相同剂量的吗啡,老年人镇痛作用更强;有缺氧和贫血症状的老年患者给予镇静剂和麻醉剂时易出现呼吸抑制;巴比妥类更易引发老年人的精神症状;老年人给予氯丙嗪和利血平可引起精神抑郁和自杀倾向;而镇静药物和具有中枢兴奋作用的药物,如茶碱、苯丙胺样物质则易导致精神错乱;具有中枢抗胆碱作用的药物可特异性地影响记忆和定向功能,引起老年人近期记忆力减退、智力受损或痴呆。

2. 心血管系统药物

老年人对洋地黄类药物更加敏感,给予常规剂量就可表现出毒性反应;老年人对肾上腺素敏感,小剂量肾上腺素可引起老年人肾血管明显收缩,造成肾血流大幅降低约50%～60%,肾血管阻力增加2倍;老年人副交感神经对心脏控制作用减弱,给予阿托品增加心率的作用(增加4～5次/min)不如年轻人明显(增加20～25次/min);老年人的β肾上腺素受体数目及其亲和力下降,对β受体激动剂(异丙肾上腺素)和阻滞剂(普萘洛尔)的敏感性降低,因此给予β受体激动剂后心率加快的效果不如年轻人明显,β受体阻滞剂减慢心率的作用在老年人也减弱。

3. 抗凝剂

老年人对肝素钠和华法林等抗凝剂的敏感性强于年轻人,也就是说这些药物对老年人的抗凝效果要强很多。这种反应不仅与抗凝剂在老年人体内的血药浓度升高有关,还可由于老年人肝合成凝血因子的能力减退,维生素K的摄入、吸收减少,以及老年人血管变性、止血反应减弱等造成。老年人应用抗凝剂需严防出血等不良反应。

4. 耳毒性药物

老年人对耳毒性药物的敏感性比年轻人高。这类人群内耳毛细胞数目减少,听力有所下降。如果使用在内耳液中大量积聚的药物,易对毛细胞产生损害,如氨基糖苷类抗生素、水杨酸类、袢利尿剂等。因毛细胞很难再生,故可产生永久性耳聋。

（二）老年人对药物的耐受性

由于机体内特殊受体数目和亲和力、神经递质代谢与功能及一些酶活性的改变,使得老年人对药物的耐受性降低,容易发生药物不良反应。

老年人对胰岛素和葡萄糖的耐受力下降,进行胰岛素治疗时易发生低血糖,而应用葡萄糖时易出现高血糖。老年人肝功能相对低下,对有损肝的药物耐受性较差,使用利福平、异烟肼等药物时易引起肝损害。老年人肾调节功能和酸碱代偿能力下降,对半衰期长或易引起电解质紊乱的药物耐受性较差,因此给药应从小剂量开始且给药间隔时间宜长,并对排出量加以监测。一般来说,老年女性病人对药物的耐受性比男性病人差;多药合用的耐受性比单一或少数药物应用的耐受性差;口服给药较其他途径给药的耐受性好。

（三）老年人对药物的依从性

老年人记忆减退,多药并用且对药物了解不够,忽视了定时定量服药的重要性,造成对用药的依从性差,常不能很好地依照治疗方案服药。在治疗心衰合并用药中,有人观察到老人能按时服用地高辛,大多数老人也记得服用利尿剂,但只有半数老人能按时服用氯化钾。因此,应向老年病人细致详细的介绍药物的药理作用并交代清楚用药方法,尽可能减少同时服用的药物数量,一般以 2 ~ 3 种为宜。

四、老年人常见的药物不良反应

（一）发生药物不良反应的原因

1. 用药剂量相对较大

老年人身体各器官系统功能的减退,使得药物在体内的代谢、药物的敏感性和耐受性等都发生改变。老年人的用药剂量应比成年人小,而且老年人个体差异大,同龄老年人对某相同药物的用量可相差几倍之多,因此应及时调整剂量,尽量减少不良反应的发生。

2. 多病性与多种药物治疗

老年人常同时患有多种病症,需要同时应用多种药物治疗,这导致了药物之间的相互作用增加,从而增大药物不良反应的发生率。研究表明,1 ~ 5 种药物并用时不良反应发生率约 3.4%,而 6 种以上药物共用时发生率增加至 24.7%。

3. 顺应性差

老年人由于健忘等多种原因,服药时常不能严格遵守医嘱。调查结果显示,老年人用药依从性仅为 59%,即近一半患者未按医嘱用药,如服药不足、服药时间不固定、自行撤药停药等都会造成血药浓度的变化,使病症失控或引起撤药综合征与症状反跳等。

（二）老年人常见的药物不良反应

1. 过敏反应

老年人免疫系统及功能发生改变,在治疗阶段易被某种药物或其代谢物致敏而发生药物过敏反应。另外,老年人用药种类繁多,也大大增加了药物致敏的发生率。常见的过敏反应有发热、皮炎、荨麻疹、血管神经性水肿、药物过敏性休克等,解救不及时甚至造成死亡。

2. 直立性低血压

老年人血管压力感受器敏感度降低,血压调节功能不全,需要注意的是当使用降压药,吩噻嗪类、三环类抗抑郁药,利尿药,血管扩张药和苯二氮䓬类药物时,比年轻人更容易发生直立性低血压。

3. 肾毒性

老年人肾动脉出现硬化、血流减少、肾单位数量及大小减少等,使肾功能逐渐减退,许多经肾排泄的药物会产生蓄积中毒,甚至损害肾脏。选用如氨基糖苷类抗生素、万古霉素、多粘菌素、头孢菌素、抗癌药物、非甾体抗炎药物等,应降低剂量或延长服药间隔时间,并且对肾功能密切监测。

4. 心律失常

老年人心功能衰退，心排量降低，尤以窦房结内起搏细胞数目减少、窦房结内固有节律性降低，心室中隔上部纤维化引起传导系统障碍为突出表现，可发生不同程度的房室或束支传导障碍。如过量使用强心苷、胺碘酮，高浓度静滴去甲肾上腺素等，有可能会抑制心肌并影响传导而引发老年人心律失常。

5. 消化道反应

常用药物中有很多是对消化系统有刺激的，临床可能表现为咽痛、咽部异物感、吞咽困难、恶心、呕吐、腹泻、便血等，这是由于药物损伤食管、消化道黏膜造成的。

五、老年人用药的一般原则和注意事项

（一）一般原则

老年人可能同时患多种疾病、需同时服用多种药物，为了提高临床疗效并尽量降低药物不良反应的发生率，应熟知老年人用药的一些基本原则。

1. 合理选用药物

要取得满意疗效首要的条件是对症下药，老年人就医时主诉较多，因此必须根据病史、体格检查和辅助检查的综合结果予以确诊，然后根据病症、病因、病位对症选用药物。为老年人选用药物时，不仅要熟悉药物的药理作用、适应证和不良反应等，还必须根据老年人的个体特点、所患疾病以及治疗目的，权衡利弊有针对性地选用疗效好、不良反应小的安全药物。

2. 药物剂量个体化

每个老年人的衰老进程都不相同，器官的老化程度、药物的体内过程、对药物的敏感性及耐受能力等都存在较大的个体差异。因此对于老年人的用药剂量至今尚无完善的特殊规律。老年人实行个体用药，需依据个人的具体情况如年龄、体重、体质情况、病情轻重和主要脏器的功能等综合评定后设定剂量，并应进行治疗监测，细致观察用药效果及反应，找到个体化用药的规律。

3. 注意药物相互作用

合并用药的种类越多，药物间互相作用越复杂，不良反应发生率越高。因此对于同时患多种疾病的老人，应尽可能的减少用药品种，以降低因合并用药而产生的不良反应。具体注意以下问题：①切勿随意联合用药，而应抓住疾病的主要矛盾，针对病症少而精地用药，并且在保证疗效的基础上尽量减少用药种类；②依据病情需要适当地联合用药，可以提高疗效并减少毒副作用。

4. 选择合适的用药时间

老年人对药物治疗的依从性差，常规服药方法如 3 次/d、空腹服用等是考虑了药物的吸收效果、刺激性以及维持有效血药浓度等多种因素，但老年人因其体内过程，药物敏感性、耐受性等问题，往往在用药时间和间隔上又有特殊要求，不便老人记忆。因此应尽可能的为老年人设计简便易行的用药方案。比如需长期用药的个体可选用缓、控释制剂来减少用药次数。

（二）老年人用药时的注意事项

1. 用药前先认真阅读药品说明书，若说明书所示用药方法和剂量与医嘱不同，要详细咨询自己的主治医师之后再用药。

2. 应遵医嘱用药，每次用药剂量、间隔时间，每天用药次数等不能随意变动，更不能自行加服其他药物，以免降低药效或出现不良反应。

3. 就诊时应详细告知医生自己的病情和目前所服用的药物情况,以便医生正确诊断,合理选用药物。

4. 用药过程中出现意料不到的与治疗疾病无关或有害的反应时,应及时向医生咨询,按照医生的建议停药或继续用药,或采取其他治疗措施。

第二节　妊娠期妇女用药

一、妊娠期用药目的

孕妇用药主要需考虑的问题是,所用药物对胎儿是否有致畸性或其他不良影响。妊娠期是妇女一生中的特殊时期,临床药师应了解这一时期用药的药物代动力学特征、药物对胎儿的影响等,为合理用药提供科学依据。

二、妊娠期药代动力学

(一)妊娠期母体药代动力学

1. 药物的吸收　妊娠期妇女胃酸分泌减少,胃肠活动减弱,口服药物吸收减慢且达峰时间推后,生物利用度随之下降。早期孕吐反应也是影响药物吸收的原因之一。如需药物快速起效,应当采用注射给药。妊娠晚期血流动力学发生改变,可能影响皮下或肌内给药的吸收。

2. 药物的分布　孕妇的血浆容积增加约50%,体重平均增长10~20kg,体液总量平均增加8L,细胞外液增加约1.5L,故妊娠期药物分布容积明显增加。此外,药物还可穿过胎盘屏障向胎儿分布。一般来说,相同的用药剂量,孕妇的血药浓度低于非孕妇,这说明如果除去其他药代动力学变化的补偿,则妊娠期用药剂量应高于非妊娠期。

虽然妊娠期体内生成白蛋白的速度加快,但因血容量增加,相对使血浆白蛋白浓度降低。而妊娠期很多药物也因蛋白结合部位被内泌素等物质所占据,致使游离部分增多;药物被肝代谢及肾消除量增多,并可经胎盘输送给胎儿,因此在设计孕妇用药方案时,应兼顾血药浓度及游离型和结合型药物的比例。试管试验证实,妊娠期药物游离部分增加的常用药有:地西泮、苯巴比妥、苯妥英钠、利多卡因、哌替啶、地塞米松、普萘洛尔、水杨酸等。

3. 药物的消除　妊娠期激素的分泌变化对药物的代谢产生比较复杂的影响,不同药物所受影响亦各不相同,如代谢增加、降低或不变等。妊娠期肾血流量升高25%~50%,肾小球滤过率持续提升50%,多种药物尤其是主要经肾排泄的药物消除加快。但分娩期因仰卧位时肾血流量减少,药物由肾排出减慢。

(二)胎儿药代动力学

1. 药物可经胎盘转运进入胎儿体内,也可透过羊膜进入羊水,被胎儿吞饮通过消化道吸收。经胎儿肾脏排泄的药物蓄积在羊水中,这些药物可重新被胎儿吸收,形成羊水肠道循环。

2. 胎儿与新生儿或成人相比,体内水分比例较高而脂肪量较低,因此对亲水性物质分布容积较大而对亲脂性物质容积分布较小。此外,不同的器官药物分布量不同,肝因血流量较大而药物分布较多,药物浓度高。部分脐静脉血可绕过肝,直接进入心房,使药物经肝代谢减少,加上胎儿的血脑屏障较差,使得药物易进入心脏和中枢神经系统。一般来说,药物与胎儿血浆蛋白的结合率低于母体,因此胎儿体内游离型的药物比例高,易进入组织。

3. 胎儿几乎在所有的发育阶段都能代谢药物,过程主要在肝进行,其他组织如肾上腺、胎盘和肾也存在代谢药物的酶。与成人相比,胎儿肝脏药物代谢水平仅为成人代谢水平的30%~50%,因此胎儿体内血药浓度高于母体。另外,胎儿肝细胞缺乏催化葡萄糖醛酸苷类生成的酶,所以胎儿对药物的解毒能力很差,但其他结合反应如与甘氨酸、谷氨酸的结合活性以及环氧化物与谷胱甘肽的反应活性与成年人相似。

与成年人相比,胎儿肝外代谢起的作用较大,主要代谢部位是肾上腺和胎盘。胎盘组织中含有大量药物代谢酶,对多种内源性物质及外来物质的代谢均起到重要作用。胎儿的肾上腺相对来说比成人的大,且具有很高的细胞色素P450酶活性,对甾体类激素药物的生物转化起着极为重要的作用。

大多数药物在胎儿体内代谢后活性降低,但需要注意某些药物在体内转化后可能形成有害的代谢物。如对羟基苯妥英钠,作为苯妥英钠的肝微粒体酶代谢产物可以干扰叶酸代谢,从而竞争核酸合成系统而产生致畸作用。母体用药可能诱导胎儿的代谢作用,因此需要特别注意妊娠期间母体的治疗用药。

4.胎盘是胎儿唯一的排泄途径,羊水是胎儿自身的"体外"环境。药物或其代谢物在胎儿体内的浓度逐渐升高,又可被转运回母体,经母体排泄。妊娠晚期,胎儿肾结构和功能虽已基本成熟,但依然不是最有效的排泄途径,因为经肾排泄的药物或代谢物转入羊水后再次被胎儿吞咽吸收;此时,肾小管尚无分泌功能,而胎儿肾血流量仅为心排量的3%,远低于成年人的25%。需要注意的是,水溶性大的物质较难通过胎盘屏障,由胎儿向母体的转运亦慢,反应停这种药物就是因形成了水溶性代谢物,而在胎儿体内蓄积造成致畸伤害。因此强调对胎儿用药需特别重视药物的消除问题。

综上所述,母体药物浓度及胎儿暴露于药物的程度受多种因素影响,其中母体和胎儿对药物的清除及药物透过胎盘的能力起决定作用。

三、药物对胎儿的影响

药物对胎儿发育有正反两方面的影响:一是妊娠期间孕妇用药可能产生危害,二是对症运用药物防治宫内胎儿疾病。妊娠不同阶段胎儿对药物的敏感性有很大的差别,因此药物的效应及毒性也各不相同。

(一)妊娠期用药与致畸

多种因素可导致胎儿畸形,但具体致畸原因往往不明确,曾有报道先天畸形85%~90%是遗传基因、环境影响等多种因素造成,或由不明因素引起;而因药物所致先天畸形较少见。

1.用药与致畸的关系　讨论药物是否影响胎儿生长发育,首先应考虑用药时期的孕(胎)龄,其次要考虑药物剂量及用药时间长短,以及药物的毒性、物理化学等因素。据胎儿发育情况将妊娠分为三个时期:①胚芽生成期;②胚胎期;③胎儿期。其中胚胎期是器官形成阶段,是胚胎发育最关键的时期,严重的形态异常主要发生在这一阶段。妊娠晚期用药,虽然不会导致胎儿形态畸形,但仍产生严重不良影响。例如孕妇在妊娠24周后应用四环素可使胎儿乳齿呈黄褐色。某些药物致畸未表现在新生儿期,而是在出生后若干年甚至成年时才显示出来。例如母体妊娠期应用己烯雌酚,胎儿出生时无异常,直到生育年龄才明显表现出阴道腺癌。

2.已知的致畸药剂　已被证明确有致畸作用的药物有:酒精、沙利度胺(反应停)、某些叶酸拮抗剂(如甲氨蝶呤)、维生素A同素异形体及几种性甾体激素(如己烯雌酚、炔诺酮)等,详见表3-4-1。

表 3 - 4 - 1 已知肯定有致畸作用的药物

	药物	致畸时间	畸形表现
抗癌药	甲氨蝶呤	妊娠早期	头部畸形、流产（无脑儿、脑积水、腭裂）
	白消安	妊娠早期	多发性畸形
	苯丁酸氮芥	妊娠早期	肾、输尿管缺损
	巯嘌呤	妊娠早期	脑积水、脑膜膨出、兔唇、腭裂
	环磷酰胺	妊娠早期	四肢缺陷、腭裂、外耳缺陷
激素类药	己烯雌酚	妊娠期间	女胎出生后的阴道腺癌、男胎尿道不正常及女胎男性化
	睾酮、孕酮	妊娠期间	女胎男性化、阴蒂增大、阴唇阴囊融合
	可的松	妊娠早期	腭裂、死产、早产无脑畸形
抗甲状腺药	甲硫氧嘧啶、丙硫氧嘧啶、甲巯咪唑等	妊娠期间	胎儿智力低下
四环素类	四环素等	妊娠期间	先天性白内障、手指或肢体短小、牙齿黄染、假性脑肿瘤或死胎
镇静安定药	沙利度胺	妊娠早期	短肢畸形、心脏及听器缺陷、肛门闭锁

（二）胎儿药物治疗

随着科技的飞速发展，宫腔内诊断技术、分子生物学技术及影像学诊断技术已经有明显进步，宫内诊断并治疗胎儿疾病，对于胎儿正常发育及防治出生后疾病具有重大意义。目前已应用到临床的胎儿药物治疗有：

①应用肾上腺皮质激素促进胎儿肺成熟，预防早产儿呼吸窘迫综合征和透明膜病；

②通过严格应用低苯基丙氨酸饮食，使孕妇血苯基丙氨酸浓度维持低于 100mg/L，有效减少因苯基丙氨酸过多导致的胚胎畸形发生；

③孕妇自妊娠第 10 周开始口服地塞米松可抑制胎儿肾上腺皮质增生，预防先天性肾上腺皮质增生造成的女婴外阴男性化；

④静脉给予孕妇维生素 B_{12}5mg/d，使母体血维生素 B_{12} 浓度升至正常 6 倍以上，治疗甲基丙二酸血症减少畸形发生率；

⑤孕妇每日补充维生素 H10mg，可治疗多种羧基酶缺乏症；

⑥妊娠时期给予多种维生素如维生素 B_{12}、叶酸等可减少神经管缺陷的发生；

⑦地高辛治疗胎儿心律不齐等等。

四、妊娠期合理用药

（一）用药原则

①给予药物必须依据明确的适应证，若非必要，尽量不用。用药前必须再次慎重权衡利弊，叮嘱孕妇不可自行用药；②尽量应用药物代谢过程明确的药物，和已被证明对灵长目动物胚胎无害的药物，避免使用新药和未确定是否对人胚胎有害的药物；③开具处方前应确切了解妊娠周数尽可能避免胚胎期用药，最好是在妊娠足 4 个月以后开始用药，并选择适当的剂量和用药时间；④必要时对血药浓度进行监测，避免给予可在胎儿体内形成较高浓度的药物。

（二）常用药的选择

据药物可能对胎儿产生的不良影响，一般将药物分为 5 类：

A 类：此类药已被证实不影响胎儿的正常生长发育，是最安全的一类。

B 类：动物试验和人类研究均未证实对胎儿有危害。虽然动物试验表明此类药物对胎畜无危害，但尚无对人类的充分研究报道。很多临床常用药均属于此类，如青霉素、磺胺等。

C 类：对动物和人类均无充分研究；或有试验证明此类药物对动物胎畜有不良影响，但没有对人类的相关观察报道。这类药物临床选用最为困难，而妊娠期很多常用药都属于此类。

D 类：此类药物对胎儿有危害迹象，但对孕妇疾病的治疗效益明显地超过这些危害。抗癫痫药苯妥英即为此类药物。

X 类：已证实对胎儿有危害，是妊娠期禁用物。

临床绝大多数药物的危险性由制药厂按上述标准划分，少数药物由相关专家拟订，有的药物同时分属两类，是因其危害性由于用药时间不同而有差异，具体药物可查相关资料。

（三）妊娠期禁忌的中成药

某些中成药具有通经祛瘀、行气破滞、泻下逐水等作用，能损害胎元或对孕妇有不良作用，因此属于妊娠期禁忌的范围。据各种药物对孕妇产生不良反应的程度划分成禁用、忌用和慎用之别。

1. 妊娠期禁用的中成药：速效救心丸、复方丹参滴丸、心可舒片、麝香保心丸、诺迪康、苏合香丸、冠心苏合丸、小青龙颗粒、牛黄解毒片、木瓜丸、小金丸、小活络丸、开胸顺气丸、木瓜丸、七厘散、九气拈痛丸、大黄䗪虫丸、当归龙荟丸、紫雪、活血止痛散、益母草膏、跌打丸等。

2. 妊娠期忌用的中成药：黄杨宁片、血府逐瘀胶囊、妇女痛经丸、舒肝和胃丸、周氏回生丸、金匮肾气丸、三黄片、牛黄清宫丸、京制解毒片、牛黄清胃丸、牛黄清火丸、人参再造丸、疏风定痛丸、调中四消丸、西黄丸、小败毒膏、散结灵胶囊、连翘败毒丸、活络丸、地榆槐角丸、当归龙荟丸、云南白药、梅花点舌丹、紫金锭、礞石滚痰丸等。

3. 妊娠期慎用的中成药：乐脉颗粒、丹七片、地奥心血康、舒心口服液、滋心阴口服液、血脂康、川芎茶调散、通宣理肺丸、冠心安口服液、活血通脉片、安宫牛黄丸、加味保和丸、香砂枳术丸、胃苏颗粒、气滞胃痛颗粒、元胡止痛颗粒、参苓白术丸、黄连上清丸、牛黄上清丸、附子理中丸、舒肝止痛丸、活血消炎丸、清肺抑火丸、女金丸、三妙丸、万氏牛黄清心丸、天麻丸、分清五淋丸、龙胆泻肝丸、伤湿止痛膏、防风通圣丸、栀子金花丸、清肺抑火丸、清胃黄连丸、舒肝丸等。

凡属禁用药物不能用；属忌用药物，原则上不能用；属慎用药物，以不用为好，但可根据孕妇的具体病情，酌情使用。

第三节　哺乳期妇女用药

母乳喂养是婴儿获得理想的营养以及抗病能力的重要生理过程。几乎所有药物都能经母乳被婴儿所吸收。多数药物在乳汁中含量较少，对乳儿影响不明显。某些药物从乳汁中排出量较大，如红霉素、卡马西平、巴比妥、地西泮等。已证明多数药物在哺乳期应用是安全的，或权衡危险性和有益作用后利于乳母继续用药，仅有很少数药物是禁忌的。哺乳期妇女用药时，应考虑药物经乳汁排出的情况及对乳儿安全性的影响。

一、药物乳汁转运的影响因素

药物从母血吸收,经乳腺转运由乳汁排出,排出量及速度受以下因素影响:

1. 药物游离部分的浓度梯度 未与蛋白结合的游离药物浓度梯度愈高,从高浓度到低浓度的活动力愈强。改变 pH 值或其他情况使药物与蛋白结合发生改变时,间接影响药物游离分子的浓度梯度,也能影响血浆到乳汁间的转运。

2. 分子的大小 小分子更加容易转运,药物分子量小于 200 时,在血浆与乳汁中的浓度大致相等。

3. 血浆与乳汁的 pH 正常乳汁比血浆的 pH 值低,血浆中分子不易转运到乳汁中。

4. 药物的脂溶性 脂肪在乳汁中的含量比在血浆中高,脂溶性高的药物更容易转运到乳汁中。

二、哺乳期用药原则

(一)注意婴儿从乳汁摄取的药量

大多药物在乳汁中的含量小于母亲摄入量的 1% ~2% ,这个剂量一般不会给婴儿造成危害,且其中大部分可能不会被吸收,但由于仍存在一些药物排泄量的差异及新生儿较弱的缓冲能力,故安全用药仍应重视。对较安全的药物,若想尽量减少婴儿获得的药量,最好在哺乳后用药,并尽量推迟下次哺乳时间。当怀疑乳汁中可能有某种物质存在时,应进行检测。有严重环境污染时,这种测定更加重要。

(二)选用适当药物

药物哺乳期用药安全的研究资料相对较少,应尽量选用比较成熟的药物,避免使用新药。在实际工作中,应尽量利用药物已知的理化性质、作用机制等进行分析研究,考虑可能对婴儿的影响,保证安全哺乳。

(三)重视社会性药物的影响

如酒精、尼古丁和大麻等都会给婴儿带来伤害,因此哺乳期妇女应该养成良好的生活习惯。此外,农药如滴滴涕、多卤联二苯等可在体内脂肪中贮存多年,而此类药物的乳汁排泄量极大,虽然此类药物的安全标准未明确确定,但哺乳期妇女应严加重视。

三、哺乳期用药对乳儿的影响

哺乳期多数药物都能经母体进入乳汁分泌,但浓度较低,对乳儿无重要影响。以下药物在乳汁内含量较大且足以对乳儿有一定影响:

1. 抗生素及磺胺类 某些抗生素如红霉素、氯霉素、四环素在乳汁内浓度很高,虽然进入乳儿体内的药量比较有限,不能达到有效浓度,但却可引起过敏反应和导致耐药菌株发生(红霉素足以引起呕吐);卡那霉素、异烟肼则有可能引起婴儿中毒,宜禁用;磺胺药可导致葡萄糖 -6 - 磷酸脱氢酶缺乏者发生溶血反应,或因置换了血浆蛋白中的胆红素而致新生儿黄疸。

2. 中枢神经抑制剂 长期应用巴比妥类、苯妥英钠、溴化物、地西泮(安定)、甲氨丙酯(眠尔通)、水合氯醛等药物对乳儿有害。

3. 抗甲状腺激素药物、抗凝剂、放射性药物、麦角制剂、锂制剂、抗癌药、汞制剂等在乳汁中浓度很高,哺乳期应禁用。

4. 类固醇类激素、避孕药、利尿剂、抗组胺药、水杨酸盐等长期应用对乳儿有害。

第四节 婴幼儿和儿童用药

一、小儿的药代动力学特点

(一)药物的吸收

小儿对各种药物的吸收方式与成人相同,但吸收程度及速度则因不同药物的理化特性、生物膜的特性以及用药部位的组织器官状态等各有不同。

1. 新生儿胃容量小,胃酸分泌少,胃液 pH 较高(2～3 岁时方接近成人水平),胃排空慢,肠蠕动不规则,胆汁分泌功能不完全,这些因素使主要在胃内吸收的药物吸收较完全,而主要在十二指肠吸收的药物吸收减少,对酸不稳定的药物、弱碱性药物的吸收增加,而弱酸性药物吸收减少。

2. 新生儿体表面积相对较大,黏膜娇嫩且血管丰富,皮肤角质层薄通透性高于成人,某些药物可直接通过口腔、直肠、眼等黏膜和皮肤吸收。因此用药时要谨慎,以免吸收过量引起严重不良反应。

3. 新生儿肌肉组织相对较少,皮下脂肪菲薄,血流多集中于躯干和内脏,局部循环差,皮下和肌肉给药的吸收变得不规则。

(二)药物的分布

药物在新生儿和未成熟儿体内的分布,与年长儿和成人明显不同。新生儿组织含水比例较成人大,体液占体重的 75%～80%,主要为细胞外液(新生儿占 40%～50%,成人占 20%)。水溶性药物易被稀释,故细胞外液药物浓度低。未成熟儿脂肪含量少,脂溶性药物摄取较少,故分布在其他组织及血液中的药物浓度相对较高。新生儿的血浆白蛋白与许多药物的结合力均低于成人,因此药物在血中的游离浓度升高,较多药物分布于组织之中;若达到与成人相当的血药浓度,则进入组织的药物更多,极易引起中毒。

随着年龄的增长,机体脂肪含量增加,婴幼儿期脂溶性药物的分布容积较新生儿期大。婴幼儿体液调节功能较差,发生脱水时,可影响药物分布和血药浓度,同时因血脑屏障尚未成熟,用药时应注意。

(三)药物的代谢

药物转化的主要酶系统,如细胞色素 P450、细胞色素 C 还原酶等在新生儿肝中的活性接近成人,因此新生儿肝脏已经对多数药物具有足够的代谢能力。但部分酶系统在新生儿尚未发育完全,以致一些药物如氨基比林、保泰松、吲哚美辛(消炎痛)、地西泮、水杨酸、苯巴比妥等的半衰期延长。尤其是新生小儿的葡萄糖醛酸及甘氨酸结合能力显著低下,因此需经过此类结合作用后排泄的药物半衰期明显延长,极易引起中毒。如氯霉素(在肝内与葡萄糖醛酸结合)在年长儿半衰期约 4h,7 天内的新生儿因葡萄糖醛酸转移酶不足,半衰期可延长到 26h,较大剂量可引发新生儿休克、昏迷、发绀(灰婴综合征)。

婴幼儿和儿童在药物代谢方面与新生儿不同的是,药物代谢的主要酶系的活性已经趋于成熟;此时肝的相对重量约为成人的 2 倍,所以婴幼儿和儿童药物的代谢速率高于成人。如抗癫痫药和茶碱用于 1～8 岁的儿童,若需达到有效浓度,需要比成人用量大。

(四)药物的排泄

新生儿的肾小球滤过率及肾小管排泌功能均低。因此,主要由肾小球滤过或肾小管排泌的药物在新生儿排出均减少,半衰期均延长。如青霉素 G、新青霉素制剂、氨基糖苷类抗生素、噻嗪类利尿剂、氨茶碱、吲哚美辛等均排出慢,容易蓄积,所以这些药物的用药剂量及用药间隔时间需要特别注意。

新生儿肾小管对 Na^+、氨基酸、葡萄糖等的再吸收能力比成人强,但调节酸碱平衡的能力比成人差;大剂量或长期使用利尿剂、水杨酸制剂等容易导致酸碱失衡及电解质紊乱。新生儿尿液呈弱酸性,酸性药物在酸性尿中不解离,易被肾小管重吸收使排出减少;碱性药物在酸性尿中易解离,重吸收少,排出较多。肾小管在小儿 2~3 周后才初具排泄结合型代谢产物(如保泰松等的代谢物)的能力,约在第 30 周时对氨基酸的排泄能力达成人水平。

婴幼儿时期的肾小球滤过率、肾小管排泌能力和肾血流量迅速增加,在 6~12 个月时接近成人水平;在随后的儿童期,肾功能超过成年人,若不注意,会引起剂量偏低。

二、小儿药物治疗的特点

1. 儿科疾病起病急、变化快、并发症多,常同时存在多种疾病。因此治疗时需抓住主要矛盾,密切观察病情变化,随时依据病情变化更改治疗方案。用药过程中必须掌握药物的性能、作用机制、不良反应和适应证,精确地计算药物剂量并选择最适当的给药方法。联合使用的药物种类尽量减少,能不用者避免使用。急性病的门诊处方一般只开 2~3 天的药,并嘱家长要及时复诊,以免病情变化而贻误治疗。

2. 药物的选择上需考虑到患儿年龄的影响　①不同年龄患儿,药物在组织内的分布不同,如巴比妥类、吗啡、四环素在幼儿脑中浓度明显高于年长儿。②年龄不同,对药物的反应亦有不同,吗啡在新生儿呼吸中枢的抑制作用明显高于年长儿,但麻黄碱使血压升高的作用在未成熟儿却低得多。③不同年龄患儿肝的解毒功能不足,尤其是新生儿和早产儿,肝酶系统发育不成熟,延长了药物的半衰期,增加了药物的血浓度和毒性作用。④年龄差异导致肾的排泄功能不同,新生儿尤其是早产儿肾功能发育不成熟,药物及其代谢产物在体内滞留时间延长,增大了药物的毒副作用。⑤部分小儿需要考虑家庭遗传因素,有遗传病史的患儿可能对药物先天性反应异常,且家庭中有药物过敏史者更需慎用某些药物。

3. 给药途径的选择　根据小儿具体年龄、疾病及病情选择个性化的给药途径、药物剂型和用药次数,以保证药效和尽量降低对病儿的不良影响:

①口服给药:是最经济、便捷且安全的给药方式。但由于影响口服吸收的因素较多,剂量不如注射剂准确,尤其对于吞咽能力差的婴幼儿,口服给药有一定局限性。幼儿更合适用糖浆、水剂、冲剂等剂型,也可将药片捣碎后加糖水吞服,年长儿可给予片剂或药丸。

②注射给药:此途径比口服给药奏效快,但对小儿刺激大。肌内注射时,药物的吸收与局部血流量有关,可注射中等容量药物。肌内注射部位多选择臀大肌外上方,但注射次数过多可造成臀部肌肉损害,若留下挛缩后遗症会影响下肢运动,故非病情必需不宜采用。静脉推注多在抢救时用,平时多用静脉滴注。静滴给予大容量的药物,滴注时需根据年龄大小、病情严重程度等控制滴速。

③透皮给药:透皮给药方便,小儿痛苦小。药物多为软膏剂,也可用水剂、混悬剂等。用药时需注意防止小儿用手抓摸药物,误入眼、口引起意外。

④直肠给药:药物自直肠黏膜吸收,可不经肝脏直接进入体循环。常用有栓剂与灌肠剂。临床应用较多的有退热药物制成的小儿退热栓剂;灌肠法在小儿用得不多,因药液在肠腔不易保留,一般以 30 毫升药液进行保留灌肠。

⑤呼吸道给药:常用方法有雾化吸入。药物经肺泡毛细血管吸收,吸收面积大、速度快,主要用于呼吸道疾病的治疗和某些麻醉用药。

三、药物选择及小儿用药剂量的计算

(一)药物选择

儿童用药的选择主要依据是小儿年龄、病种和病情,同时需考虑小儿对药物的特殊反应和药物的远期影响。

1.**抗生素** 小儿容易患感染性疾病,常用到抗生素等抗感染药物。用药时不仅要掌握抗生素的药理作用和适应证,更要重视其有害方面。对个体而言,抗生素容易引起肠道菌群失调,使体内微生态紊乱,引起真菌或耐药菌感染;对群体和社会来讲,大范围、长时期地滥用广谱抗生素,可对整个微生态环境造成影响,进而严重危害人们的健康;此外,临床应用某些抗生素时须注意其毒副作用,如肾毒性和对造血功能的抑制作用等。

2.**肾上腺皮质激素** 肾上腺皮质激素的短期治疗常用于过敏性疾病、重症感染性疾病等;长期治疗则多用于肾病综合征、血液病、自身免疫性疾病等。使用过程中必须重视肾上腺皮质激素的不良反应:①短期大量用药可能掩盖病情,因此未确诊之前不用;②较长期使用可抑制骨骼生长,影响水、电解质和氨基酸的代谢,引起血压增高和库欣综合征;③长期使用可导致肾上腺萎缩;④可降低免疫力,使病灶扩散;⑤水痘患儿禁用,以防疾病扩散加重病情。

3.**退烧药** 临床上常使用对乙酰氨基酚,剂量不宜过大,可反复使用。

4.**镇静止惊药** 患儿有高热、烦躁不安、剧咳不止等情况时可考虑给予镇静药。发生惊厥时可用苯巴比妥、水合氯醛、地西泮等镇静止惊药。

5.**镇咳止喘药** 婴幼儿一般不给予镇咳药,而是口服或雾化吸入祛痰药,稀释分泌物使之易于咳出。哮喘病儿常用氨茶碱等止喘药,但新生儿、小婴儿慎用。

6.**止泻药与泻药** 一般对腹泻患儿不主张用止泻药,多用口服补液疗法防治脱水和电解质紊乱,并辅以含双歧杆菌或乳酸杆菌的制剂调节肠道的微生态环境。小儿便秘一般不用泻药,多采用饮食调整和通便法。

7.**乳母用药** 阿托品、苯巴比妥、水杨酸盐等药物可经母乳影响婴儿,需慎用。

8.**新生儿、早产儿用药** 幼小儿童的肝肾代谢功能均不够成熟,不少药物易引起毒副反应,如磺胺药、维生素 K_3 可引起高胆红素血症,氯霉素引起"灰婴综合征"等,故应慎用。

(二)小儿用药剂量的计算方法

1.**按体重计算** 临床上应用最多、最广的小儿药物剂量计算方法。应用此法时,需满足两个基本条件:①已知药物的千克体重剂量;②已知小儿确切体重(以 kg 为单位)。许多小儿常用药物的千克体重剂量是已知的,可以在有关文献中查到。临床上常对小儿体重进行实际称重,结果较精确;但由于小儿冬季脱衣不便等诸多原因,实际称重也有一定困难。因此可根据小儿生长发育的特点,按不同年龄段粗略估计小儿体重。具体公式如下:

1~6 个月小儿体重(kg) = 3 + 月龄 ×0.7

7~12 个月小儿体重(kg) = 7.2 + (月龄 −6) ×0.4

2~12 岁小儿体重(kg) = 年龄 ×2 +8

小儿剂量 = 体重(kg) × 每日(或每次)每千克体重所需药量

有些药物的千克体重剂量可在一定范围内进行选择,要根据个体情况、治疗目的和给药途径选择相应的剂量。一般情况可选择中间平均值计算所需剂量。

婴幼儿算得的剂量往往稍偏低,可采用千克体重剂量偏上或上限值计算;年长儿特别是学龄儿童算得的剂量往往稍偏高,可采用千克体重剂量偏下或下限值计算;如果算出的剂量比成人剂量还大,实际给药则以成人剂量为限。

2.按体表面积计算　人体体表面积与其基础代谢、肾小球滤过率等生理活动有密切的关系。按体表面积计算药物剂量既适用于成人,又适用于各年龄小儿。小儿体表可按小儿体表面积图或表求得,也可以按体表面积计算公式计算。小儿体表面积计算方法如下:

体重<30kg 小儿体表面积(m^2)=体重(kg)×0.035+0.1

体重>30kg 小儿体表面积(m^2)=[体重(kg)-30]×0.02+1.05

按体表面积计算药物剂量的计算公式为:小儿剂量=$\dfrac{成人剂量}{1.73m^2}$×小儿体表面积

按体表面积计算药物剂量的过程比较麻烦,在临床实际工作中,不可能对每个病人都精确计算尤其是对于门诊患者,因此该方法主要用于抗肿瘤药物等毒性较大、需要精确计算的药物。

3.其他方法　有些剂量范围大,不需要十分精确的药物可按年龄计算剂量,此外还可按体重比例由成人剂量推算。推算公式为:

$$小儿剂量=\dfrac{成人剂量×小儿体重(kg)}{50}$$

第四章 药品不良反应与药源性疾病

第一节 总 论

药品是预防、治疗、诊断疾病的重要工具之一。但药物具有两面性,它既具有解除患者的病痛,保障人的健康、造福人类的一面,同时也有产生副作用的、有害的一面。若临床给药时单方面注重药物的治疗作用,忽略其致病的一面,则易引起不良反应,甚至引发药源性疾病。

药源性疾病系由药物导致的一类疾病,它是药物医源性疾病的重要组成部分。近年来随着制药工业的迅速发展,药物品种日益增多,化学药品、生物制品广泛应用于临床,加之用药人数的增多,以及多药并用致使药品不良反应发生率不断增加,药源性疾病也有明显的增多趋势。据 WHO 专家调查结果表明:药品不良反应发生率:门诊病人为 2% ~3%;住院病人为 10% ~20%;因药品不良反应而住院的占住院病人的 0.3% ~5%;住院病人因药品不良反应而死亡者为 0.24% ~2.9%。我国药品不良反应发生率约占住院患者的 10% ~30%,每年因药品不良反应入院的患者达 500 万人次,每年约有 19 万人死于药品不良反应。因此,医务工作者和药学工作人员应对此高度重视,合理使用药物,尽可能把药品不良反应和药源性疾病的发生减少到最低限度。

第二节 药品不良反应

一、药品不良反应的定义

WHO 国际药物监测合作中心对药物不良反应(adverse drug reactions,ADR)下的定义为:"在预防、诊断、治疗疾病或调节生理功能过程中,人接受正常剂量的药物时出现的任何有害的和与用药目的无关的反应";我国《药品不良反应报告和监测管理办法》中的定义为:"药品不良反应是指合格药品在正常用法、用量下出现的与用药目的无关的或意外的有害反应"。该定义强调的是在"正常用量、正常用法"情况下出现的有害反应,排除了故意的或过量用药或用药不当所致的不良反应。因此,药品不良反应与药品质量事故和医疗事故有本质的区别。

二、药品不良反应的分类和发生机制

药品不良反应,按病因将其分为 A 型不良反应和 B 型不良反应两大类。

1. A 型不良反应 A 型不良反应是药理作用增强所致,具有可预测性,常和剂量有关,发生率高而死亡率低。如抗凝血药引起的出血、安定类药物引起的嗜睡等。A 型不良反应的发生与药物在体内的吸收、分布、代谢、排泄、靶器官的敏感性和药物对体内的离子平衡的影响有

关。

2. B型不良反应　B型不良反应是与正常药理作用完全无关的一种异常反应,也称为剂量不相关的不良反应。这类不良反应难预测,发生率低但死亡率高。如某些麻醉药引起的恶性高热以及药物变态反应。B型药物不良反应的发生,主要是由药物异常性与机体异常性所引起。

三、药品不良反应的内容

药品不良反应按性质分类可分为副作用、毒性作用、过敏反应、继发反应、后遗反应、依赖性停药综合征、特异质反应及药物的致突变、致癌、致畸作用等,各部分内容分述如下。

(一)药物的副作用

药物的副作用(side effect)是指在正常用法、用量下伴随药物的治疗作用同时出现的其他不期望的不利作用。如阿托品作为麻醉前给药以抑制腺体分泌,而术后由于胃肠道、尿道平滑肌松弛出现腹部胀气和尿潴留则成为副作用。当阿托品用于解除胃肠道痉挛时,心悸、口干就成为副作用。药物的副作用属于药物固有的效应,一般较轻微,多半可以耐受或停药后很快消退,并且可以预料和设法减轻。

(二)药物的毒性反应

药物的毒性反应(toxic effect)是指药物引起某些器官或组织生理生化功能的异常和结构的病理改变。多数药物均有一定毒性,特别是当用药剂量过大或用药时间过长时。毒性反应与剂量有关,一般剂量加大,毒性反应增强。因此任意加大用药剂量,企图强化药物疗效的做法都是危险的。同时还应注意:由于不同的人对药物的敏感性不同,有时剂量虽没有超过正常范围,有的病人也能出现毒性反应。因此,用药时应根据病人的具体情况选用恰当的药物剂量、给药时间和疗程。

(三)药物的过敏反应

药物的过敏反应(anaphylactic reaction)又称变态反应,是指易感性的个体在用药过程中被某种药物或其代谢产物致敏,产生特异性抗体或致敏淋巴细胞,当再次应用该药时发生的特异性免疫学反应。过敏反应通常分为速发型和迟发型反应。药物的过敏反应临床主要表现有皮疹、血管神经性水肿、过敏性休克、血清病综合征、哮喘等。

(四)药物的继发反应

药物的继发反应(secondary effect)是药物发挥治疗作用时诱发的不良反应,继发反应并不是药物本身的效应,而是药物主要作用的间接结果。如广谱抗生素大量或长期应用可改变正常的肠道菌群失调引致维生素缺乏和二重感染;再如,噻嗪类利尿药引起的低血钾可导致病人对强心苷药物地高辛不耐受,应引起高度重视。

(五)药物的后遗反应

药物的后遗反应(after effect)也叫后作用,是指停药后,血药浓度已降至最低治疗水平以下时,遗留下来的生物学效应。包括:①药物的残余作用,如服用巴比妥类药物后,次晨的宿醉现象;②有些药物可引起难以恢复的器质性损害。如氨基糖苷类抗生素引起的听力丧失。长期应用皮质激素后,导致肾上腺分泌功能的减退。

(六)药物的依赖性

药物的依赖性(dependence)是由药物与机体相互作用所造成的一种精神状态,有时也包括身体状态,它表现出一种强迫要求连续或定期使用药物的行为和其他反应。药物的依赖性又分为心理依赖性和生理依赖性两种。那种长期用药后,虽然疾病已经治愈,但心理上还有继续要求服用某种药物的愿望,叫心理依赖性。易产生心理依赖性的药物包括酒精及某些催眠药。而体内没有这种药物就不能维持正常的生理功能,严重的甚至发生惊厥或死亡的反应,则属于生理依赖性。产生生理依赖的药物一般为中枢神经抑制药,如吗啡、哌替啶等。麻醉药、镇静药、催眠药、抗抑郁药、镇痛药、中枢兴奋药等具有精神影响作用的药物若反复足量使用均能产生药物依赖性,因此,对这些药物,必须严格掌握适应证、剂量和疗程,以预防药物依赖性的发生。

（七）停药综合征

一些药品在长期应用过程中机体会发生适应性改变,由于机体已经适应药物的作用,突然停药,机体由于不适应而出现各种症状,称为停药综合征(withdrawal syndrome)也就是反跳现象。如停用抗高血压药出现血压反跳;停用巴比妥出现不安,精神紊乱、惊厥以及长期应用成瘾性镇痛药后突然停用出现的戒断症状。

（八）药物的特异质反应

药物的特异质反应(idiosyneratic reaction)又名特异反应性。少数人服用某些药物后,发生一些与该药物本身药理作用无关的反应,这些反应的出现多数是由于个体化机制异常,缺乏某种药物代谢酶所致。如葡萄糖 - 6 - 磷酸脱氢酶(G - 6 - PD)缺乏者,服用伯氨喹、磺胺、呋喃妥因等药品时可引起溶血性贫血。这种遗传性某种酶缺乏引起的不良反应称为特异质反应。

（九）药物的致突变

突变是指生物的遗传物质发生偶然出现的、可遗传的变异。突变可分为两大类,即基因突变或染色体重排,能使细胞遗传物质发生突变的化学物质称为诱变剂(mutagens)。以药物为诱变剂引起的遗传性损伤称为药物的致突变(mutagenicity)作用。具有诱变作用的药物有:抗肿瘤药、某些抗生素、抗寄生虫病药、抗精神病药物。某些药物本身无致突变作用,但经代谢活化后也具有诱变作用,如非那西丁。具有致突变作用的药物由于它造成的遗传毒性,往往会增加用药对象的后代遗传性疾病的发生率。

（十）药物的致癌作用

由于使用药物致使正常细胞转为具有癌细胞生长特性细胞的后果称为药物的致癌作用(carcinogenic effect)。这些药物有些本身就是致癌原,有的需经代谢活化后才有致癌性,有的非遗传性致癌药物的作用可能通过对组织的长期损伤,促使体内激素不平衡,影响机体的免疫功能;有的药物本身虽无致癌性,但在某些情况下间接地导致遗传性改变而形成肿瘤。据报道已知有致癌作用的药物有环磷酰胺、已烯雌酚、非那西丁、氯霉素、苯妥英、苯巴比妥、异烟肼、烷化剂等。

（十一）药物的致畸作用

药物的致畸作用(teratogenic effect)是指药物在并不损害母体的情况下,引起胚胎和胎儿的发育障碍。包括出生前或生时死亡、畸形,生前或生后生长发育迟缓,生后功能异常。具有致畸作用的药物有:沙利度胺、环磷酰胺、黄体酮、雌激素、某些糖皮质激素、阿司匹林、甲苯磺丁脲、抗肿瘤药、抗癫痫药等,因此妊娠期一定要慎重用药。

四、药品不良反应发生的原因

药品不良反应发生的原因是复杂的,归纳起来有以下几个方面:

（一）药品方面的原因

1. 药理作用　很多药品不良反应的发生主要与药物自身的药理活性有关。如长期使用皮质激素能使毛细血管变性出血，以致皮肤、黏膜出现淤点、瘀斑。

2. 药物的理化性质　口服药物其脂溶性越强，在消化道中吸收越容易，也就越容易出现不良反应，有些药物贮存或使用过程中自身有效成分分解，如青霉素过敏反应是因制品中含有青霉素分解或降解产物青霉烯酸、青霉素噻唑酸等引起的。

3. 药物的剂量、剂型、给药途径及连续用药时间　用药剂量越大，不良反应发生率越高，如服用螺内酯（安体舒通），剂量为 100mg 时，未发现男性乳房增大；剂量为 200mg 时，12 名服药者中有 2 人出现男性乳房增大；300mg 时，11 人中有 3 人男性乳房增大。药物剂型不同，生物利用度不同，药效强度也就不同。若药物血药浓度增加过快，易出现不良反应。如抗高血压药硝苯地平，由于短效制剂半衰期短，起效快，失效也快，需要每日多次给药，重复给药过程中，药物血浓度大幅度变化，造成血压的剧烈波动，易诱发心血管事件。而长效制剂（缓释片或控释片）克服了上述缺点，缓慢地释放药物，起到了平稳而持久地控制血压作用，减少了血压的波动，提高了对靶器官的保护作用，从而降低了心血管事件的发生。

药物因其给药途径的不同，不良反应发生率也不同。如氯霉素口服时引起造血系统损害的较多，但胃肠外途径用药时，造血系统的损害较少。相反，外用氯霉素制剂时的过敏反应较多。

用药时间延长，不良反应发生的可能性就增大。如在同一剂量下服用螺内酯，在 8 周时间以内的，未发现男性乳房增大；但服药 24 周后，男性乳房增大发生率可达 66%。

4. 药物杂质　药物在生产过程中可能混入一定量的杂质、药物有效成分分解产物等，另外，药物在制剂过程中使用的添加剂如赋形剂、崩解剂、抗氧化剂、色素等都有可能成为诱发不良反应的因素。

5. 药物相互作用　由于治疗的需要，临床上经常把两种或两种以上的药物同时或先后使用，适当的合并用药能起到增强疗效、减少不良反应发生的效果。但由于药物种类繁多，性质各异，药物联合应用后可在理化性质方面、药效学、药动学产生相互作用，以致引起种种不良反应，严重时甚至导致死亡。

药品不良反应的发生率随合并用药品种数的增加而增高。据报道，5 种药物并用，不良反应发生率为 4.2%，6～10 种为 7.4%，11～15 种为 24.2%，20 种为 40%。

（二）机体方面的因素

1. 种族对药物毒性的敏感程度，可因人种的不同而异，有色人种与白色人种之间对药物的毒性敏感程度明显不一致'。如甲基多巴致溶血性贫血的不良反应，在不同种族发生率不同，高加索人服用此药后直接抗球蛋白实验阳性率为 15%，而中国人与非洲人服此药却均不发生此种反应。

2. 性别一般来说女性对药品不良反应较为敏感。据报道，对 1160 人进行调查，其中男性的不良反应发生率为 7.3%，女性为 14.2%，氯霉素和保泰松致粒细胞缺乏症的发生率女性是男性的 3 倍。

3. 年龄年龄与不良反应的发生率尤以老人与儿童明显。随着年龄的增加，老年人各脏器组织结构和生理功能出现了不同程度的退化，从而对药物在体内的吸收、分布、代谢、排泄产生了相应的影响。抗精神失常药地西泮，30 岁者的 $t_{1/2}$ 为 32h，而 65 岁老人为 70h；地高辛在 34～61 岁年龄段的 $t_{1/2}$ 为 36.8h，而 72～91 岁年龄段为 69.6h。由此可见在药物代谢、排泄方面，不同年龄存在很大差异。据调查,60岁以下的人不良反应发生率为6.3%,而60岁以上老人为15.4%。婴儿因其脏器功能发育不全,故存在对药物作用的敏感性高、药物代谢速度慢、排泄功能差、药物易于通过血脑屏障等特点,因此药物不良反应发生率较高。

4.病理状态　病理状态能够影响机体的各种功能,因而也能使药物对机体的作用、对药物不良反应的发生产生影响,尤以肝、肾疾病情况下明显。肝功能不足时,在肝内代谢的药物如氯霉素血药浓度升高,毒性增大;而肾功能不足时,药物的排泄减慢,药物作用时间延长,使毒性增强,如庆大霉素,在肾功能严重不足时,$t_{1/2}$可长达24h,造成药物在体内蓄积,毒性增加。

5.个体差异　不同个体对同一剂量的相同药物可有不同的反应,例如巴比妥类药物在一般催眠剂量时,对多数人可以产生催眠作用,但对个别人不但不催眠甚至引起焦躁不安,不能入睡。

6.营养状态　饮食的不平衡也可影响药品的使用,如异烟肼引起的神经损伤,当处于维生素B_6缺乏状态时则较正常情况更严重。

五、药品不良反应的诊断标准和处理原则

(一)诊断标准

由于药品不良反应的机制和影响因素错综复杂,遇到可疑为药品不良反应时,需要进行认真的因果关系分析评价,来判断是否属于药品不良反应。我国卫生部药品不良反应监察中心参考国内外经验,并结合我国国情制定了药品不良反应因果关系的分析评价标准。

1.开始用药时间与不良反应出现的时间有无合理的先后关系　即要有用药在前、不良反应在后的关系,出现反应的时间间隔要合理,药品不良反应一般要有潜伏期,且长短不一,应根据不同药品、不同的不良反应情况进行具体分析。

2.可疑药品不良反应是否符合药品已知的不良反应类型　出现的不良反应符合药品已知的药品不良反应类型,有助于确定,但是如果不符合,也不能轻易否定,因为许多药品(尤其是新药)的药品不良反应还没有被人完全了解,使用多年的老药也常有新的不良反应出现。

3.所怀疑的药品不良反应是否可用患者的病理状态、并用药、并用疗法的影响来解释　治疗疾病的过程中,经常同时或先后使用多种药品或疗法,许多药品不良反应是由于药物的相互作用,或药物与其他疗法的相互作用所引起。因此应详细了解并用药物及其他疗法,进行综合分析。

4.停药或降低剂量后,可疑药品不良反应是否减轻或消失　发现可疑药品不良反应,尤其严重的反应,应停药或降低剂量,若不良反应消失或减轻,则有利于因果关系的分析判断。

5.再次接触可疑药物是否再次出现同样反应　药品不良反应的再出现可以肯定因果关系,然而再次给药可能会给病人带来危险,鉴于人道主义应慎用此法。

根据上述五条原则,按照WHO的因果关联性评价分6个级别来判断不良反应,即肯定、很可能、可能、可能无关、待评价、无法评价。

(1)肯定:用药时间与不良反应出现时间顺序合理,该反应与已知药品不良反应类型相符合,不能以并用药或疾病的临床症状及其他疗法来解释,停药后不良反应消失,重新用药不良反应再现。

(2)很可能:用药时间与不良反应出现时间顺序合理,与已知不良反应类型相符合,停药后不良反应停止或减轻,不良反应症状无法用病人的临床状态或其他疗法来解释。

(3)可能:用药时间与不良反应出现时间顺序合理,该反应与已知不良反应类型相符合,

患者的疾病或其他治疗也能造成这样的结果。

（4）可能无关：可疑药品的不良反应发生与用药时间没有合理的先后关系，患者的疾病或其他治疗也能造成这样的结果。

（5）待评价：还需要更多的数据或检查来支持正确的评价，即有待于再评价。

（6）无法评价：有可疑药品的不良反应报告，但信息不够或有矛盾不能被评价，或无法被证实。

（二）药品不良反应程度（一般分级）

药品不良反应一般分为轻、中、重度三级。

轻度：指轻微的反应或疾病，症状不发展，一般无需治疗。

中度：指不良反应症状明显，重要器官或系统有中度损害。

重度：指重要器官或系统有损害，缩短或危及生命。

（三）药品不良反应的处理原则

若怀疑出现的病症是由药物引起，应首先停用可疑药物。若不能确定为何种药物时，可能的话，应停止使用所有的药物，便于及时终止致病药物继续损害机体，也有助于诊断。停药后，临床症状减轻或缓解常可提示临床为药品不良反应。对于那些不良反应严重者需采用支持疗法及促进药物排泄的疗法，并给予对症治疗；若致病药物已很明确，可选用特异性拮抗剂；若为药物所致的变态反应，则应抗过敏治疗，并将致敏药物的名称告知病人，防止日后再度发生不良反应。

六、药品不良反应的预防

药品不良反应有些是很难避免的，有些是可以避免的，用药时注意以下几点可预防或减少不良反应的发生。

（1）首先应了解患者的过敏史或药品不良反应史以及用药不良反应家族史，这对有过敏倾向和特异质以及有用药不良反应家族史的患者十分重要。

（2）老年人病多，用药品种也较多，医师和药师应提醒患者可能出现的不良反应。

（3）小儿，尤其新生儿，对药物的敏感性不同于成人，其用药剂量应严格按体重或体表面积计算，用药期间应加强观察。

（4）孕妇用药应特别慎重，尤其是妊娠头 3 个月应避免用任何药物，用药不当有可能致畸。因此，非得用药时，尽可能选择国际标准中属于 A 类的药物。

（5）哺乳妇女用药也应慎重选择，由于一些药物可经乳汁进入婴儿体内而引起不良反应。

（6）肝功能和肾功能不好的患者，除选用对肝肾功能无不良影响的药物外，还应适当减少剂量和选择合适的药物剂型。

（7）用药品种应合理，尽可能不用药或用少数药，避免不必要的联合用药，同时了解患者从不同科室所开的处方药品和自用药品的情况，以免发生药物不良相互作用。

（8）应用新药时，必须掌握相关药品资料，慎重用药并进行严密观察。

（9）应用对器官功能有损害的药物时，需按规定检查器官功能，如应用利福平、异烟肼时检查肝功能，应用氨基糖苷类抗生素时检查听力、肾功能，应用氯霉素时检查血象。

（10）在用药过程中，注意发现药品不良反应的早期症状，以便及时停药和处理，防止进一步发展。

（11）注意药物的迟发反应，这种反应常发生于用药数月或数年后，如药物的致癌、致畸作用。

七、加强药品上市后的安全性监测

一般来说,药品在上市前已经做过动物试验和临床试验,但由于动物与人存在种属差异,人体上发生的不良反应有些在动物身上不能表现出来;另外,做临床试验时病例少,试验过程短,对试验对象的要求和用药条件控制严格,试验目的单纯等,对需较长时间应用后才能发现的不良反应,药品不良反应发生率低(<1%)和在特殊人群中才能发生的不良反应不易被发现。因此,这些试验不足以保证药物使用的安全性。鉴于这些影响因素,过多的试验也无助于进一步了解药物临床安全性,因此,加强药品上市后的安全性监测非常有利于及时发现各种类型的不良反应,特别是严重的和罕见的不良反应及其发生频率。所以,应该强化上市药品的安全性监测,以保障公众用药安全。

八、药师做好安全用药工作职责

药师的重要职责之一是保障患者安全用药。药师在干预不合理用药,发现、收集药品不良反应和预防药物损害的工作中具有重要作用。药师应按《医疗机构药事管理暂行规定》的要求,做好临床安全用药工作。

1. 调剂配发工作　药师必须严格执行操作规程和处方制度,认真审查和核对,发出药品应注意患者姓名、药名、用法、用量、效期和不利的药物相互作用,并交代注意事项,应做到五个"正确"和两个"无",即正确患者、正确药物、正确剂量、正确给药途径、正确时间;无过期药品和无药物配伍禁忌。

2. 药物临床使用工作药师应参与临床药物治疗方案设计,对重点患者实施全程化的药学保健服务;对于安全范围窄的药物进行治疗药物监测,设计个体化给药方案;指导护士做好药品请领、保管和正确使用工作。

3. 药物安全信息工作药师应收集临床药物安全信息,并进行加工、整理、储存、反馈,建立药物安全信息数据库;加强与医师、护士的交流,为他们提供有关药物治疗方案、正确用药、药物性损害防治的信息与建议,宣传安全用药知识。

4. 临床药物安全性调研与评价　药师对所收集信息进行分析、评价,对产生预警信号的药物作进一步的调研,并对其利弊做出评价。

5. 药品采购保管工作药师应按规定进行药品采购,要严格执行药品进货检查验收制度,验明药品合格证明和其他标识,加强药品的保管,定期对贮存药品进行抽验,以保证药品质量。

第三节　药品不良反应监测相关的法律法规

一、中华人民共和国药品管理法

2001 年修订的《中华人民共和国药品管理法》中明确规定了药品监督管理部门、卫生行政部门、药品生产、经营企业、医疗预防保健机构在药品不良反应监测中的职责和义务:

1. 国务院药品监督管理部门对已经批准生产或者进口的药品,应当组织调查;对疗效不确切、不良反应大或者其他原因危害人体健康的药品,应当撤销批准文号或者进口药品注册证书。

2. 国家实行药品不良反应报告制度。药品生产企业、药品经营企业和医疗机构必须经常考察本单位所生产、经营、使用的药品质量、疗效和反应。发现可能与用药有关的严重不良反应,必须及时向当地省、自治区、直辖市人民政府药品监督管理部门和卫生行政部门报告。

3. 对已确认发生严重不良反应的药品,国务院或者省、自治区、直辖市人民政府的药品监督管理部门可以采取停止生产、销售、使用的紧急控制措施,并应当在 5 日内组织鉴定,自鉴定结论做出之日起 15 日内依法做出行政处理决定。

二、药品不良反应报告和监测管理办法

卫生部和国家食品药品监督管理局于 2004 年 3 月根据《中华人民共和国药品管理法》联合制定和颁布了《药品不良反应报告和监测管理办法》。

(一)主要内容

1. 国家实行药品不良反应报告制度。药品不良反应实行逐级、定期报告制度,必要时可以越级报告。

2. 药品生产、经营企业和医疗卫生机构必须指定专(兼)职人员负责本单位生产、经营、使用的药品的不良反应报告和监测工作,发现可能与用药有关的不良反应,应进行详细记录、调查、分析、评价、处理,并填写《药品不良反应/事件报告表》,每季度集中向所在地的省、自治区、直辖市药品不良反应监测中心报告,其中新的或严重的不良反应于发现之日起 15 日内报告,死亡病例需及时报告。

3. 《药品不良反应/事件报告表》的填报内容需真实、完整、准确。

4. 新药监测期内的药品应报告药品发生的所有不良反应;新药监测期已满的药品,报告该药品引起的新的和严重的不良反应。

5. 进口药品自首次获准进口之日起 5 年内,报告该进口药品的所有不良反应;满 5 年的,报告该进口药品发生的新的和严重的不良反应。

6. 药品生产、经营企业和医疗卫生机构发现群体不良反应,应立即向所在地的省、自治区、直辖市(食品)药品监督管理局、卫生厅(局)以及药品不良反应监测中心报告。

7. 个人发现药品引起的新的或严重的不良反应,可直接向所在地的省、自治区、直辖市药品不良反应监测中心或(食品)药品监督管理局报告。

8. 药品不良反应报告的内容和统计资料是加强药品监督管理、指导合理用药的依据,不作为医疗事故、医疗诉讼和处理药品质量事故的依据。

(二)《药品不良反应报告和监测管理办法》中专门用语的含义

1. 药品不良反应是指合格药品在正常用法用量下出现的与用药目的无关的或意外的有害反应。

2. 药品不良反应报告和监测　是指药品不良反应的发现、报告、评价和控制的过程。

3. 新的药品不良反应是指药品说明书中未载明的不良反应。

4. 药品严重不良反应　是指因服用药品引起以下损害情形之一的反应:①引起死亡;②致癌、致畸、致出生缺陷;③对生命有危险并能够导致人体永久的或显著的伤残;④对器官功能产生永久损伤;⑤导致住院或住院时间延长。

第四节　开展药品不良反应监察工作的一种有效模式

　　鉴于药品不良反应的危害性及其国家实行药品不良反应的报告制度,医疗卫生机构应按规定报告所发现的药品不良反应,因此,医疗卫生机构必须开展药品不良反应监察工作,为了有效地开展此项工作,在此介绍目前国内一些医院开展药品不良反应监察(adverse drug reaction monitoring,ADRM)的一种普遍而有效的模式。

一、药品不良反应监察工作的组织形式

　　成立药品不良反应监察工作组,由领导小组、专家咨询小组和日常工作小组组成,受医院药事管理委员会和医务处双重领导。

　　1.药品不良反应监察领导小组　由业务院长、医务部主任、护理部主任、药房主任担任,负责全院的药品不良反应监察业务技术组织工作。

　　2.药品不良反应监察专家咨询小组　由经验丰富的临床医学和药学专家担任,负责对ADR的因果关系判断提供咨询及评价,指导ADR学术研究工作。

　　3.药品不良反应监察工作小组　以药剂科或药房为核心,由药剂科专职人员负责,制订计划和方案,协调及指导临床开展工作,收集整理ADR报告表并上报上级药品不良反应监察中心;在动员鼓励全院医生、护士、药师积极呈报的基础上,每个临床科室指定两名专业人员(临床医生和护士各一名)作为联络员负责督促检查本科室的ADR报告情况以及药剂科每个工作部门指定一名药师作为联络员负责收集临床ADR报表工作。

二、药品不良反应监察工作程序

　　将药品不良反应监察工作纳入医疗工作常规,为国家药品管理部门提供药品安全性资料,保证病人用药安全有效,是每个医务工作者的职责,各级医生、护士和药师有义务和责任将用药中的不良反应向药品不良反应监察机构呈报。

　　1.药品不良反应监察工作制度　①药品不良反应监察领导小组负责监督、检查、管理和协调药品不良反应监察工作,定期向医院药事管理委员会及上级ADR监测中心汇报;定期(每半年或每年)向全院反馈药品不良反应监察工作及典型ADR病例;组织专家组和联络员例会,遇紧急、疑难ADR病例,随时组织会诊和讨论。②药品不良反应监察专家咨询小组负责严重、疑难ADR病例的会诊和评价。③药品不良反应监察工作小组联络员负责监督该部门填报ADR报表情况,收集本部门的ADR报表;药剂科专职人员常规每周指定时间到临床各科室会同该部门联络员收集ADR病例报告表及下发药物安全信息资料,如有特殊病例,随叫随到。专职人员将收集的ADR报告表分类评价后输入计算机数据库,存档和以备查阅;每季度将收集的ADR报表汇总、分析和整理后上报医务部,由医务处向药品不良反应监察领导小组汇报并向全院通报;通过药讯、信息快讯等方式反馈回临床,并按卫生部要求上报上级药品不良反应监察中心。④药品不良反应监察实行奖惩制度。

　　2.ADR报告程序　当病人在用药过程中出现不良反应时,发现者(医生、护士、药师等医务工作者)填写医院下发的ADR报告表,逐项认真填写完整后交给联络员。药剂科专职人员收集ADR报表后,对报表内容逐项核实,经核实后进行ADR因果关系判断,判断原则为肯定、很可能、可能、不太可能、待评价和无法评价,判断并取得本科经治医生认可后,由小组成员填

写国家统一下发的 ADR 报告表或填报计算机电子网络报表。

3. ADR 因果关系判断　ADR 因果关系由药剂科专职人员判断,疑难病例经由专家会诊、讨论决定,提出评价意见,并将其反馈回临床医生,以引起 ADR 及药源性疾病诊断的重视。

4. 协调临床与药房的联系　当临床怀疑不良反应与药品质量有关时,药品不良反应监察小组与药剂科联系寻找原因,确属药品质量问题,由药剂科通知临床收回药品,将药品退回厂家。

5. 开辟专栏,交流信息在《药讯》中开辟 ADR 专栏,刊登 ADR 资料,交流信息。

ADR 监察工作模式流程图如图 3 - 5 - 1 所示。

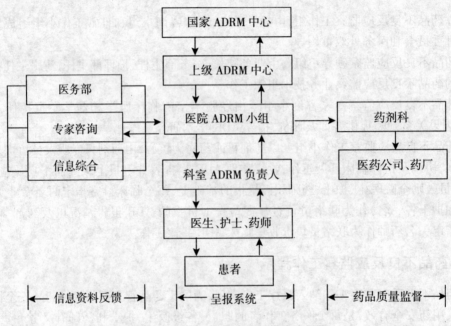

图 3 - 5 - 1　ADR 监察工作模式流程图

三、药品不良反应报告表的填写

(一)报表主要内容

各单位报告 ADR 报表必须采用国家食品药品监督管理局制定的统一格式的报表(附表1、附表 2),该报表主要内容有四项:①一般自然情况,包括患者姓名、性别、出生日期等以及家族和既往不良反应史;②药品不良反应/事件的发生时间、临床表现、临床检验、不良反应的处理和转归情况;③引起不良反应的药品及并用药品;④因果关系评价。

附表1

制表单位:国家食品药品监督管理局

药品不良反应/事件报告表

新的 □　　严重 □　　　一般 □　　　医疗卫生机构 □　　　生产企业经营企业 □　　　个人 □

编码□□□□□□□□□□□□□□□□□□

单位名称:　　　　　部门:　　　　　　电话:　　　　　　报告日期:　　年　月　日

患者姓名	性别:男□ 女□	出生日期: 年 月 日	民族	体重(kg)	联系方式
家庭药品不良反应/事件:有□ 无□ 不详□			既往药品不良反应/事件情况:有□ 无□ 不详□		
不良反应/事件 名　称:	不良反应/事件发生时间: 年 月 日		病历号/门诊号(企业填写医院名称)		

不良反应/事件过程描述(包括症状、体征、临床检验等)及处理情况:

商品名称	通用名称(含剂型,监测期内品种用 * 注明)	生产厂家	批号	用法用量	用药起止时间	用药原因
怀疑药品						
并用药品						

不良反应/事件的结果:治愈□ 好转□

有后遗症□

表现:

死亡□　直接死因:　　　　　　　　死亡时间:　　　　　年　月　日

原患疾病:

对原患疾病的影响:不明显□　病程延长□　病情加重□　导致后遗症□

表现:导致死亡□

国内有无类似不良反应(包括文献报道):有□　无□　不详□	
国外有无类似不良反应(包括文献报道):有□　无□　不详□	

关联性评价	报告人: 肯定□　很可能□　可能□　可能无关□　待评价□　无法评价□　签名: 报告单位: 肯定□　很可能□　可能□　可能无关□　待评价□　无法评价□　签名: 省级药品不良反应监测机构　肯定□　很可能□　可能□　可能无关□　待评价□ 无法评价□　签名: 国家药品不良反应监测中心　肯定□　很可能□　可能□　可能无关□　待评价□ 无法评价□　签名:

报告人职业(医疗机构):医生□　药师□　护士□　其他□　报告人职务职称(企业):　报告人签名:★★★

◇不良反应/事件分析

1. 用药与不良反应/事件的出现有无合理的时间关系?　有□　无□

2. 反应是否符合该药已知的不良反应类型?　是□　否□　不明□

3. 停药或减量后,反应/事件是否消失或减轻?　是□　否□　不明□　未停药或未减量□

4. 再次使用可疑药品后是否再次出现同样反应/事件?　是□　否□　不明□　未再使用□

5. 反应/事件是否可用并用药的作用、患者病情的进展、其他治疗的影响来解释?

是□　否□　不明□

◇严重药品不良反应/事件是指有下列情形之一者

①引起死亡　□

②致畸、致癌、致出生缺陷　□

③对生命有危险并能够导致人体永久的或显著的伤残　□

④对器官功能产生永久损伤　□

⑤导致住院或住院时间延长　□

◇编码规则

省(自治区、直辖市)　市(地区)　县(区)　单位　年代　流水号

□□　□□　□□　□　□□　□□

注:省(自治区、直辖市)、市(地区)、县(区)编码按中华人民共和国行政区划代码填写。

单位编码第一位如下填写:医疗机构1、军队医院2、计生机构3、生产企业4、经营企业5。

个人报告单位编码一栏填写6000

◇注:通用名称一栏,首次获准进口5年内的进口品种用＊注明

国家药品不良反应监测中心　_____药品不良反应监测中心

通信地址:北京市崇文区法华南里11号楼二层　通信地址:

邮　编::100061　邮　编:

电　话:(010)67164979　电　话:

传　真:(010)67184951　传　真:

E－mail:report@ adr.gov.cn　E－mail:

附表2　药品群体不良反应/事件报告表

制表单位:国家食品药品监督管理局

商品名:		通用名(含剂型):		规格:		生产批号:	
生产单位:		使用单位:		使用人数:		发生人数:	
批准文号:		监测期内药品:是□否□		计划内免疫:是□否□		事件发生地点:	

序号	姓名	性别	年龄	民族	体重	用法用量	用药时间	不良反应/事件发生时间	不良反应/事件表现	不良反应/事件结果	关联性评价

上报单位:　　　　　　　地址:　　　　　　　　　　　　　报告日期:

报告人:　　　　　　　联系电话:　　　　　　　　　　省级 ADR 中心(签章):

附:1)其他相关资料请按附录 C 要求另附页报告;

2)典型病例请填写《药品不良反应/事件报告表》;

3)不良反应/事件结果指治愈、好转、有后遗症或死亡。

（二）填报表时的注意事项

1. 药品不良反应报告表是药品安全性监察工作的重要档案资料,需长期保存,务必用钢笔书写(用蓝或黑色墨水),填写内容、签署意见(包括有关人员的签名)的字迹要清楚。表格中的内容必须填写齐全和确切,不能缺项。

2. "不良反应/事件过程描述"　主要是对不良反应的主要临床表现和体征进行明确、具体的描述,如为过敏性皮疹,要填写类型、性质、部位、面积大小等;如为心律失常,要填写是属何种类型,如为上消化道出血有呕血者,需估计呕血量的多少等。处理情况主要是指针对这次临床上出现的不良反应而采取的医疗措施,如停药或抗过敏治疗等治疗情况。

3. "引起不良反应的怀疑药品"　主要填写报告人认为可能是引起不良反应原因的药品,如认为有几种药品均有可能,可将这些药品的情况同时填上;药品名称要求填写商品名(即包装上所用的名称)和通用名;生产厂家要求填写全名;一定要有批号;用法用量准确明确,用法应填口服、肌注,如系静脉给药,要注明是静脉滴注或静脉注射等。

4. "用药起止时间"　是指药品同一剂量的起止时间,均需填写×月×日。用药过程中剂量改变时应另行填写或在备注栏中注明,如某药只用一次或只用一天可具体写明。

5."用药原因"　应填写具体,如患卵巢囊肿合并肺部感染注射头孢曲松引起不良反应,此栏应填写肺部感染。

6."并用药品"　主要填写可能与不良反应有关的同时并用的药品,与不良反应无关的药品不必填写。

7."不良反应/事件的结果"　是指本次药品不良反应经采取相应的医疗措施后的结果,不是指原患疾病的结果,例如患者的不良反应已经好转,后又死于原患疾病或与不良反应无关的并发症,此栏仍应填"好转",如有后遗症,需填写其临床表现。

8."关联性评价"　评价结果、报告人的职业和签名、日期均需填写齐全。

9.电脑网络报表会同手填报表一样,不能缺项。

第五节　药源性疾病

药源性疾病(drug – induced diseases, DID)是由药物作为致病因子引起机体功能或组织结构的损坏而出现的一系列临床症状,所以又称药物诱发性疾病。它是由药品不良反应在一定条件下产生的后果。自古以来,"是药三分毒",有了药品不良反应,也就有了药源性疾病。

一、国内外重大药源性疾病回顾

(一)氨基比林引起严重粒细胞缺乏症

氨基比林(Aminopyrine)为合成的解热镇痛药,上市后陆续发现使用此药的病人出现口腔发炎、发热、咽喉痛等症状,并有 200 人死亡,化验结果发现患者末梢血中白细胞,尤其是粒细胞减少。调查证明氨基比林能够引起严重的白细胞减少,导致严重感染。

(二)磺胺酏剂引起肾功能衰竭

磺胺酏剂(elixir sulfanilamide)曾作为抗感染药物被应用,后发现一些地方患肾功能衰竭的病人大量增多并有许多人死亡。经调查发现这些人均服用过磺胺酏剂。引起此病的原因是在制作磺胺酏剂时用二甘醇代替乙醇和糖作为溶媒,由于二甘醇可在体内氧化代谢成为草酸,而导致肾损害。

(三)汞引起肢端疼痛

甘汞(氧化亚汞)曾作为幼儿的轻泻药和驱虫药广泛被使用,后发现许多儿童患肢端疼痛病,经长期调查证实,汞和汞化合物是引起肢端疼痛的原因。

(四)黄体酮引起女婴外生殖器男性化

黄体酮(Progesterone)和甲羟孕酮(安宫黄体酮)是治疗习惯性流产的妇科常用药物。临床发现不少女婴、女童的外生殖器男性化,经调查发现与母亲怀孕期间服用黄体酮有关。此药在其化学结构上与雄性激素相似,动物实验也证实孕激素可使子代雌性动物外生殖器畸形。停止使用孕激素作为保胎药后,几乎再没发现此种现象。

(五)非那西丁引起肾损害

非那西丁(Phenacetin)是一种广泛使用的解热镇痛药,然而使用后许多国家发现肾病患者大量增加,经调查发现这些病人均服用过非那西丁,有关国家政府采取措施,限制含有非那西丁的药物出售,使患此类病人的数量明显下降,我国已于 1982 年淘汰该药。但有些患者虽然停用此药很长时间,仍因肾功能衰竭而死亡。

（六）二碘二乙基锡引起中毒性脑炎

二碘二乙基锡用于疖疮病人抗感染，结果出现头痛、呕吐、痉挛、虚脱、失明等中毒性脑炎的症状，有些人致死。

（七）"反应停"事件

反应停又名沙利度胺（Thalidomide），1956年德国曾首先将其用于治疗妊娠呕吐，后推广到许多国家，这些国家忽然发现许多新生儿的上肢、下肢特别短，甚至没有臀部和腿部，手、脚直接与躯体相连，形同海豹，故称为"海豹肢畸形"，有的心脏、胃肠也有畸形，经长期流行病学调查，证明这些患儿的母亲在妊娠期间均服用过反应停。动物实验也证实反应停具有致畸作用。据统计发现的"海豹肢畸形"儿有1万余例，并有半数死亡。反应停事件是本世纪最惊人、最悲惨的、也是规模最大的一次世界性药物灾难，引起了各国的重视，禁止销售此药。

（八）氯碘喹啉与亚急性脊髓视神经病

氯碘喹啉（Chinoform）主要用于治疗阿米巴痢疾及肠道感染。后发现许多人出现双足麻木、刺痛、寒冷、无力等症状，并有约5%病人瘫痪，40%患者出现视力、视野障碍。病变部位包括末梢神经、脊髓神经节、变感神经节、神经根、脊髓、延髓、视神经等。调查证实，此种亚急性脊髓视神经病（SMON）是由于服用氯碘喹啉引起的。

（九）己烯雌酚引起少女阴道癌

20世纪60年代美国的妇科医生发现了8例罕见的少女阴道癌病例。调查结果表明少女患阴道癌症率与其母亲妊娠期应用己烯雌酚治疗先兆流产呈正比关系。此后收集了8~25岁阴道癌91例，其中母亲妊娠期服用己烯雌酚49例，占53.8%。同时证实此药所致阴道癌可发生在子代出生后13~22年间，服此药孕妇所生女儿患阴道癌症的危险性比不服此药的女儿大132倍。

（十）三苯乙醇致白内障等症

三苯乙醇（Triparanol）（曲帕拉醇）是一种降胆固醇药物。经过一段时间发现应用本品患者出现皮肤干燥、脱皮、脱发，有的乳房增大、阳痿，少数人出现白内障，其发生率约1%。

（十一）四咪唑引起迟发性脑炎

四咪唑（Tetramizole）又名驱虫净。一种原因不明的"脑炎"曾在我国浙江省温州市流行了20多年，针对此病进行了流行病学调查，发现患者病前1~2个月内曾服用过四咪唑或左旋咪唑，其中有16人因忘记医生忠告重复用药，再发"脑炎"。调查发现"脑炎"与四咪唑和左旋咪唑中的成分有关，它有较强的致"脑炎"作用。

（十二）药物致聋哑

1990年我国聋哑儿童180余万人，药物致耳聋占60%，约100余万人。抗生素是致耳聋的主要药物，其中氨基糖苷类致耳聋占药物性耳聋病例80%以上。用新霉素滴耳液或冲洗伤口也可引起耳聋。另外，红霉素、万古霉素、多粘菌素、阿司匹林等均有相当的耳毒性。1~2岁小儿语言发育关键时期，如因用药引起耳聋，则会影响语言和学习能力，成为聋哑，造成终身残疾。因此儿童最好不用上述药物，若必须使用时，应小心，剂量不宜过大。

自20世纪70年代以来，药源性疾病又有上升趋势，引起药源性疾病较常见的药物有：抗生素、解热镇痛抗炎药、皮质激素类、心血管类药物、抗癌药。中药引起的药源性疾病也随着中药新剂型、新品种的出现而增多，应引起高度重视和警惕。

二、药源性疾病的基本类型

目前药源性疾病尚无统一的分类和分类标准,现根据临床用药情况与疾病的临床表现分为四类:

1. 量效关系密切型此类反应是由于药物本身的药理作用增强所致,且与药物的剂量有关,因此称为量效关系密切型。其特点可以预测,发病率高,但死亡率低。

2. 量效关系不密切型此类反应与药物的正常药理作用完全无关,一般与药物剂量无平行关系,由于常见的毒理学实验难以发现,所以很难预测。虽然发病率低,但死亡率高。此类药源性疾病主要是与病人的异常性(特异质病人和过敏体质者)和药物异常性(药物有效成分的分解,药物的添加剂、增溶剂、着色剂、稳定剂及药物生产中混入的杂质等)有关。

3. 长期用药致病型　此类药源性疾病主要是由于长期使用一些药物,如止痛药及一些易成瘾的中枢神经系统抑制药阿片、吗啡等,停药后产生了一种病态,除具有强烈的心理上的渴望外,还有生理上的依赖,即药物依赖性,还有一些药物长期使用后出现的反跳现象,如可乐定突然停药,出现血压升高的现象及肾上腺皮质激素长期应用后,突然停药出现肾上腺功能不足及原来疾病症状的反复,还有些药物长期使用后引起一些脏器的损害。

4. 药物后效应型　此类药源性疾病与药物本身药理作用、药物的化学结构及药物在体内的转运有关。如化疗药、雌性激素、氯霉素等可诱发癌症,妊娠早期使用有致畸毒性的药物,可造成胎儿器官结构的异常,影响胎儿的生长发育;哺乳期妇女,使用一些药物,可经乳汁被婴儿吸收,造成对婴儿的不良影响等。

三、重要器官的药源性疾病

(一)药源性肝疾病

肝是人体进行代谢的主要器官,大多数药物在肝内经过生物转化作用而被排出体外。因药物过量中毒或副作用所致的肝损害称为药源性肝病。临床常引起肝损害的药物有:

1. 解热镇痛抗炎药对乙酰氨基酚、别嘌呤醇、阿司匹林、保泰松、秋水仙碱、金制剂、吲哚美辛、萘普生等,它们多引起肝胆汁淤积型肝炎,其中水杨酸类长期服用可引起脂肪肝,保泰松则可因过量损害肝。

2. 抗结核药异烟肼、利福平、对氨基水杨酸(PAS)、吡嗪酰胺、乙胺丁醇均对肝有不同程度的毒性。其中 PAS 以过敏性居多,吡嗪酰胺则对肝的毒性大,而利福平两者兼而有之。一般认为联合应用抗结核药较单独应用毒性大,如异烟肼与利福平合用肝毒性发病率高达 10%。

3. 抗菌药在抗菌药物中以红霉素、四环素的肝损害最常见。青霉素类中羧苄西林、邻氯西林、氟氯西林、苯唑西林、替卡西林有轻度的肝损害。头孢菌素类中的头孢拉定和头孢氨苄有黄疸和肝坏死的报道。氯霉素可致过敏性肝炎。克林霉素、羟氨苄西林/克拉维酸也能引起肝损害,长期服用磺胺类药物可致慢性活动性肝炎和肝硬化,但大多数停药后可恢复。

4. 抗真菌药物酮康唑引起的肝损害已有千例报道,并有引起死亡的报道,它主要引起胆汁淤积;另外,灰黄霉素、克霉唑也有肝损害的报道;两性霉素 B 可引起变态反应性肝炎伴肝脂肪变性。

5. 抗精神失常药抗精神失常药物中大多数可引起不同程度的肝损害,如氯丙嗪、奋乃静、阿米替林、多塞平、地西泮、氯氮草(利眠宁),其中氯丙嗪主要是通过致敏作用损害胆小管,引起胆汁淤积和黄疸。

此外,心血管药物中的降压药甲基多巴、降血脂药中的贝特类、抗心律失常药中的胺碘酮、抗癫痫药、抗甲状腺药、抗肿瘤药等均有不同程度的肝损害。

(二)药源性肾疾病

肾是药物排泄的主要器官,由于肾脏的血流丰富,当血中存在肾毒性物质时,肾组织必然受到损害。肾小管上皮细胞对许多药物具有分泌和重吸收功能,因而细胞内药物浓度较高,易造成肾小管细胞变性坏死。另外,肾小管在酸化过程中的 pH 变化,可影响某些药物的溶解度,造成其在肾组织中沉积,从而损害肾小管。另外,肾内皮细胞表面积较大,易致免疫复合物大量沉积,造成免疫性肾损伤等。由于肾解剖和生理上的特点,因此肾特别容易受到药物毒性作用的损害。

临床常引起肾不良反应的药物主要有:

1. 氨基糖苷类　氨基糖苷类是所有抗生素中最易造成肾损害的一类药物,其肾毒性以新霉素最大,其次为庆大霉素,卡那霉素与阿米卡星、妥布霉素、链霉素稍轻。

2. 磺胺类　磺胺类药物引起肾损害包括磺胺结晶引起的梗阻性肾病(为防止发生,可通过充分补充液体或通过碱化尿液)和过敏性肾损害。

3. 非甾体抗炎药(NSAIDS)　由于此类药物广泛用于临床,又因肾是此类药物经常累及的部位,所以以非甾体抗炎药引起的急性肾功能衰竭仅次于氨基糖苷类抗生素。长期大剂量使用此类药物可引起慢性间质性肾炎和肾乳头坏死。

此外,易造成肾损害的药物还有喹诺酮类、抗结核药、四环素类、两性霉素 B、多粘菌素族抗生素、环孢素 A、利尿剂、造影剂、抗肿瘤药等。

(三)药源性心脏疾病

很多药物均可引起心脏疾病,临床上较常见的药源性心脏疾病是以心律失常、洋地黄中毒、心电图异常最为多见。此外,许多药物还可导致血压升高或降低,引起或加重心力衰竭、激发心绞痛、心肌梗死、心肌炎、心肌缺血等。

1. 心律失常

(1)洋地黄类药物所致的心律失常:此类药物包括地高辛(Digoxin)、洋地黄毒苷(Digitoxin)、毛花苷丙(西地兰,Lariatoside)、毒毛旋花子苷 K(Strophanthin K)等。洋地黄类药物引起的心律失常是洋地黄中毒最早或是主要的表现,据统计洋地黄中毒患者中80% ~90% 可发生各种类型的心律失常。洋地黄类药物引起的心律失常主要有:①窦性冲动形成与传导障碍;②房性心律失常;③房室交界区心律失常;④室性心律失常;⑤房室传导阻滞。

(2)抗心律失常药物所致的心律失常:抗心律失常药物都可引起心律失常,其发生原因与多方面因素有关,尤其患者的因素(如严重的、持续性、快速性、室性的心律失常,心肌缺血,电解质紊乱)、药物的血药浓度及药物相互作用等。由于用药导致新的心律失常出现,或原有的心律失常加重,称致心律失常现象。

(3)降压药所致心律失常:利血平、胍乙啶、可乐定等药在降压的同时,可使心率减慢,肼屈嗪能反射性地加快心率,引起心悸。

(4)抗寄生虫药所致心律失常:抗寄生虫药是一类常常引起心律失常的药物,如甲硝唑可引起室上性心动过速、房性早搏,推测与心肌细胞受损有关。氯喹则具有奎尼丁样作用,使心律失常、心电图出现异常。

(5)其他还可引起心律失常的药物有拟肾上腺素药、抗肾上腺素药、抗精神病药、氟烷、新斯的明、阿托品、氯化筒箭毒碱、解磷定、氨茶碱、呋塞米以及一些抗肿瘤药和一些抗菌药物。

2.心绞痛 有些药物(包括治疗心绞痛的药物)可由于其自身的药理作用引起心绞痛。如血管扩张药双嘧达莫、硝苯地平、罂粟碱等,由于它们的"冠状动脉窃血现象",使缺血区供血更加减少,从而诱发或加重心绞痛。有的药物则是由于剂量过大,如多巴胺由于直接兴奋冠状动脉的受体,引起血管收缩,心率加快,心肌耗氧量增加,用量过大时可诱发或加重心绞痛。有的则可由于骤然停药,诱发心肌缺血而致心绞痛,如钙离子拮抗剂,虽具有抑制心肌收缩,降低心肌耗氧量而缓解心绞痛的作用,但长期应用此类药物,可由于其抑制肾上腺髓质及交感神经末梢释放儿茶酚胺,导致神经递质堆积,骤然停药可致交感神经兴奋性增强、冠状动脉收缩而诱发或加重心绞痛。此外,引起心绞痛的药物还有抗高血压药、雌激素等。

3.心功能不全 β受体阻滞剂,如普萘洛尔、阿替洛尔、美托洛尔均对心脏具有不同程度的抑制作用,因此对心功能代偿期或明显心功能不全患者应用此类药物,可诱发或加重心功能不全。

4.心肌病变 可引起心肌病变的药物有乙醇,乙醇对心肌细胞易产生毒性作用,使心肌细胞肥大、纤维化;拟交感神经药去甲肾上腺素、肾上腺素、异丙肾上腺素等,当大剂量给药时可引起心肌病变,出现炎性渗出、心包脏层出血和灶性坏死;抗精神病药氯丙嗪、三环类抗抑郁药阿咪替林,可引起心肌病变,表现为急性心肌梗死、心肌炎、间歇性左束支传导阻滞、充血性心力衰竭等。抗癌药柔红霉素、阿霉素均能进入心肌细胞,产生毒性作用,引起心律失常。组织学表现为心肌变性、心室壁血栓形成、心房肌纤维组织增生伴空泡变性以及心肌损害。

(四)药源性肺部疾病

肺部亦为药物转运、代谢和排泄器官,许多药物灌注肺内而灭活,不少药物在肺内浓集,从而减轻药物对全身的毒性,但是此时肺部本身却受到药物的损害。一般情况下这种对肺的损害是暂时的、可逆的,但有时也可引起肺部明显的病变,造成肺组织的永久性损害。近年来由于抗生素、细胞毒素类药物的广泛应用,药源性肺疾病的发生率也在不断上升,据报道,肺部药物不良反应约占全身反应的 5% ~ 8%。药物致肺部损害的临床表现类型及药物如下:

1.间质性肺炎 可引起的药物有呋喃妥因、白消安(马利兰)、青霉胺、甲氨蝶呤、博来霉素等。

2.过敏性肺炎 过敏性肺炎又称为嗜酸性细胞增多性肺炎,可引起的药物有青霉素、对氨基水杨酸、磺胺类、呋喃妥因(呋喃坦啶)。

3.阿司匹林哮喘 哮喘患者在服用阿司匹林数分钟到数小时内诱发剧烈的哮喘发作,这种对阿司匹林的不耐受称为阿司匹林哮喘,此类患者还可能对其他某些非甾体解热镇痛消炎药有交叉反应,故称为类阿司匹林哮喘。可引起这类反应的药物有阿司匹林、氨基比林、安替比林、安乃近、APC、保泰松、吲哚美辛、去痛片等。

4.肺水肿 在抢救危重病人时若用药不当,易造成患者肺水肿,如已控制的充血性心衰病人,因停用洋地黄和利尿药,不注意钠的摄入或用潴钠的药物(保泰松)可能引起肺水肿。肺水肿也是输液治疗中的严重并发症之一,当输入含钠液过多时,在严重少尿的情况下易发生肺水肿。

5.呼吸抑制 药物所致的呼吸抑制可来自中枢神经、外周神经和呼吸肌麻痹。可引起中枢神经呼吸抑制的药物有奎宁、巴比妥类、水合氯醛、芬太尼、哌替啶、吗啡、可待因。可引起外周神经、呼吸肌麻痹所致的呼吸抑制药有阿托品、溴丙胺太林、链霉素、氯琥珀胆碱、筒箭毒碱、多粘菌素 B、多粘菌素 E。

（五）药源性血液病

药物所致的血液疾病约占药物不良反应的 10%，一般病情较重，较常见的有再生障碍性贫血、巨幼红细胞性贫血、免疫性溶血性贫血、药物氧化性溶血性贫血、线粒体损伤与铁粒幼细胞性贫血、粒细胞减少或缺乏症、急性白血症、类白血病反应、血小板减少症和血小板病等。

1. 可引起再生障碍性贫血的药物主要有氯霉素、苯妥英钠、保泰松、吲哚美辛、硫唑嘌呤、白消安、环磷酰胺、甲氨蝶呤、长春新碱、金制剂、氯丙嗪、丙硫氧嘧啶、甲巯咪唑、秋水仙碱等。

2. 可引起氧化性溶血性贫血的药物有抗疟药、砜类药、磺胺类药、解热镇痛药及抗坏血酸药等。

3. 可引起免疫性溶血性贫血的药物有甲基多巴、青霉素、头孢菌素类、非那西丁、苯妥英钠、吲哚美辛、保泰松、奎尼丁、磺胺嘧啶、异烟肼等。

4. 巨幼红细胞性贫血　凡能直接或间接影响细胞内 DNA 生物合成的药物，均有可能引起巨幼细胞病变，引起红细胞生成减少，导致贫血。药物诱发巨幼变的机制：(1)因维生素 B_{12}、叶酸缺乏性巨幼细胞贫血，即由于维生素 B_{12} 或叶酸缺乏，影响了 DNA 胸腺嘧啶合成。引起维生素 B_{12} 缺乏的药物有：苯乙双胍、新霉素、秋水仙碱、对氨基水杨酸等；引起叶酸缺乏的药物有苯妥英钠、苯巴比妥、扑米酮、乙胺嘧啶、氨苯蝶啶、异烟肼、口服避孕药、酒精等。以上药物引起的巨幼红细胞性贫血，用叶酸、维生素 B_{12} 治疗有效。(2)细胞毒剂诱发的巨幼红细胞性贫血：细胞毒剂并不直接破坏叶酸或维生素 B_{12}，主要通过对叶酸、嘧啶或嘌呤的拮抗，抑制 DNA 合成，导致巨幼红细胞性贫血。细胞毒剂有：①叶酸拮抗剂：甲氨蝶呤、白消安等；②嘌呤拮抗剂：硫唑嘌呤等；③嘧啶拮抗剂：阿糖胞苷等。此类患者血中的维生素 B_{12}、叶酸含量正常，用叶酸、维生素 B_{12} 治疗无效。只有停用诱发剂后方可缓解恢复。

5. 粒细胞减少症　药物所致的粒细胞减少症主要表现为：①直接引起粒细胞核碎裂、溶解、造成造血干细胞损伤。如氮芥类可破坏 DNA 的结构和功能，硫唑嘌呤、阿糖胞苷等阻断 DNA 的合成而抑制细胞分裂。大量使用氯霉素、丙咪嗪、丙硫氧嘧啶、甲巯咪唑、磺胺类药物均能引起粒细胞减少症。它们引起粒细胞减少的机制可能是由于干扰了 DNA 的合成或蛋白质合成。②由免疫反应引起。这是由于药物作为半抗原，在敏感者体内与白细胞蛋白结合成为全抗原刺激人体产生抗白细胞抗体 IgG 或 IgM。氨基比林、半合成青霉素类、左旋咪唑等均可引起粒细胞减少症。

6. 血小板减少症药物引起血小板减少的机制：①抑制骨髓和巨核细胞的功能；②直接破坏血小板；③通过诱导变态反应而使血小板破坏。可引起血小板减少的药物有：氯喹、抗肿瘤药、磺胺类、青霉素、链霉素、头孢菌素类、异烟肼、雌激素、苯妥英钠、甲基多巴、阿司匹林、奎尼丁、利福平、保泰松、氯磺丙脲、螺内酯、氢氯噻嗪、安定、苯妥英钠、肝素等。

药物所致的不良反应可遍及全身各系统、器官、组织，以上就药物引起几个重要系统的不良反应进行了扼要叙述，药源性疾病的普遍性和其严重性应引起医务人员的警惕与重视。

四、药源性疾病的防治

1. 充分认识药源性疾病的危害性　药物是防治疾病的物质基础，但用之不当，不但不能解除病人的痛苦，达不到预期的治疗目的，反而会发生不良反应，乃至致残、致死，给人民健康带来很大的危害。作为医务工作者应充分认识到这一点。现在药物引起的疾病已是一个全球性的问题，已到了不得不高度重视、不得不采取有力措施的时候了。因此，要提高对药源性疾病的认识，坚持合理用药，防止药源性疾病的发生，对已发生的，应及时做出准确的诊断，药源性疾病一旦发现,要及时停药,并采取必要的治疗措施,总之要尽可能地将药源性疾病的发生和所引起的损害减少到最低限度。

2. 合理用药　滥用药物是发生药源性疾病的主要原因,如能合理地使用药物,则可大大地减少药源性疾病的发生率。①要严格掌握所用药物的作用、用法、用量、适应证;还要熟悉药物的不良反应及禁忌证。选用药物时权衡利弊,尽量做到用药个体化。要注意用法,如对静注过快发生意外反应的药物,必须缓慢静注;对有停药危象的药物要逐渐减量停药。②用药要有明确的指征,要有的放矢对症下药,不应盲目用药,可用可不用的药物尽量不用。③联合用药应根据药物间的相互作用(药物的理化性质、药效学、药动学),利用其合理性,避免因药物合用而发生不良反应。④了解患者的既往史(疾病史、用药史、过敏史),根据个体情况用药,对某些药有过敏史的患者,应终生禁用此药。⑤注意加强用药后病情变化的观察,对安全性小的药物尽量做到血药浓度监测。

3. 开展药品质量的监察工作　随着大量新药不断上市,药品不良反应的发生率不断增加,为保证人们用药安全、有效,我国于 1995 年 1 月 1 日正式实行了药品不良反应监察报告制度,对药品的质量及疗效进行监察。作为医务工作者有责任、有义务将工作中发现的药品不良反应及时上报给有关部门,为临床合理用药提供可靠的依据,提高我国药品的质量监督和药物治疗水平。

4. 大力普及药源性疾病的防治知识,提高人民群众防治药源性疾病的自我保健能力。

第四篇　药剂学知识

第一章　药剂学概述

第一节　基本概念

一、药物剂型

不同疾病的治疗需要的给药方式也有所不同,将治疗药物加工制成适于患者需要的给药形式,简称"剂型",如片剂、散剂、颗粒剂、注射剂、软膏剂、栓剂等剂型。常用剂型有40余种。

二、药物制剂

根据药典或药政管理部门的标准,为适应治疗或预防的需要而制备的药物应用形式的具体品种,称为药物制剂,简称制剂。

三、剂型的重要性

各种不同的剂型,直接关系到治疗药物药效的发挥:
①剂型能改变某些药物的作用性质;
②剂型可改变药物产生药效的速度;
③剂型可降低或消除药物的毒副作用;
④某些剂型可产生靶向作用;
⑤剂型能直接影响到药物的疗效。

第二节　剂型的分类

一、按形态分类

1. 液体剂型　常见有芳香水剂、溶液剂、注射剂、合剂、洗剂、搽剂等。
2. 固体剂型　常见有片剂、丸剂、散剂、膜剂等。
3. 半固体剂型　常见有软膏剂、糊剂等。
4. 气体剂型　常见有喷雾剂、气雾剂等。

二、按分散系统分类

1.溶液型　常见有注射剂、溶液剂、糖浆剂、芳香水剂、甘油剂、醑剂等。

2.胶体溶液型　常见有胶浆剂、涂膜剂等。

3.乳剂型　常见有口服乳剂、静脉注射乳剂、部分搽剂等。

4.混悬型　常见有混悬剂、合剂、洗剂等。

5.气体分散型　常见有气雾剂。

6.微粒分散型　常见有微囊剂、微球剂、纳米囊、纳米球等。

7.固体分散型　常见有片剂、丸剂、颗粒剂、散剂等。

三、按给药途径分类

1.口服　是最常用的给药途径,给药方便,且大多数药物可被人体充分吸收。口服后大多数药物在胃肠道内以简单扩散方式被吸收。经消化道给药的剂型如:片剂、胶囊剂、颗粒剂、溶液剂、乳剂、混悬剂、散剂等。

2.吸入　除外气体麻醉用药,一些容易气化的药物,采用吸入途径给药能迅速有效的治疗或控制呼吸道的疾病。常用剂型如:喷雾剂、气雾剂、粉雾剂等。

3.局部用药　局部用药的目的是在眼、鼻、咽喉、体表皮肤、黏膜等部位,使一些药物的血浆浓度维持较长时间或集中药效产生作用。常见的剂型有:①皮肤给药:软膏剂、硬膏剂、外用溶液剂、洗剂、搽剂、糊剂、贴剂等;②五官黏膜给药:如滴眼剂、滴鼻剂、眼用软膏、口腔含漱剂等;③腔道给药:妇科更加常见,如阴道外用气雾剂、栓剂等。

4.舌下给药　循环系统常用药如硝酸甘油,舌下给药能有效避免口服后被肝脏迅速代谢,由血流丰富的颊粘膜吸收,直接进入全身循环。常用剂型为:舌下片剂、丸剂等。

5.注射给药　避开吸收屏障直接入血的一种给药方式,发挥作用快。剂型如注射剂;

第三节　影响药物稳定性的因素

一、药物稳定性的重要意义

(一)保证药物稳定性

药物制剂的基本要求应该是安全、有效、稳定。药物经历从药厂生产直到临床用于疾病治疗等多个环节需较长时间,其中的每一个环节,药品都可能因为外界各种因素的影响而出现变质、含量下降,甚至产生化学变化生成毒性物质,则药品的有效性和安全性下降。

(二)药物稳定性分类

稳定是指药物未作用到人体之前的稳定性。药物制剂稳定性一般包括物理、化学和微生物学三个方面。

1.物理稳定性

是指物理因素导致药品发生的稳定性变化,例如片剂的硬度、崩解度的改变;乳剂的破乳;包衣的脱落等。虽然药物制剂有效成分的含量不变,但还是不同程度的也会对药物的使用和疗效产生影响。

2. 化学稳定性

是指外界因素影响或药物本身所含各个组分之间发生化学反应而引起的药物稳定性改变。主要的化学变化有氧化、还原、水解、光解等。如维生素 C、肾上腺素等与空气中的氧接触发生分解；储存阿司匹林的环境，若湿气大则原药可生成刺激性较大的水杨酸等。

3. 微生物学稳定性

指细菌、真菌等微生物致使药品变质而引起稳定性的改变，常见于未经灭菌处理的一些药物制剂的霉变、腐败变质。

二、多种因素可影响制剂的稳定性

1. 温度的影响

温度对于制剂稳定性来说非常重要，温度升高，反应速度加快。根据范特霍夫规则，温度每升高10℃，反应速度增加2~4倍。

2. 光线的影响

光照射也是制剂生产贮存过程中重要的影响因素。光线具有辐射能，波长越短的光线能量越大，因此紫外线最易激发化学反应，加速药物的分解。较其他药物更易被光降解的物质叫光敏感物质。光敏感的药物制剂应置于棕色玻璃瓶中或容器内衬垫黑纸，避光保存。

3. 空气(氧)的影响

空气中的氧是引起药物制剂氧化的重要因素，除去氧气是防止易氧化药物变质的根本措施。这些药物只要和少量氧气接触便会发生氧化，预防氧化的方法是在容器内充入惰性气体或加入抗氧剂。使用抗氧剂时，应注意主药是否与之发生相互作用。

4. 金属离子的影响

药物制剂的辅料、溶剂、盛装容器或生产过程中可能用到一些微量金属元素。这些微量金属离子可以显著催化药物自动氧化反应。因此，制药时应选用纯度较高的原辅料，操作过程中不要使用金属器具，加入螯合剂也可以避免金属离子对制剂造成影响。

5. 湿度和水分的影响

湿度与水分对固体药物制剂的稳定性的影响特别重要。固体药物吸附了水分以后，在表面形成一层液膜，分解反应就在膜中进行。

三、剂型多样化与药物的吸收

除注射给药外，不同的药物剂型对药物的吸收及其生物利用度影响很大，剂型不同，给药部位和吸收途径就可能不同。部分剂型给药后代谢过程必须经过肝，其中一部分药物被肝中的药物代谢酶代谢后再进入体循环系统；部分剂型给药后不经肝而直接进入体循环。同样是口服剂型，各类制剂的释放速度不同，溶出量不同，其吸收的速度和程度也有很大差别。少数药物被制成不同剂型，其用药目的也不同，如硫酸镁溶液剂具有一定的渗透压，口服制剂使肠内保持大量水分，机械性地刺激肠蠕动而致腹泻；但10%或25%的硫酸镁注射液则用于镇静、解痉和减低颅内压。

同种药物的不同剂型，其溶出速度也不同，这影响到药物吸收速度和生物利用度。所以同一药物的不同剂型，往往疗效可能不同而且毒副作用程度也有差别。如吲哚美辛的解热镇痛消炎作用明显，但制成片剂后溶出速度慢且吸收差，为达到药效一日必须给予200~300mg以上药量。大剂量本品对胃肠道的刺激强烈，头痛、失眠、呕吐等副作用大。改为胶囊剂后提高了本药的溶出速度,增加了药物的吸收,一日 75～100mg 本品即可达到理想治疗效果,且大大减少了不良反应。

一般认为口服剂型药物的生物利用度的顺序是:溶液剂 > 混悬剂 > 胶囊剂 > 片剂 > 包衣片。

1. 溶液型制剂

药物制成溶液型时是以分子或离子状态分散在介质中,口服后能比其他剂型更快更完全的被人体吸收,且生物利用率高。影响溶液中药物吸收的因素有:络合物的形成、溶液的黏度、渗透压、胶团的增溶作用及化学稳定性等。给家兔口服安乃近水溶液和糖浆剂两种剂型的实验表明,糖浆剂的血药浓度峰值和药物浓度－时间曲线下的面积小,即生物利用率低,这是由于糖浆剂的黏度大和渗透压高所引起的。

某些口服药物采用混合溶剂,加入助溶剂或增溶剂等制成溶液制剂,服后在消化道中由于胃肠内容物的稀释或胃酸的影响可能有药物沉淀析出。通常这些沉淀粒子很细小,仍可迅速溶解,对药物吸收的影响不大。

药物在与水不相混溶的溶液中,如溶于植物油中,其吸收速率和程度比水溶液差,油溶液与胃肠液接触的表面积是影响吸收的重要因素。

纤维素类衍生物、天然树胶等高分子材料,可增加溶液的黏度,也会与药物形成难溶性的络合物而减少药物的吸收。

2. 混悬剂

难溶性药物制成混悬剂后,在胃肠道的吸收比其水溶液慢,但比片剂等固体制剂的吸收要好。影响水性混悬剂中药物吸收率的因素主要有:药物的溶出速度、油/水分配系数以及在胃肠道中的分散性。水性混悬液的分散性优于片剂和胶囊剂,是因为这种剂型的药物在吸收部位有更大的表面积。实验表明,口服青霉素 V 混悬剂、胶囊剂和片剂后,混悬剂的血药浓度峰值最高而片剂最小。

影响混悬剂生物利用率的因素有:药物颗粒大小、晶型、附加剂、分散溶媒种类、黏度及各组分之间的相互作用等。

3. 胶囊剂

药物制成胶囊剂时不经过冲压或熔化过程,口服后药物颗粒迅速分散并与胃肠液充分接触,且有效表面积大,药物溶解速率较片剂快,因此吸收效果优于片剂。

影响胶囊剂吸收的剂型因素有:药物颗粒大小、晶型、附加剂的选择、药物和附加剂之间的相互作用等,此外胶囊剂的保存时间和环境也会影响药物的释放吸收。

4. 片剂

药物制成片剂后在机体中的吸收过程如下:

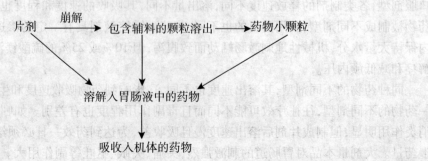

影响片剂中药物吸收的因素包括生物因素和药物因素。生物因素包括：消化液的分泌情况及 pH、胃排空速率和胃肠道的蠕动情况、循环系统转运以及胃内容物等；药物因素包括：药物颗粒的大小、晶型、脂溶性、片剂的崩解度和溶出度等剂型因素。

除极易溶解于水的药物外，由片剂表面直接溶解于消化液内的药物量是很少的，对难溶性药物来说，往往可以忽略。片剂崩解后碎成粗粒，增加了和胃肠液接触的表面积，有利于药物的释放，因此片剂崩解快慢、崩解后颗粒的大小也会影响药物疗效。药物从崩解后的颗粒中释放、溶解出来，扩散进入胃肠液的过程是溶出过程，溶出速度快，吸收就快。药物颗粒大小、晶型、附加剂、消化液 pH、食物等都会影响药物的溶出。

第二章　常用剂型

第一节　片　剂

一、基本概念

（一）定义

片剂是目前临床应用最广泛的剂型之一,是将药物与辅料均匀混合后经(或不经)制粒压制而成的片状或异形片状制剂,可供内服和外用。

（二）特点

1.优点　①口服后崩解分散成许多细小颗粒,增加有效表面积,有助药物溶解释放;②适应医疗用药的多种要求;③质量稳定,剂量准确,应用方便;④体积小,携带、运输和贮存方便;⑤药片上可标记主药名和含量等,也可制成各种颜色,便于识别或增加美观。

2.缺点　①婴幼儿和昏迷病人不易吞服;②常有溶出度和生物利用度等方面的问题;③具挥发性的片剂,久贮含量会下降。

二、分类

1.口服片剂　包括:①普通片剂:片重 0.1 ~ 0.5g;②包衣片:指片芯外包一层衣膜,常见有糖衣片、薄膜衣片、肠溶片;③泡腾片:药片内含崩解剂,遇水后产生 CO_2 气体,主要起矫味或增溶作用;④多层片:由两层或多层组成的片剂,各层辅料不同或含不同药物,可避免药物之间的配伍禁忌,也可制成长效片剂,外层速释、内层起缓释作用;⑤分散片:遇水崩解并均匀分散,可加水分散后饮用、咀嚼或口含。

2.口腔用片剂　包括:①含片:含在口腔中起效,多用于口腔及咽喉病;②舌下片:置于舌下或颊腔内使用,被唾液溶解并通过黏膜快速吸收而快速起效,优点是避免了肝脏的首过效应,如硝酸甘油片。

3.其他　植入片是一种植入体内徐徐溶解并吸收的片剂,主要目的是长效,适合于剂量小、作用强的药物,需要手术植入或用特殊的注射器植入。

三、基本组成及质量要求

（一）片剂的辅料

片剂由药物和辅料两部分组成。辅料是除主药外一切物质的总称,也称赋形剂,无治疗性。片剂常用辅料有:稀释剂、吸收剂、润湿剂、黏合剂、崩解剂及润滑剂等。

1.稀释剂　用来加大片剂的重量与体积,利于成型和分剂量的辅料。常用的有淀粉、预胶化淀粉、糊精、糖粉、乳糖、甘露醇、微晶纤维素等。

2.吸收剂　这种辅料，能将含多量挥发油或其他液体成分的药物吸收，以便和其他成分一起压成片剂。常用吸收剂有：硫酸钙、轻质氧化镁、碳酸钙、淀粉、干燥氢氧化铝等。

3.润湿剂　这类液体辅料本身黏性不强，但润湿药物片剂后诱发药物本身的黏性，使之聚结以制成颗粒。常用的润湿剂主要有水和乙醇。

4.黏合剂　是一类本身具有黏性的固体粉末或粘稠液体，它能使无粘性或粘性小的药物聚结成颗粒状或压缩成型。常用的黏合剂有：羟丙甲纤维素、聚维酮、淀粉浆、糊精、胶浆、糖粉与糖浆、纤维素及其衍生物等。

5.崩解剂　能促使片剂在胃肠道中迅速崩解成小粒子的辅料。常用崩解剂有：交联羧甲基纤维素钠、交联聚维酮、淀粉及其衍生物、低取代羟丙基纤维素、泡腾崩解剂、表面活性剂等。

6.润滑剂　润滑剂可分为三类：①疏水性及水不溶性润滑剂：包括硬脂酸、硬脂酸钙和硬脂酸镁、滑石粉、氢化植物油；②水溶性润滑剂：包括聚乙二醇、十二烷基硫酸镁（钠）；③助流剂：包括微粉硅胶、滑石粉。

7.其他辅料　包括着色剂、芳香剂和甜味剂。

（二）片剂的质量要求

1.外观色泽均匀、完整美观，无裂片和松片现象。

2.各种片剂的重量差异应控制在规定的限度内，以保证每片药物的主药含量相同。

3.硬度与脆碎度　①片剂应有适宜的硬度，既避免在包装、运输等过程中破碎或磨损，也影响着药物崩解和溶出度。②脆碎度是片剂因磨损、震动等原因造成的药片重量损失的百分比，通常脆碎度 $<0.8\%$ 为合格。

4.崩解时限和溶出度　①崩解时限是指除口含片和咀嚼片以外，一般口服片剂都应在规定的条件下和介质中，在规定的时间内崩解成直径小于 2mm 的颗粒或粉末；②溶出度是指在规定介质中，药物从片剂等固体制剂中溶出的速度和程度。两者对药物在体内能否被吸收有着重要的意义。

5.含量均匀度　指小剂量片剂中每片含量偏离标示量的程度。主药含量较小的片剂，因加入的辅料相对较多，药物与辅料不易混合均匀，仅靠片重差异不能检查出混合不匀造成的含量差异，因此需要进行含量均匀度的检查。

6.卫生学检查　为了提高药品质量，保证用药安全，国家制定了药品的卫生标准：中药或化学药的片剂不得检查出大肠杆菌、致病菌、活螨及螨卵；杂菌每克不得超过 1000 个，真菌每克不得超过 100 个。

四、片剂的包衣和储存

（一）包衣的作用

①避光，以提高药物的稳定性；②遮盖药物的不良气味，增加患者的用药依从性；③隔离配伍禁忌的药物或采用不同的颜色包衣增加药物的识别能力，提高用药的安全性；④包衣后表面光洁，提高美观度；⑤改变药物释放的位置及速度，如肠溶、缓控释等。

（二）包衣种类和材料

1.种类　根据包衣材料的不同通常分为糖衣和薄膜衣两类，其中薄膜衣又分为胃溶性、肠溶性及不溶性三类。

2.常用的材料　①糖衣：常用的材料有起隔离作用的明胶浆或阿拉伯胶浆、糖浆、滑石粉和用来打光防潮的川蜡;②薄膜衣:常用一些高分子材料,如纤维素衍生物、聚乙二醇、聚维酮、丙烯酸树脂类等。此外,包衣过程中还会使用增塑剂、着色剂、增光剂、色素等物质。

（三）片剂的储存条件

片剂应密封贮存,防止受潮、发霉、变质。除特殊规定外,一般应将包装好的片剂放在阴凉（20℃以下）、通风、干燥处贮存。对光敏感的片剂应避光保存,受潮后易分解变质的片剂应在包装容器内放入干燥剂。

第二节　胶囊剂

一、基本概念

（一）定义

胶囊剂是指将药物盛装于硬质空胶囊或有弹性的软质胶囊中制成的固体制剂。

（二）特点

1. 既能掩盖药物的不良臭味又可以减小药物的刺激性,外观整洁、美观、容易吞服。

2. 胶囊剂制备时不加黏合剂,也不施加压力,因此药物在消化液中分散快、吸收好、显效较片剂快,生物利用度高。

3. 特制的胶囊壳能保护药物避免受湿、氧化和光线的作用,提高药物的稳定性。

4. 含油量高的药物不易制成片剂,但可制成胶囊;某些服用剂量小、难溶于水、消化道内不易吸收的药物溶于适当的油中,再制成胶囊,可增加药物的吸收。

5. 用不同释放速度的包衣材料将药物颗粒包衣后,按所需比例混合均匀,装入空胶囊中即可达到延缓或定时释放药物之目的。

二、分类

1. 硬胶囊剂　即固体药物填充于空硬胶囊中制成,硬胶囊多呈圆筒形,由上下配套的两节紧密套合而成。

2. 软胶囊剂　又称胶丸剂,将油类或对明胶等囊材无溶解作用的液体药物或混悬液封闭于软胶囊中而成的一种圆形或椭圆形制剂,按其制备方法又分两种:①压制法制成的,中间有压缝,称有缝胶丸;②滴制法制成的,呈圆球形而无缝,称无缝胶丸。

3. 肠溶胶囊　这种胶囊在用高分子材料处理或其他适当方法加工后,胶囊壳不溶于胃液,只在肠液中崩解释放活性成分。

三、质量要求

胶囊剂的外观应整洁,无黏结、变形或破裂现象,且无异臭。其他如药物含量、装量差异、崩解时限、溶出度等均应符合药品质量标准中有关项下的要求。

四、胶囊剂的吸收

胶囊剂的药物吸收较优于片剂,其原理是药物被胃肠液充分润湿后有效面积越大,吸收就越好。

1. 湿润剂　能促进消化液渗透入疏水性药物粉末中,虽不能直接助溶,但可提高药物释放的速度,促进药物吸收。

2.润滑剂　多为水不溶性的疏水物,能影响药物颗粒的湿润,妨碍药物的溶出,影响药物的吸收。

3.胶囊剂内添加发泡剂时,药物颗粒易于分散,增加药物吸收。

此外,药物颗粒大小、晶型、胶囊的保存时间和条件也会影响药物的释放和吸收。

五、胶囊剂的储存条件和使用注意

(一)储存条件

胶囊剂在高温、潮湿环境下不稳定,环境温度22~24℃、相对湿度>60%时,胶囊可受潮、软化、发粘和膨胀,并有利于微生物生长;温度>75℃、相对湿度>45%时则变化更快。在高温潮湿环境里长期储存的胶囊剂,崩解时限明显延长,溶出度也有很大变化。因此胶囊剂通常采用玻璃瓶、塑料瓶或泡罩式和窄条形包装,密闭并置阴凉干燥处贮存,贮存温度一般不宜超过25℃、相对湿度不超过45%。过分干燥可因胶囊中的水分过少而易脆裂。

(二)使用须知

胶囊剂应整个服用,不可研碎服用。

第三节　注射剂

一、基本概念

(一)定义

注射剂是指药物制成的供注入体内的灭菌溶液、乳状液和混悬液以及供临用前配成溶液或混悬液的无菌粉末。

(二)特点

1.优点　①药效迅速,作用可靠;②适用于不宜口服给药的患者;③适用于不宜口服的药物;④可使某些药物发挥定位药效;⑤提高制剂的稳定性。

2.缺点　①注射时疼痛;②使用不方便;③容易发生不良反应;④生产过程比较复杂,质量要求较高。

二、分类

(一)按分散系统分类

1.溶液型注射剂　易溶于水且在水溶液中稳定的药物,可制成溶液型注射剂,如氯化钠注射液、葡萄糖注射液等。

2.注射用无菌粉末　又称粉针,是将某些稳定性差、制成溶液易分解的药物特制成粉,采用无菌操作将供注射用的无菌或灭菌粉状药物密封在安瓿或其他适宜容器中。临用时以适当的溶剂溶解或混悬后注射。例如青霉素、α-糜蛋白酶等注射剂。

3.混悬型注射液　水难溶性药物或注射后要求延长药物效应时间的药物,可制水或油的混悬液,这类注射剂一般仅供肌内注射。

4.乳剂型注射液　水不溶性液体药物可制成乳剂型注射剂,如脂肪乳注射液。

（二）注射剂常用溶媒和附加剂

1. 注射剂溶媒　除无菌粉针外的其他类型注射剂,常用的溶媒有:

①注射用水:经过蒸馏的纯化水,不含任何附加剂;灭菌注射用水:即经过灭菌的注射用水。注射用水是配制注射剂时用的溶剂,而灭菌注射用水主要用做注射用灭菌粉末的溶剂或注射液的稀释剂。

②注射用油:《药典》中明确规定,注射用油应无异味,无酸败味,10℃时应保持澄明等。常用的注射用油有:芝麻油、大豆油、茶油等。

③其他注射用溶剂:用于溶解一些不溶或难溶于水,和在水溶液中不稳定的药物。常用的有:乙醇、甘油、丙二醇、聚乙二醇、苯甲酸苄酯等。

2. 常用附加剂　注射剂中可根据所需的治疗目的添加不同的物质,这些物质统称为附加剂。常用的各种附加剂有:

①缓冲剂:保持药物稳定、适当的 pH 值,并满足药物溶解度的要求。常用缓冲剂有:醋酸、醋酸钠、枸橼酸、乳酸、碳酸氢钠、碳酸钠等。

②助悬剂:能增加分散介质的黏度,以降低微粒的沉降速度,在混悬型注射剂中是必不可少的,常用 0.5% 羧甲基纤维素钠。

③抗氧剂:分两种,一种本身是强还原剂,它代替主药首先被氧化;另一种是可终止链反应进行的阻化剂。常用的抗氧剂有:亚硫酸钠、硫代硫酸钠、焦亚硫酸钠等。

④螯合剂:加入螯合剂,主要是用来消除药物中金属离子的促氧化作用。常用的螯合剂有:酒石酸、乙二胺四乙酸二钠等。

⑤抑菌剂:绝大多数注射剂不需要加抑菌剂,只在滴眼剂的配制中加入抑菌剂。滴眼剂是一种多剂量剂型,在多次使用时很易染菌,抑菌剂则保证了患者每次使用时都是无菌状态。

三、注射剂的给药部位和吸收途径

（一）静脉注射

静脉注射分静脉推注和静脉滴注。前者用量小,一般 5～50ml;后者用量大,多至数千毫升。静脉注射常用于急救、补充体液和肠外营养。由于药物直接进入血管而没有吸收过程,生物利用度是 100%,所以起效特别快;但同时也比其他给药途径更容易发生药物休克、过敏反应等险象,因此静脉注射必须缓慢进行。所用药物大多是水溶液,油溶液和一般混悬剂不能静脉注射。

（二）肌内注射

一般肌内注射一次剂量在 5ml 以下,水溶液、油溶液及混悬液均可作肌内注射。肌内注射有吸收过程,药物先经结缔组织扩散,再经毛细血管和淋巴进入血液循环。影响肌内注射药物吸收的因素比口服少得多。部分药物肌内注射后吸收缓慢而不完全,如地西泮、苯妥英钠、地高辛等药物,肌内注射的吸收不比口服好。油溶液或混悬液一般作为长效注射剂,肌注后在局部形成储库,缓慢释放药物达到长效目的。

（三）皮下与皮内注射

皮下注射是将药物注射于真皮和肌肉之间,药物吸收速度稍慢,注射体积通常为 1～2ml,皮下注射剂主要是水溶液。注射后药物从皮下结缔组织的间隙扩散进入毛细血管吸收,由于这部分组织血管较少且流速较肌组织慢,所以皮下注射药物的吸收较肌内注射慢,有时甚至比口服慢。一些需延长作用时间的药物可以采用皮下注射,如治疗糖尿病的胰岛素。皮内注射是将药物注射于表皮和真皮之间,一次注射量在0.2ml以下,常用于过敏性试验或疾病诊断。

(四)其他注射部位

1.腹腔内注射 主要经门静脉吸收,药物吸收要先通过肝脏,然后才转运至全身,因此许多药物的生物利用度受到影响。而且腹腔注射给药有一定的危险性,所以此给药途径多用于动物试验。

2.鞘内注射 主要用于克服血脑屏障,如治疗结核性脑膜炎,可鞘内注射异烟肼和激素等药物。

四、注射剂的质量要求

(一)澄明度

主要是检查注射剂中的异物和微粒,以保证用药安全。注射液尤其是静脉滴注液体中较大的异物与微粒可造成局部循环障碍,引起血管栓塞;微粒过多造成局部堵塞和供血不足、组织缺氧而产生水肿和静脉炎。此外,异物和微粒还可引起过敏反应、热原样反应等。

(二)热原检查

热原检查合格的注射剂在使用过程中必须严防污染,临床上发生的热原反应大多数是由于输液器和输液管道引起的,现在使用的一次性全套输液器为防止热原污染创造了条件。

五、注射剂的储存条件及使用注意

1.阴凉避光处储存。

2.使用注射剂时必须注意配伍禁忌,不可盲目搭配使用。

第四节 缓、控释制剂

一、基本概念

(一)定义

1.缓释制剂 又称长效制剂或延效制剂,指用药后能在较长时间内持续释放药物、发挥药效的制剂。

2.控释制剂 指用药后能在预定的时间内自动以预定速度释放,使血药浓度长时间恒定维持在有效浓度范围的制剂。

(二)特点

1.缓释制剂的特点

(1)可以在较长的时间内维持一定的血药浓度,减少了给药次数。

(2)可以使血药浓度平稳持久地保持在有效血药浓度范围内,避免峰谷波动现象,提高了使用的安全性。

2.控释制剂的特点

(1)药物释放速度接近零级速度过程,通常可恒速释药8~10h,可减少服药次数。

(2)药物释放速度平稳,避免了普通剂型的峰谷现象。

(3)可减少对胃肠道刺激性大的药物的不良反应。

(4)可避免对某些治疗指数小、半衰期短的药物的频繁用药。

二、分类

一般多按照制备工艺及剂型的不同,将缓、控释制剂分为:①骨架型缓、控释制剂:包括亲水凝胶骨架片、不溶性骨架片、蜡质骨架片等。②膜控型缓、控释制剂:包括微孔膜包衣片、肠溶膜控释片、膜控释片等。③渗透泵控释制剂。④植入型缓、控释制剂。⑤透皮给药系统。⑥脉冲式释药系统或自调式释药系统。

三、作用原理

(一)溶出原理

药物的溶出速度限制着药物的释放,减小药物的溶解度、降低药物溶出速度可以达到使药物缓慢释放、长效作用的效果。具体制药方法有以下几种:

1. 制成溶解度小的盐或酯化酯醇类药物,使其水溶性降低,溶解度减小,溶出减慢。

2. 与高分子化合物生成难溶性盐,例如鞣酸作为高分子化合物,与生物碱类药物可形成难溶性盐,其药效比母体药物延长。

3. 药物的颗粒大小与其表面积成反比,因此增加药物颗粒的直径可以减少其表面积从而减慢吸收。

4. 将药物以溶解或混合的方式包藏在脂肪、蜡类等物质为主的溶蚀性骨架中,制成缓释片,药物的释放速度就取决于脂肪酸酯被水解的难易程度。

5. 以亲水胶体为骨架制成片剂,药物包藏其中,在体液中逐渐吸水膨胀,药物逐渐扩散到表面而溶于体液中被吸收。

(二)扩散原理

药物以扩散作用为主有以下几种情况:①水不溶性膜材包衣的制剂;②包衣膜中含有部分水溶性聚合物;③水不溶性骨架片。如图 4 - 1 - 1 所示。

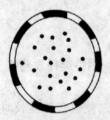 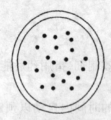 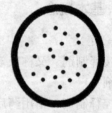

部分水溶性包衣膜片　　　　　水不溶性包衣膜片　　　　　水不溶性骨架片

图 4 - 1 - 1　扩散原理释药示意图

利用扩散作用的膜控型缓、控释制剂优点是:可获得零级释药,依据各药物及临床治疗的需要,通过改变聚合物的性质来控制释药速度。缺点是:储库型制剂中所含药量远远大于常规剂量,如果在制备或使用过程中出现差错,导致药物储库暴露,则会发生毒副作用。另外,植入型的制剂在药物释放完后,不溶性聚合物必须从体内取出。

骨架型缓、控释制剂的释药顺序是:外层骨架中的药物首先接触介质并溶解释放,之后内层药物扩散出来。这类扩散型缓、控释制剂要求骨架中的药物分子溶出速率必须大于溶解药物的扩散速率。这类制剂容易制备,但药物不呈零级释放。植入型的制剂在释放后也必须从体内取出。

（三）渗透压原理

运用渗透压原理制成的控释制剂优点是：在均匀恒速地释放药物方面，比骨架型缓释制剂更更胜一筹。渗透型片剂的半透膜只允许水渗入，服药后消化液中水分子经半透膜进入片芯溶解药物，形成饱和溶液，之后利用渗透压原理药物从释药小孔持续流出，药量与渗透进来的水量相等，直到所有药物溶解完。见图4-1-2。此剂型的优点是：可承载较大量药物。缺点是：价格昂贵，并且溶液剂等不稳定的药物不适用。

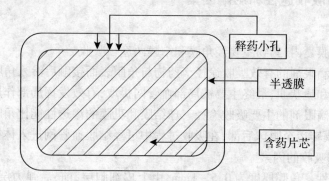

图4-1-2 渗透压原理释药示意图

（四）其他原理

缓、控释制剂的释药原理还有离子交换、溶蚀与扩散、溶出结合等。

四、缓、控释制剂的储存条件和使用注意

1.储存条件同片剂。

2.服药时注意须将药整片吞下，嚼碎后不能起到特定的作用。

第五节 滴眼剂

一、基本概念

滴眼剂为直接用于眼部的外用液体制剂。以水溶液为主，包括少数水性混悬液，也有将药物做成片剂，临用时制成水溶液。

二、分类及质量要求

按用法不同可将眼用液体药剂分为滴眼剂和洗眼剂。

滴眼剂虽作为外用药，但对其pH值、渗透压、无菌、澄明度、黏度、稳定性等质量要求较高，类似于注射剂。

1.pH值 对滴眼剂有重要的影响，pH值不当可刺激泪腺分泌大量泪液，冲淡或冲走药物，甚至直接损伤角膜。正常眼可耐受的范围是pH5.0～9.0，pH6～8时无不舒适感觉，pH＜5.0和＞11.4有明显的不适感觉。

2.渗透压 眼球可适应的渗透压范围大致相当于浓度为0.6%～1.5%的氯化钠溶液，超过2%就有明显的不适。

3. 无菌　对滴眼剂无菌要求严格程度的界限是眼部有无外伤,若有则应绝对无菌。

4. 澄明度　在液体澄明度上,滴眼剂要求较注射剂稍低一些。

5. 黏度　适当增大滴眼剂的黏度能使药物在眼内停留时间延长,从而增强药物的作用,并且黏度增加后减少了刺激作用,从侧面增加了药效。

6. 稳定性　配置滴眼剂同样需要注意稳定性的问题。

三、眼用药物吸收途径和影响因素

(一)吸收途径

滴眼剂滴入结膜囊内,药物主要经角膜和结膜两途径吸收。

1. 角膜途径是滴眼剂的有效吸收途径　药物与角膜表面接触后渗入角膜,然后进入房水,再经前房到达虹膜和睫状肌,最终主要被局部血管网摄取,有效发挥局部作用。

2. 结膜吸收是滴眼剂的主要吸收途径　球结膜和巩膜的渗透性能比角膜强。药物在结膜囊内吸收后,经巩膜转运至眼球后部,在吸收过程中可经结膜血管网进入体循环。

(二)影响眼部吸收的因素

1. 角膜的通透性　角膜厚度为 $0.5 \sim 1mm$,由上皮细胞层,前、后弹力层、基质层及内皮层 5 层组成。上皮细胞层对外界微生物起到屏障作用,损伤了上皮层,角膜很容易被感染,引起严重的角膜溃疡甚至失明。同时,受损的角膜药物通透性增大,可能造成药物局部浓度过高,产生不利影响。

2. pH 值与渗透压　大多眼药是有机弱碱形成的水溶性盐,为了增加药物溶解度和稳定性,制剂时常将 pH 值调节至弱酸性。此种滴眼剂在结膜囊内可刺激泪液分泌,造成药物流失。等渗溶液不会引起流泪和不适,一般生物利用度较高。高渗溶液可刺激泪腺使泪液显著增加,生物利用度下降。低渗溶液对流泪无明显影响,生物利用度也高。

3. 具有刺激性的滴眼剂对局部刺激较大,可使结膜的血管和淋巴管扩张,增加药物在周围血管的消除作用,并能促泪液分泌将药物稀释,影响药物吸收利用。

4. 增加黏度的滴眼剂,可延长药物与角膜的接触时间,有利于药物的吸收。

四、滴眼剂的使用注意

用药前清洁双手。头略仰起,用食指轻拉下眼睑呈现一小袋状(结膜囊),向内滴入 $1 \sim 2$ 滴眼药后放开手指,闭目 $1 \sim 2min$,不可眨眼。需要强调的是,滴药时药瓶口不能接触眼睛或其他物体,以免药液受到污染破坏无菌状态。青光眼或眼睛发炎患者需注意,用药时手指在内眼角加压 $1 \sim 2\ min$ 可防止药物吸收进入体内,减少眼用药物引发的全身性不良反应。

第六节　气雾剂

一、基本概念

(一)定义

气雾剂是指用特殊的装置,将一种或多种药物以喷雾方式给药,吸入呼吸道深部发挥全身作用,或在皮肤等体表部位发挥局部作用的一种制剂。

（二）特点

气雾剂具有以下特点：①奏效快且定位准确，使药物均匀分布直达作用部位；②密闭的盛装器皿保证了药物的清洁和无菌状态；③无局部用药的刺激性；④避免了消化道对药物作用的影响；⑤成本较高，制备需使用耐压容器、阀门系统等特殊设备；⑥储存期短。

二、分类、组成与质量要求

（一）气雾剂的分类

按其性质和临床用途，可分为：吸入气雾剂、外用气雾剂和粉雾剂三种。利用压缩气体为抛射动力的气雾剂又称为喷雾剂。

（二）气雾剂的基本组成

1. 抛射剂　抛射剂多为液化气体，常压下沸点较低，它是喷射药物的动力或兼有药物的溶剂作用。制药时需将抛射剂装入耐压容器内并用阀门系统控制，用药时开启阀门，借抛射剂的压力将容器内的药物以雾状喷出到达用药部位。对抛射剂的要求是：①在常温下的蒸气压应大于大气压；②无毒、无致敏反应和刺激性；③惰性，不与药物等发生反应；④不易燃、不易爆炸；④无色、无臭、无味；⑤价廉易得。

2. 药物与附加剂　根据药物的理化性质和临床治疗要求配制适宜的气雾剂，并由此决定具体潜溶剂或附加剂的选用。

3. 耐压容器　耐压容器有金属容器和玻璃容器，以玻璃容器较常用。玻璃容器具有化学性质稳定的优点，但耐压和耐撞击性差，制剂时常在玻璃容器外面搪有塑料防护层。

4. 阀门系统　要求坚固、耐用且结构稳定，所用材料应对药物惰性。

（三）气雾剂的质量要求

对气雾剂的质量评价应包括三方面：气雾剂的内在质量、包装容器和喷射情况，检查项目有：①安全、漏气检查；②装量与异物检查；③喷射试验和喷出总量检查；④喷射总次数与喷射剂量检查；⑤喷雾的药物粒度和雾滴大小的测定；⑥有效部位的药物沉积量（体外）和药效（体内）的评价。

三、影响药物吸收的因素

（一）生理因素

1. 呼吸道的防御功能　上呼吸道气管壁上的纤毛运动可在几小时内清除停留在该部位的异物；呼吸道越深处，纤毛运动越弱，异物停留时间越长。病理状况下，上呼吸道的黏液分泌和纤毛运动减弱，也使粒子的停留时间延长。

2. 呼吸道的直径　呼吸道的直径对药物粒子能到达的部位有很大影响。用气雾剂之前，先用支气管扩张药，可提高药物的治疗作用。

3. 呼吸道黏膜中的代谢酶　呼吸道黏膜中存在多种代谢酶，如磷酸酯酶和肽酶，可使药物在肺部上皮组织被代谢失活。

4. 其他因素　包括患者的呼吸量、患者使用气雾剂的方法、用药时的呼吸类型等会影响到药物的吸入量以及药物颗粒到达的部位等。

（二）药物的理化性质

①药物在呼吸道上皮细胞的吸收是被动扩散过程，药物的脂溶性与油水分配系数影响着药物的吸收。②药物的分子量大小也影响着肺部吸收，小分子药物吸收快，大分子药物吸收相

对慢。③药物的吸湿性影响粉末吸入剂的吸收,吸湿性强的药物,在呼吸道运行时由于环境的湿度,使它易在上呼吸道停留。

（三）制剂因素

包括制剂的处方组成、吸入装置的结构（影响药物雾粒或粒子大小和性质）、粒子的喷出速度等,都影响着药物的吸收。

四、储存条件与使用注意

气雾剂应在30℃以下环境存放,避免冷冻和日晒,部分气雾剂用后需漱口。

第七节 栓 剂

一、基本概念

（一）定义

栓剂是指药物与适宜基质制成的有一定形状、供人体腔道给药的固体制剂。栓剂在常温下为固体,纳入人体腔道后,在体温下能迅速软化熔融或溶解于分泌液,逐渐释放药物而产生局部或全身作用。

（二）特点

1. 栓剂能够直接送达作用于局部,疗效显著,不良反应小。

2. 栓剂用于全身治疗时,可避免肝"首关效应"及胃肠道 pH 环境或消化酶的作用;同时减少对胃粘膜的刺激;为不能或不愿口服药物的患者提供了新的用药途径。

二、分类

根据用药部位不同分为:肛门栓和阴道栓两种。肛门栓的形状有圆锥形、圆柱形、鱼雷形等,其中鱼雷形最常用;阴道栓的形状有球形、卵形、鸭嘴形等。

按照用药目的还可分为:局部作用的栓剂和全身作用的栓剂。局部作用的栓剂只在腔道局部起作用,应尽量减少吸收。而全身作用的栓剂一般要求迅速释放药物。

三、栓剂的组成与质量要求

（一）组成

栓剂由药物和基质组成,栓剂的基质应满足以下要求:①性质稳定、不影响主药作用;②对黏膜无刺激性、毒性及过敏性;③室温时保持适当的硬度,塞入腔道时不变形、不破碎,在体温下易软化、融化,能与体液混合或溶于体液;④具有润湿或乳化的能力;⑤不因晶型的转化而影响栓剂的成型;⑥基质的熔点和凝固点的间距不宜过大;⑦适用于冷压法及热熔法制备栓剂。

栓剂常用基质有两种,其中油脂性基质有:可可豆脂、半合成或全合成脂肪酸甘油酯类;水溶性和亲水性基质有:甘油明胶、聚乙二醇类、聚氧乙烯单硬脂酸酯类等。

（二）质量要求

药物与基质应均匀混合,栓剂外形应完整光滑,无刺激性;塞入腔道后,应能融化、软化或溶化;有适宜的硬度,以免在包装、储藏或用时变形等。

评价栓剂质量时应考察重量差异、融变时限,并进行药物溶出速度和吸收试验。

四、影响栓剂吸收的因素

（一）生理因素

1. 栓剂在直肠的吸收　直肠黏膜为类脂膜结构,直肠黏膜上的水性微孔分布数量较少,分子量300以上的极性分子难以透过,药物在直肠粘膜主要通过类脂途径透过黏膜。①黏膜的pH在药物的吸收上起重要作用:直肠pH约为7.3,直肠液实际上无缓冲能力。肛管直肠部位的pH由溶解的药物决定。如果改变直肠黏膜的pH使未解离药物占的比例大,药物的吸收就有可能增加。②直肠表面环境:直肠壁上覆盖着一层连续不断的黏液层,黏液层中含有的蛋白水解酶和免疫球蛋白可能会形成药物扩散的机械屏障并促使药物酶解。③粪便的存在可能影响药物的扩散、妨碍药物与直肠黏膜接触,一般排空的直肠药物吸收更多。④直肠蠕动迟缓,体液容量仅为3ml,不利于水溶性较差的药物溶解和释放。

2. 与直肠黏膜相比,栓剂从阴道吸收速度较慢,主要原因是阴道上皮具有多层细胞,形成了吸收屏障。除了剂量小、作用强的激素类药物外,一般药物很难从阴道吸收发挥全身作用。另外,阴道中存在的微生物及其代谢产物也有可能影响药物的吸收。

（二）剂型因素

1. 直肠给药主要适用于直肠能吸收较多,且无刺激性的药物。药物常以溶液状或混悬状态分散在栓剂的油脂性或水溶性基质中,药物的释放和吸收与下列因素有关:①基质本身的理化状态:栓剂的处方组成对药物释放和吸收影响很大,不同种类和性质的基质,释药速度和影响药物吸收的机制也不同,一般说药物从基质中释放的速度限制药物吸收的速度;②药物的脂溶性与解离度:脂溶性药物能迅速从直肠吸收,离子型和非脂溶性药物吸收较差;③药物的溶解度和粒度也可影响药物的释放和吸收:水溶性药物混悬在油脂性基质中或脂溶性较大的药物分散在水溶性基质中,能降低药物在基质中的残留量,获得较完全的释放与吸收;混悬在基质中的药物颗粒大小不同,与黏膜的接触面积不同,也会影响药物的吸收。

2. 阴道给药制剂多为局部作用,常用于抗炎杀菌、消灭滴虫等,这些制剂需能在阴道中保持较长时间的有效浓度,既要有足够的溶解度和溶出速度,又要避免被全身吸收。药物透过阴道黏膜的方式以通过细胞膜的脂质通道为主。因此在阴道分泌液中以离子状态存在的药物很难通过黏膜被吸收。

五、储存条件和使用注意

1. 一般置于干燥阴凉处30℃以下储存。
2. 放置时应使用特定送药器,用完以后用热肥皂水清洗送药器。

第八节　软膏剂

一、基本概念

药物与适宜基质均匀混合制成的、具有适当黏稠度的膏状外用制剂,称为软膏剂;其中乳剂型基质制成的易涂布的软膏剂称乳膏剂。软膏剂的优点是:较好的附着性、涂展性、使用和携带方便等。

二、分类和质量要求

按分散系统分为三类：①溶液型；②混悬型；③乳剂型。

一般软膏剂应符合下列质量要求：①均匀、细腻，涂于皮肤上无刺激性；②具有适当的黏稠性，易于涂布于皮肤或黏膜上；③应无酸败、异臭、变色、变硬和油水分离等变质现象；④应无刺激性、过敏性及其他不良反应；⑤用于大面积烧伤的软膏剂和眼用软膏应无菌。

软膏剂的质量评定，应进行以下检测：①主药含量测定；②物理性质的检测；③刺激性测定；④稳定性检查；⑤药物释放、穿透及吸收的测定。

三、药物的透皮吸收及影响因素

软膏剂多为皮肤外用药，起局部治疗作用。无论需要起局部治疗作用还是通过皮肤吸收产生全身治疗作用，药物均需通过皮肤外层的屏障，进入皮肤。

(一)药物的透皮吸收途径

软膏涂布于皮肤上后，药物首先从制剂中释放到皮肤表面，之后渗透进皮肤继而进入血液循环。途径主要有如下两条：

1. 表皮途径　药物透过角质层和表皮进入真皮，被毛细血管吸收进入血液循环。这是药物经皮吸收的主要途径。在这条途径中，药物可穿过角质层细胞到达活性表皮，也可通过角质层细胞间隙到达活性表皮。由于角质层细胞扩散阻力大，药物分子主要由细胞间隙扩散通过角质层。角质层细胞间隙是类脂分子形成的脂质双分子层，类脂分子的亲水性部分结合水分子形成水性区，而类脂分子的脂溶性部分形成疏水区。极性药物分子经角质层细胞间隙的水性区渗透，非极性药物分子经疏水区渗透。

2. 皮肤的附属器途径　药物通过皮肤的另一条途径，即通过毛囊、皮脂腺和汗腺。药物通过皮肤附属器的渗透速率要比表皮途径快，但皮肤附属器所占的面积只有全部皮肤表面的0.1%左右，因此不是药物经皮吸收的主要途径。但离子型药物及水溶性大分子药物难以通过富含类脂的角质层，表皮途径的渗透速率很慢，则附属器途径显得重要，皮肤附属器也是离子导入过程中离子型药物通过皮肤的重要通道。

(二)影响药物吸收的因素

1. 生理因素　皮肤渗透性是影响药物经皮吸收的重要因素。皮肤渗透性有个体差异，年龄、性别、用药部位和皮肤的状态都可能引起皮肤渗透性的差异。

2. 剂型因素

(1)药物的理化性质：药物经皮吸收必须先在角质层中溶解，脂溶性大的药物容易分配进入角质层，因而透皮速率大；药物分子的大小与药物通过角质层的扩散也有关系，分子体积大，通过角质层的扩散系数小；药物的分子形式也能影响药物的透皮渗透性能，分子型药物容易通过皮肤吸收。

(2)给药系统性质：药物剂型对药物的释放性能影响很大，药物从给药系统中越容易释放，则越有利于药物的经皮渗透。常用的经皮给药剂型除软膏剂外还有凝胶、涂剂和透皮贴剂等，药物从这些剂型中的释放往往有显著差异。同一剂型处方组成不同，药物的透皮速率也可能有很大的不同。

四、包装与储存条件

1. 制药厂生产时软膏剂多用软膏管（锡管、铝管或塑料管）进行机械包装，软膏管的密封性好、使用方便、不易污染；医院制剂室生产的软膏剂多用塑料盒包装，直接用于临床或发给患者在较短的时间内用完。

2. 软膏剂在密封性好的容器中包装完整，并置于阴凉干燥处保存。储存温度不宜过高或过低，以免基质分层及药物的化学降解而影响软膏的均匀性和药效。

第五篇　常见疾病的药物治疗学

第一章　循环系统常见疾病和治疗药物

第一节　血脂异常及其临床用药

一、血脂与脂蛋白

(一)血脂

血脂指的是血浆中所含有的脂类物质。包括胆固醇、胆固醇酯、甘油三酯、磷脂、游离脂肪酸和类固醇等。

(二)脂蛋白

1. 脂蛋白的概念与种类

脂蛋白是脂质和载脂蛋白的结合物。由于脂质是脂溶性的,必须和蛋白质(即载脂蛋白)结合成为水溶性的脂蛋白才能在血液中运转,故高脂血症患者常伴有高脂蛋白血症。血浆中的脂蛋白呈微粒状,核心主要为甘油三酯和胆固醇酯,外层由磷脂、胆固醇、载脂蛋白构成。脂蛋白包括乳糜微粒(CM)、极低密度脂蛋白(VLDL)、低密度脂蛋白(LDL)、中间密度脂蛋白(IDL)、高密度脂蛋白(HDL)。

2. 脂蛋白的组成和临床意义

(1)乳糜微粒:CM 颗粒最大,密度最小,主要含甘油三酯(约90%),蛋白质的含量最少(约1%)。CM 主要在小肠合成,其中的甘油三酯主要来自食物,进入体循环后,CM 中的甘油三酯能被脂蛋白酶水解产生游离脂肪酸和甘油,为人体提供能量或被储存。因此 CM 的主要作用是转运外源性甘油三酯。

(2)极低密度脂蛋白:VLDL 的颗粒较 CM 小,密度较 CM 高,甘油三酯占50%~70%。VLDL 主要由肝细胞合成和分泌,进入血液循环后,VLDL 中的甘油三酯逐步水解,产生游离脂肪酸和甘油供组织利用,同时 VLDL 颗粒逐渐变小,密度逐渐增加形成 IDL,随着 IDL 中的甘油三酯进一步水解,形成主要含胆固醇酯的 LDL。因此 VLDL 的主要功能是将内源性甘油三酯转运至肝外组织。

(3)中间密度脂蛋白:这类脂蛋白是 VLDL 向 LDL 转化过程的中间产物。

(4)低密度脂蛋白:LDL 是 VLDL 的降解产物,其颗粒较 VLDL 更小,主要含胆固醇,胆固醇和胆固醇酯的含量占50%以上,血浆中约70%的胆固醇是在 LDL 中,LDL 的主要作用是将内源性胆固醇从肝内转运到肝外组织。

(5)高密度脂蛋白:HDL 颗粒最小,密度最高,主要含磷脂和胆固醇。其来源有:①肝合成和分泌;②小肠合成和分泌;③由 CM 和 VLDL 代谢形成。HDL 的主要作用是将周围组织中的胆固醇转运至肝进行代谢,将血浆中的游离胆固醇转化为胆固醇酯,促进外周组织移除胆固醇,阻止胆固醇在动脉壁和其他组织积聚,从而防止动脉粥样硬化发生。

二、血脂异常

正常人空腹血脂通常保持在一个相对恒定的水平,如果由于脂肪代谢或转运异常,使血中一种或多种脂类物质超出正常范围称为血脂异常。血脂异常可以是血清总胆固醇(TC)、低密度脂蛋白胆固醇(LDL - C)、甘油三酯(TG)水平过高和/或血清高密度脂蛋白胆固醇(HDL - C)的水平过低。

(一)影响血脂的因素

1. 遗传因素　一般而言,有血脂代谢异常家族史者出现血脂异常的机会较多,因此对于该人群应经常检查血脂,平时注意环境因素对血脂的影响。

2. 环境因素　包括饮食结构、肥胖、服用药物、季节和情绪等。

3. 其他因素　包括年龄、性别等。

(二)诊断

血脂异常的诊断主要靠实验室检查,抽空腹 12h 后的血测定血脂。若首次检查发现血脂水平异常,必须在 2～4 周内进行复查。若结果仍显异常,即可明确诊断。我国人群的血脂合适水平及分层标准见表5 - 1 - 1。

表5 - 1 - 1　血脂水平和分层标准(mmol/L)

分层标准	TC	LDL - C	HDL - C	TG
适合范围	<5.18	<3.37	≥1.04	<1.7
边缘升高	5.18～6.19	3.37～4.12	–	1.70～2.25
升高	≥6.22	≥4.14	≥1.55	≥2.26
降低	–	–	<1.04	–

(三)血脂异常分型和分类

1. 血脂异常简易分型从临床角度可以简单分为以下四型,目的在于指导临床医生有针对性地选用各种血脂调节药:①高胆固醇型:血清总胆固醇的水平增高,又称为高胆固醇血症。②高甘油三酯型:血清甘油三酯水平增高,又称为高甘油三酯血症。③混合型:血清总胆固醇和甘油三酯水平均升高,又称为混合型高脂血症。④低高密度脂蛋白型:血清 HDL - C 水平降低,又称为低高密度脂蛋白血症。

2. 血脂异常按病因进行分类　一般分为原发性和继发性两类。①原发性血脂异常是由于先天遗传基因缺陷或后天的饮食习惯、生活方式及其他环境因素等引起,轻中度血脂异常多与环境因素有关,最常见的原因是高饱和脂肪酸及高胆固醇饮食。②继发性血脂异常是由于某些疾病引起,治疗和控制这些疾病后有可能使异常的血脂得到纠正。常见的病因有肾病综合征、糖尿病、甲状腺功能减退、肥胖症、雌激素治疗、痛风、饮酒等。

三、血脂异常的治疗

(一)血脂异常的治疗原则

血脂异常治疗最主要的目的是防治冠心病,所以应根据是否已有冠心病或冠心病等危症以及有无心血管危险因素,结合血脂水平进行全面评价,以决定治疗措施及血脂的目标水平。

由于血脂异常与饮食和生活方式有密切关系,所以饮食治疗和改善生活方式是血脂异常治疗的基础措施。无论是否进行药物调脂治疗都必须坚持控制饮食和改善生活方式。

在进行调脂治疗时,应将降低 LDL - C 作为首要目标,不同的危险人群,开始药物治疗的 LDL - C 水平以及需达到的 LDL - C 目标值有很大的不同,见表 5 - 1 - 2。

表 5 - 1 - 2　血脂异常患者开始调脂治疗的 TC 和 LDL - C 值及其目标值

危险等级	开始治疗性生活方式		开始药物		防治疗 治疗目标值	
	TC（mmol/L）	LDL - C（mmol/L）	TC（mmol/L）	LDL - C（mmol/L）	TC（mmol/L）	LDL - C（mmol/L）
低危	≥6.22	≥4.14	≥6.99	≥4.92	<6.22	<4.14
中危	≥5.18	≥3.37	≥6.22	≥4.14	<5.18	<3.37
高危	≥4.14	≥2.59	≥4.14	≥2.59	<4.14	<2.59
极高危	≥3.11	≥2.07	≥4.14	≥2.07	<3.11	<2.07

注:①低危:10 年危险性 <5% ;②中危:10 年危险性 5% ~10% ;④高危:CHD 或 CHD 等危症,10 年危险性 10% ~15% ;④极高危:急性冠状动脉综合征或缺血性心血管病合并糖尿病。

1. 冠心病　指急性冠脉综合征(包括不稳定性心绞痛和急性心肌梗死)、稳定性心绞痛、陈旧性心肌梗死、有客观证据的心肌缺血、冠脉介入及冠脉手术后患者。

2. 冠心病等危症　①有临床表现的冠状动脉以外动脉的动脉粥样硬化,包括缺血性脑卒中、周围动脉疾病、腹主动脉瘤和症状性颈动脉病等;②糖尿病;③有多种危险因素其发生主要冠脉事件的危险相当于已确立的冠心病。

3. 其他心血管病主要危险因素　①高血压(BP≥140/90mmHg 或接受降压药物治疗);②吸烟;③低 HDL - C 血症(<1.04mmol/L);④肥胖(BMI≥28 kg/m^2);⑤早发缺血性心血管病家族史(一级男性亲属发病时 <55 岁,一级女性亲属发病时 <65 岁);⑥年龄(男性≥45 岁,女性≥55 岁)。

(二)治疗性生活方式改变

1. 基本原则　治疗性生活方式改变(therapeutic life - style change,TLC)是个体策略的一部分,是控制血脂异常的基本和首要措施。近年的临床干预试验表明,恰当的生活方式改变对多数血脂异常者能起到与降脂药相近似的治疗效果,在有效控制血脂的同时可以有效减少心血管事件的发生。TLC 是针对已明确的可改变的危险因素如饮食、缺乏体力活动和肥胖,采取积极的生活方式改善措施,其对象和内容与一般保健不同。开始 TLC 的时机及目标值见表 5 - 1 - 2。

2. 主要内容　①减少饱和脂肪酸和胆固醇的摄入;②选择能够降低 LDL - C 的食物(如植物甾醇、可溶性纤维);③减轻体重;④增加有规律的体力活动;⑤采取针对其他心血管病危险因素的措施如戒烟、限盐以降低血压等。

（三）血脂异常的药物治疗

经过治疗性生活方式改变 3~4 个月后,如果血脂检测结果表明不可能仅靠 TLC 达标,应考虑加用药物治疗。临床上供选用的调脂药物可分为 5 类:①他汀类;②贝特类;③烟酸类;④树脂类;⑤胆固醇吸收抑制剂。

四、常用治疗药物

调血脂药物种类较多,分类也较困难。就其主要调脂功能可分为:①主要降总胆固醇;②主要降总胆固醇兼降甘油三酯;③降甘油三酯;④主要降甘油三酯兼降总胆固醇四大类。就其化学结构特点与主要调脂功能相结合,可分为下列几类:

（一）他汀类

3 - 羟基 - 3 - 甲基戊二酸单酰辅酶 A(HMG - CoA)还原酶抑制剂能阻抑胆固醇的生物合成。单用 HMG - CoA 还原酶抑制剂或与胆酸螯合剂联用,对高胆固醇血症有更明显的疗效。HMG - CoA 还原酶抑制剂是一类新型的、有希望的降血脂药。

1. HMG - CoA 还原酶抑制剂降血脂机制　血浆中的胆固醇大部分是在体内生物合成的。HMG - CoA 还原酶是胆固醇体内生物合成的限速酶,HMG - CoA 还原酶抑制剂可抑制该酶的活性,进而阻断胆固醇的合成。胆固醇的合成减少会刺激细胞合成 LDL 受体加速,使细胞膜 LDL 受体数目增多及活性增强,导致血中 VLDL 残粒及 LDL 的清除加速。另外,通过抑制细胞合成胆固醇,也干扰了脂蛋白的生成。通过上述机制,使血清 TC 水平下降,TG 水平也可有一定程度的降低。

2. HMG - CoA 还原酶抑制剂的临床应用

（1）适应证:除纯合子家族性高胆固醇血症外的任何类型高胆固醇血症,都是 HMG - CoA 还原酶抑制剂的主要适应证;血清 TC 水平升高为主的混合型高脂血症患者服用 HMG - CoA 还原酶抑制剂,也能收到良好的效果。常用剂量条件下,它能使 TC 下降 30%~40%,LDL - C 下降 25%~50%,TG 中等度下降,HDL - C 有轻微上升。

（2）用法用量:研究证实,洛伐他汀(Lovastatin)、辛伐他汀(Simvastatin,舒降之)、普伐他汀(Pravastatin,普拉固)、氟伐他汀(Fluvastatin,来适可)及阿托伐他汀(Atorvastatin,阿乐)的降 TC 疗效呈剂量依赖性,每天服洛伐他汀 10mg、20mg、40mg 及 80mg,血浆 LDL - C 水平分别下降 20%、28%、35% 及 53%。本类药的降 TC 能力辛伐他汀较弱,洛伐他汀与普伐他汀相差不多。常用剂量:洛伐他汀与普伐他汀口服每天 20mg,疗效不理想时可逐渐加量。普伐他汀最大剂量每天 40mg,洛伐他汀最大剂量每天 80mg;辛伐他汀常用量为每天 10mg,最大剂量为每天 40mg;氟伐他汀常用量为每天 40mg,最大剂量为每天 80mg。

在每天总剂量相同时,每天服 2 次比每天服 1 次更有效。若每天服 1 次,则于晚饭后服用效果最好。本类药与树脂类药联用,可减少剂量,提高疗效,但应缜密观察联合用药后是否会出现新的不良反应。

（3）HMG - CoA 还原酶抑制剂的不良反应:临床可见约有 2%~3% 的患者服药后胃肠功能紊乱、恶心、失眠、肌肉触痛及皮疹。约有 2% 洛伐他汀治疗者可见肝源性氨基转移酶升高,停药后即可回到正常。用药期间应定期监测肝功能,若有明显异常,则应及时停药。某些患者服用辛伐他汀、洛伐他汀及普伐他汀后有肌肉触痛,一过性血清肌酸激酶(CK)水平轻度升高。在服洛伐他汀同时服用吉非贝齐、烟酸或环孢素的患者中,偶见横纹肌溶解症,其发病机制尚未阐明。这是一种严重的不良反应,因此,服药期间应定期监测 CK。

长期服用本类药的患者,都必须定期询问有无肌肉方面的症状,同时必须定期复查血清 SGPT 及 CK 水平。服药后出现肌无力、肌痛等症状者更应积极检测血清 CK 及 SGPT 水平。当血清 SGPT 水平升高到正常上限 3 倍以上,或血清 CK 水平升高到正常上限 10 倍以上,都必须及时停药。

（二）贝特类

贝特类调脂药有氯贝丁酰及其衍生物利贝特、氯贝丁酸铝、益多酯、苯扎贝特、非诺贝特等。目前临床应用较多的为非诺贝特。

非诺贝特（Fenofibrate,力平脂）主要是通过抑制腺苷酸环化酶,使脂肪细胞内 cAMP 含量减少,抑制脂肪组织水解,使血中非酯化脂肪酸含量减少,导致肝 VLDL 合成及分泌减少。同时它可使脂蛋白脂酶的活性增强,加速 VLDL 及 TG 的分解代谢。另外,它还可通过抑制肝细胞对胆固醇的合成及增加胆固醇从肠道的排泄,使血中 TC 含量减少。这些作用最终使血中 VLDL、TG、LDL－C 及 TC 的含量减少。

非诺贝特口服每次 0.1g,3 次/d;力平脂（微粒化）口服 200mg,1 次/d。另有与本药在化学结构上相似的吉非贝齐（Cemfibrozil,洁脂,诺衡）,每次口服 0.3～0.6g,2 次/d。本类药能使 TC 降低 5%～20%,TG 降低 40%～60%,LDL－C 降低 5%～25%,使 HDL－C 升高 10% 左右。

（三）烟酸及其衍生物

1. 烟酸（Nicotinic acid）　属 B 族维生素,当用量超过作为维生素作用的剂量时,可有明显的调节血脂的作用。烟酸调节血脂的主要机制是抑制 cAMP 的形成,导致甘油三酯酶活性降低,脂肪酸组织中的脂解作用减慢,血中非酯化脂肪酸（NEFA）的浓度下降,肝合成 VLDL 减少,进一步使 IDL 及 LDL 减少。

烟酸调节血脂的疗效及剂量与服药前的血脂水平有关,血脂水平异常较明显,服药剂量越大,疗效也更明显。口服烟酸每天 3～6g,服药后 1～4 天 TG 开始下降,5～7 天 LDL－C 开始下降。平均下降幅度:TC 为 10%～15%、LDL－C 为 15%～20%、TG 为 20%～80%,HDL－C 有轻度到中度的增高。烟酸可用于除纯合子家族性高脂血症及 I 型高脂蛋白血症以外的任何类型的高脂血症。

（1）常用剂量:每次 1～2g,3 次/d。为减少服药反应,开始服药的 3～7 天内,可每次 0.1～0.5g,4 次/d,以后酌情渐增至每次 1～2g,3 次/d。

（2）不良反应:开始 1～2 周内,服药后可见脸红、皮肤瘙痒、食欲不振、恶心、肠胃胀气、腹痛和腹泻,随着继续服药,上述不良反应可逐渐减轻,以至消失。在饭后服药,用餐时少喝菜汤,服药时少饮水,可减轻服药后潮红等不良反应。

2. 阿昔莫司（Acipimox,氧甲吡嗪酸、乐脂平）　是一种人工合成的烟酸衍生物。该药口服吸收迅速,服后 24h 内血浆浓度即达峰,半衰期为 2h。阿昔莫司不与血浆蛋白结合,几乎不变地从尿中排出,主要作用于脂肪组织,抑制脂肪组织释放非酯化脂肪酸,减少 TG、VLDL 及 LDL 的生成;并通过激活脂蛋白酶,加速 VLDL 的降解;通过抑制肝脂肪酶而增高 HDL 水平。因此,它的适用范围与烟酸相似。

（1）常用剂量:饭后服阿昔莫司每次 0.25g,3 次/d。

（2）不良反应:本组服药后未见肝、肾功能受影响,也未见糖代谢有改变。

综上所述,阿昔莫司是一种安全有效及易耐受的血脂调节药,尤其适用于血清 TG 水平明显升高、HDL－C 水平明显低下、TC 水平轻度上升或正常的糖尿病患者。阿昔莫司改善血脂的幅度与服药前血脂水平及高脂血症的类型有关。

（四）胆酸螯合剂

这类药共同的调脂机制是阻止胆酸或胆固醇从肠道吸收，促进胆酸或胆固醇随粪便排出，促进胆固醇的降解。目前这类药主要为树脂类。这类树脂在肠道内与胆酸形成不被吸收的不可逆结合物并随粪便排出，从而减少肠道对胆酸的重吸收，胆酸缺乏可促进肝细胞中胆固醇向胆酸的转化，同时又可抑制外源性胆固醇的摄取，从而达到降低血中胆固醇的作用。服用树脂类后，一般 TC 可降低 10%～20%，LDL－C 可降低 15%～25%，TG 稍有增加或无明显变化，HDL－C 可能有中等量增加。胆酸螯合剂降 TC 作用是公认的，但因不良反应较多，患者难以长期坚持服用。它们仅能阻止胆酸及胆固醇从肠道吸收，对胆固醇的体内合成无抑制作用，而大部分高胆固醇血症患者，血中 TC 主要来自体内合成。因此，单用胆酸螯合剂，尚不能达到理想疗效。

考来烯胺（Cholestyramine，消胆胺）　该药是一种苯乙烯型碱性阴离子交换树脂。主要用于 Ⅱa 型高脂血症和动脉粥样硬化，尤其适用于 LDL 升高的杂合子家族性高胆固醇血症。常用剂量为每次 4～5g，每日总量不超过 24g。服药时可从小剂量开始，1～3 个月内达到最大耐受量。考来烯胺的降 TC 作用及降低冠心病率及死亡率的效果，已经为大系列长期观察所证实。其主要不良反应是恶心、腹胀、便秘等，偶有腹泻、皮疹；大剂量可引起脂肪痢。长期服用该药，应适当补充维生素 A、维生素 D、维生素 K、叶酸及钙。

（五）其他调脂药

1. 烯脂肪酸类调脂药（ω－3 鱼脂酸）　ω－3 是指脂肪酸分子中最后一个双键离甲基末端有 3 个碳原子。ω－3 鱼脂酸主要为二十碳五烯酸（EPA）和二十二碳六烯酸（DHA）。以海鱼油中含量最为丰富，其中包括海鱼肉中的油，含大量 EPA 及 DHA。ω－3 鱼脂酸制剂降低 TG 和轻度升高 HDL～C，对 TC 和 LDL－C 无影响，主要用于高甘油三酯血症；可与贝特类合用治疗严重高甘油三酯血症，也可与他汀类药物合用治疗混合型高脂血症。

ω－3 鱼脂酸制剂中的 EPA＋DHA 含量应大于 85%，否则达不到临床调脂效果，ω－3 鱼脂酸制剂的常用剂量为 0.5～1g，3 次/d。该制剂常见不良反应为消化道症状，如恶心、消化不良、腹胀、便秘；少数病例出现转氨酶或 CK 轻度增高；偶见出血倾向。

2. 胆固醇吸收抑制剂　胆固醇吸收抑制剂依折麦布口服后被迅速吸收，且广泛的结合成依折麦布－葡萄糖苷酸，作用于小肠细胞的刷状缘，有效地抑制胆固醇和植物固醇的吸收。由于减少胆固醇向肝的释放，促进肝受体的合成，又加速胆固醇的代谢。

常用剂量为 10mg/d，使 LDL－C 降低约 18%，与他汀类合用对 LDL－C、HDL－C 和 TG 的作用进一步增强，未见有临床意义的药物间药代动力学的相互作用，安全性和耐受性良好。最常见的不良反应为头痛和恶心。考来烯胺可使此药的曲线下面积增大，故两者不宜同时服用，必须合用时需在服考来烯胺前或后服此药。环孢素可增高此药的血药浓度。

五、调血脂药物的应用原则

不同类别的调血脂药物的作用机制和适应证各不相同，故选用调脂药物治疗血脂异常时，应根据调血脂药物的适应证合理选用药物。对于严重的血脂异常患者，单用一种调血脂药物可能难以达到理想的降脂效果，这时可考虑联合应用两种或三种调血脂药物，不仅疗效较单一药物好，而且由于联合用药时剂量减少而使不良反应减轻。故目前主张对于较为明显的血脂异常，应尽早联合用药。简单来说，只要不是同一类调血脂药均可考虑，下列联合用药方式可供参考：

（1）他汀类与依折麦布联合应用　大剂量使用他汀类药物不能达标时，联合使用依折麦布可提高降脂达标率。两者联合使用并不增加肝毒性、肌病和横纹肌溶解不良反应的发生，患者耐受性好。

（2）他汀类与贝特类药物联合应用　此种联合治疗适用于混合型高脂血症患者，可明显改善血脂谱。由于他汀类和贝特类药物均有潜在损伤肝功能的可能，并有发生肌炎和肌病的危险，合用时发生不良反应的机会增多，因此应高度重视用药的安全性。

（3）他汀类与烟酸类药物联合应用　可显著升高 HDL－C，而不发生严重的不良反应。缓释型烟酸与洛伐他汀复方制剂的临床观察证实其疗效确切、安全，更利于血脂全面达标。由于烟酸增加他汀类药物的生物利用度，可能有增加肌病的危险。

（4）他汀类与胆酸螯合剂联合应用　两药合用有协同降低血清 LDL－C 水平的作用。他汀类与胆酸螯合剂联用可增加各自的降脂作用，并且可延缓动脉粥样硬化的发生和发展进程，可减少冠心病事件的发生。

（5）他汀类与 ω－3 鱼脂酸联合应用　可用于治疗混合型高脂血症，是临床治疗混合型高脂血症有效而安全的选择。他汀类药物与鱼油制剂联合应用并不会增加各自的不良反应。由于服用较大剂量的 ω－3 多不饱和脂肪酸有增加出血的危险，并且对糖尿病和肥胖患者因增加热量的摄入而不利于长期应用。

第二节　高血压病及其临床用药

一、基本概念

（一）血压

血压是指血管内血液对单位面积血管壁的侧压力，即压强。在每一个心动周期中随着心室收缩将血液射入动脉中，动脉血压升高，它所达到的最高值称为收缩压（SBP）。心室舒张时，射血停止，动脉血压下降，在心室舒张末期血压下降达到的最低值称为舒张压（DBP）。

（二）高血压

根据 2005 年《中国高血压防治指南》，高血压是指在未服用降压药物的情况下，收缩压≥140mmHg（18.64kPa）和/或舒张压≥90mmHg（12.1kPa）。血压具有波动性，诊断高血压至少应以 2 次或 2 次以上、非同日多次血压测定所得平均值为依据。

二、高血压的分类及发病机制

（一）高血压分类

目前，我国采用国际上统一的血压分类和标准，高血压定义为收缩压≥140mmHg 和（或）舒张压≥90mmHg，根据血压升高水平，又进一步将高血压分为 1，2，3 级。见表 5－1－3。

表 5 - 1 - 3　血压的定义和分类（WHO/ISH,1999 年）

类别	收缩压（mmHg）	舒张压（mmHg）
理想血压	< 120	和 < 80
正常血压	< 130	和 < 85
正常高值	130 ~ 139	或 85 ~ 89
高血压 1 级（轻度）	140 ~ 159	或 90 ~ 99
亚组:临界高血压	140 ~ 149	或 90 ~ 94
2 级（中度）	160 ~ 179	或 100 ~ 109
3 级（重度）	≥180	或 ≥110
单纯收缩期高血压	≥140	和 < 90
亚组:临界收缩期高血压	140 ~ 149	和 < 90

当收缩压和舒张压分属于不同分级时,以较高的级别作为标准。

标准适用于男、女性任何年龄的成人。儿童则采用不同年龄组血压值的 95% 位数,通常低于成人水平。

（二）发病机制

绝大多数(90%~95%)高血压患者的发病原因尚不十分清楚,称为原发性高血压;由某些确定的疾病或病因引起的血压升高,称为继发性高血压(占 5%~10%)。原发性高血压的发病机制,即遗传与环境因素具体通过何种途径和环节升高血压,至今尚未有完整统一的认识。目前高血压的发病机制较集中在以下几个环节:血压调节机制失衡;遗传学基础或遗传生化异常;肾素 - 血管紧张素 - 醛固酮系统(RAAS)激活;交感神经系统活性亢进;血管内皮功能异常;胰岛素抵抗;自身免疫异常;职业的环境等。

三、高血压病的临床表现及并发症

（一）临床表现

高血压病缺乏特殊的临床表现,大多数起病缓慢。早期常见症状,如头晕、头痛、耳鸣、心悸烦躁、颈项板紧,工作和学习精力不易集中,并容易出现疲劳,多数可自行缓解;随着病情的发展,特别是出现并发症时,症状逐渐增多明显,如指麻木和僵硬,行走时出现下肢疼痛或颈背部肌肉有酸痛、紧张感;心脏受累时可出现心慌、气促、胸闷、心前区疼痛等症状;肾脏受累时可出现夜间尿频、多尿、尿液清淡,这表明肾小动脉可能发生硬化;若病人突然神志不清,呼吸深沉且不规则,伴或不伴大小便失禁等,这预示着可能发生脑出血;若逐渐出现一侧肢体活动不便、麻木甚至麻痹,当高度怀疑脑血栓的发生。

（二）诊断和鉴别诊断

高血压的诊断主要根据所测量的血压值。高血压的诊断必须以未服用降压药物的情况下 2 次或 2 次以上非同日多次血压测定所得的平均值为依据。一旦诊断,必须鉴别是原发性还是继发性。除此之外还需要评估靶器官损害和相关危险因素。

高血压的危险分层　用于分层的心血管危险因素包括:男性 >55 岁;女性 >65 岁;吸烟;

血胆固醇 >5.72mmol/L;糖尿病;早发心血管疾病家族史(发病年龄男性 <55 岁,女性 <65 岁)。靶器官损害有:左心室肥厚;蛋白尿和(或)血肌酐轻度升高(106～177μmol/L);超声或 X 线证实有动脉粥样斑块;视网膜动脉局灶或广泛狭窄。

表 7 – 15 – 2　高血压的危险分层标准

危险因素及病史	血压(mmHg)		
	收缩压 140～159 或舒张压 90～99	收缩压 160～179 或舒张压 100～109	舒张压≥180 或舒张压≥110
无其他危险因素	低危	中危	高危
1～2 个危险因素	中危	中危	极高危
3 个以上危险因素,或糖尿病,或靶器官损害	高危	高危	极高危
有并发症	极高危	极高危	极高危

★低危、中危、高危、极高危分别表示 10 年内将发生心、脑血管病事件的概率为 <15% 、15%～20% 、20% ～30% 和 >30% 。

（三）高血压常见并发症

(1)高血压危象:高血压早期或晚期均可发生的危急症状,可由寒冷、精神紧张、过度疲劳、嗜铬细胞瘤阵发性高血压发作、突然停服降压药等诱发。发作时血压急剧上升,小动脉强烈痉挛导致重要脏器灌注不足。此时病人急起眩晕头痛、烦躁心悸、恶心呕吐及视力模糊等症状,并伴有动脉痉挛累及靶器官缺血的症状。通常引起冠状动脉、椎基底动脉、颈内动脉、视网膜动脉痉挛;长期高压造成的视网膜动脉局灶或广泛狭窄,可导致视网膜功能减退使视力下降。

(2)心力衰竭:血压的持高不下加重了心脏负荷,并和其他血液因素共同作用,可导致代偿性左心室肥厚。随着病情的发展心脏继续扩张,最终可发生心力衰竭及严重的心律失常。

(3)脑血管病(脑出血、脑卒中、腔隙性脑梗塞):长期较高的血压使脑小动脉硬化,易于破裂出血或痉挛,导致脑血栓的形成。

(4)主动脉夹层和动脉粥样硬化:血液渗入到主动脉壁中层形成的夹层血肿,可沿着主动脉壁延伸剥离,称为主动脉夹层,是猝死的主要病因之一,突发的剧烈胸痛易误诊为心肌梗死。若发生夹层破裂破入心包可引起急性心脏压塞。高血压亦可致动脉粥样斑块的形成,继而引发多种疾病。

(5)慢性肾功能不全:高压使得肾小动脉痉挛、硬化、退变致肾缺血、缺氧、肾实质纤维化,出现蛋白尿,继而发生肾功能进行性减退,甚至发生尿毒症等病。

四、高血压的治疗

原发性高血压目前尚无有效根治办法,治疗目的主要是减少并防止并发症,降低病死率和病残率。继发性高血压,如原发性醛固酮增多症、嗜铬细胞瘤、肾素分泌瘤等,常可通过手术得到根治或改善。本小节重点讨论原发性高血压病的药物及非药物治疗方式。

（一）非药物治疗

即改善生活行为治疗,适用于各型高血压患者。健康的生活方式可使高血压的发病率下降 55%、脑卒中下降 75%、肿瘤下降 33%、糖尿病下降 50%，全面提高了生活质量。主要包括下列措施：

1. 戒烟并限制饮酒　吸烟是高血压和其他心血管疾病的主要危险因素。吸烟造成血压短时内升高，并降低降压药物的作用效果，降低患者对药物的依从性。因此患者应戒烟，包括减免被动吸烟。男性患者每日饮酒不超过 50g（一两）白干酒精量，女性应更少为宜。饮酒可增加个体对降压药物的抗药性，因此提倡高血压患者戒酒。

2. 减轻体重　建议尽量将体重指数（BMI）控制在 24 以下（国际上以 <25 为宜）。肥胖症，尤以腹部脂肪积聚致使腰臀比例明显增加（女性 >0.85，男性 >0.95）者，对本病不利。减轻体重不仅有利于血压的控制，而且对糖尿病、高脂血症、胰岛素抵抗和左心肥厚等症均有益处。控制体重的主要措施为节制饮食和增加运动。

3. 适当体力活动　中低强度的等张运动如慢跑或步行等，有增加心脏和冠状动脉储备的功能，从而降低血压，减少心血管意外事件的发生率。具体运动方式和运动强度因人而异，长期适当的体力活动，可使收缩压降低 1.33kPa（10mmHg）。运动强度一般 3～5 次/周，20～60min/次。

4. 安排合理的膳食　日常饮食内容对血压有重要的影响，素食者的血压普遍低于肉食者。脂肪和饱和脂肪酸的摄入控制在总热量的 25% 以下，并增加蔬菜水果和不饱和脂肪酸及优质蛋白质的摄入可使血压降低。钠盐摄入过量是高血压发病的重要原因之一，而膳食中约 80% 钠盐来自烹调食物及各种腌制品，因此应减少烹调用盐，世界卫生组织建议患者每日食盐量摄入量不超过 6g。

5. 保持良好的心理卫生　长期处于紧张、应激状态，或经常处于焦虑、抑郁、愤恨、不满、沮丧等不良情绪状态者，不仅容易发生高血压，而且血压往往难以控制在正常范围内，因此要格外注意精神和情绪的调节。

（二）药物治疗

降压药物种类繁多、作用各异，目前根据最新的 WHO/ISH 建议，常用降压药物主要有以下六类：利尿剂、β 受体阻滞剂、钙通道阻滞剂（CCB）、血管紧张素转换酶抑制剂（ACEI）、血管紧张素 II 受体阻滞剂（ARB）和 $α_1$ 受体阻滞剂。《中国高血压防治指南》中用于降压的药物也为上述六类，其他药物可酌情选用。

1. 降压药物作用特点　①药物治疗是降低血压的最可靠手段，对于 2 级或以上高血压（≥160/100mmHg）及高危、极高危患者，必须采用药物治疗，非药物治疗只能作为一种辅助措施。②各种降压药物同样可能产生副作用，因此，在药物降压时应权衡利弊，并在用药期间严密观察，减少药物的不良反应等不利影响。③高血压患者需要长期降压治疗，尤其是高危、极高危患者甚至需终生用药。即使在确立有效方案并获得血压控制之后，若随意停药或频繁改变治疗方案，多数患者会发生血压反弹性回复甚至更高，这也是治疗是否有成效的关键。患者的血压平稳控制 1～2 年后，也可以根据需要逐步减少降压药的品种和剂量。为提高患者治疗的依从性，医师与患者间可保持经常性的良好沟通，同时鼓励患者家中自测血压。④抗高血压药物治疗的效益来自于血压降低本身，是否产生同等降压效果的药物还会有不同的治疗效益尚无可靠的临床试验证实。

2. 抗高血压药物的治疗原则　根据目前的认识，运用降压药物应遵从下列原则：

①从小剂量开始：药物治疗初期，应注意从较小的剂量用起，以图获得期望疗效的同时将不良反应减至最小。

②联合用药：为了增加降压效果减少药物不良反应，当单一药物降压效果不满意时，通常是根据需要联合应用两种甚至多种药物，而不是增加药物的剂量，其目的是使两种或多种药物都使用小剂量。

③重点使用长效制剂：建议使用每天一次、有持续24h降压作用的药物，其标志之一是降压谷峰比值>50%，即给药后24h仍保持50%以上的最大降压效应。应用长效制剂来防止血压突然升高引起猝死、脑卒中和心脏病发作，既能达到24h稳定降压的效果，又最大限度的防止或减少了靶器官受损。此种药物服用方便，同时也增加了治疗的依从性。

3.选择降压药的依据　选择降压药应根据治疗对象的个体状况，药物的作用、代谢、不良反应以及药物相互作用，并参考以下各点做出决定：①患者的血压分级和危险分层：是否存在心血管病的危险因素、靶器官功能损害以及有关的临床病症；②治疗对象是否合并有受降压药作用影响的其他疾病；③与治疗并发症所用的药物之间有无可能发生相互作用；④所在地降压药物品种供应与价位及患者的支付能力。

4.降压药物的种类及适应证、禁忌证　目前常用的降压药物有六类，选用时根据其药理作用应考虑到一些特殊适应证和禁忌证。（见表5-1-4）。

表5-1-4　几种降压药的适用范围

药物种类	适应证	禁忌证	限制使用
利尿剂	心衰、收缩期高血压、老年高血压	痛风	高血脂、妊娠
β受体阻滞剂	劳力性心绞痛、心肌梗死后、快速性心律失常、慢性心衰	哮喘、急性心衰、慢性阻塞性肺病、房室传导阻滞、外周血管病	高血脂、糖尿病、体力劳动者
ACEI	心衰、心肌肥厚、心肌梗死后、糖耐量减退或糖尿病肾病	双侧肾动脉狭窄、妊娠、高血钾	血肌酐>3mg
AT₁拮抗剂	同ACEI，尤其适用于用ACEI咳嗽的患者	同ACEI	
钙离子拮抗剂	心绞痛、周围血管病、老年高血压、收缩期高血压、糖耐量降低、外周血管病	妊娠	心衰、心脏传导阻滞
α受体阻滞剂	前列腺肥大、糖耐量低		体位性低血压

ACEI：血管紧张素转换酶抑制剂；AT₁拮抗剂：血管紧张素ⅡAT₁受体拮抗剂。

5.高血压的其他药物治疗　①阿司匹林或其他抗血小板药物的应用，已被证明可减少冠心病和脑血管病患者的致死性和非致死性冠心病事件，并降低脑卒中和心血管病死亡的危险。如果血压已得到严格的控制，且没有胃肠道和其他部位出血的危险，可推荐较小剂量的阿司匹林治疗。②治疗高血压患者的其他危险因素和并存的临床疾病也同样重要。针对高血压患者可能合并存在的糖尿病、高脂血症、冠心病、脑血管病和肾疾病等，应根据具体的临床情况，制定适宜的生活方式和药物治疗方案，目的在于减少总的心血管病危险性。

五、常用治疗药物

(一)利尿剂

目前临床上常用的利尿剂有噻嗪类利尿剂(氢氯噻嗪等)、袢利尿剂(呋塞米等)及保钾利尿剂(螺内酯、氨苯蝶啶等)。此外,尚有噻嗪类类似物吲达帕胺。

噻嗪类利尿剂是使用最为广泛的、可预防心血管并发症并降低死亡率的一线降压药物,该类药单用或与β受体阻滞剂合用,可使脑卒中等患病率和死亡率降低25%~36%,冠心病事件发生率下降24%~44%;降压起效平稳缓慢且作用持久。这类药物的主要不利作用是低血钾症和引起糖耐量降低、血脂升高,加剧痛风发作等,多发生在大剂量用药时。长期用药过程中应密切监测患者的血电解质、血糖、血脂及尿酸水平,积极预防并及时纠正它们的异常改变。

1. 氢氯噻嗪(Hydrochlorothiazide,双氢克尿塞)

①药理作用:本品主要通过抑制 Na^+、Cl^- 在肾小管髓袢升支的皮质段和远曲小管近端的重吸收,产生持久的排钠利尿作用,但由于转运至远曲小管和集合管的 Na^+ 增多,促进了 $Na^+ - K^+$ 交换,使得 K^+ 的排泄也增多,大剂量用药时易引发低钾血症;本品作用平缓,可降低不同体位的血压,并能增加其他降压药的疗效;本类药物能明显减少尿崩症的尿量及口渴症状,起到抗利尿作用。

②用法用量:和其他降压药联合应用治疗高血压病时,可减少他药剂量,降低不良反应。治疗高血压病,每日 25~100mg,早晚2次分服并按疗效调整剂量。

③药物不良反应:大多不良反应与大剂量、长期应用本药有关。水电解质紊乱较常见,可有低钠血症、低氯血症和低钾血症,其中低钾血症最易发生;可出现乏力倦怠、眩晕恶心、口干烦渴、呕吐、腹泻及肌肉痉挛等症状;此外,长期服用本品还可出现高糖血症、高尿酸血症、氮质血症、升高血氨和血清总胆固醇以及甘油三酯。

④注意事项:本品应从最小有效剂量开始用药,停药时应逐渐减量;本品与磺胺药、速尿、布美他尼、碳酸酐酶抑制剂可有交叉过敏反应;糖尿病患者、有痛风史者、严重肝肾功能损害者慎用;可通过胎盘屏障且对妊高症无预防作用,故孕妇慎用,哺乳期妇女不宜服用。

⑤药物相互作用:本品与洋地黄类、胺碘酮等合用时,应慎防由低血钾引起的毒性增加;肾上腺皮质激素、促肾上腺皮质激素、雌激素、两性霉素B、非甾体抗炎药能降低本品的利尿作用;本品与多巴胺合用利尿作用加强;与降压药合用,利尿和降压作用均加强。

⑥制剂:氢氯噻嗪片,每片 6.25mg,10mg,25mg;遮光、密闭保存。

2. 呋塞米(Furosemide,速尿)

①药理作用:本品能增加水、钠、氯、钾、钙、镁等的排泄,为高效利尿药;利尿作用存在明显的剂量相关性;本品能抑制前列腺素分解酶的活性,使前列腺素 E_2 的含量升高,因而具有扩张血管的作用。本品口服吸收迅速但不完全,口服吸收率约60%~70%,口服后 30~60min 见效,1~2h 达高峰,作用维持 6~8h。静脉用药 5min 见效,0.33~1h 达高峰,作用维持 2h。临床用于治疗水肿性疾病、高血压,预防急性肾功能衰竭、高钾血症及高钙血症、抗利尿激素分泌过多症及急性药物中毒。本药不被透析清除。

②用法用量:治疗高血压,口服给药时起始每次 20~40mg,2次/d,酌情调整剂量;治疗高血压危象时,起始 40~80mg 静脉注射,并酌情增加剂量;治疗急性左心衰,起始 40mg 静脉注射,必要时每小时追加 80mg,直至出现满意疗效;治疗急性肾衰时,本品 200~400mg 加入氯化钠注射液 100ml 内静脉滴注,滴速每分钟不超过 4mg。

③药物不良反应和注意事项:大剂量或长时期应用时可有水/电解质紊乱,如心律失常、低血钠、低血钾、高尿酸血症、高血糖、直立性低血压等,以及烦渴、肌肉酸痛、疲乏无力、恶心呕吐、听力障碍、视力模糊、起立性眩晕等;对磺胺药和噻嗪类利尿剂过敏者对本品也可能过敏;存在低钾血症时应注意补充钾盐;有低钾血症倾向者,尤其是服用洋地黄或肝昏迷的患者慎用本品;无尿或严重肾功能损害者,后者需加大剂量,因此用药间隔时间应延长,以防耳毒性副作用;糖尿病患者、严重肝功能损害者、急性心肌梗死、胰腺炎、前列腺肥大、孕妇及哺乳期妇女慎用。药物剂量应从最小有效剂量开始,根据利尿效果调整剂量。

④制剂:呋塞米片,每片 20mg;呋塞米注射液,2ml:20mg。避光、密闭、干燥处保存。

3. 螺内酯(Spironolactone,安体舒通)

①药理作用:本品的化学结构与醛固酮相似,可在远曲小管和集合管处竞争性拮抗醛固酮,使 Na^+、Cl^-、H_2O 排泄增多,表现出保 K^+ 排 Na^+ 的作用。临床用于治疗原发性醛固酮增多症,高血压,伴有继发性醛固酮分泌增多的充血性水肿、肝硬化腹水、肾性水肿,以及低钾血症的预防。

②用法:治疗高血压,开始每日 40~80mg,分 2~4 次服用,至少 2 周,以后酌情调整剂量。

③药物不良反应和注意事项:常见不良反应有高钾血症、胃肠道反应,少见的有低钠血症、内分泌系统及中枢神经系统异常;过敏反应和暂时性血肌酐、尿素氮升高罕见。给药应个性化,从最小有效剂量开始使用,以减少电解质紊乱等副作用;用药中如出现高钾血症,立即停药;肾衰及高血钾患者禁用;无尿、肝肾功能不全、低钠血症、酸中毒等慎用本品。

④药物相互作用:与氢氯噻嗪合用疗效增加、不良反应减轻。非甾体抗炎药、促肾上腺皮质激素、雌激素能减弱本品的利尿作用;与肾毒性药物合用时,肾毒性增加;本品延长地高辛半衰期;与含钾药物、ACEI、环孢素以及其他保钾利尿药合用,发生高钾血症的机会增加。

⑤制剂:螺内酯片;每片 4mg;12mg;20mg。

4. 氨苯蝶啶(Triamterene,三氨蝶啶)

①药理作用:本品亦为保钾利尿药,与螺内酯不同的是,通过直接抑制肾远曲小管和集合管的 Na^+ 进入上皮细胞来改变跨膜电位,使 K^+ 的排泄减少,并使 Na^+、Cl^- 及水排泄增多。本品口服利用度为 30%~70%,吸收迅速,服后 2h~4h 起效,6h 血液浓度达峰值,作用持续 7~9h。临床用于治疗各类水肿。

②用法用量:饭后口服。成人用法:开始时每次 12.5~25mg,2 次/d;联合应用其他利尿药时两者均应减量;本品最大剂量每日不宜超过 300mg。维持阶段可改为隔日疗法。儿童用法:开始每日(按体重)2~4mg/kg 或按体表面积 120mg/m² ,分 2~3 次服用,每日或隔日疗法。最大剂量不超过每日 6mg/kg 或 300mg/m²(按体表面积)。

③药物不良反应和注意事项:主要是高钾血症;少见有低钠血症、血糖升高、胃肠道反应、头痛、头晕等;罕见皮疹、呼吸困难等过敏反应。高钾血症是其禁忌证,严重肝肾功能不全者亦禁用本品;无尿、肝肾功能不全、糖尿病、低钠血症、酸中毒、老年、孕妇和哺乳期妇女慎用本品。

④药物相互作用:基本同螺内酯。

⑤制剂:氨苯蝶啶片,每片 50mg。密闭保存。

5. 吲达帕胺(Indapamide,寿比山)

①药理作用:具有利尿和钙拮抗作用,为一种新的强效、长效降压药。本品抑制远端小管对水和电解质的重吸收,调节血管平滑肌细胞的钙内流,抑制血管收缩,降低心排量,使外周血管阻力下降,产生降压效应。口服吸收快且完全,不受食物影响。服用后 1~2h 血药浓度即达

高峰,半衰期 14~18h。对轻、中度原发性高血压具有良好疗效。

②用法用量:口服,每次 2.5mg,1 次/d。维持量可两天 1 次,2.5mg。最好早晨服用,药片不能掰开或嚼碎。

③不良反应和注意事项:个别有腹泻、眩晕、头痛、恶心、失眠或直立性低血压等,但不影响继续治疗。加大剂量不能提高降压疗效,只增加利尿作用,可有低血钾。严重肝、肾功能不全者慎用。

④制剂:片剂,每片 2.5mg。

(二)β 受体阻滞剂

β 受体阻滞剂口服起效较慢,降压效果肯定,可作为高血压合并冠心病、高心输出量的高血压、高肾性高血压的首选药物。β 受体阻滞剂可能加重伴有心功能不全、哮喘、慢性阻塞性肺病、心动过缓和传导阻滞、糖尿病、高脂血症的患者的病情,因此应慎用或不用。β 受体阻滞剂的降压机制可能为:①降低心排出量,抑制心肌收缩、减慢心率;②抑制肾素释放;③除脂溶性低者外,其他本类药物可通过血 - 脑脊液屏障,改变中枢性血压调节机制而产生降压作用;④阻滞突触前膜 β 受体。

β 受体阻滞剂种类很多,国内常用者为阿替洛尔(氨酰心安)和美托洛尔(倍他乐克),这两种药物均属短效作用制剂;长效者有比索洛尔(康可)。应用 β 受体阻滞剂进行降压治疗需注意以下几点:①本类药安全有效,易于耐受,但单独用于降压疗效欠佳,与利尿剂二氢吡啶类钙离子拮抗剂(CCB)、α1 受体阻滞剂合用,降压效果可得到加强。②中国人使用的剂量普遍比西方人低,这种种族差异要求慎重对待用药剂量,尤其对合并心肾功能不全者、老年人等,应从小剂量开始。③本类药物中的无内源性拟交感活性者,无论有无 $β_1$ 受体亚型选择性,均对血脂和血糖代谢有影响,因此,应定期检查血脂、血糖,长期服药更宜谨慎。④其他不良反应主要包括减弱心肌收缩力,可能诱发、加重心力衰竭;加重房室传导阻滞;降低窦房结自律性;诱发支气管痉挛,加剧哮喘发作;引起肢端循环障碍,甚至肢体坏疽;阳痿。低血糖反应以及中枢神经系统症状(多梦、幻觉等)虽不多见,但影响生活质量。因此,凡有窦性心动过缓、传导阻滞、病态窦房结综合征、支气管哮喘、严重糖尿病等病人均不宜应用。

1.阿替洛尔(Atenolol,氨酰心安)

①药理作用:为选择性的 $β_1$ 肾上腺素受体阻滞药,不具膜稳定作用和内源性拟交感活性,无心肌抑制作用。对心脏有较大的选择性作用,而对血管及支气管的影响较小。口服吸收快但不完全,仅为 50%,服后 2~3h 达峰浓度,半衰期为 6~7h,作用时间可达 24h。临床用于治疗高血压、心绞痛、心肌梗死及心律失常、甲状腺功能亢进症和嗜铬细胞瘤。对青光眼也有效。

②用法用量:成人用法:口服初始剂量为每次 6.25~12.5mg,2 次/d;可按需及耐受量增至每日总量 50~200mg。

③药物不良反应和注意事项:Ⅱ、Ⅲ度房室传导阻滞、心源性休克、严重的窦性心动过缓、病窦综合征、哮喘患者及孕妇禁用;哺乳妇女、慢性阻塞性肺疾病慎用。个别患者用后出现低血压、心动过缓、四肢冰冷、疲劳乏力、肠胃不适等。

④制剂:阿替洛尔片,每片 12.5mg、25mg、50mg。

2.美托洛尔(Metoprolol,倍他乐克)

①药理作用:为无部分激动活性的 $β_1$ 受体阻滞药,无膜稳定作用,无内在拟交感活性,是心脏选择性 β 受体阻滞药,但较大剂量时对血管及支气管平滑肌也有作用。本品可减慢心率,抑制心收缩力,降低收缩压;立位及卧位均可降低血压;可减慢房室传导,使窦性心律减少。

口服吸收迅速完全,但生物利用度仅 40%~75%。食物增加本品的血药浓度,达空腹时的 2 倍。口服血浆峰浓度一般为 1.5h,作用维持 1~2h。临床用于治疗各型高血压、心绞痛、心肌梗死、肥厚性心肌病、主动脉夹层、各类心律失常、慢性心衰等。

②用法用量:治疗高血压病,口服一次 25~50mg,2~3 次/d。

③不良反应和注意事项:偶有胃部不适、眩晕头痛、疲乏、失眠多梦等。重度或急性心衰、失代偿性心衰(肺水肿、低灌注和低血压)、严重窦性心动过缓、心源性休克、严重的外周血管病、哮喘及喘息性支气管炎、显著心动过缓(<45/min)、Ⅱ度或Ⅲ度房室传导阻滞、孕妇禁用;心、肝功能不全,低血压及慢性阻塞性肺疾病慎用;手术需全身麻醉的患者,在进行麻醉 48h 之前停用。接受本品治疗者,其口服降糖药剂量必须调整。

④制剂:酒石酸美托洛尔片,每片 25mg、50mg。酒石酸美托洛尔注射液,每支 5ml:5mg。避光保存。

3. 比索洛尔(Bisoprolol,康可)

①药理作用:为选择性的 β_1 受体阻滞剂,无内在拟交感活性及膜稳定性。作用类似阿替洛尔。口服后吸收完全,生物利用度 90%,口服后 4h 达血药浓度峰值,半衰期 10~12h。主要用于高血压。

②用法用量:口服,常用量为 1 次/d,每日 5mg,老年患者开始剂量宜酌减。轻度高血压患者可从 2.5mg 开始治疗,可增至一次 10mg,1 次/d。慢性稳定性心衰一次 1.25mg,1 次/d,每隔 1 周逐渐加量至 5mg,然后每隔 4 周逐渐加量至 10mg 维持,每日最大剂量为 10mg。

③不良反应及注意事项:同阿替洛尔。

④制剂:片剂,每片 5mg。

(三)钙通道阻滞剂

又称钙拮抗剂,这类药物具很强的降压作用,降压幅度也很大。基本药理作用均通过对钙通道的阻滞,抑制胞外 Ca^{2+} 跨膜内流,降低血管平滑肌细胞内的游离 Ca^{2+},而使血管平滑肌松弛,扩张小动脉,降低外周阻力,使血压降低。该类药物还可扩张冠状动脉,增加心肌供血,并能抑制心肌收缩与传导,故可同时治疗冠心病心绞痛以及部分心律失常。

1. 钙拮抗剂分类

根据药物核心分子结构钙拮抗剂分为二氢吡啶类和非二氢吡啶类。前者有硝苯地平、尼群地平等;后者又分两类,苯烷胺类如维拉帕米,苯硫氮䓬类如地尔硫䓬。这三类药对外周血管与心脏的选择性各有不同,对心脏和血管的选择性,维拉帕米为 1:1,地尔硫䓬为 1:1,硝苯地平为 1:10。运用钙拮抗剂不但可以有效降压、扩张冠状动脉,还能预防和逆转左心室肥厚与血管重构,并且本品不影响血脂和糖代谢,还常用于治疗某些心律失常,如维拉帕米。新一类的钙拮抗剂包括氨氯地平、非洛地平和拉西地平,通过改组药物结构基团的方式改变吸收、代谢及排泄过程,延长作用时间,提高 T/P 比值(谷峰比值)。

2. 适应证和禁忌证

(1)适应证:①高血压合并冠心病、心绞痛、脑动脉硬化以及周围血管病变者;②老年高血压,尤其是低肾素性高血压;③作为基础药与 β 受体阻滞剂、利尿剂 ACEI 等联用治疗中重度高血压。

(2)禁忌证:①钙拮抗剂有负性肌力作用,心功能不全尤其是收缩功能不全者应慎用或不用;②本品尤其是二氢吡啶类在治疗初期有反射性交感活性增强,引起心率增快等,故不宜用于心动过速者;③苯烷胺类抑制心肌收缩及自律性和传导性,心动过缓、房室传导阻滞者不宜应用,也不宜联合 β 受体阻滞剂使用,以免导致严重心动过缓和心肌收缩力降低。

3.常用药品

(1)硝苯地平(Nifedipine,心痛定、缓释硝苯地平)

①药理作用:本品扩张冠状动脉和外周阻力血管,预防和消除冠脉痉挛,抑制心肌收缩减少心肌耗氧量,同时降低外周阻力,降低血压,减轻心脏后负荷。常用于各型心绞痛及高血压的治疗,也可与其他降压药合用

②用法用量:口服,初始用量一次 10mg,3 次/d;维持量一次 10～20mg,3 次/d;冠脉痉挛者一次 20～30mg,3～4 次/d;一日最大剂量不超过 120mg。病情紧急时可嚼碎或舌下含服。

③不良反应和注意事项:不良反应常见头痛、面部潮红、踝部水肿等,主要是由其扩张血管的作用造成的。对本品过敏者、心源性休克、儿童、哺乳期妇女及孕妇等禁用。

④制剂:硝苯地平片,每片 5mg、10mg;硝苯地平释缓片,每粒 20mg、30mg。

(2)维拉帕米(Verapamil,异搏定、缓释异搏定)

①药理作用:钙通道阻滞剂,可用于抗心律失常及抗心绞痛。对于阵发性室上性心动过速最有效;对房室交界区心动过速疗效也很好,适用于心绞痛、原发性高血压、心房颤动、心房扑动、房室早搏等。

②用法用量:口服,成人原发性高血压,每次 40～80mg,3 次/d,一日最大剂量 480mg。静脉注射,必须持续心电监测和血压监测,初始剂量 0.075～0.15mg/kg,稀释后缓慢静脉注射至少 2min。如初反应不满意,首剂 15～30min 后再给 1 次 5～10mg 或 0.15mg/kg。症状控制后改用片剂口服维持。

③不良反应和注意事项:常见便秘,可有眩晕、恶心、呕吐、心悸等不良反应。大剂量给药可能发生低血压、心衰、心动过速、心脏传导阻滞甚至停搏。长期用药后少见男性乳腺发育。对本品过敏、急性心梗并发心动过缓、心源性休克、左心衰、严重的心脏传导阻滞(Ⅱ、Ⅲ度房室传导阻滞等)、房扑、房颤充血性心衰禁用。支气管哮喘患者慎用。

(3)地尔硫草(Diltiazem,硫氮草酮,合心爽)

①药理作用:本品为苯硫氮草类钙拮抗剂,扩张冠脉作用较强,对周围血管扩张作用较弱,降压作用小。可用于室上性心律失常、变异型、稳定型、不稳定型心绞痛、老年人高血压等。

②用法用量:口服,常用量,每次 30～60mg,每日 90～180mg。用于心律失常:每次 30～60mg,4 次/d。用于心绞痛:每 6～8h 一次,每次 30～60mg。用于高血压:每日剂量 120～240mg,分 3～4 次服。

③不良反应及注意事项:服药时不能嚼碎。对有Ⅱ度以上房室阻滞或窦房阻滞患者以及孕妇禁用。如出现头痛、头晕、疲劳、心动过速等症状时应减少剂量或停用。有时还会出现胃部不适、食欲不振、便秘或腹泻等。

(4)氨氯地平(Amlodipine,络活喜)

①药理作用:为二氢吡啶类钙拮抗药,作用与硝苯地平相似,但对血管的选择性更强,可舒张冠状血管和全身血管,增加冠脉血流量,降低血压,产生作用缓慢,但持续时间长。临床用于治疗高血压和稳定型心绞痛患者。

②用法用量:口服,成人剂量,开始时每日 5mg,1 次/d,以后可根据情况增加剂量,最大剂量为每日 10mg。与其他抗高血压药合用时,一次 2.5mg,1 次/d。6～17 岁儿童高血压患者推荐剂量为 2.5～5mg,1 次/d。

③不良反应与注意事项:不良反应与硝苯地平相似,但发生率较低。肝功能不全者禁用。

（四）血管紧张素转换酶抑制剂（ACEI）

肾素－血管紧张素系统（RAS）是调节血压的主要生理机制,该系统的活性下降可使血压下降。ACEI 种类甚多,以其结构分为三大类:①含巯基类如卡托普利;②含羧基类如依那普利、贝那普利、培哚普利、雷米普利;③含次磷酸基类如福辛普利。其中卡托普利为短效剂,其余均为中、长效作用药。各种 ACEI 的结构和作用时间不同,药代动力学和对照组织与血循环中 ACE 的抑制强度方面也有所不同,它们的疗效、不良反应等均无很大的差别。

ACEI 的主要作用机制为:①抑制血浆 RAS;②抑制缓激肽的降解使之作用延长,并增强缓激肽的舒血管作用。此外,缓激肽还能增加前列腺素的合成,进一步降低周围血管阻力,降低血压,减轻心脏后负荷;③抑制局部组织中的 ACE 活性;④减低交感神经兴奋性及去甲肾上腺素的释放;⑤减少醛固酮释放,减少水钠潴留,减轻前负荷;⑥降低抗利尿激素水平。ACEI 降压稳定、安全,大部分病人均可耐受,且适用于同时患有心力衰竭、糖尿病与轻、中度肾功能不全的病人,已证明,能减少充血性心力衰竭及急性心肌梗死后心排血指数降低者的并发症和死亡率,ACEI 并可逆转或减轻左心室肥厚与血管重构,阻抑糖尿病肾病和中度肾功能不全者的病情恶化。

无痰干咳是 ACE 抑制剂较常见的不良反应,其机制可能与缓激肽积聚有关。其他如皮疹、消化道反应、头昏、白细胞减少及血管神经性水肿等均不多见。肾动脉狭窄（特别是双侧者）、孕妇以及对本药过敏者禁用。

1. 卡托普利（Captopril,开博通）

①药理作用:为含巯基的 ACE 抑制剂,降压作用起效快,对与自由基有关的心血管损伤如心肌缺血再灌注损伤有防治作用。常用于高血压、心衰、高血压急症的治疗。

②用法用量:宜在餐前 1h 服用。成人口服:开始时每次 12.5mg,2～3 次/d,按需 1～2 周内增至每次 50mg,2～3 次/d。每日最大剂量为 450mg。儿童用量:初始剂量按体重,每次 0.3mg/kg,3 次/d,必要时每 8～24h 增加 0.3mg/kg。

③不良作用及注意事项:常见有皮疹、心悸、胸痛、瘙痒、味觉障碍,少见心律不齐、蛋白尿、粒细胞与中性白细胞减少,但减量或停药后可消失或避免。约 20% 患者发生持续性干咳。对本品过敏者禁用;自身免疫性疾病如系统性红斑狼疮、骨髓抑制、肾功能不全、主动脉狭窄等患者慎用;哺乳期妇女、儿童用药需权衡利弊或其他降压治疗无效时;老年用药酌情减量;可能导致高钾血症,联合保钾利尿剂时注意检查血钾。

④制剂:卡托普利片,每片 12.5mg、25mg;卡托普利胶囊,每粒 25mg。

2. 依那普利（Enalapril,依那林、悦宁定）

①药理作用:本品口服后在体内水解,生成的依那普利拉可强烈抑制血管紧张素转换酶,使全身血管舒张,降压作用慢而持久。主要用于原发性高血压、肾性高血压及充血性心衰的治疗。

②用法用量:原发性高血压:口服,初始一次 5～10mg,1 次/d;维持量一次 10～20mg,1 次/d;最大日剂量 40mg,分 1～2 次服。肾性高血压:初始一次 ≤5mg,1 次/d;服用利尿药者提前 2～3 天停用利尿药,或减少初始剂量。心力衰竭:初始一次 2.5mg,1 次/d,并密切监测反应,最大一日总量 5～20mg,分 1～2 次服。

③制剂:马来酸依那普利片,每片 2.5mg、5mg、10mg;马来酸依那普利胶囊,5mg、10mg。

3. 福辛普利（Fosinopril,蒙诺）

①药理作用:含有磷酸基的 ACE 抑制剂,口服后在肝脏与肠粘膜水解生成的福辛普利酸

有强效、长效的 ACE 抑制作用,是卡托普利的 3 倍。肝肾功能不全者一般不需要减量。

②用法用量:口服,初始剂量一日 10mg,1 次/d,维持剂量 20~40mg,最多每日不超过 80mg。

③注意事项及不良反应同依那普利,哺乳妇女禁用。

④制剂:片剂,每片 10mg、20mg。

(五)血管紧张素Ⅱ受体拮抗剂

血管紧张素Ⅱ受体拮抗剂能选择性地拮抗血管紧张素Ⅱ与受体结合,从而在受体水平阻断肾素 - 血管紧张素系统,引起血压降低。血管紧张素Ⅱ受体拮抗剂常用的有氯沙坦(每日 50~150mg)和缬沙坦(每日 80mg)。氯沙坦的化学结构为甲基联苯四唑与杂环,是最早进入试验的药物,其对血管紧张素Ⅱ受体的 1 型受体(AT_1)特异性高,但对血管紧张素转换酶无作用,对缓激肽亦无影响,故很少引起咳嗽。已经大规模临床试验证明具有良好的降压效能,口服,1 次/d,50mg,降压作用维持 24h,对心率与心房压均无影响,且可治疗充血性心力衰竭,逆转心脏与血管重构,对肾产生有利的血流动力学效应,扩张肾血管,降低肾小球内压、毛细血管压与出球小动脉阻力,增加肾毛细血管血流量,而不改变单个肾单位的小球滤过。其不良反应有头痛(4.2%)、头晕(2.4%)、乏力(2.0%)等,绝大多数病人均可耐受。

缬沙坦(Valsartan,代文)

1. 药理作用:为原发性高血压病常用的血管紧张素Ⅱ受体拮抗剂,长期给药可逆转左室肥厚和血管壁增厚。单用或联合其他降压药应用时,不良反应发生率较低。

2. 用法用量:口服,常用量为每次 80mg,1 次/d;如降压效果不满意,可增至每日 160mg,1 次/d;或加用利尿剂(如氢氯噻嗪)。

3. 不良反应与注意事项:主要有头痛、头晕、咳嗽、腹泻、恶心、腹痛、乏力等。低钠或血容量不足、肾动脉狭窄、肾功能不全、胆汁性肝硬化或胆道梗阻的患者慎用;用药期间慎用保钾利尿药与补钾药;妊娠与哺乳妇女禁用。

4. 制剂:胶囊,每粒 80mg。

(六)α受体阻滞剂

α受体阻滞剂如哌唑嗪、特拉唑嗪(高特灵)等降压疗效好,同时扩张动、静脉,亦可治疗心力衰竭。其中特拉唑嗪所致的首剂低血压较少。

1. 哌唑嗪(Prazosin)

①药理作用:是选择性 α_1 受体阻滞剂,能扩张动、静脉,降低心脏前、后负荷,产生降压效应。

②用法用量:口服,成人首剂 0.5mg/次,睡前顿服,此后 1mg/次,3 次/d。一般每隔 2~3 天增加 1mg。对充血性心力衰竭,维持量通常为每日 4~20mg,分次服用。每日剂量超过 20mg 后,疗效不进一步增加。

③不良作用及注意事项:初服时可有恶心、眩晕、头痛、嗜睡、心悸、体位性低血压,称为"首剂现象",可于睡前服用或自 0.5mg 开始服用以避免之。偶有口干、皮疹、发热性多关节炎等。严重心脏病、精神病患者慎用。过敏者禁用。

④制剂:盐酸哌唑嗪片,每片 1mg、2mg;盐酸哌唑嗪胶囊,每粒 1mg、2mg、5mg。

2. 特拉唑嗪(Terazosin,高特灵、马沙尼)

①药理作用:为选择性 α_1 受体阻滞剂,能降低外周血管阻力,本品主要降低舒张压;对电解质、血糖、肝肾功能无不良影响,有一定改善血脂的作用。口服吸收好,一般用于轻、中度高

血压治疗,也可用于前列腺肥大。

②用法用量:高血压患者:口服,首次睡前服用,开始剂量每次 1mg,1 次/d;后可根据情况逐渐增量,一般为每日 8~10mg;每日最大剂量 20mg。前列腺肥大者:每晚睡前服用,初始一次 1mg,1 周或 2 周后可增至每次 2mg。1 次/d。

③不良作用及注意事项:与哌唑嗪相同,但"首剂现象"较少。常见不良反应为头痛、乏力、鼻塞等,随着治疗可自行消失。α_1 受体拮抗药过敏者、严重肝肾功能不全者及 12 岁以下儿童禁用。孕妇、哺乳期妇女慎用。

④制剂:盐酸特拉唑嗪片,每片 2mg。

第三节　冠心病及其临床用药

冠状动脉粥样硬化性心脏病指冠状动脉硬化使血管腔狭窄或阻塞,或(和)因冠状动脉功能性改变(痉挛)导致心肌缺血缺氧或坏死而引起的心脏病,统称冠状动脉性心脏病,简称冠心病,亦称缺血性心脏病。

一、急性冠状动脉综合征

(一)概述

急性冠状动脉综合征(ACS)是一大类包含不同临床特征、临床危险性及预后的临床症候群,其共同的病理机制为冠状内动脉粥样硬化斑块破裂、血栓形成,并导致病变血管不同程度的阻塞。根据心电图有无 ST 段持续性抬高,可将急性冠状动脉综合征区分为 ST 段抬高和非 ST 段抬高两大类,前者主要为 ST 段抬高心肌梗死,后者包括不稳定型心绞痛和非 ST 段抬高心肌梗死。

(二)诊断要点

1. ST 段抬高心肌梗死

(1)症状:主要临床表现为胸痛,典型症状可有如下表现:

①部位:胸骨后或左胸部,常放射至左肩、左臂内侧;至颈咽部可表现为局部发紧;至下颌部可表现为牙痛。

②性质:常为压迫、发闷或紧缩感,也可有烧灼感,不像刀刺或针扎样,可伴濒死的恐怖感觉。

③诱因:不明显。

④持续时间:常持续至 20min 以上。

⑤缓解方式:硝酸甘油缓解不明显。

(2)体征:可有心音减弱或新出现的心脏杂音,其余无特异性。

(3)辅助检查

①心电图:ST 段抬高呈弓背向上型;宽而深的 Q 波;T 波倒置。

②心肌酶:包括肌钙蛋白、肌红蛋白、肌酸激酶同工酶(CK-MB)升高;还可参考肌酸激酶(CK)、天门冬氨酸基转移酶(AST)、乳酸脱氢酶(LDH)等。

(4)诊断:具备以下 3 条中的 2 条:

①缺血性胸痛的临床表现;

②心电图的动态改变;

③心肌酶升高。

2. 非 ST 段抬高心肌梗死/不稳定型心绞痛

（1）症状：以心绞痛为主要症状，临床分为以下几种类型。

①静息性心绞痛：心绞痛发作在休息时，并且持续时间通常在 20min 以上；

②初发心绞痛：1 个月内新发心绞痛，可表现为自发性发作与劳力性发作并存；

③恶化劳力型心绞痛：既往有心绞痛病史，近 1 个月内心绞痛恶化加重，发作次数频繁、时间延长或痛阈降低。

④非 ST 段抬高心肌梗死：临床表现与不稳定型心绞痛相似，但是比不稳定型心绞痛更严重，持续时间更长。

（2）体征：大部分可无明显体征。高危患者心肌缺血引起的心功能不全可有新出现的肺部啰音或原有啰音增加，新出现二尖瓣关闭不全等体征。

（3）辅助检查

①心电图：ST – T 动态变化是最可靠的心电图表现，心绞痛发作时可出现 2 个或更多的相邻导联 ST 段下移≥0.1mV。

②心肌酶：非 ST 段抬高心肌梗死时可以出现心肌酶升高。

（4）诊断：根据病史典型的心绞痛症状、典型的缺血性心电图改变（新发或一过性 ST 段压低≥0.1mV）以及心肌损伤标记物（肌钙蛋白 T、肌钙蛋白 I 或 CK – MB）测定，可以作出非 ST 段抬高心肌梗死/不稳定型心绞痛诊断。

（三）药物治疗

1. 治疗原则　镇静、止痛，维持血压、心率的稳定性。急性冠脉综合征患者一经诊断应立即转往上级医院治疗，在转诊之前可采用如下治疗方法：卧床休息、监测血压心率、吸氧等。

2. 药物治疗

（1）阿司匹林（口服常释剂型）：首剂，300mg 嚼服，以后每次 75～150mg，1 次/d。

（2）硝酸甘油（口服常释剂型）：舌下含服，一次 0.25～0.5mg；若症状不缓解，可硝酸甘油（注射剂）5～10mg 加入 500ml 葡萄糖注射液或氯化钠注射液中静脉滴注，以 20～30 滴/min 起始，根据症状缓解及血压情况调整滴速。

（3）β 受体阻断剂：可在有进行性胸痛，并且没有禁忌证（哮喘、低血压、心动过缓等）时应用。美托洛尔，口服每次 25～50mg，2 次/d；阿替洛尔，12.5～25mg，1 次/d。

（4）钙拮抗剂：频发性心肌缺血并且 β 受体阻断剂为禁忌时，在没有严重左心室功能受损或其他禁忌时，可以起用非二氢吡啶类钙拮抗剂，如维拉帕米（口服常释剂型）。心绞痛，一次 80～120mg，3 次/d；原发性高血压，一次 40～80mg，3 次/d；最大剂量一日 480mg。

（5）血管紧张素转换酶抑制剂：如患者血压偏高可增加 ACE 抑制药，也可用于左心室收缩功能障碍、心衰以及合并糖尿病的急性冠状动脉综合征。①卡托普利（口服常释剂型），高血压，初始剂量 12.5mg，2～3 次/d，按需要 1～2 周内增至一次 50mg，2～3 次/d。心衰者，初始一次 12.5mg，2～3 次/d，据耐受情况增至一次 50mg，2～3 次/d；近期大量用利尿药者初始剂量一次 6.25mg，3 次/d。②依那普利（口服常释剂型），原发性高血压初始，一次 5～10mg，1 次/d，维持剂量一次 10～20mg，1 次/d，最大剂量一日 40mg，分 1～2 次服下；心衰患者，初始一次 2.5mg，1 次/d，据耐受程度逐渐加量至一日 5～20mg，分 2 次服用。

（6）他汀类：早期给予他汀类药物，可以改善预后，降低终点事件。在急性冠状动脉综合征患者可给予辛伐他汀（口服常释剂型）20～40mg，1 次/d，睡前服用。

（四）注意事项

1.急性冠状动脉综合征的患者需密切注意血压、心率、心律的变化。止痛,改善缺血是最重要的,减少剧烈的搬动和活动,呼叫急救中心。

2.一旦临床怀疑存在急性冠状动脉综合征,建议立即转至上级医院治疗。

二、稳定型心绞痛

（一）概述

稳定型心绞痛是冠心病的一种类型,是在冠状动脉狭窄的基础上,由于心肌负荷的增加引起心肌急剧的、暂时的缺血与缺氧的临床综合征。其特点为阵发性的前胸压榨性疼痛感觉,主要位于胸骨后部,可放射至心前区和左上肢尺侧,常发生于劳力负荷增加时,持续数分钟,休息或用硝酸酯制剂后消失。本病多见于有吸烟史 40 岁以上男性,劳累、情绪激动、饱餐、寒冷是其常见诱因,以发作性胸痛、胸闷为主要临床症状,且性质在 1~3 个月内无改变,即发作频率、诱发症状的劳力和情绪激动的程度、每次发作的性质、部位和时限、缓解方式相同。

（二）诊断要点

1.症状

（1）胸痛、胸闷的部位主要位于胸骨后、心前区,常放射至左肩背、左上肢或咽颈部、下颌、牙齿。

（2）胸痛的性质常为压榨样、发闷或紧缩感。

（3）胸痛或胸闷常在体力活动、情绪激动等诱因下发生,且发生于活动或情绪激动的当时而非过后,典型的心绞痛常在相似的情形下发生。

（4）症状每次持续 3~5min,最长不超过 30min,停止活动或舌下含服硝酸甘油可在 3~5min 内迅速缓解。

2.体征　平时一般无异常体征。心绞痛发作时常见心率增快、血压升高、表情焦虑、皮肤冷或出汗,有时出现第四或第三心音奔马律。可有暂时性心尖部收缩期杂音,是乳头肌缺血以致功能失调引起二尖瓣关闭不全所致,第二心音可有逆分裂或出现交替脉。

3.辅助检查

（1）心脏 X 线检查　可无异常发现,如已伴发缺血性心肌病,可见心影增大、肺充血等。

（2）心电图检查　是发现心肌缺血、诊断心绞痛最常用的检查方法。

①静息时心电图　约半数患者在正常范围,也可能有陈旧性心肌梗死的改变或非特异性 ST 段和 T 波异常。

②心绞痛发作时心电图　绝大多数患者可出现暂时性心肌缺血引起的 ST 段压低（0.1mV）,发作缓解后恢复。有时出现 T 波倒置。在平时有 T 波持续倒置的患者,发作时可变为直立（所谓“假性正常化”）。

③心电图负荷试验　最常用的是运动负荷试验,运动可增加心脏负荷以激发心肌缺血。运动方式主要为分级活动平板或踏车,运动中出现典型心绞痛,心电图改变主要以 ST 段水平型或下斜型压低≥0.1mv（J 点后 60~80ms）持续 2min 为运动试验阳性标准。运动中出现心绞痛、步态不稳、出现室性心动过速（接连 3 个以上室性期前收缩）或血压下降时,应立即停止运动。心肌梗死急性期,有不稳定型心绞痛、明显心力衰竭、严重心律失常或急性疾病者禁做运动试验。

（4）心电图连续监测　记录 24 小时动态心电图,可从中发现心电图 ST－T 改变和各种心律失常。

（三）药物治疗

1. 用药原则：抗血小板及扩张冠脉治疗，减少心肌缺血的发生，稳定斑块，控制危险因素，改善症状。

2. 用药方案

（1）抗血小板药物：阿司匹林，急性冠脉综合征时，口服首剂 300mg；如无禁忌证，终身口服阿司匹林 1 次/d，每次 75～150mg。

（2）硝酸酯药物：平常可口服硝酸酯类，扩张冠状动脉，增加冠状动脉供血。①硝酸异山梨酯 5～10mg，一日 2～3 次；缓解症状，舌下含服一次 5mg。②心绞痛发作时立即舌下含服硝酸甘油 0.25～0.5mg，每 5min 可重复一次，若 15min 内已服 3 次但疼痛不缓解，则应立即就医；该类药物在使用时可能出现头痛、直立性血压降低等现象（由于扩张血管所致），从小量开始、卧位时服药可减少或避免这些不良反应；如果心绞痛仅在高强度体力劳动下发作也可在体力活动前 5～10min 预防性服用。

（3）β 受体阻断剂：减少心肌耗氧。①首选美托洛尔一次 6.25～25mg，2 次/d，最大可达一日 50～100mg，2 次/d；②阿替洛尔，口服初始剂量 6.25～12.5mg，2 次/d，最大可达一日总量 50～200mg，分 2 次服用；③普萘洛尔，心绞痛时口服一次 5～10mg，3～4 次/d，最大可一日总量 200mg，分 3～4 次服用。以上三种药物使用时按患者静息时心率调整用药量，目标心率 55～65 次/min；如无禁忌证该药应长期服用；有严重心动过缓、病态窦房结综合征、Ⅱ度Ⅱ型及Ⅲ度房室传导阻滞、低血压、支气管哮喘、心功能恶化时禁用。

（4）稳定斑块：辛伐他汀 20～40mg，1 次/d，晚上睡前服用；用药时注意有无肌痛、肌无力等现象，肝肾功能不全时慎用；如无禁忌证，该药应长期服用。

（5）控制危险因素：控制高血压、高脂血症、糖尿病，戒烟、限酒，肥胖者控制体重。

（四）注意事项

1. 使用阿司匹林时应注意胃肠道情况，尤其是出现上消化道出血时应停药并予相应治疗。

2. 监测血压、心率；定期检测血脂、血糖、肝肾功能。

3. 服用 β 受体阻断剂者应注意复查心电图，尤其用药初期和增加剂量时，应特别注意患者的心率和心律情况，应从小量开始，每 5～7 天逐渐加量；如美托洛尔可以从 6.25mg，2 次/d 开始。

4. 使用以上药物疗效欠佳甚至病情恶化时（如心绞痛发作频率短期内增加、含服硝酸甘油效果欠佳、持续时间超过 30min、发作时伴有低血压或者心衰），应转往上级医院进一步诊治。

5. 稳定型心绞痛患者血压控制不良时需转上级医院。

三、陈旧性心肌梗死

（一）概述

急性心肌梗死后 6～8 周即进入陈旧性心肌梗死阶段，两者同为冠心病的一种类型，可以有明确的或不太明确的急性心肌梗死病程，而进入陈旧性心肌梗死阶段（稳定期），仅在行心电图或其他检查时发现。有些患者在陈旧性心肌梗死阶段可以无任何症状，也可表现为心绞痛或心功能不全。

（二）诊断要点

1. 症状

（1）可无任何症状，或表现为稳定型心绞痛（具体见冠心病的稳定型心绞痛一节）。

(2)如之前是广泛前壁心肌梗死,之后可有心肌收缩功能下降,如不采用有效治疗,可能会出现一系列心功能不全的症状。如活动耐量下降、疲乏、喘憋等。

2.体征　可以无异常体征,有心功能不全时可以出现心界扩大、肺部湿啰音、双下肢水肿、肝大、颈静脉怒张、腹水、胸腔积液、心率增快或心律不齐、心音低钝、心脏杂音等。

3.辅助检查

(1)心电图:常可见陈旧性心肌梗死表现,即相邻两个或两个以上导联的病理性 Q 波(深和宽),伴或不伴 T 波倒置,也有部分患者仅有 T 波倒置,陈旧性前壁心肌梗死可以表现为 R 波振幅的减小或递增不良等。

(2)超声心动图:在有条件的医院可以作超声心动图,可见到节段性室壁运动异常,有心功能不全者可见到左室射血分数下降、心腔扩大、瓣膜反流等。

(3)胸片:心衰者可见到心影大、胸腔积液、肺水肿等。

(三)药物治疗

1.用药原则扩张冠脉,减少和防止心肌缺血的发生,通过他汀类药物稳定斑块、抗血小板防止血栓形成。改善心功能,预防或治疗心律失常,控制危险因素。

2.用药方案

(1)抗血小板治疗:如无禁忌证,终身口服阿司匹林 75～150mg,1 次/d;

(2)扩张冠状动脉、增加冠状动脉供血:若有心绞痛可口服硝酸酯类,具体用法同稳定型心绞痛;

(3)β 受体阻断剂:该药有减少心肌缺血、改善心肌梗死患者远期预后的作用,如无禁忌证应长期服用,具体用法和注意事项同稳定型心绞痛;

(4)稳定斑块:辛伐他汀 20～40mg,1 次/d,晚上睡前服用;如无禁忌证应终身服用。

(四)注意事项

1.有慢性心功能不全的陈旧性心肌梗死患者避免劳累、情绪激动、感染等;

2.定期监测血压、心率、肝肾功能;

3.服用阿司匹林时注意出血情况,尤其是上消化道出血情况;

4.服用利尿剂时应监测电解质;

5.服用地高辛者应定期复查心电图,出现恶心等胃肠道症状以及视觉改变时应鉴别是否为洋地黄中毒;

6.服用 β 受体阻断剂者应注意复查心电图,尤其用药初期和增加剂量时,应特别注意患者的心率和心律情况,应从小量开始,每 5～7 天逐渐加量;如美托洛尔可以从 6.25mg,2 次/d 开始;

7.不能明确是否存在陈旧性心肌梗死的患者,需要进行复杂检查时可转上一级医院;

8.心绞痛的情况恶化甚至出现新的心肌梗死或者心衰情况恶化时应转往上级医院进一步诊治。

第四节　心律失常及其临床用药

一、心律失常概论

(一)定义

正常心律起源于窦房结,频率 60～100 次/min(成人),比较规律。窦房结冲动经正常房室传导系统顺序激动心房和心室,传导时间恒定;冲动经束支及其分支以及浦肯野纤维到达心室肌的传导时间也恒定。心律失常是指心脏冲动的起源部位、频率、节奏、传导速度及激动次序等任何一项异常而引起的临床综合征。

（二）心律失常常见病因

心律失常可见于各种器质性心脏病,其中以冠心病、心肌病、心肌炎和风湿性心脏病为多见,尤其在发生心力衰竭或急性心肌梗死时;电解质紊乱或内分泌失调、麻醉、低温、胸腔或心脏手术、药物作用和中枢神经系统疾病等也可导致心律失常;正常人在劳累、吸烟、紧张等情况下也可发生。

（三）心律失常的分类

根据速率可将心律失常分为快速性和缓慢性两大类,再根据其程度和部位进一步分类。

1.快速性心律失常　①早搏:房性、房室交界性和室性;②心动过速:包括窦性、室上性(阵发性室上性心动过速、非折返性房性心动过速、非阵发性交界心动过速)和室性(室性心动过速、尖端扭转型、加速心室自主心律);③扑动和颤动:房扑、房颤、室扑和室颤;④预激综合征:可引起快速性心律失常。

2.缓慢性心律失常　①窦性:窦性心动过缓、窦性停搏、窦房阻滞和病窦综合征;②房室交界性心律;③室性自主心律;④传导阻滞:窦房传导阻滞、房内传导阻滞、房室传导阻滞和室内传导阻滞。

二、心律失常的治疗

（一）治疗方法简介

1.病因治疗和祛除诱因　尽可能有效控制基础病,并积极处理各种诱因。

2.心律调整治疗　直接针对心律失常本身的治疗,治疗的主要目的是消除心律失常导致的不良后果,如晕厥、休克、心力衰竭甚至死亡,以及终止发作和消除症状。其治疗包括:①兴奋迷走神经:主要用于终止室上性心动过速的发作。②药物治疗:是治疗各种心律失常最主要和最常用的手段,力争以最小的不良反应,达到最理想的治疗效果。③电学治疗:包括心脏电复律术和人工心脏起搏治疗。电复律主要转复致死性和药物治疗无效的快速性心律失常,起搏治疗主要用于药物无效的缓慢性心律失常。④根治性治疗:包括消融治疗和手术治疗。

（二）药物治疗原则

1.首先考虑降低心律失常的危险性、防止猝死,其次为缓解症状。

2.根据药物作用机制选择药物,力争以最小的剂量和不良反应取得最满意的疗效。

3.用药和剂量应做到个体化,必要时可监测血药浓度。

4.尽量单独用药,无效时先增加剂量,再考虑联合用药。

5.应充分了解、密切观察药物的不良反应和致心律失常作用。

6.治疗开始、增加剂量和联合用药时,尽可能进行心电监护。

三、常用治疗药物

（一）治疗药物分类

1.目前国际上应用最广泛的抗心律失常药物分为四大类,详见表5-1-5。

2.其他分类法　根据抗心律失常药物在幅度上是否对心律失常都起作用,抗心律失常药又分为窄谱及广谱抗心律失常药。窄谱药只对其中一种起作用,如利多卡因主要治疗室性心律失常,维拉帕米治疗室上性心律失常,因此它们属于窄谱抗心律失常药;而奎尼丁、胺碘酮、普萘洛尔等多数药物则为广谱抗心律失常药。

表 5 - 1 - 5　抗心律失常药物分类

药物分类	药物举例
Ⅰ类 膜稳定剂	
I_A 类	奎尼丁、普鲁卡因胺
I_B 类	利多卡因、苯妥英钠、美西律
I_C 类	普罗帕酮、莫雷西嗪
Ⅱ类 β受体阻滞剂	普萘洛尔、阿替洛尔、比索洛尔、美托洛尔
Ⅲ类 延长动作电位时程药	胺碘酮、索他洛尔
Ⅳ类 钙通道阻滞剂	维拉帕米、地尔硫草

(二)药物作用特点

1.膜稳定剂膜稳定剂药物众多,化学结构各异　①I_A 类药物的特点除了钠通道抑制作用外,对心室复极期有延长作用,对所有心肌细胞的有效不应期也有显著延长作用。它们的临床电生理效应为抑制传导速度,消除折返机制,同时抑制自律性。因此临床上属于广谱抗心律失常药。此外,它们均可竞争性地抑制心脏胆碱受体,阻断迷走神经兴奋作用,从而影响心脏的电生理活动。这一作用的强度取决于心脏受迷走神经支配的范围及其张力水平。I_A 类药物对心肌复极有抑制作用,可引起 QT 间期延长,易诱导或加重心律失常的发生,一般用于危及生命的心律失常,当治疗效益大于可能带来的危害时才用。②I_B 类药物的特点是对 Na^+ 内流抑制作用弱,而对 K^+ 外流的促进作用大,对心肌的复极一般不影响。由于它们通常只对浦肯野纤维起作用。所以临床上多属于窄谱药,为治疗室性心律失常的常用药物,对房性心律失常一般无效,对传导基本没有影响。③I_C 类药物的特点是不改变动作电位时间,具有强的 Na^+ 通道抑制能力,对心肌的自律性及传导性有强的抑制作用,明显延长有效不应期,在消除冲动形成及传导异常上均有作用,对多数房性或室性心律失常有效,尤其是室性早搏的慢性治疗。由于明显减慢传导,容易引起致心律失常作用,特别对有器质性心脏病的患者会降低心功能和心排量,充血性心衰、心肌梗死、心肌病和室内传导障碍合并快速性心律失常的患者不宜选用。

2.β受体阻滞剂　β受体阻滞剂抑制β受体,阻断交感神经系统;交感神经兴奋可以加快4相自动除极速度,抑制窦房结、房室交界区和异位起搏点的自律性;减慢传导;相对延长有效不应期。β受体阻滞剂用于控制房颤、房扑心室律、冠心病、心肌梗死后室性早搏的长期治疗,提高室颤阈值,降低某些致命性室性心律失常的猝死率。

3.延长动作电位时程药　又称复极化抑制药,对 Na^+、K^+、Ca^{2+} 离子通道均有一定的抑制作用,对电压依赖性钾通道的抑制作用最强。延长动作电位时程及有效不应期,有利于消除折返性心律失常,该类药物对房室旁路组织的作用更强,无论前传、逆传都受抑制。临床上常作为预激综合征的治疗用药。该类药物还可提高心室致颤阈值,预防恶性室性心律失常转为心室颤动或猝死。

4.钙离子拮抗剂　能选择性阻滞细胞膜 L 型通道,防止细胞外钙离子进入细胞内,阻止细胞内储存的钙离子释放。因为慢反应细胞的电生理活动主要依赖缓慢内向的 Ca^{2+} 流,因而它们的电生理作用表现为窦房结和房室结舒张期自动除极斜率下降,除极阈值升高,动作电位上升,速率下降,动作电位时程延长。其临床效应的表现为窦房结的兴奋性下降,房室结传导性下降,不应期延长。因此这类药物主要用于室上性快速性心律失常,属窄谱抗心律失常药。

(三)常用抗心律失常药

1. 奎尼丁(Quinidine)

①药理作用:属 I_A 类,本品具有明显的抗胆碱作用和阻断外周血管 α 受体作用,显著抑制异位起搏和除极化组织的传导性、兴奋性,并具负性肌力作用。多用于心房纤颤、心房扑动、室上性和室性心动过速的转复和预防。主要通过肝排泄,血浆半衰期 5~7h。

②用法用量:口服给药,用于转复房扑、房颤时,试服 0.1g,若无过敏反应,次日每 2~4h 一次,每次 0.2g,连续 5 次;若第一日未转为窦律且无毒性反应,第二日每次 0.3g,每 2h 一次,共 5 次,仍未转为窦律可加服一次;然后改为每次 0.4g,但每日总量不得超过 2.0g。转为窦律后,维持量为每次 0.2g,每 6h 一次,2~3 次/d。

③不良反应及注意事项:用药初期可有胃肠道反应,恶心、呕吐、腹泻等;长期用药可出现"金鸡纳反应",表现为头晕、耳鸣、腹泻、恶心、视力模糊等。奎尼丁的心脏毒性可致房室及室内传导阻滞等,可有低血压。最严重的是 QT 间期延长引起尖端扭转型室上性心动过速、室颤而导致"奎尼丁晕厥"。若 QRS 间期超过用药前 25% 或 QT 间期超过 0.5s 应停药。治疗房扑时应先给予钙通道阻滞剂、β 受体拮抗剂或地高辛以减慢房室传导,降低心室率。

④药物相互作用:本品与地高辛合用可增加后者血药浓度;与双香豆素、华法林合用可增强后者抗凝血作用;苯巴比妥加速本品的肝代谢,用药时应注意。

⑤制剂:硫酸奎尼丁片,每片 0.2g。

2. 普鲁卡因胺(Procainamide)

①药理作用:属于 I_A 类,常用于危及生命的室性心律失常。清除半衰期 3~6h,30%~60% 以原型从肾排泄,其余在肝转化为 N-乙酰普鲁卡因胺(NAPA),NAPA 具有Ⅲ类药物(钾通道阻滞药)的作用,大约 85% 从肾排泄。

②用法用量:控制室性心动过速或室颤时,静脉推注一次 0.1g,注射时间 5min;必要时每隔 5~10min 重复一次;总量按体重不得超过 10~15mg/kg。或者 10~15mg/kg 静脉滴注 1h,然后每小时按体重 1.5~2mg/kg 维持。

③不良反应及注意事项:可见传导阻滞及室性心律失常;用量过大可引起 QRS 波群增宽、严重低血压和休克,口苦、恶心呕吐、头晕、精神抑郁等;长期服药可产生粒细胞缺乏症,发生红斑狼疮或类风湿样表现。

④制剂:盐酸普鲁卡因胺片,每片 0.125g、0.25g;盐酸普鲁卡因胺注射液,1ml:0.1g。

3. 利多卡因(Lidocaine)

①药理作用:属于 I_B 类,主要治疗严重的快速性室性心律失常,对房性心律失常无效。平均清除半衰期 2h,几乎全部在肝中代谢。

②用法用量:静脉用药不宜超过 100mg,注射速度宜慢。

③不良反应及注意事项:肝功能不全的患者若静脉注射过快,可引起嗜睡、头昏、激动不安、视力模糊、语言、吞咽障碍、感觉异常等。剂量过大可引起心率减慢、房室传导阻滞和低血压。Ⅱ、Ⅲ度房室传导阻滞者禁用;心衰、肝功不全、儿童及老年人慎用或减量。

④制剂:盐酸利多卡因注射液,2ml:4mg、5ml:0.1g、10ml:0.2g。

4. 美西律(Mexiletine,慢心律)

①药理作用：Ⅰ$_B$类抗心律失常药，可相对延长有效不应期和降低兴奋性。本品尚具有抗惊厥及局部麻醉作用，主要在肝代谢，半衰期 10～12h。可用于慢性室性心律失常。

②用法用量：口服，首次 200～300mg，必要时 2h 后再服 100～200mg；一般维持量每日 400～800mg，分 2～3 次服用；成人每日总量不超过 1200mg，分 3 次口服。

③不良反应及注意事项：有恶心、呕吐、震颤、共济失调和头晕等。心源性休克、Ⅱ、Ⅲ度房室传导阻滞、哺乳期妇女禁用；低血压、严重的充血性心衰、严重窦性心动过缓及肝肾功能不全者慎用；老年人应检测肝功能。

④制剂：盐酸美西律片，每片 50mg、100mg。

5. 普罗帕酮（Propafenone，心律平）

①药理作用：属于Ⅰ$_c$类抗心律失常药，用于阵发性室性心动过速及室上性心动过速，预激综合征伴室上性心动过速，房扑、房颤的预防，各类早搏。主要在肝代谢，半衰期 3.5～4h。

②用法用量：口服，一次 100～200mg，3～4 次/d；维持量，一日总量 300～600mg，分 2～4 次服。静脉注射，每次 70mg，加 5% 葡萄糖液稀释，于 10min 内缓慢注射，必要时 10～20min 重复一次，一日总量不超过 210mg。静注后改为静脉滴注或口服维持，滴速 0.5～1.0mg/min。

③不良反应及注意事项：有恶心、口干、唇舌麻木、便秘、胃部不适、头痛、眩晕和嗜睡等。严重者可引起显著心动过缓、血压下降和传导阻滞，约 6% 可加重心律失常。

④制剂：盐酸普罗帕酮片，每片 50mg、100mg。盐酸普罗帕酮注射液 35mg/10ml。

6. 普萘洛尔（Propranolol，心得安）

①药理作用：属于Ⅱ类药，用于治疗室上性心动过速；高血压、心绞痛、心肌梗死，也用于室性心律失常，对交感神经兴奋所致者疗效较好。肝排泄，半衰期 2～3h。

②用法用量：口服：室上性、室性心动过速：一次 10～30mg，3～4 次/d；心绞痛：口服一次 5～10mg，3～4 次/d，可渐增至一日 200mg，分次服用；心肌梗死：口服，一次 30～240mg，2～3 次/d。高血压，口服初始剂量一次 10mg，一日 3～4 次，一日剂量不超过 200mg。

③不良反应及注意事项：包括眩晕、支气管痉挛、精神抑郁、嗜睡、失眠、发热、恶心、腹泻、脚趾麻木等；剂量过大引起体位性低血压、心动过缓、惊厥、呕吐等。支气管哮喘、心源性休克、Ⅱ度及Ⅲ度房室传导阻滞、重度心衰、窦性心动过缓等禁用；孕妇及哺乳期妇女慎用；老年人应用减量；甲亢、冠心病及长期用药者，不可骤停本药。

④制剂：盐酸普萘洛尔片，每片 10mg。

7. 胺碘酮（Amiodarone）

①药理作用：属于Ⅲ类药，同时也具有Ⅰ、Ⅱ类和Ⅳ类药物的作用，对室性及室上性心律失常均有效，也适用于预激综合征伴发的各种快速性异位心律。胺碘酮起效较慢，一般 4～5d 后起效，5～7d 达最大作用，少数在 1～3 周才出现。主要由肝脏代谢，终末血浆清除半衰期 40～55d，停药后作用尚可维持数周。

②用法用量：口服：治疗室上性心律失常，一日 0.4～0.6g，分 2～3 次服；1～2 周后逐渐减至维持量每天 0.2～0.4g。治疗严重室性心律失常，一日 0.6～1.2g，分 3 次服；1～2 周后改为一日 0.2～0.4 维持。静脉滴注：紧急时，可按体重 3～5mg/kg，一般为 150mg，加入 5% 葡萄糖注射液 250ml 中，在 20min 内缓慢静脉滴注（滴入时间不得短于 10min），以 1～1.5mg/min 维持，6 小时后减至 0.5～1mg/min，一日总量 1.2g；以后逐渐减量，静脉滴注持续不应超过 3～4d。

③不良反应及注意事项：有显著窦性心动过缓、传导阻滞、偶发扭转型室速或室颤、角膜黄

棕色微粒沉淀、胃肠道反应、甲状腺功能障碍,长期服药可有皮肤石板蓝样色素沉着、肺纤维化等,静注可引起体位性低血压。未安装起搏器的窦房阻滞、病窦综合征、严重的房室传导阻滞、甲状腺功能异常、对碘剂或胺碘酮过敏、孕妇及哺乳期妇女禁用。严重充血性心衰,低血压,肝功、肺功能不全和低钾血症慎用。

④制剂:盐酸胺碘酮片,每片200mg;盐酸胺碘酮注射液,150mg/2ml。

8.维拉帕米(Verapamil,异搏定)

①药理作用:属于Ⅳ类药,是终止阵发性室上性心动过速的首选药物,也用于控制房扑、房颤的心室率,对触发活动引起的室性心律失常也有效。大部分在肝脏代谢,约3%~4%以原形由尿排出,平均半衰期约2.8~12h。

②用法用量:口服:成人心绞痛,一次80~120mg,3次/d。心律失常,慢性房颤服用洋地黄者,一日总量240~320mg,分3~4次;预防阵发性室上性心动过速未服洋地黄者,一日总量240~480mg,分3~4次。静脉注射:见效迅速,必须持续心电监测和血压监测,初始剂量5~10mg,稀释后缓慢静脉注射至少2min。静脉滴注:加入氯化钠注射液或5%葡萄糖注射液中静脉滴注,5~10mg/h,一日总量不超过50~100mg。

③不良反应及注意事项:常见有便秘;偶见恶心、头晕头痛、疲乏、神经衰弱、红斑皮疹等;罕见肌肉痛。静脉或大剂量推注可引起严重低血压、心动过缓、窦性停搏、传导阻滞甚至心力衰竭。不能用于预激综合征引起的快速性心律失常,会加快旁道传导,诱发室颤。孕妇禁用;肝肾功能不全者慎用;哺乳期妇女用时暂停哺乳;老年人从小剂量开始服用。特别注意,不能与葡萄柚汁同时服用。

④制剂:盐酸维拉帕米片,每片40mg;盐酸维拉帕米注射液,5mg/2ml。

(四)抗心律失常药的联合应用

在抗心律失常的药物治疗时,有时某些患者使用一种抗心律失常药物不能奏效,增加剂量又会发生不良反应。对这种患者就需要联合使用抗心律失常药才能起到治疗效果。合理的联合用药可以减少用药的剂量,降低药物的不良反应。反之,不适当的联合用药,不仅起不到应有的治疗效果,而且还可产生严重的不良反应,甚至危及患者的生命。下列各种联合可供用药时参考:

1.不适宜或禁忌的联合　①ⅠA类+ⅠA类;②胺碘酮+异搏定;③胺碘酮+普萘洛尔;④ⅠA类+ⅠC类;⑤奎尼丁+苯妥英钠。

2.有效而不太安全的联合　①胺碘酮+ⅠA类;②普萘洛尔+异搏定。

3.有效而相对安全的联合　①ⅠA类+ⅠB类;②ⅠB类+ⅠC类;③Ⅰ类+β受体阻滞剂;④Ⅰ类+钙离子拮抗剂;⑤胺碘酮+ⅠB类;⑥洋地黄+β受体阻滞剂;⑦洋地黄+钙离子拮抗剂。

(五)药物致心律失常

1.定义　抗心律失常药导致原有心律失常加重或出现新的心律失常称为致心律失常作用。迄今为止,还没有一种药物只有抗心律失常作用而没有致心律失常作用。致心律失常的发生率为5%~15%,并且药物促发的心律失常可以表现为所有心律失常的临床类型。

2.致心律失常的诱发因素　包括:①心功能状态:心衰时抗心律失常药物的疗效减低,而致心律失常作用的发生率明显增加,可能与组织器官灌注不足,药物在体内分布、代谢与排泄受阻有关。②电解质紊乱:低钾、低镁等可引起QT间期延长、增高异位节律点的自律性,诱发包括扭转型室速、室颤在内的恶性心律失常。③药物的互相作用:抗心律失常药物联合应用时,致心律失常作用明显增加。④血药浓度过高:药物剂量过大或加量过速,或虽然按常规剂量给药,但病人存在药物代谢及排泄障碍。如肝、肾功能不全时,易发生药物蓄积作用。⑤急性心肌缺血、缺氧:如急性心肌梗死早期,由于存在心肌电不稳定性,易发生药物致心律失常。肺心病时由于明显低氧血症,抗心律失常也极易出现致心律失常作用。⑥其他:包括心脏自主神经功能紊乱及药物的心脏致敏作用。

3. 致心律失常作用的防治　为预防药物致心律失常作用的发生,应严格掌握抗心律失常药物的适应证。①对无器质性心脏病的室性心律失常,经长期观察无血流动力学症状者不作抗心律失常治疗。②对潜在致命性或致命性室性心律失常应积极治疗,包括纠正心力衰竭、心肌缺血和电解质紊乱等,但预后不良。③对有可能发生致心律失常和心律失常猝死的病人,应最大程度地限制使用抗心律失常药物。④用药"个体化",根据病情慎重选择药物及剂量,防止不适当的联合用药。用药过程中应密切检测血钾、血镁、血钙及血药浓度,常规监测心电图QT 间期、QRS 间期、P - R 间期及心律的改变。

第五节　慢性心力衰竭及其临床用药

心力衰竭(heart failure)是各种心脏疾病导致心功能不全的一种综合征,绝大多数情况下是指心肌收缩力下降使心排血量不能满足机体代谢的需要,器官、组织血液灌注不足,同时出现肺循环和(或)体循环淤血的表现,少数表现为异常增高的左心室充盈压,引起肺静脉回流受阻,导致肺淤血。几乎所有的心脏大血管疾病都可以引起心力衰竭(简称心衰)。根据起病的缓急分为急性和慢性心衰,本节内容重点说明慢性心衰。

一、基本病因及诱因

基本病因	诱因
原发性心肌损害:冠心病心肌缺血和(或)心肌梗死(最常见原因之一)、心肌炎(主要为病毒性心肌炎)、心肌病(主要为原发性扩张型心肌病)及心肌代谢障碍性疾病 心脏负荷过重: 　压力负荷(后负荷)过重:高血压、主动脉瓣狭窄、肺动脉高压、肺动脉瓣狭窄等; 　容量负荷(前负荷)过重:①心脏瓣膜关闭不全:如主动脉瓣关闭不全、二尖瓣关闭不全等;②左、右心或动静脉分流性:如室间隔缺损、动脉导管未闭等;③循环血量增多:如慢性贫血、甲状腺功能亢进症等	感染:呼吸道感染最常见 心律失常:心房颤动是诱发心力衰竭最重要的因素 血容量增加:如摄入钠盐过多、静脉输入液体过多、过快等 过度体力劳累或情绪激动:如妊娠后期及分娩过程、暴怒等 治疗不当:如不恰当停用洋地黄类药物或降血压药等 原有心脏病变加重或并发其他疾病:如冠心病发生心肌梗死、风湿性心瓣膜病出现风湿活动、合并甲状腺功能亢进或贫血等

二、临床症状

慢性心力衰竭是大多数心血管疾病最终的归宿,也是最主要的死因。根据其临床表现可分为左心衰、右心衰和全心衰。

慢性左心衰竭与慢性右心衰竭的比较

	慢性左心衰竭	慢性右心衰竭
特点	以肺循环淤血和心排出量减低为主	以体静脉淤血为主
临床表现	呼吸困难:左心衰较早出现的症状。①劳力性呼吸困难(最早出现);②夜间阵发性呼吸困难:其发生机制除因睡眠平卧血液重新分配使肺血量增加外,夜间迷走神经张力增加、小支气管收缩、横膈高位、肺活量减少等也是促发因素;③端坐呼吸、急性肺水肿;少部分患者有胸水;咳嗽咳痰:痰液从浆液、白色到粉红色	腹胀、食欲不振、恶心、呕吐、肝区疼痛、少尿及劳力性呼吸困难等;有胸水和腹水的表现;咳嗽咳痰不太明显
心脏表现	以左心室扩大为主,可合并二尖瓣关闭不全,心尖部可闻及收缩期杂音	胸骨左缘3~4肋间闻及舒张期奔马律,多为右心肥大,可合并三尖瓣关闭不全,三尖瓣区可闻及收缩期杂音
其他表现	疲乏无力;可有交替脉;双肺可闻及湿啰音,还可有哮鸣音;早期可有夜尿,晚期有肾功能损害的表现	颈静脉怒张;肝颈静脉回流征阳性(该体征有助于鉴别心力衰竭和其他原因引起的肝大);单纯右心衰时肺部表现不明显

三、心力衰竭的治疗原则

心衰的基本治疗原则包括:①治疗基本病因;②减轻心脏负荷;③增加心排血量;④去除诱发因素。简单记为:强心、利尿、扩血管,休息、低盐、抗感染。

（一）一般治疗原则

合理的休息、积极防治心力衰竭的诱因、控制水钠摄入和适当的营养是心力衰竭的一般原则。

1. 休息　控制体力活动,降低心脏的负荷,有助于心功能的恢复。但不鼓励长期卧床,以免发生静脉血栓甚至肺栓塞、消化功能减低及肌肉萎缩。症状好转后,可从床边小坐开始逐步增加症状限制性有氧运动,比如散步。

2. 消除诱因　心衰的发作与加重往往有诱发因素,劳累、感染尤其是呼吸道感染是最常见的诱因,因此,应告诫患者避免劳累,积极预防感染。

3. 控制钠盐摄入　心衰患者血容量增加且有不同程度的水钠潴留,减少钠盐的摄入可减轻水肿等症状,一般轻度心衰患者食盐摄入量应限制在5g,中度心衰限制在2.5g,重度心衰限制在1g。但应注意在服用强效排钠利尿剂时,过分限盐可能发生低钠血症。

4. 饮食　心衰患者应少食多餐,避免过饱,食物应易消化、富含维生素及蛋白质。

（二）药物治疗原则

强心、利尿和扩张血管是心衰的基本用药指导,符合减轻前、后负荷,增加心排血量和改善终末器官功能障碍的治疗原则。①选用合适的药物合理搭配组合,来应对不同的病情:如心衰早期,不必同时应用三类药物,迅速控制肺淤血及组织水肿可首选利尿剂,若单用利尿剂无法控制病情,则考虑合用其他类药物。②应考虑药物治疗对伴发性疾病的影响:例如长期应用噻嗪类利尿剂可引起血脂、血糖及尿酸代谢改变,对伴有高脂血症、糖尿病及痛风的患者不利。

③密切注意药物间的相互作用:如地高辛与胺碘酮、奎尼丁、钙拮抗剂等药物合用时,后者能使地高辛血药浓度升高,合用时应注意调整地高辛的剂量,避免造成地高辛过量中毒。

总之,心力衰竭的药物治疗应结合病人的具体情况合理选用,适时调整,做到治疗个体化,使疗效最佳而不良反应最小。

(三)治疗目标

除了基本的缓解症状外,心力衰竭的治疗目的还包括:①提高运动耐量,改善生活质量。②防止心肌损害进一步加重,阻止、延缓或逆转心室、血管重塑。③延长患者寿命,降低死亡率。

(四)治疗手段

1.一般治疗　①消除病因和诱因:如控制高血压、改善心肌缺血、控制感染和心律失常、纠正电解质紊乱和酸碱平衡失调等。②休息:急性发作期或病重期应完全卧床,以免加重心脏负荷。病情缓解后,应鼓励病人适当活动,以不引起疲乏感为准;同时予以心理治疗,避免焦躁、激动。③控制钠盐摄入:在不引起低钠血症的前提下,应尽量避免钠盐摄入过多,防止血容量进一步加重心脏负荷和水肿。

2.手术和介入治疗　在心功能尚未发展至不可逆性阶段之前或经过适当治疗心功能显著改善的患者可手术校正先天性心脏畸形,进行心脏瓣膜病变的修补、分离或置换,冠状动脉旁路手术,心脏移植等手术治疗,或瓣膜狭窄的球囊扩张术,冠脉支架等介入治疗。

3.药物治疗　改善心脏做功的药物有三类:①直接刺激心肌收缩而增加左室射血分数的正性肌力药,如洋地黄类、β 受体激动剂、磷酸二酯酶抑制剂等。②通过降低心室前、后负荷而增加左室射血分数的药物如利尿剂、血管扩张剂等。③通过影响心脏重塑而增加左室射血分数的药物如神经内分泌拮抗剂,包括血管紧张素转换酶抑制剂(ACEI)、β 受体阻滞剂、醛固酮受体拮抗剂。

四、常用治疗药物

常用治疗心衰的药物有六类,分别是利尿剂、血管扩张剂、洋地黄类、β 受体激动剂、磷酸二酯酶抑制剂和 β 受体阻滞剂。

(一)利尿剂

利尿剂通过排钠排水减轻心脏前负荷,可显著缓解淤血并消除水肿,降低心脏舒张末期压力,减低心肌耗氧量,从而改善心室功能。利尿剂有保钾、排钾两大类,排钾类有氢氯噻嗪(双氢克尿塞)、呋塞米;保钾类有螺内酯(安体舒通)、氨苯蝶啶。使用利尿剂时应注意以下几点:①轻度心力衰竭可首选中效利尿剂噻嗪类,不必加用钾盐。中度以上心力衰竭加用保钾类利尿剂,无效时改用呋塞米。②根据肾功能选用利尿药,重度心力衰竭伴肾功能不全时,应选用呋塞米治疗,禁用保钾利尿剂,以防引起高钾血症。③顽固性水肿可联合用药,氢氯噻嗪或呋塞米与保钾类或 ACEI 合用,后者能拮抗醛固酮的作用,并能扩张血管,防止低血钾,效果良好。④保钾与排钾利尿剂合用可避免单用一种利尿剂引起的高钾或低钾血症,保钾利尿剂不宜与 ACEI 合用,以防引起高钾血症。单用排钾利尿剂时应补钾,但与 ACEI 使用时,可不必补钾。⑤根据治疗反应及时调整剂量,首次使用呋塞米时,剂量不宜过大,效果不佳时再增加剂量。⑥间歇用药:一旦患者肺部啰音消失,水肿消退,体重稳定后,利尿剂应改为维持量,最好采用间歇用药维持治疗,即连续用药 3~4 天,停药 2~3 天。这样有助于体内电解质恢复平衡,避免发生水、电解质平衡失常。

（二）血管扩张剂

扩张血管治疗是为了减轻心脏前后负荷,纠正心力衰竭时机体的过度代偿,使心脏的做功效率更高,它不仅能改善心功能,改善症状,还能延长患者的生命,常用的血管扩张剂的分类,见表5-1-6。

表5-1-6　常用的血管扩张剂的分类

分类	常用药物
以扩张小静脉为主	硝酸甘油、硝酸异山梨酯(消心痛)
以扩张小动脉为主	硝苯地平、酚妥拉明、肼苯达嗪
同时扩张动、静脉	ACEI、硝普钠、哌唑嗪

1.适应证　①中、重度心力衰竭,尤其是严重肺淤血、急性左心衰。②室间隔缺损合并心力衰竭。③主动脉瓣、二尖瓣反流合并心力衰竭。④高血压合并心力衰竭。⑤心脏手术后心功能不全。⑥顽固性心力衰竭。

2.非适应证　①不宜用于阻塞性瓣膜病,如二尖瓣、主动脉瓣狭窄,左室流出梗阻。②慎用于严重冠脉狭窄患者,因冠脉灌注压降低可加重心肌缺血。

3.禁忌证　血容量不足、低血压、肾功能衰竭。

4.常用药物

（1）硝酸甘油(Nitroglyeerin)

①药理作用:可直接松弛血管平滑肌特别是小血管平滑肌,扩张小静脉,降低外周阻力,使回心血量减少,心排血量降低,心脏负荷减轻,心肌氧耗量减少。

②用法用量:用于急性心力衰竭时,舌下含服一次0.25~0.5mg,可迅速产生效应,作用维持约10~30min;每5min可重复一次。如15min内已服3次而疼痛持续存在,应立即就医。体力活动前5~10min可以预防性使用。

③不良反应和注意事项:用药后有时出现头内跳痛、心跳加快、眩晕甚至昏厥,初次用药可先含半片,以避免和减轻不良反应;心肌梗死早期、贫血、颅内压增高、严重低血压及青光眼病人禁用;本药不可吞服;长期连续服用可产生耐受性。

④制剂:硝酸甘油片,每片0.5mg;硝酸甘油注射液,5mg/ml。

（2）硝酸异山梨酯(Isosorbide dinitrate,消心痛)

①药理作用:与硝酸甘油相似,但作用较持久,约能维持4h以上,口服后半小时见效,含服2~3min见效。

②用法用量:治疗心力衰竭:一次口服5~20mg,每6~8小时一次。

③不良反应:用药初期可能会出现硝酸酯引起的血管扩张性头痛,因此应由小剂量开始;其他不良反应还有面部潮红、灼热感、恶心、眩晕,偶见皮疹,甚至剥脱性皮炎;青光眼禁用。

④制剂:硝酸异山梨酯片,每片5mg。

（三）β受体激动剂

常用药物有多巴胺、多巴酚丁胺。由于衰竭心肌β受体密度下降,对该类药物的效应减弱,故β受体激动剂仅能产生短期血流动力学效应,长期应用疗效难以维持,症状和运动耐量无改善,增加剂量无效而不良反应加剧,特别是室性心律失常加剧,使死亡率上升。由于较长

时间应用 β 受体激动剂可引起 β 受体密度下降,故目前认为连续使用 β 受体激动剂的时间不宜超过 1 周。

1. 多巴胺(Dopamine)

①药理作用:具有 β 受体激动作用,也有一定的 α 受体激动作用。能使心肌收缩力及心搏量增加,增加心排量,对周围血管有轻度收缩作用,升高动脉压,对内脏血管有扩张作用,增加血流量。

②用法用量:口服无效。静脉滴注 5min 内起效,成人用量为开始时按体重每分钟 1 ~ 5μg/kg,10min 内以按体重每分钟 1 ~ 4μg/kg 速度递增。危重病例,可用多巴胺 20mg 加入 5% 葡萄糖注射液 200 ~ 300ml 中静注,开始时按 75 ~ 100μg/min 滴入,最大剂量不超过 500μg/min。

③不良反应和注意事项:妊娠及哺乳期妇女应用时必须权衡利弊;大剂量时可使呼吸加速、心律失常,停药后即迅速消失;使用前应补充血容量及纠正酸中毒;静注时检测血压、心排血量、心电图及尿量。

④制剂:盐酸多巴胺注射液,20mg/2ml。避光保存。

2. 多巴酚丁胺(Dobutamine)

①药理作用:为选择性 $β_1$ 受体激动剂,能增强心肌收缩力,增加心排血量,较少引起心动过速,用于心排血量低和心率慢的心力衰竭患者。

②用法用量:口服无效。静脉滴注,250mg 加入到 5% 葡萄糖或氯化钠注射液 250 ~ 500ml 中稀释后使用,每分钟 2.5 ~ 10μg/kg 给予。

③不良反应和注意事项:妊娠及哺乳期妇女应用时必须权衡利弊;可有心悸、恶心、头痛、胸痛、气短等;房颤、高血压、室性心律失常,心肌梗死后慎用;梗阻型肥厚性心肌病患者禁用;用药期间连续检测心电图、血压、心排血量。

④制剂:盐酸多巴酚丁胺注射液,20mg/2ml。

(四)磷酸二酯酶抑制剂

临床应用的制剂有氨力农和米力农。该类药物使细胞内 cAMP 降解受阻,提高 cAMP 浓度,激活钙通道使 Ca^{2+} 的内流增加,增强心肌收缩力。同时,血管平滑肌的肌浆网对 Ca^{2+} 的摄取增加,细胞内 Ca^{2+} 水平降低,降低心脏负荷并扩张血管使心排血量增加,同时增加肾血流量和肾小球滤过率。但衰竭的心肌缺乏 cAMP,故对该类药物的反应明显弱于正常心肌。磷酸二酯酶抑制剂短期应用对改善心衰症状的效果是肯定的,但临床资料表明,长期应用米力农治疗重症心衰患者,治疗组的死亡率高于对照组。因此本类药仅用于重症心衰的短期治疗。

1. 氨力农(Amrinone,氨吡酮)

①药理作用:兼有正性肌力作用和血管扩张作用,能增加心肌收缩力,增加心排血量,降低心脏前后负荷,改善左心室功能。临床适用于治疗各种原因引起的急、慢性心力衰竭。

②用法用量:口服,每次 100 ~ 200mg,3 次/d;静脉滴注,每次 0.5 ~ 3mg/kg,每日最大量不超过 10mg/kg。

③不良反应和注意事项:少数有轻微食欲减退、恶心、呕吐等不良反应;快速静滴可致室性期前收缩、室性心动过速;大剂量长期使用可有血小板减少;有严重主动脉或肺动脉瓣膜疾病的患者禁用;孕妇、哺乳期妇女及小儿慎用。

④制剂:片剂,每片 100mg;注射液,50mg/2ml,100mg/2ml。

2. 米力农(Milrinone,甲氰吡酮)

①药理作用:兼有正性肌力作用和血管扩张作用,但其作用较强,为氨力农的10~30倍且无减少血小板的不良反应,耐受性较好。

②用法用量:口服,一次2.5~7.5mg,4次/d;静脉滴注,按体重每分钟12.5~75μg/kg,每天最大剂量不超过1.13mg/kg。

③不良反应和注意事项:少数有头痛、低血钾;过量时可有低血压、心动过速,故心动过速、低血压患者慎用;心肌梗死急性期禁用。

④制剂:片剂,每片2.5mg、10mg;注射液,10mg/10ml。

(五)β受体阻滞剂

β受体阻滞剂治疗心力衰竭的作用机制为:①减慢心室率。②减少心肌耗氧和左心室做功。③使循环中儿茶酚胺浓度过度升高,并能对抗其毒性作用。④有一定抗心律失常作用。⑤膜稳定作用。⑥上调心肌β肾上腺素受体,使受体密度及反应性增加。β受体阻滞剂适用于治疗各种原因(包括缺血性和非缺血性)引起的充血性心力衰竭。具有无年龄限制、无性别差异、不论是否合并糖尿病或高脂血症、除严重的Ⅳ级心衰患者外,各种级别的心衰患者都可以使用的特点。

在具体用药过程中应注意以下几点:①首先使用洋地黄、利尿剂及/或ACEI作为基础治疗,待患者症状及体征改善后,再使用β受体阻滞剂。②β受体阻滞剂应从小剂量开始用药,逐渐增加剂量。经过约15周左右加大至最大剂量。③β受体阻滞剂治疗心力衰竭发挥疗效较慢,常需3~6个月,故短时期内无效或病情轻微加重时,不宜贸然停药。④部分心衰患者用药过程中,病情明显加重,此时应减少β受体阻滞剂的用量或停药,待心力衰竭症状改善后再使用β受体阻滞剂。⑤β受体阻滞剂需长期甚至终身服用。⑥β受体阻滞剂与ACEI均可降低心力衰竭患者的死亡率,但β受体阻滞剂优于ACEI,若两药合用则优于单用任一药物,临床上常两种药物合用。

(六)洋地黄类药物

洋地黄类药物是作为正性肌力药的代表用于心衰的治疗,常用地高辛(digoxin)、毛花苷丙(lanatoside C,西地兰)、毒毛花苷K(strophanthin K)、洋地黄毒苷(digitoxin)等制剂。其中地高辛半衰期适中,相对不易蓄积,既能口服又能静注,还有血药浓度监测方法,故尤为常用。

1. 洋地黄类药物的作用机制 ①选择性地与心肌细胞膜上的Na^+-K^+-ATP酶结合并抑制该酶的活性,使心肌细胞内Na^+堆积,肌膜上Na^+、Ca^{2+}交换趋于活跃,胞浆内Ca^{2+}水平随之升高且肌浆网内Ca^+储量增多,从而增强心肌收缩性。②神经内分泌作用:可恢复心脏压力感受器对中枢交感冲动的抑制作用,从而降低交感神经系统、肾素-血管紧张素系统的活动,增加迷走神经的张力,对控制心衰有帮助。

2. 使用洋地黄类药物需注意的问题 ①洋地黄适用于中、重度收缩性心力衰竭患者,对轻度者疗效不太肯定。洋地黄适用于伴有心脏扩大的心力衰竭患者,对心脏正常大小的心力衰竭患者基本无效,这很可能是由于后者不是收缩性心力衰竭,而是舒张性心力衰竭。②洋地黄对有心房颤动伴有快速心室率的心衰患者特别有效,但用药前必须除外预激综合征合并心房纤颤,否则可能导致心室率更加增快和心室纤颤的严重后果。甲状腺功能亢进合并心房纤颤者,对洋地黄的耐受性增加,可加用β受体阻滞剂或维拉帕米控制心室率。③老年人、心肌缺血缺氧(如急性心肌梗死、肺心病、急性弥漫性心肌炎)、重度心力衰竭、低钾血症、低镁血症、甲状腺功能低下、肾功能减退等,对洋地黄的敏感性增加,应予减量应用。④急性心肌梗死并发心衰,在急性期24h内不宜用洋地黄类药物;二尖瓣狭窄所致肺水肿用洋地黄类药物也无效。这两者如合并心房颤动快速室率或(和)心腔扩大,或梗死前已在使用洋地黄者,则应用洋地黄类药物有利于缓解肺水肿。⑤制剂的选择:快速作用类,适用于急性心力衰竭或慢性心力衰竭急性加重时,常用西地兰;中速或缓慢作用类,代表药物为地高辛,适用于中度心力衰竭维持治疗。

3. 常用药物

(1)地高辛(Digoxin)

①药理作用:本品为中效强心苷,排泄较快而蓄积性较小。口服吸收不完全,也不规则,吸收率约为75%~88%。口服起效时间为0.5~2h,血浆浓度达峰时间是2~3h,获最大效应时间是4~8h。本药消除半衰期平均为36h,成人口服一次0.125~0.5mg,1次/d,连续服7天血浆浓度可达到有效稳态。临床适用于各种急、慢性心衰及室上性心动过速,控制房颤和房扑引起的快速心室率。

②口服用量:成人用法:若欲快速到达负荷量,可一次0.25mg,每6~8h一次,总量0.75~1.25mg;维持量,每次0.125~0.5mg,1次/d。

小儿用法:一日总量:早产儿,按体重0.02~0.03mg/kg;1个月内新生儿,按体重0.03~0.04mg/kg;1个月~2周岁小儿,按体重0.05~0.06mg/kg;3~5周岁儿童,按体重0.03~0.04mg/kg;6~10周岁儿童,按体重0.02~0.035mg/kg;10周岁以上儿童同成人用量,总量分3次或每6~8h一次给予;维持量为每日总量的1/5~1/3,分2次给予或一日一次。

③不良反应和注意事项:过量时可有恶心、呕吐、食欲不振、心律失常等,由于蓄积性小,一般于停药后1~2天消失;不宜与酸、碱类配伍,禁止与钙注射剂合用;近期用过其他洋地黄类强心苷者慎用,严重心肌损害及肾功能不全者慎用。

④药物相互作用:新霉素、对氨基水杨酸会减少本品的吸收;奎尼丁使本品血药浓度增高甚至达到中毒浓度,两药合用时应酌减地高辛用量1/3~1/2;维拉帕米、胺碘酮等可提高地高辛的血药浓度,红霉素增加地高辛胃肠道吸收率,螺内酯可延长本药半衰期,这些药物与地高辛合用需调整剂量并随访监测血药浓度。

⑤制剂:地高辛片,每片0.25mg。

(2)毛花苷丙(Lanatoside,西地兰,去乙酰毛花苷)

①药理作用:为速效强心苷,静脉注射后10~30min起效,1~3h达高峰。停药后3~6日作用完全消失,排泄较快蓄积性较小,主要适用急性心衰或慢性心衰急性加重时,特别适用于心衰伴快速房颤者。

②用法用量:本药口服很少吸收,故只作为静脉注射给药。本品以5%葡萄糖液20ml稀释后,缓慢静脉注射。成人初始剂量0.4~0.6mg,以后每2~4h再给0.2~0.4mg,总量为一日1~1.6mg。

③不良反应和注意事项:过量时可有恶心、食欲不振、头痛、心动过缓、黄视等;禁止与钙注射剂合用;严重心肌损害及肾功能不全者慎用;余禁忌证、药物相互作用等参阅地高辛。

④制剂:去乙酰毛花苷注射液,0.4mg/2ml。避光保存。

第六节　利尿药和脱水药的临床应用

一、利尿药的作用原理及分类

1.利尿药是直接抑制肾小管对水、钠的重吸收,并促进它们排泄,使尿量增加的药物。利尿药常用于治疗各种类型的水肿、高血压以及药物中毒等急需加速排泄的情况。根据其作用机制,利尿药可分为:

(1)高效能利尿药　这类主要作用于肾小管髓袢升支髓质部的利尿药,常用的有呋塞米等。它们的作用是双重的,既可降低肾小管对尿液的稀释功能,又阻碍尿在集合管的浓缩过程,所以利尿作用强大而迅速。

(2)中效能利尿药　主要作用于肾小管髓袢升支皮质部的利尿药,它只降低肾对尿液的稀释功能,而对集合管的浓缩尿功能无影响。最常用的是氢氯噻嗪。

(3)低效能利尿药　主要作用于远曲小管和集合管的利尿药,常用的有螺内酯和氨苯蝶啶。

由于各种利尿药是通过影响不同的电解质而生效的,因此在长期用药过程中就可能发生电解质紊乱或其他代谢方面的不良反应,如失钾、高钾、低钠、低血钙、碱中毒、高尿酸血症和高血糖症等,应引起注意。

本节包括临床常用的高效能利尿药呋塞米(口服常释剂型,注射剂)、中效能利尿药氢氯噻嗪(口服常释剂型)以及低效能利尿药螺内酯(口服常释剂型)和氨苯蝶啶(口服常释剂型)。

二、常用利尿药物

1.呋塞米(Furosemide)

【药理学】　为高效利尿药。它具有:①利尿作用:能增加水、钠、氯、钾、钙、镁、磷等的排泄。其作用机制为通过抑制肾小管髓袢厚壁段对氯化钠的主动重吸收,使管腔液 Na^+、Cl^- 浓度升高,而髓质间液 Na^+、Cl^- 浓度降低,使渗透压梯度差降低,肾小管浓缩功能下降,从而导致水、Na^+、Cl^- 排泄增多。由于 Na^+ 重吸收减少,远端小管 Na^+ 浓度升高,促进 Na^+-K^+ 和 Na^+-H^+ 交换增加,K^+ 和 H^+ 排出增多。②对血流动力学的影响:呋塞米能抑制前列腺素分解酶的活性,使前列腺素 E2 含量升高,从而具有扩张血管作用。扩张肾血管,降低肾血管阻力,使肾血流量尤其是肾皮质深部血流量增加。呋塞米能扩张肺部容量静脉,降低肺毛细血管通透性,加上其利尿作用,使回心血量减少,左心室舒张末期压力降低,有助于急性左心衰竭的治疗。

口服吸收率为60%~70%,进食能减慢吸收,但不影响吸收率及其疗效。充血性心力衰竭和肾病综合征等水肿性疾病时,由于肠壁水肿,口服吸收率也下降,故在上述情况应肠外途径用药。主要分布于细胞外液,分布容积平均为体重的11.4%,血浆蛋白结合率为91%~97%,几乎均与白蛋白结合。本药能通过胎盘屏障,并可泌入乳汁中。口服和静脉用药后作用开始时间分别为 30~60min 和 5min,达峰时间分别为 1~2h 和 0.33~1h。作用持续时间分别为6~8h 和 2h。$t_{1/2}$ 存在较大的个体差异,正常人为 30~60min,无尿患者延长至 75~155min,肝肾功能同时严重受损者延长至 11~20h。新生儿由于肝肾廓清能力较差,$t_{1/2}$ 延长至 4~8h。88%以原形经肾脏排泄,12%经肝脏代谢由胆汁排泄。肾功能受损者经肝脏代谢增多。并能通过胎盘屏障并可泌入乳汁中,88%以原形经肾脏排泄,12%经肝脏代谢由胆汁排泄。肾功能受损者经肝脏代谢增多。本药不被透析清除。

【适应证】

(1)水肿性疾病:包括充血性心力衰竭、肝硬化、肾脏疾病(肾炎、肾病及各种原因所致的急、慢性肾衰竭),尤其是应用其他利尿药效果不佳时,应用本类药物仍可能有效。与其他药物合用治疗急性肺水肿和急性脑水肿等。

(2)高血压:一般不作为治疗原发性高血压的首选药物,但当噻嗪类药物疗效不佳,尤其当伴有肾功能不全或出现高血压危象时,本类药物尤为适用。

(3)预防急性肾衰竭:用于各种原因导致肾脏血流灌注不足,例如失水、休克、中毒、麻醉意外以及循环功能不全等,在纠正血容量不足的同时及时应用,可减少急性肾小管坏死的机会。

(4)高钾血症及高钙血症。

(5)稀释性低钠血症:尤其是当血钠浓度低于120mmol/L时。

(6)抗利尿激素分泌过多症。

(7)急性药物毒物中毒:如巴比妥类药物中毒等。

【禁忌证】　对磺胺药和噻嗪类利尿药过敏者;妊娠前3个月妇女;低血钾者;超量服用洋地黄;肝性脑病的患者。

【不良反应】　常见者与水、电解质紊乱有关,尤其是大剂量或长期应用时,如体位性低血压、休克、低钾血症、低氯血症、低氯性碱中毒、低钠血症、低钙血症以及与此有关的口渴、乏力、肌肉酸痛、心律失常等。

少见有过敏反应(包括皮疹、间质性肾炎甚至心脏骤停)、视觉模糊、黄视症、光敏感、头晕、头痛、纳差、恶心、呕吐、腹痛、腹泻、胰腺炎、肌肉强直等,骨髓抑制导致粒细胞减少,血小板减少性紫癜和再生障碍性贫血,肝功能损害,指(趾)感觉异常,高糖血症,尿糖阳性,原有糖尿病加重,高尿酸血症。耳鸣、听力障碍多见于大剂量静脉快速注射时(每分钟剂量大于4~15mg),多为暂时性,少数为不可逆性,尤其当与其他有耳毒性的药物同时应用时。在高钙血症时,可引起肾结石。尚有报道本药可加重特发性水肿。

【注意事项】

(1)交叉过敏。对磺胺药和噻嗪类利尿药过敏者,对本药可能亦过敏。

(2)对诊断的干扰:可致血糖升高、尿糖阳性,尤其是糖尿病或糖尿病前期患者,过度脱水可使血尿酸和尿素氮水平暂时性升高。血 Na^+、Cl^-、K^+、Ca^{2+} 和 Mg^{2+} 浓度下降。

(3)下列情况慎用:①无尿或严重肾功能损害者,后者因需加大剂量,故用药间隔时间应延长,以免出现耳毒性等副作用;②糖尿病;③高尿酸血症或有痛风病史者;④严重肝功能损害者,因水电解质紊乱可诱发肝性脑病;⑤急性心肌梗死,过度利尿可促发休克;⑥胰腺炎或有此病史者;⑦有低钾血症倾向者,尤其是应用洋地黄类药物或有室性心律失常者;⑧红斑狼疮,本药可加重病情或诱发活动;⑨前列腺肥大。

(4)随访检查:①血电解质,尤其是合用洋地黄类药物或皮质激素类药物、肝肾功能损害者;②血压,尤其是用于降压,大剂量应用或用于老年人;③肾功能;④肝功能;⑤血糖;⑥血尿酸;⑦酸碱平衡情况;⑧听力。

(5)药物剂量应从最小有效剂量开始,然后根据利尿反应调整剂量,以减少水、电解质紊乱等副作用的发生。

（6）存在低钾血症或低钾血症倾向时,应注意补充钾盐。

（7）与降压药合用时,后者剂量应酌情调整。

（8）少尿或无尿患者应用最大剂量后 24h 仍无效时应停药。

（9）肠道外用药宜静脉给药、不主张肌内注射。常规剂量静脉注射时间应超过 $1 \sim 2min$,大剂量静脉注射时每分钟不超过 4mg。静脉用药剂量的 1/2 时即可达到同样疗效。

（10）本药为钠盐注射液,碱性较高,故静脉注射时宜用氯化钠注射液稀释,而不宜用葡萄糖注射液稀释。

（11）妊娠期及哺乳期妇女用药:①本药可通过胎盘屏障,孕妇尤其是妊娠前 3 个月应尽量避免应用。对妊娠高血压综合征无预防作用。②本药可经乳汁分泌,哺乳期妇女应慎用。

（12）儿童用药:本药在新生儿的半衰期明显延长,故新生儿用药间隔应延长。

（13）老年人应用本药时发生低血压、电解质紊乱,血栓形成和肾功能损害的机会增多,应慎用。

【药物相互作用】

（1）肾上腺糖、盐皮质激素,促肾上腺皮质激素及雌激素能降低本药的利尿作用,并增加电解质紊乱尤其是低钾血症的发生机会。

（2）非甾体类消炎镇痛药能降低本药的利尿作用,肾损害机会也增加,这与前者抑制前列腺素合成,减少肾血流量有关。

（3）与拟交感神经药物及抗惊厥药物合用,利尿作用减弱。

（4）与锂合用肾毒性明显增加,应尽量避免。

（5）与多巴胺合用,利尿作用加强。

（6）本药加强非去极化肌松药的作用,与血钾下降有关。

（7）本药可使尿酸排泄减少,血尿酸升高,故与治疗痛风的药物合用时,后者的剂量应作适当调整。

（8）降低降血糖药的疗效。

（9）降低抗凝药物和抗纤溶药物的作用,主要是利尿后血容量下降,致血中凝血因子浓度升高,以及利尿使肝血液供应改善、肝脏合成凝血因子增多有关。

（10）饮酒及含酒精制剂和可引起血压下降的药物能增强本药的利尿和降压作用;与巴比妥类药物、麻醉药合用,易引起体位性低血压。

（11）与两性霉素、头孢菌素、氨基糖苷类等抗生素合用,肾毒性和耳毒性增加,尤其是原有肾损害时。

（12）与抗组胺药物合用时耳毒性增加,易出现耳鸣、头晕、眩晕。

（13）与氯贝丁酯（安妥明）合用,两药的作用均增强,并可出现肌肉酸痛、强直。

（14）服用水合氯醛后静脉注射本药可致出汗、面色潮红和血压升高,此与甲状腺素由结合状态转为游离状态增多,导致分解代谢加强有关。

（15）与碳酸氢钠合用发生低氯性碱中毒机会增加。

【用法和用量】

1. 口服给药

（1）成人:①治疗水肿性疾病:起始剂量为 $20 \sim 40mg$,每日 1 次,必要时 $6 \sim 8h$ 后追加 $20 \sim 40mg$,直至出现满意利尿效果。最大剂量虽可达每日 600mg,但一般应控制在 100mg 以内,分

2～3 次服用。以防过度利尿和不良反应发生。部分患者剂量可减少至 20～40mg,隔日 1 次,或每周中连续服药 2～4 日,每日 20～40mg。②治疗高血压:起始每日 40～80mg,分 2 次服用,并酌情调整剂量。③治疗高钙血症:每日 80～120mg,分 1～3 次服。

(2)儿童:治疗水肿性疾病,起始按体重 2mg/kg,必要时每 4～6h 追加 1～2mg/kg。新生儿应延长用药间隔。

2.注射给药

(1)成人:①治疗水肿性疾病:紧急情况或不能口服者,可静脉注射,开始 20～40mg,必要时每 2h 追加剂量,直至出现满意疗效。维持用药阶段可分次给药。治疗急性左心衰竭时,起始 40mg 静脉注射,必要时每小时追加 80mg,直至出现满意疗效。治疗急性肾衰竭时,可用 200～400mg 加于氯化钠注射液 100ml 内静脉滴注,滴注速度每分钟不超过 4mg。有效者可按原剂量重复应用或酌情调整剂量,每日总剂量不超过 1g。利尿效果差时不宜再增加剂量,以免出现肾毒性,对急性肾衰竭功能恢复不利。治疗慢性肾功能不全时,一般每日剂量 40～120mg。②治疗高血压危象时:起始 40～80mg 静脉注射,伴急性左心衰竭或急性肾衰竭时,可酌情增加剂量。③治疗高钙血症时可静脉注射,一次 20～80mg。

(2)儿童:治疗水肿性疾病,起始按 1mg/kg 静脉注射,必要时每隔 2h 追加 1mg/kg。最大剂量可达每日 6mg/kg。新生儿应延长用药间隔。

【制剂和规格】

(1)呋塞米片:20mg。

(2)呋塞米注射液:2ml:20mg。

2.氢氯噻嗪(Hydrochlorothiazide)

【药理学】

氢氯噻嗪具有:①利尿作用,尿钠、钾、氯、磷和镁等离子排泄增加,而对尿钙排泄减少。其作用机制主要抑制远端小管前段和近端小管(作用较轻)对氯化钠的重吸收,从而增加远端小管和集合管的 Na^+-K^+ 交换,K^+ 分泌增多。但其利尿作用较袢利尿药为弱。②降压作用。除利尿排钠作用可使血压下降外,可能还有肾外作用机制参与降压。

口服吸收迅速,但不完全,进食能增加吸收量,可能与药物在小肠的滞留时间延长有关。口服 2h 起作用,达峰时间为 4h,作用持续时间为 6～12h。主要以原形由尿排泄。半衰期为 15h,肾功能受损者延长。

【适应证】

(1)水肿性疾病,排泄体内过多的钠和水,减少细胞外液容量,消除水肿。常见的包括充血性心力衰竭、肝硬化腹水、肾病综合征、急慢性肾炎水肿、慢性肾衰竭早期、肾上腺皮质激素和雌激素治疗所致的钠、水潴留。

(2)高血压,可单独或与其他降压药联合应用,主要用于治疗原发性高血压。

(3)中枢性或肾性尿崩症。

(4)肾石症,主要用于预防含钙盐成分形成的结石。

【禁忌证】 对本品过敏者禁用。对含磺酰胺基类药物过敏者禁用。

【不良反应】 大多不良反应与剂量和疗程有关。

(1)水、电解质紊乱:所致的副作用较为常见。①低钾血症较易发生。长期缺钾可损伤肾小管,严重失钾可引起肾小管上皮的空泡变化,以及引起严重快速性心律失常等异位心律。②氯化物的排泄明显增加,出现低氯性碱中毒或低氯、低钾性碱中毒。③此外低钠血症亦不罕见,导致中枢神经系统症状及加重肾损害。脱水造成血容量和肾血流量减少亦可引起肾小球滤过率降低。④临床常见口干、烦渴、肌肉痉挛、恶心、呕吐和极度疲乏无力等。

(2)高糖血症:可使糖耐量降低,血糖升高,此可能与抑制胰岛素释放有关。

(3)高尿酸血症:干扰肾小管排泄尿酸,少数可诱发痛风发作。由于通常无关节疼痛,故高尿酸血症易被忽视。

(4)较为少见过敏反应,如皮疹、荨麻疹等。

(5)少见血白细胞减少或缺乏症、血小板减少性紫癜等。

(6)罕见胆囊炎、胰腺炎、性功能减退、光敏感、色觉障碍等。

【注意事项】

(1)交叉过敏:与磺胺类药物、呋塞米、布美他尼、碳酸酐酶抑制药有交叉反应。

(2)对诊断的干扰:可致糖耐量降低、血糖、尿糖、血胆红素、血钙、血尿酸、血胆固醇、甘油三酯、低密度脂蛋白浓度升高,血镁、钾、钠及尿钙降低。

(3)下列情况慎用:①无尿或严重肾功能减退者,因本类药效果差,应用大剂量时可致药物蓄积,毒性增加;②糖尿病;③高尿酸血症或有痛风病史者;④严重肝功能损害者,水、电解质紊乱可诱发肝性脑病;⑤高钙血症;⑥低钠血症;⑦红斑狼疮,可加重病情或诱发活动;⑧胰腺炎;⑨交感神经切除者(降压作用加强);⑩有黄疸的婴儿。

(4)随访检查:①血电解质;②血糖;③血尿酸;④血肌酐,尿素氮;⑤血压。

(5)应从最小有效剂量开始用药,以减少副作用的发生,减少反射性肾素和醛固酮分泌。

(6)有低钾血症倾向的患者,应酌情补钾或与保钾利尿药合用。

(7)妊娠期及哺乳期妇女用药:①能通过胎盘屏障。对高血压综合征无预防作用。故孕妇使用应慎重。②哺乳期妇女不宜服用。

(8)儿童用药:慎用于有黄疸的婴儿,因本类药可使血胆红素升高。

(9)老年用药:老年人应用本类药物较易发生低血压、电解质紊乱和肾功能损害。

【药物相互作用】

(1)~(9)项内容见"呋塞米【药物相互作用】(1)~(9)"项下。

(10)考来烯胺(消胆胺)能减少胃肠道对本药的吸收,故应在口服考来烯胺1h前或4h后服用本药。

(11)洋地黄类药物、胺碘酮等与本药合用时,应慎防因低钾血症引起的副作用。

(12)乌洛托品与本药合用,其转化为甲醛受抑制,疗效下降。

【用法和用量】 口服给药。

(1)成人:①治疗水肿性疾病,每次25~50mg,每日1~2次,或隔日治疗,或每周连服3~5日。肝腹水患者,建立与螺内酯联用,以防血钾过低致肝性脑病。②治疗高血压,每日25~100mg,分1~2次服用,并按降压效果调整剂量,一周后减为25~50mg/d作为维持治疗。③尿崩症,25mg/次,一日3次。

(2)儿童:①每日按体重1~2mg/kg或按体表面积30~60mg/m^2,分1~2次服用,并按疗效调整剂量。②小于6个月的婴儿剂量可达每日3mg/kg。

【制剂和规格】

氢氯噻嗪片:①6.25mg;②10mg;③25mg。

3.螺内酯(Spironolactone)

【药理学】　本品结构与醛固酮相似,为醛固酮的竞争性抑制药。作用于远曲小管和集合管,阻断 Na^+-K^+ 和 Na^+-H^+ 交换,结果 Na^+、Cl^- 和水排泄增多,K^+、Mg^{2+} 和 H^+ 排泄减少,对 Ca^{2+} 和 P^{3-} 的作用不定。由于本药仅作用于远曲小管和集合管,对肾小管其他各段无作用,故利尿作用较弱。另外,本药对肾小管以外的醛固酮靶器官也有作用。

口服吸收较好,生物利用度大于 90%。血浆蛋白结合率在 90% 以上。进入体内后 80% 由肝脏迅速代谢为有活性的坎利酮。口服 1 日左右起效,2~3 日达高峰,停药后作用仍可维持 2~3 日。无活性代谢产物从肾脏和胆道排泄,约有 10% 以原形从肾脏排泄。依服药方式不同半衰期有所差异,每日服药 1~2 次时平均 19h,每日服药 4 次时缩短为 12.5h。

【适应证】

(1)水肿性疾病:与其他利尿药合用,治疗充血性水肿、肝硬化腹水、肾性水肿等水肿性疾病,其目的在于纠正上述疾病时伴发的继发性醛固酮分泌增多,并对抗其他利尿药的排钾作用。也用于特发性水肿的治疗。

(2)高血压:作为治疗高血压的辅助药物。

(3)原发性醛固酮增多症:螺内酯可用于此病的诊断和治疗。

(4)低钾血症的预防:与噻嗪类利尿药合用,增强利尿效应和预防低钾血症。

【禁忌证】　高钾血症及肾衰患者禁用。

【不良反应】

(1)常见的有:①高钾血症,尤其是单独用药、进食高钾饮食、与钾剂或含钾药物如青霉素钾等以及存在肾功能损害、少尿、无尿时;即使与噻嗪类利尿药合用,高钾血症的发生率仍可达 8.6%~26%,且常以心律失常为首发表现,故用药期间必须密切随访血钾和心电图。②胃肠道反应,如恶心、呕吐、胃痉挛和腹泻;尚有报道可致消化性溃疡。

(2)少见的有:①低钠血症,单独应用时少见,与其他利尿药合用时发生率增高。②抗雄激素样作用或对其他内分泌系统的影响,长期服用本药在男性可致男性乳房发育、阳痿、性功能低下,在女性可致乳房胀痛、声音变粗、毛发增多、月经失调、性功能下降。③中枢神经系统表现,长期或大剂量服用本药可发生行走不协调、头痛等。

(3)罕见的有:①过敏反应,出现皮疹甚至呼吸困难。②暂时性血浆肌酐、尿素氮升高,主要与过度利尿、有效血容量不足、引起肾小球滤过率下降有关。③轻度高氯性酸中毒。④肿瘤,有报道 5 例患者长期服用本药和氢氯噻嗪发生乳腺癌。

【注意事项】

(1)下列情况慎用:①无尿;②肾功能不全;③肝功能不全,因本药引起电解质紊乱可诱发肝性脑病;④低钠血症;⑤酸中毒,一方面酸中毒可加重或促发本药所致的高钾血症,另一方面本药可加重酸中毒;⑥乳房增大或月经失调者。

(2)给药应个体化,从最小有效剂量开始使用,以减少电解质紊乱等副作用的发生。如每日服药一次,应于早晨服药,以免夜间排尿次数增多。

(3)用药前应了解患者血钾浓度,但在某些情况血钾浓度并不能代表机体内总钾量,如酸中毒时钾从细胞内转移至细胞外而易出现高钾血症,酸中毒纠正后血钾即可下降。

(4)本药起作用较慢,而维持时间较长,故首日剂量可增加至常规剂量的 2~3 倍,以后酌情调整剂量。与其他利尿药合用时,可先于其他利尿药 2~3 日服用。在已应用其他利尿药再加用本药时,其他利尿药剂量在最初 2~3 日可减量 50%,以后酌情调整剂量。在停药时,本药应先于其他利尿药 2~3 日停药。

(5)用药期间如出现高钾血症,应立即停药。

(6)应于进食时或餐后服药,以减少胃肠道反应,并可能提高本药的生物利用度。

(7)对诊断的干扰:①使荧光法测定血浆皮质醇浓度升高,故取血前4~7日应停用本药或改用其他测定方法。②使下列测定值升高,血浆肌酐和尿素氮(尤其是原有肾功能损害时)、血浆肾素、血清镁、钾,尿钙排泄可能增多,而尿钠排泄减少。

(8)妊娠期及哺乳期妇女用药:本药可通过胎盘,但对胎儿的影响尚不清楚。孕妇应在医师指导下用药,且用药时间应尽量短。

(9)老年人用药较易发生高钾血症和利尿过度。

【药物相互作用】

(1)肾上腺皮质激素尤其是具有较强盐皮质激素作用者,促肾上腺皮质激素能减弱本药的利尿作用,而拮抗本药的潴钾作用。

(2)雌激素能引起水钠潴留,从而减弱本药的利尿作用。

(3)非甾体类消炎镇痛药,尤其是吲哚美辛,能降低本药的利尿作用,且合用时肾毒性增加。

(4)拟交感神经药物降低本药的降压作用。

(5)多巴胺加强本药的利尿作用。

(6)与引起血压下降的药物合用,利尿和降压效果均加强。

(7)与下列药物合用时,发生高钾血症的机会增加,如含钾药物、库存血(含钾30mmol/L,如库存10日以上含钾高达65mmol/L)、血管紧张素转换酶抑制剂、血管紧张素Ⅱ受体拮抗剂和环孢素等。

(8)与葡萄糖胰岛素液、碱剂、钠型降钾交换树脂合用,发生高钾血症的机会减少。

(9)本药使地高辛半衰期延长。

(10)与氯化铵合用易发生代谢性酸中毒。

(11)与肾毒性药物合用,肾毒性增加。

(12)甘珀酸钠、甘草类制剂具有醛固酮样作用,可降低本药的利尿作用。

【用法和用量】 口服给药。

(1)成人:①治疗水肿性疾病,20~40mg/次,一日2~4次服用,至少连服5日。以后酌情调整剂量。②治疗高血压,开始每日40~80mg,分次服用,至少2周,以后酌情调整剂量,不宜与血管紧张素转换酶抑制剂合用,以免增加发生高钾血症的机会。③治疗原发性醛固酮增多症,手术前患者每日用量100~400mg,分2~4次服用。不宜手术的患者,则选用较小剂量维持。④诊断原发性醛固酮增多症。长期试验,每日400mg,分2~4次,连续3~4周。短期试验,每日400mg,分2~4次服用,连续4日。老年人对本药较敏感,开始用量宜偏小。

(2)儿童:治疗水肿性疾病,开始每日按体重1~3mg/kg或按体表面积30~90mg/m^2,单次或分2~4次服用,连服5日后酌情调整剂量。最大剂量为每日3~9mg/kg或90~270mg/m^2。

【制剂和规格】

螺内酯片①4mg;②12mg;③20mg。

4. 氨苯蝶啶(Triamterene)

【药理学】 氨苯蝶啶可直接抑制肾脏远端小管和集合管的$Na^+ - K^+$交换,从而使Na^+、Cl^-、水排泄增多,而K^+排泄减少。

口服后30%~70%迅速吸收,血浆蛋白结合率为40%~70%。单剂口服后2~4h起作用,达峰时间为 6h,作用持续时间 7~9h。吸收后大部分迅速由肝脏代谢,经肾脏排泄,少数经胆汁排泄。半衰期为 1.5~2h,无尿者每日给药 1~2 次时半衰期延长至 10h,每日给药 4 次时半衰期延长至 9~16h。

【适应证】　主要治疗水肿性疾病,包括充血性心力衰竭、肝硬化腹水、肾病综合征等,以及肾上腺糖皮质激素治疗过程中发生的水钠潴留,主要目的在于纠正上述情况时的继发性醛固酮分泌增多,并拮抗其他利尿药的排钾作用。也可用于治疗特发性水肿。

【禁忌证】　高钾血症患及及严重肝、肾功能不全者禁用。

【不良反应】

(1)常见的主要是高钾血症。

(2)少见的有:①胃肠道反应,如恶心、呕吐、胃痉挛和腹泻等;②低钠血症;③头晕、头痛;④光敏感。

(3)罕见的有:①过敏,如皮疹、呼吸困难;②血液系统损害,如粒细胞减少症甚至粒细胞缺乏症、血小板减少性紫癜、巨幼细胞贫血(干扰叶酸代谢);③肾结石,有报道长期服用本药者肾结石的发生率为 1/1500。其机制可能是由于本药及其代谢产物在尿中浓度过饱和,析出结晶并与蛋白基质结合,从而形成肾结石。

【注意事项】

(1)下列情况慎用:①无尿;②肾功能不全;③糖尿病;④肝功能不全;⑤低钠血症;⑥酸中毒;⑦高尿酸血症或有痛风病史者;⑧肾结石或有此病史者。

(2)对诊断的干扰:①干扰荧光法测定血奎尼丁浓度的结果;②使下列测定值升高,血糖(尤其是糖尿病)、血肌酐和尿素氮(尤其是有肾功能损害时)、血浆肾素、血钾、血镁、血尿酸及尿尿酸排泄量。使血钠下降。

(3)给药应个体化,从最小有效剂量开始使用,以减少电解质紊乱等副作用。如每日给药一次,应于早晨给药,以免夜间排尿次数增多。

(4)用药前应了解血钾浓度。但在某些情况下血钾浓度并不能真正反映体内钾潴量,如酸中毒时钾从细胞内转移至细胞外而易出现高钾血症,酸中毒纠正后血钾浓度即可下降。

(5)服药期间如发生高钾血症,应立即停药,并作相应处理。

(6)应于进食时或餐后服药,以减少胃肠道反应,并可能提高本药的生物利用度。

(7)老年人应用本药较易发生高钾血症和肾损害。

【药物相互作用】

(1)肾上腺皮质激素尤其是具有较强盐皮质激素作用者,促肾上腺皮质激素能减弱本药的利尿作用,而拮抗本药的潴钾作用。

(2)雌激素能引起水钠潴留,从而减弱本药的利尿作用。

(3)非甾体类消炎镇痛药,尤其是吲哚美辛,能降低本药的利尿作用,且合用时肾毒性增加。

(4)拟交感神经药物降低本药的降压作用。

(5)多巴胺加强本药的利尿作用。

(6)与引起血压下降的药物合用,利尿和降压效果均加强。

(7)与下列药物合用时,发生高钾血症的机会增加,如含钾药物、库存血(含钾 30mmol/L,库存 10 日以上含钾高达 65mmol/L)、血管紧张素转换酶抑制剂,血管紧张素 II 受体拮抗剂和环孢素等。

(8)与葡萄糖胰岛素液、碱剂、钠型降钾交换树脂合用,发生高钾血症的机会减少。

(9)本药使地高辛半衰期延长。

(10)与氯化铵合用易发生代谢性酸中毒。

(11)与肾毒性药物合用,肾毒性增加。

(12)甘珀酸钠、甘草类制剂具有醛固酮样作用,可降低本药的利尿作用。

(13)因可使血尿酸升高,与噻嗪类和袢利尿剂合用时可使血尿酸进一步升高,故应与治疗痛风的药物合用。

(14)可使血糖升高,与降糖药合用时,后者剂量应适当加大。

【用法和用量】 口服。

(1)成人常用量:开始每日 25～50mg,分 2 次服用,与其他利尿药合用时,剂量可减少。维持阶段可改为隔日疗法。最大剂量不超过每日 300mg。

(2)小儿常用量:开始每日按体重 2～4mg/kg 或按体表面积 120mg/m^2,分 2 次服,每日或隔日疗法。以后酌情调整剂量。最大剂量不超过每日 6mg/kg 或 300mg/m^2。

【制剂和规格】
氨苯蝶啶片:50mg。

三、脱水药 – 甘露醇

甘露醇(Mannitol)

【药理学】 甘露醇具有组织脱水作用和利尿作用。

甘露醇为单糖,在体内不被代谢。静脉注射后可提高血浆渗透压,导致组织内(包括眼、脑、脑脊液等)水分进入血管内,从而减轻组织水肿,降低眼内压、颅内压和脑脊液容量及其压力。经肾小球滤过后在肾小管内甚少被重吸收,可提高肾小管内液渗透浓度而起到渗透压性利尿作用。减少肾小管对水及 Na$^+$、Cl$^-$、K$^+$、Ca^{2+}、Mg^{2+} 和其他溶质的重吸收;降低某些药物和毒物在肾小管内浓度而对肾脏毒性减小,并加速经肾排泄。

静脉注射后迅速进入细胞外液而不进入细胞内。但当血甘露醇浓度很高或存在酸中毒时,甘露醇可通过血脑屏障,并引起颅内压反跳。静脉注射后15min 内出现降低眼内压和颅内压作用,达峰时间为 30～60min,维持 3～8h。静脉注射后 1 小时出现利尿作用,维持 3 小时。一般情况下经肝脏代谢的量很少。肾功能正常时,静脉注射后 3h 内有 80% 经肾脏排出。本药的半衰期为 100min,在急性肾衰竭时可延长至 6h。

【适应证】

(1)组织脱水药:用于治疗各种原因引起的脑水肿,降低颅内压,防止脑疝。

(2)降低眼内压:可有效降低眼内压,应用于其他降眼内压药无效时或眼内手术前准备。

(3)渗透性利尿药:用于鉴别肾前性因素或急性肾衰竭引起的少尿。亦可应用于预防各种原因引起的急性肾小管坏死。

(4)作为辅助性利尿措施治疗肾病综合征、肝硬化腹水,尤其是当伴有低蛋白血症时。

(5)对某些药物过量或毒物中毒(如巴比妥类药物、锂、水杨酸盐和溴化物等),本药可促进上述物质的排泄,并防止肾毒性。

【禁忌证】

(1)已确诊为急性肾小管坏死的无尿患者,包括对试用甘露醇无反应者,因甘露醇积聚引起血容量增多,加重心脏负担。

(2)严重失水者。

(3)颅内活动性出血者,因扩容加重出血,但颅内手术时除外。

(4)急性肺水肿,或严重肺淤血。

【不良反应】

(1)水和电解质紊乱最为常见:①快速大量静脉注射甘露醇可引起体内甘露醇积聚,血容量迅速大量增多(尤其是急、慢性肾衰竭时),导致心力衰竭(尤其有心功能损害时),稀释性低钠血症,偶可致高钾血症;②不适当的过度利尿导致血容量减少,加重少尿;③大量细胞内液转移至细胞外可致组织脱水,并可引起中枢神经系统症状。

(2)寒战、发热。

(3)排尿困难。

(4)血栓性静脉炎。

(5)甘露醇外渗可致组织水肿、皮肤坏死。

(6)过敏引起皮疹、荨麻疹、呼吸困难、过敏性休克。

(7)头晕、视力模糊。

(8)高渗引起口渴。

(9)渗透性肾病(或称甘露醇肾病),主要见于大剂量快速静脉滴注时。临床上出现尿量减少,甚至急性肾衰竭。常见于老年肾血流量减少及低钠、脱水患者。

【注意事项】

(1)下列情况慎用:①明显心肺功能损害者,因本药所致的突然血容量增多可引起充血性心力衰竭;②高钾血症或低钠血症;③低血容量,应用后可因利尿而加重病情,或使原来低血容量情况被暂时性扩容所掩盖;④严重肾衰竭而排泄减少使本药在体内积聚,引起血容量明显增加,加重心脏负荷,诱发或加重心力衰竭;⑤对甘露醇不能耐受者。

(2)甘露醇遇冷易结晶,故应用前应仔细检查,如有结晶,可置热水中或用力振荡待结晶完全溶解后再使用。当甘露醇浓度高于15%时,应使用有过滤器的输液器。

(3)根据病情选择合适的浓度,避免不必要地使用高浓度和大剂量。

(4)使用低浓度和含氯化钠溶液的甘露醇能降低过度脱水和电解质紊乱的发生机会。

(5)用于治疗水杨酸盐或巴比妥类药物中毒时。应合用碳酸氢钠以碱化尿液。

(6)给大剂量甘露醇不出现利尿反应,可使血浆渗透浓度显著升高,故应警惕血高渗发生。

(7)随访检查:①血压;②肾功能;③血电解质浓度,尤其是 Na^+ 和 K^+;④尿量。

(8)妊娠期及哺乳期妇女用药:甘露醇能透过胎盘屏障,慎用。

(9)老年用药:老年人应用本药较易出现肾损害,且随年龄增长,发生肾损害的机会增多。适当控制用量

【药物相互作用】

(1)可增加洋地黄毒性作用,与低钾血症有关。

(2)增加利尿药及碳酸酐酶抑制药的利尿和降眼内压作用,与这些药物合并时应调整剂量。

【用法和用量】 静脉给药。

(1)成人:①利尿。常用量为按体重 1 ~ 2g/kg,一般用 20% 溶液 250ml 静脉滴注,并调整剂量使尿量维持在每小时 30 ~ 50ml。②治疗脑水肿、颅内高压和青光眼。按体重 0.25 ~ 2g/

kg,配制为15%~25%浓度于30~60min内静脉滴注。当患者衰弱时,剂量应减小至0.5g/kg。严密随访肾功能。③鉴别肾前性少尿和肾性少尿。按体重0.2g/kg,以20%浓度于3~5min内静脉滴注,如用药后2~3小时以后每小时尿量仍低于30~50ml,最多再试用一次,如仍无反应则应停药。已有心功能减退或心力衰竭者慎用或不宜使用。④预防急性肾小管坏死。先给予12.5~25g,10分钟内静脉滴注,若无特殊情况,再给50g,1小时内静脉滴注,若尿量能维持在每小时50ml以上,则可继续应用5%溶液静脉滴注;若无效则立即停药。⑤治疗药物、毒物中毒。50g以20%溶液静脉滴注,调整剂量使尿量维持在每小时100~500ml。

　　(2)儿童:①利尿。按体重0.25~2g/kg或按体表面积60g/m²,以15%~20%溶液2~6小时内静脉滴注。②治疗脑水肿、颅内高压和青光眼。按体重1~2g/kg或按体表面积30~60g/m²,以15%~20%浓度溶液于30~60分钟内静脉滴注。患者衰弱时剂量减至0.5g/kg。③鉴别肾前性少尿和肾性少尿。按体重0.2g/kg或按体表面积6g/m²,以15%~25%浓度静脉滴注3~5分钟,如用药后2~3小时尿量无明显增多,可再用1次,如仍无反应则不再使用。④治疗药物、毒物中毒。按体重2g/kg或按体表面积60g/m²以5%~10%溶液静脉滴注。

【制剂和规格】

　　甘露醇注射液:① 20ml:4g;② 50ml:10g;③ 100ml:20g;④ 250ml:50g;⑤3000ml:150g(冲洗用)。

第二章　内分泌系统常见疾病和治疗药物

第一节　胰岛素和口服降糖药的临床应用

一、糖尿病简介

糖尿病的患病率在全球逐年增长,据世界卫生组织(WHO)估计,至2050年,全球糖尿病患者将达3亿,较目前增长两倍。糖尿病已成为继心脑血管疾病及癌症之后严重威胁人类生命健康的常见病之一。在我国,随着人民生活水平的提高,劳动强度的减少及生活方式的改变,糖尿病患者日趋增加。

(一)糖尿病的定义

糖尿病是由于遗传和环境因素的相互作用所造成的综合征,是一种常见的全身性、慢性、进行性疾病,由多种病因引起,以慢性高血糖为特征的代谢紊乱。世界卫生组织(WHO)和国际糖尿病联盟(IDF)1999年公布的糖尿病的定义是:一种多病因的代谢疾病,特点是慢性高血糖伴随因胰岛素分泌和/或作用缺陷引起的糖、脂肪和蛋白质代谢紊乱。其基本病理生理改变是由于胰岛素相对或绝对不足,以及靶细胞对胰岛素敏感性降低,引起糖、蛋白质、脂肪和继发的水、电解质代谢紊乱,肝糖原和肌糖原不能合成。临床表现为血糖升高、尿糖阳性及糖耐量降低,典型症状为"三多一少",即多饮、多尿、多食和体重减少。

糖尿病可发生于任何年龄,随着病程延长,容易并发全身神经、微血管、大血管病变,并可导致心、脑、肾及眼等组织的慢性进行性病变,成为糖尿病患者主要的致残、致死原因。

(二)糖尿病的分型

按照病因可将糖尿病分为以下几类:

1.1型糖尿病　以往称之为胰岛素依赖型糖尿病。该类型糖尿病又分两个亚型:①自身免疫中介性(1A型):该型糖尿病起病急(幼年多见)或缓(成人多见),易发生酮症酸中毒,需应用胰岛素以便充分代谢控制或维持生命,针对胰岛β细胞的抗体如ICA、IAA、GAD、IA-2常阳性,可伴其他自身免疫病如Graves病等;②特发性(1B型):酮症起病,起病时HbAlc水平无明显增高,针对胰岛β细胞抗体阴性、控制后胰岛β细胞功能不一定明显减退。

2.2型糖尿病　占糖尿病患者的90%左右,中老年人及肥胖者多见,血浆胰岛素水平偏低或接近正常水平,体内胰岛素处于相对不足状态,并以胰岛素抵抗为主,常伴血脂紊乱及高血压,多数起病缓慢,发病初大多数不需用胰岛素治疗,通过控制饮食,增加运动量及服用降糖药物,可以使胰岛功能得到改善。

3.妊娠期糖尿病指妊娠中初次发现的糖尿病或糖耐量试验中所见的任何程度异常。

4.其他特殊类型糖尿病包括:①β细胞功能的遗传缺陷:常染色体或线粒体基因突变致胰

岛 β 细胞功能缺陷使胰岛素分泌不足;②胰岛素作用的遗传缺陷:严重胰岛素抵抗、高胰岛素血症伴黑棘皮病为特征;③胰腺外分泌病变:胰腺炎、创伤/胰腺切除术后、胰腺肿瘤、胰腺囊性纤维化、血色病、纤维钙化性胰腺病及其他;④内分泌腺病:肢端肥大症、库欣综合征、胰升糖素瘤、嗜铬细胞瘤、甲状腺功能亢进症、生长抑素瘤及其他;⑤药物或化学物诱导:戊脘咪、烟酸、糖皮质激素、甲状腺激素、二氮嗪、β-肾上腺素激动剂、噻嗪类利尿剂、苯妥英钠、α-干扰素等;⑥感染:先天性风疹、巨细胞病毒感染等;⑦免疫介导的罕见类型:"僵人"综合征、抗胰岛素受体抗体等;⑧伴糖尿病的其他遗传综合征:Down 综合征、Turner 综合征、Klinefelter 综合征、Wolfram 综合征、Friedreich 共济失调、Huntington 舞蹈病等。

（三）糖尿病的诊断

1. 有糖尿病症状,且任意时间血浆葡萄糖水平≥11.1mmol/L(200mg/dl)。

2. 空腹(即至少 8h 内无任何热量摄入)时血浆葡萄糖水平≥7.0mmol/L(126mg/dl)。

3. 口服糖耐量试验如果结果可疑或者无明显"三多一少"的糖尿病症状,则可做口服糖耐量试验,即成人服用 75g 葡萄糖后,分别于空腹、0.5h、1.0h、1.5h、2.0h、3.0h 采集血样并测定血糖浓度,如果空腹血糖≥7.0mmol/L,75g 葡萄糖负荷 2h 血糖≥11.1mmol/L 为糖尿病。

二、糖尿病的预防和治疗

（一）糖尿病的一级预防

1. 一级预防的目标　①纠正可控制的糖尿病危险因素,降低糖尿病患病率;②提高糖尿病的检出率,尽早发现和及时处理糖尿病。

2. 一级预防的策略　①在一般人群中宣传糖尿病防治知识;②在重点人群开展糖尿病筛查;③在高危人群如糖调节受损、肥胖的患者中提倡健康的生活方式,必要时适当开展药物预防,以减少糖尿病的发病率。

糖尿病的一级预防主要是在乡镇(社区)完成,在政府有关部门领导和支持下,需要社会各有关方面的帮助和支持,加强社会的组织和动员。

（二）糖尿病的二级预防

1. 二级预防的目的预防糖尿病并发症。

2. 二级预防的策略　①防治糖尿病并发症的关键是尽早地发现糖尿病,尽可能地控制和纠正患者的高血糖、高血压、血脂紊乱和肥胖以及吸烟等致并发症的危险因素;②对 2 型糖尿病病人定期进行糖尿病并发症以及相关疾病的筛查,了解病人有无糖尿病并发症以及有关的疾病或代谢紊乱,如高血压、血脂紊乱或心脑血管疾病等,以加强相关的治疗措施,全面达到治疗的目标。

二级预防是在综合性医院糖尿病专科指导下,使糖尿病患者得到更好的管理、教育、护理保健与治疗。

（三）糖尿病的三级预防

1. 三级预防的目的　减少糖尿病的残废率和死亡率,提高糖尿病病人的生活质量。

2. 三级预防的内容　①预防失明;②预防肾功能衰竭;③预防严重的周围神经病变;④预防严重的糖尿病足病变等。

三级防治需要多学科的共同努力,乡镇(社区)医疗单位的关心、督促与随访帮助,需要综合防治与专科医疗相结合,确保患者得到合理经济的有效治疗。

（四）糖尿病的总控制目标

糖尿病总的控制目标包括：①糖代谢的正常化；②避免糖尿病的症状；③避免低血糖；④营养和体重的正常化；⑤正常的生长和发育；⑥降低或避免并发症，特别是注意血压及血脂的控制；⑦提高生活质量。

理想的长期维持目标是：糖化血红蛋白 <8.0mmol/L，尿糖和尿酮体阴性，血压低于 17.3/10.0kPa，总胆固醇 <4.5mmol/L，高密度脂蛋白 >1.1mmol/L，甘油三酯 <1.5mmol/L，体重指数：男性 <25，女性 <24。

1. 饮食治疗饮食治疗的内容包括总热量的摄入、每日热量的分配、确定各营养物质的比例、制定食谱和实施等。

2. 运动治疗有效的运动能改善胰岛素抵抗，纠正糖、脂代谢紊乱，但并非所有的糖尿病患者都适合运动疗法，如有心功能不全、严重的眼底和肾脏病变等并发症的患者不适合采用运动疗法，运动方式宜采用低至中等强度的有氧运动；如步行、慢跑、爬楼梯等。

3. 药物治疗 目前临床上使用的治疗糖尿病的药物主要是胰岛素和口服降糖药物，不同药物的作用机制、作用强度、持续时间等方面存在着差异，应根据患者的病情、肝肾功能、年龄等因素进行合理选择。

三、常用治疗药物

（一）胰岛素

胰岛素（insulin）是由胰腺的胰岛 β 细胞分泌的一种蛋白质，分子量为 6000，含 51 个氨基酸的两个多肽链。1965 年我国学者首先人工合成牛胰岛素结晶。近年来国外学者采用遗传工程的新技术使大肠杆菌成功地产生了胰岛素，其纯化的产品与人胰岛素无区别，因此也称为人胰岛素。

1. 胰岛素的药理作用胰岛素对各种组织的代谢具有广泛影响，在肌肉、肝、脂肪组织的中间代谢中起重要的作用。它能促进合成代谢，降低血糖，并具有促细胞生长作用。

（1）糖代谢：胰岛素能促进葡萄糖利用，促进葡萄糖通过细胞膜进入细胞内而促进葡萄糖磷酸化；促进葡萄糖的酵解和氧化；促进肝糖原和肌糖原的合成；抑制脂肪分解，减少糖原异生，同时抑制甘油、乳酸及氨基酸转化为葡萄糖。

（2）脂肪代谢：胰岛素能促进脂肪合成，同时抑制脂肪分解，并能抑制脂肪酸和氨基酸转化为酮体。糖尿病患者因脂肪分解增多，血中脂质增加，产生过多酮体而引起酮症酸中毒。胰岛素能抑制脂肪分解，并促进糖的利用而纠正酸中毒。

（3）蛋白质代谢：胰岛素能促进氨基酸通过细胞膜进入细胞，并促进 mRNA 合成，增加蛋白质合成，抑制蛋白质分解。

2. 胰岛素的药代动力学胰岛素口服容易被胃肠道消化酶破坏，故不宜口服给药。皮下注射吸收迅速，0.5～1h 后出现作用，2～4h 达高峰，作用持续 5～10h，半衰期约 2h。不同部位皮下注射的吸收差别很大。静脉注射后 10～30min 起效，10～30min 达高峰，作用持续 0.5～1h。

3. 胰岛素的治疗作用胰岛素主要用于：①1 型糖尿病，特别是幼年型糖尿病；②2 型糖尿病，经饮食控制及口服降血糖药物治疗无效的患者；③糖尿病合并妊娠及分娩时；④糖尿病合并重度感染或消耗性疾病，或兼有外科病在进行手术前后；⑤糖尿病酮症及糖尿病性昏迷。

另外，胰岛素可促进 K^+ 进入细胞内，故和钾盐合用可纠正细胞内缺钾。临床上常用葡萄糖、胰岛素和氯化钾的极化液防治心律失常。

4.胰岛素的不良反应

(1)低血糖:为胰岛素最常见的不良反应。可能因未按时进食、运动过多或胰岛素剂量过大而引起。低血糖症状随制剂类型而异:①用长效胰岛素者血糖降低较慢而表现为中枢神经系统功能的损伤即精神错乱、行为异常甚至昏迷;②正规胰岛素较易引起低血糖反应,出现饥饿感、出汗、心悸、震颤等症状,甚至出现惊厥和昏迷;③重组人胰岛素引起的低血糖发生率比猪胰岛素多。

(2)过敏反应:一般为轻微的、短暂的反应。局部反应表现为注射部位红肿、出现硬结和红斑。全身性过敏反应有荨麻疹、血管神经性水肿、紫癜及少数过敏性休克等。高度纯化的胰岛素制剂很少引起过敏反应。发生过敏反应时可更换不同动物种属来源的制剂。

(3)局部反应:胰岛素注射部位可有皮肤发红、皮下结节和皮下脂肪萎缩等,故需经常更换注射部位。

(4)反跳性高血糖:当胰岛素的剂量超过需要时,会在夜间引起低血糖,但由于儿茶酚胺类、糖皮质激素及高血糖素的分泌反而导致次晨尿糖过高甚至可发生酮症酸中毒。

(5)耐受性:急性耐受性常因感染等并发症引起,需暂时增加胰岛素的剂量,直至并发症消除后,耐受性自行消失。少数患者可产生慢性耐受性,每天胰岛素需要量超过200IU,甚至在1000 IU以上。耐受性与产生胰岛素抗体有关。抗体与胰岛素结合后妨碍胰岛素从血中转运到作用部位,因而延迟或减弱胰岛素的降血糖作用。

5.胰岛素的药物相互作用　①口服抗凝药、水杨酸盐、磺胺类药、甲氨蝶呤等可与胰岛素竞争血浆蛋白使血中游离胰岛素升高;②口服降糖药与胰岛素有协同作用;③肾上腺皮质激素、甲状腺素、生长激素等均能升高血糖,故能拮抗胰岛素的降糖作用;④噻嗪类利尿剂、口服避孕药和烟酸衍生物可减低胰岛素的降血糖作用。

6.胰岛素的选用　①急需应用胰岛素者如糖尿病酮症酸中毒、糖尿病昏迷患者、糖尿病伴严重感染或大手术前后等需要用短效胰岛素;②幼年糖尿病患者可先选用短效胰岛素,剂量试定后可改用中效胰岛素;③稳定型糖尿病患者可选用短效胰岛素,剂量试定后可改用中效或长效胰岛素。各种胰岛素制剂的性能见表5-2-1。

表5-2-1　各种胰岛素制剂的性能

类型	制　剂	给药途径	给药时间	起效时间 (h)	达峰时间 (h)	持续时间 (h)	其他
短效	普通(正规)胰岛素 (Regular Insulin)	皮下	饭前15~30min, 3~4次/24h	0.5~1	2.5~4	5~7	
		静脉	酮症酸中毒急救时	10~30min	0.5	0.5~1	主要用于急救
	即时胰岛素锌混悬液(Prompt Insulin Zinc Suspension)	皮下	饭前15~30min,3~4次/24h	1	4~6	12~16	

续表

类型	制　剂	给药途径	给药时间	起效时间（h）	达峰时间（h）	持续时间（h）	其他
中效	中性鱼精蛋白锌胰岛素（Insulin，NPH）	皮下	饭前或晚饭前30~60min，1~2次/d	1~3	6~12	18~26	适用于血糖波动大，不易控制的患者
	珠蛋白锌胰岛素（Globulin Zinc Insulin）	皮下		2~4	6~10	12~18	
	慢胰岛素锌混悬液（Lente Insulin Zinc Suspension）	皮下		2	8~12	18~24	
长效	鱼精蛋白锌胰岛素（Protamine zinc Insulin，PZI）	皮下	早饭前或晚饭前30~60min，1次/24h	3~8	14~24	28~36	重型患者用短效制剂，摸清剂量后改用此类药
	特慢胰岛素锌混悬液（Ultralente Insulin Zinc Suspension）	皮下		4~6	16~18	30~36	

（二）口服降糖药

1. 磺酰脲类磺酰脲类（sulfonylureas）口服降糖药的基本结构包括磺酰基和两个辅基（R_1 和 R_2）磺基和脲酰基的结合决定其降糖作用，而辅基的种类决定了各种口服降糖药的作用强度和持续时间。

（1）作用机制：磺酰脲类的降糖作用主要通过刺激胰岛 β 细胞释放胰岛素所致，胰岛中至少有30%正常 β 细胞是其产生作用的必要条件，因此对于胰岛 β 细胞还有分泌胰岛素的能力但分泌量相对不足的糖尿病患者有效，但对严重糖尿病患者及切除胰腺者无效。本类降糖药的作用机制可能还包括以下几点：①减少胰岛素与血浆蛋白结合，减慢肝对胰岛素的消除；②直接抑制胰腺 α 细胞分泌或是间接地通过促进生长抑素释放抑制激素而抑制胰高血糖素的分泌。③增加胰岛素受体的数量和结合力，使周围组织对胰岛素更敏感。

（2）常用磺酰脲类药物的作用特点及动力学特征：见表5-2-2所列。

表5-2-2　常用磺酰脲类药物的作用特点及动力学特征

药名	规格（毫克/片）	$t_{1/2}$（h）	达峰时间（h）	持续时间（h）	剂量范围（毫克/天）	每日服药次数（次）	肾排泄率（%）	作用特点
甲苯磺丁脲（Tolbutamide，D860）	500	8	3~5	6~12	500~3000	2~3（餐前）	100	药效时间短、作用缓和，强度为1，很少引起低血糖，偶见于老年糖尿病患者

续表

药名	规格(毫克/片)	$t_{1/2}$ (h)	达峰时间 (h)	持续时间 (h)	剂量范围 (毫克/天)	每日服药次数(次)	肾排泄率 (%)	作用特点
格列本脲 (Glibenclamide,优降糖)	2.5	10	2~5	15~24	1.25~15	1~2 (餐前)	50	作用强而持久,肾、肝功能不全者、老年糖尿病患者、进食太少或饮酒都有出现低血糖的可能
格列齐特 (Gliclazide,达美康)	80	10~12	2~6	24	40~240	1~3 (餐前)	60~80	作用缓和,强度30,生理半衰期较长且缓和渐进,所引起的低血糖少而轻,适用于老年人
格列吡嗪 (Glipizide,美吡达)	5	3~7	1~2.5	6~10	2.5~30	2~3 (餐前)	>90	作用短而快,强度100,不易发生持久性低血糖,但仍应注意
格列喹酮 (Gliquidone,糖适平)	30	1~2	2~3	约12	25~50	1~3 (餐前)	<5	作用缓和,强度20,95%从胃肠排出,只有5%从肾排出,可用于肾功能不全者
格列波脲 (Glibornuride,克糖利)	25	8.2	2~4	约12	25~50	1~2 (餐前)	70	强度为40,无长效降糖药的重叠积累造成低血糖,也不像短效降糖药那样需口服数次
格列美脲 (Glimeepiride,亚莫利)	1	5~9	2~3	24	1~8	(餐前)	60	为新型长效磺脲类,用量小,见效快,持续时间长,胰岛素及C肽浓度低,不易出现低血糖

(3)与其他药物的相互作用:①磺胺药、保泰松、双香豆素在肝内与口服降血糖药经同一种酶代谢,合用时因竞争代谢酶而增强降血糖作用。②水杨酸类、保泰松、吲哚美辛、磺胺药、青霉素、双香豆素、氯贝丁酯均有较高的血浆蛋白结合力,可以置换与血浆蛋白结合的口服降血糖药,而引起低血糖反应。③别嘌呤醇能与氯磺丙脲竞争排泄,延长后者的半衰期,而增强其降糖作用。④氯霉素由于能抑制肝药酶而增强这类药物的降血糖作用。其他如单胺氧化酶抑制剂、普萘洛尔、同化激素、胍乙啶、乙醇等均能加强磺酰脲类的降血糖作用。⑤噻嗪类可减弱口服降血糖药的作用,它可减少胰岛素的分泌,促进糖原分解和减弱糖原异生。它的作用可能是促进钾离子排泄而降低糖耐量,也可能是抑制胰岛素原转变为胰岛素。其他能拮抗降血糖药作用的还有糖皮质激素、高血糖素、甲状腺素、口服避孕药等。

(4)药物不良反应:磺酰脲类是很安全的药物,不良反应较少。可引起的不良反应有:①低血糖:不如胰岛素引起的多,氯磺丙脲和格列本脲可引起持久的低血糖症,老年患者较易发生。肝肾功能不良患者易发生不良反应。②胃肠道反应:30%患者有胃肠道轻度不适症状,恶心、呕吐、偶见出血、胆汁淤积性黄疸。③皮肤过敏反应:皮疹、对光过敏。④血液系统反应:

白细胞减少症等。

2. 双胍类(biguanides)　本类常用药物有苯乙双胍和二甲双胍等。

(1)作用机制:双胍类药物可增加外周组织(如肌肉)对葡萄糖的摄取和利用;通过抑制糖原异生及糖原分解,可降低糖尿病时的高肝糖原生成率。增加组织内的无氧酵解,抑制细胞内的氧化过程。妨碍葡萄糖在肠内的吸收,而使血糖下降。此类药可明显降低糖尿病病人的血糖,但对正常人血糖无明显影响,与磺酰脲类合用则可增强其降糖作用。

(2)用法用量:①盐酸苯乙双胍(降糖灵):初用每次 25mg,每天 75mg,分次服用,随餐服用,充血性心力衰竭、肝肾功能不全、糖尿病并发酮症酸中毒和急性感染时禁用;孕妇慎用。②二甲双胍(甲福明,格华止):每次 0.25~0.5g,3 次/d,于餐中或饭后服用(肠溶制剂可于餐前服用);成人一日最大剂量不超过 2g,儿童起始剂量常为 0.25g,一日 2 次,之后根据血糖情况调整剂量,可每周增加 0.25g。最高日剂量 2g,10 岁以下儿童不推荐使用。

(3)不良反应:常见不良反应是胃肠道反应,表现为口干苦、金属味、厌食、恶心、呕吐、腹泻等。进餐中服药及从小剂量开始可减轻不良反应。偶有过敏反应,表现为皮肤红斑、荨麻疹等。由于双胍类药物促进无氧糖酵解,产生乳酸,在肝肾功能不全、低血容量性休克或心力衰竭等缺氧情况下,易诱发乳酸性酸中毒,因此对有上述情况的患者忌用,对年老患者应小心使用。偶见巨细胞性贫血。

(4)注意事项:双胍类禁用于糖尿病并发酮症酸中毒或糖尿病肾病,或伴眼底病变者、急性感染、充血性心衰、肝肾功能不全(血肌酐超过 1.5mg/dl)或有任何低血压缺氧状态存在者。同时禁用于孕妇、哺乳期妇女,酗酒者,维生素 B_{12}、叶酸和铁缺乏者,严重心、肺疾病患者,静脉肾盂造影或动脉造影前 2~3 天者。

3. α 葡萄糖苷酶抑制剂　常用药物为阿卡波糖(Acarbose,拜糖平)。此类药物通过抑制小肠黏膜上皮细胞表面的 a 葡萄糖苷酶(如麦芽糖酶、淀粉酶、蔗糖酶)而延缓糖类的吸收,降低餐后高血糖。可作为 2 型糖尿病的第一线药物,尤其适用于空腹血糖正常而餐后血糖明显升高者。此药可单独用药,也可与磺酰脲类或双胍类合用,还可以与胰岛素合用。常见的不良反应为胃肠反应,如腹胀、腹泻、肠鸣音亢进、排气增多。单用本药不引起低血糖,但如与磺酰脲类或胰岛素合用,可发生低血糖,一旦发生,应直接应用葡萄糖处理,进食双糖或淀粉类食物无效。肝、肾功能不正常者慎用。胃肠功能障碍者如消化不良、结肠炎、慢性腹泻等忌用,孕妇、哺乳期妇女及 18 岁以下儿童也不宜使用。

4. 噻唑烷二酮类(thiazolidinedione,TZD)　此类药物也称格列酮类药物,主要作用是增强靶组织对胰岛素的敏感性,减轻胰岛素抵抗,故被视为胰岛素增敏剂。主要用于使用其他降糖药疗效不佳的 2 型糖尿病特别是有胰岛素抵抗的患者,可单独使用,也可与磺酰脲类或胰岛素联合应用。目前Ｉ临床使用的此类药物有瑞格列奈(Repaglinide,诺和龙)、罗格列酮(Rosigli-tazone,文迪雅)和吡格列酮(Pioglitazone,瑞彤)。

四、口服降糖药物的合理使用

(一)口服降糖药的个体化使用原则

1. 根据降糖药物的作用特点选择用药,如作用机制、作用强弱、体内的作用方式、时间和清除途径。

2. 根据患者的情况特点选择用药,如病人年龄、胖瘦、病程、血糖高低、伴随疾病、肝肾功能和既往用药情况选择。

3. 剂量从小到大。

4. 一类药物控制不满意,可加另一类,同一类药物不要合用。

5. 一旦选用适合,不要随意更换。

6. 不要随意停药。

(二)口服降糖药物的选用

新诊断的糖尿病患者首先要控制饮食、增强体育运动,在此基础上,如果未能改善,可考虑服用阿卡波糖,防止餐后高血糖;如疗效不佳,1 型糖尿病患者由小剂量开始使用胰岛素;2 型糖尿病患者多数使用口服降血糖药:开始先试用一种,调节适宜剂量,在不得已时才考虑双胍类和磺酰脲类两类联合应用。对于肥胖的 2 型糖尿病患者、年龄在 65 岁以下者可首先选双胍类,因本类药物有降低体重作用;对于高血脂的 2 型糖尿病患者可考虑使用格列齐特。双胍类不易发生低血糖,较安全;而磺酰脲类降血糖药用量过大能出现低血糖,要控制使用。服药时间也不同,磺酰脲类降血糖药宜在饭前 15 ~ 20min 服用;双胍类口服后胃肠反应较多,宜在饭后服用。磺酰脲类降血糖药均在肝代谢,要注意患者肝功能,不同的磺酰脲类降血糖药排泄情况不同,多数药物主要由尿排出,仅格列喹酮 5% 由尿排出,95% 由胆汁排出,因此对肾功能差一些的患者及老年患者选用格列喹酮较为合适。

第二节　甲状腺功能异常的临床用药

一、甲状腺功能亢进症

(一)甲状腺功能亢进症,简称甲亢,是由多种原因引起的甲状腺激素分泌过多所致的一组内分泌疾病。本病在病理上有弥漫性、结节性或混合性甲状腺肿大和其他有关组织、器官的病变,临床上有基础代谢率增高、神经过敏和心动过速等症状。弥漫性甲状腺肿的甲亢患者多伴有不同程度的突眼征。

(二)诊断要点

病人多数有典型的甲状腺功能亢进的症状和体征,临床即可作出判断,辅以甲状腺功能检查确诊。

项目	临床意义或特点
血清总三碘甲腺原氨酸(TT_3)	受 TBG 影响,甲亢时升高
血清总甲状腺素(TT_4)	受 TBG 影响,甲亢时升高
游离三碘甲腺原氨酸(FT_3)	不受 TBG 影响,直接反映甲状腺功能状态
血清游离甲状腺素(FT_4)	不受 TBG 影响,直接反映甲状腺功能状态
反 T_3(rT_3)	T_4 在外周血的代谢产物,Graves 病初期或复发早期增高
基础代谢率(BMR)	增高程度与病情轻重成正比
促甲状腺激素(TSH)	是反映甲状腺功能最敏感指标,对诊断亚临床甲亢和亚临床甲减有重要意义
[131]I 摄取率	不能反映病情严重程度,但可用于鉴别不同原因甲亢

续表

项目	临床意义或特点
促甲状腺激素受体抗体(TRAb)	是鉴别甲亢病因、诊断 Graves 病的重要指标之一
甲状腺刺激抗体(TSAb)	是鉴别甲亢病因、诊断 Graves 病的重要指标之一,未经治疗的患者阳性率达 85%~100%

(三)药物治疗

抗甲状腺药物(ATD)可单独使用,也可作为手术治疗前准备、^{131}I 治疗、中西医结合治疗及甲亢危象治疗等的辅助手段。ATD 以硫脲类为主,其他药物有高氯酸钾和锂盐等,因毒性较大,目前临床上很少应用。

1.硫脲类:硫脲类又可分为硫氧嘧啶类和咪唑类,前者的常用制剂有甲基硫氧嘧啶(MTV)和丙基硫氧嘧啶(PTV),后者有甲巯咪唑(他巴咪)和卡比马唑(甲亢平)。

2.适应证:①病情较轻,甲状腺较小者;②年迈体弱或合并严重心、肝、肾等疾病而不宜手术者;③手术前准备;④甲状腺次全切后复发而不宜用 ^{131}I 治疗者;⑤作为 ^{131}I 治疗后的辅助治疗手段;⑥恶性突眼;⑦孕妇(谨慎使用)。

3.禁忌证:①对硫脲类药物有严重过敏反应或毒性反应者;②应用 ATD 治疗 2 个疗程后复发者;③外周血白细胞持续低于 3×10^9/L(3000/mm^3)者;④授乳期甲亢者。

4.长程疗法:临床上应用最多,可分三个阶段:①治疗量阶段:MTV 和 PTV 的治疗量一般为每日 300~400mg,甲巯咪唑和卡比马唑的作用较前 2 者强 10 倍左右,其剂量为每日为 30~40mg,可分 3 次口服,或分早、晚服药。平均每日可降低 BMR 约 1% 左右,至病情控制时一般需 1~2 个月。病情重者可加大剂量,但对突眼明显或合并妊娠者剂量宜小。②减量阶段:随着症状好转,静息心率减慢至 80 次/min 左右,T3、T4、TSH 接近正常水平时,可在继续应用原剂量 1~2 周后每 1~2 周递减 1 次,每减少剂量如甲巯咪唑 5~10mg,逐步过渡到维持量,一般约需 2~3 个月。③维持量阶段:维持量有个体差异,常为治疗量的 1/6~1/3,甲巯咪唑每日 5~15mg。当甲状腺功能正常、甲状腺缩小、杂音消失后再减少维持量,如甲巯咪唑每日 2.5~5mg 继续巩固治疗 3 个月左右,然后停药。总疗程应至少在 1 年以上,一般为 15 年左右,个别可达 2 年或更长。要做到疗程中不间断服药,治疗期和停药后均不应摄入含碘多的食物,以利于控制症状及减少复发。目前长程疗法的治愈率约为 50%~70%。

5.单剂短程疗法:Greer 提出 ATD 的持续作用取决于药物在甲状腺内的浓度,一次服他巴唑 30mg,可维持效果达 24~36 小时或更长。由此提示单剂短程疗法可以取得同样的疗效,但可缩短疗程。具体方法为每日顿服甲巯咪唑 15~45mg,直到症状和体征恢复正常后停药,一般为 4~6 个月。

6.阻断-替代疗法:对少数难治性甲亢,如在正规服药期间甲状腺功能不稳定、剂量难以调整,或甲亢多次复发时,则需在整个疗程中均用治疗量,如甲巯咪唑 10~15mg,每日 3 次,以完全阻断甲状腺素的合成,约 1 个月。同时需补充甲状腺素,如干甲状腺片,每日 90~120mg,以维持正常甲状腺素水平,直到病情缓解。此疗法在国内的应用尚少,需严格选择病例,系统观察治疗。

7.联合疗法:在应用硫脲类药物治疗甲亢的开始阶段,为及时控制症状可加用普萘洛尔。普萘洛尔能控制一些甲亢症状,如精神紧张、震颤、多汗和心动过速等,并有阻抑 T4 转换成 T3

的作用,但不能控制甲状腺素的过多合成及甲状腺素的分泌,但在有支气管痉挛、心脏传导阻滞或心力衰竭者不宜使用。经硫脲类药物治疗并使甲亢症状开始改善后,为稳定下丘脑-垂体-甲状腺轴的功能,防止甲状腺肿和突眼的反馈性加重,或对合并妊娠者,可加用适量干甲状腺片,一般每日60~90mg(老年高血压、冠心病者慎用)。发生甲亢危象时,可用大剂量硫脲类药物与碘剂、普萘洛尔、激素等综合治疗。

8.不良反应:白细胞或粒细胞减少、皮炎、关节痛、厌食、肝内瘀胆综合征、ACTH增高、凝血酶原缺乏、再生障碍性贫血、毛发脱落、狼疮样综合征和精神症状等。其中以皮疹最常见,白细胞或粒细胞缺乏症最严重,故需定期观察血象。其余者虽较少见,但亦需警惕。

9.停药与复发问题:停药依据:①症状消失,甲状腺缩小,血管杂音消失。②眼征好转或消失。③甲巯咪唑维持量小于2.5~5mg/d。④甲状腺^{131}I摄取率正常或稍高,可被T3抑制。⑤血T3、T4和TSH水平均恢复正常。⑥TRH兴奋试验呈升高反应;⑦血TSH滴定度明显下降。后二者恢复正常者,复发可能性减小。

(四)注意事项

配合药物治疗,患者应禁食含碘食物。注意休息、加强营养。心悸明显时,加用普萘洛尔10mg,6~8小时一次。

二、甲状腺功能减退症

(一)概述

甲状腺功能减退症简称甲减,是因各种原因引起的甲状腺激素合成、分泌或作用障碍所致的内分泌疾病。功能减低其实与胎儿期或新生儿期的称呆小病,因影响神经系统、尤其是脑发育障碍,以严重智力低下、伴聋哑为突出、同时有黏液性水肿、生长和发育障碍。

(二)诊断要点

甲减有众多临床症状和体征,辅以甲状腺激素检查,不难作出诊断。实验检查结果TT_4、TT_3、FT_3、FT_4及rT_3均低,促甲状腺激素高为原发性甲减。TSH不高,行TRH兴奋试验鉴别垂体性还是下丘脑性,TSH不能被兴奋为垂体性。TSH增高是原发性甲减最早表现,无特殊病史的自发甲减,慢性淋巴性甲状腺炎是最常见的病因。

血中甲状腺激素水平及TSH检查是确诊试验检查。摄^{131}I率不作为常规检查,酌情选用。

(三)药物治疗

服用甲状腺片进行替代治疗,成人开始为一日10~20mg,逐渐增加,维持量一般为一日40~120mg。婴儿及儿童,完全替代量:①1岁以内8~15mg;②1~2周20~45mg;③2~7岁45~60mg;④7岁以上60~120mg。开始剂量为完全代剂量的1/3,逐渐加重。用药过程中可能出现的不良反应包括:①长期过量可引起甲状腺功能亢进症的临床表现,如心悸、手震颤、多汗、体重减轻、神经兴奋性升高和失眠。应据症状调整剂量。②在老年和心脏病患者可发生心绞痛和心肌梗死,病程长、病情重的甲状腺功能减退或黏液性水肿患者均应谨慎对待,开始用小剂量,以后缓慢增加直至生理替代剂量。③伴有垂体前叶功能减退或肾上腺皮质功能不全患者应先用肾上腺皮质类固醇药物,待肾上腺皮质功能恢复正常后再用本类药。由于本品T_3和T_4的含量和两者的比例不恒定,在治疗中应根据临床症状及实验室检查调整剂量。

第三章　呼吸系统常见疾病和治疗药物

第一节　支气管哮喘和药物治疗学

支气管哮喘(bronchial asthma,简称哮喘)是由多种细胞(如嗜酸性粒细胞、肥大细胞等)和细胞组分参与的气道慢性炎症性疾患。这种慢性炎症导致气道高反应性增加,通常出现广泛多变的可逆性气流受限,并引起反复发作性的喘息、气急、胸闷或咳嗽等症状,常在夜间和(或)清晨发作、加剧,多数患者可自行缓解或经治疗缓解。若长期反复发作可使气道重建,导致气道增厚与狭窄,出现不可逆的气流受限,发展成为阻塞性肺气肿。我国支气管哮喘的患病率为 0.5%~2% 。本病可发生于任何年龄,但半数以上在 12 岁前发病。

一、诊断标准

1. 反复发作喘息,呼吸困难,胸闷或咳嗽,多与接触变应原、病毒感染、运动或某些刺激物有关。

2. 发作时双肺可闻及散在或弥漫性、以呼气期为主的哮鸣音。

3. 上述症状可经治疗缓解或自行缓解。

4. 排除可引起喘息或呼吸困难的其他疾病。

5. 对症状不典型者(如无明显喘息或体征),应最少具备以下一项支气管舒张试验阳性:①若基础 FEV_1(或 PEF) <80% 正常值,吸入 β_2 受体激动剂后 FEV_1(或 PEF)增加 15 % 以上。②PEF、变异率(用呼气峰流速仪测定,清晨及入夜各测一次)≥20% 。③支气管激发试验(或运动激发试验)阳性。[注:FEV_1:用力呼气量;PEF:最大呼气流速]

二、临床表现

典型的支气管哮喘,发作前有先兆症状如打喷嚏、流涕、咳嗽、胸闷等,如不及时处理,可因支气管阻塞加重而出现哮喘,严重者可被迫采取坐位或呈端坐呼吸,干咳或咯大量白色泡沫痰,甚至出现发绀等。咳嗽、喘鸣反复,常在夜间发作或加剧,剧咳。但一般可自行或用平喘药物等治疗后缓解。某些患者在缓解数小时后可再次发作,甚至导致哮喘持续状态。年长儿常突然发作,婴幼儿常为上呼吸道感染后诱发。

非典型表现的哮喘,如咳嗽变异型哮喘,患者在无明显诱因咳嗽 2 个月以上,夜间及凌晨常发作,运动、冷空气等诱发加重,气道反应性测定存在有高反应性,抗生素或镇咳、祛痰药治疗无效,使用支气管解痉剂或皮质激素有效,但需排除引起咳嗽的其他疾病。

三、治疗

(一)治疗目标

哮喘控制目标:有效控制急性发作症状并维持最轻的症状,甚至无任何症状;防止哮喘的加重;避免哮喘药物的不良反应;防止发生不可逆的气流受限;防止哮喘死亡,降低哮喘病死率。

哮喘控制的标准:最少(最好没有)慢性症状,包括夜间症状;哮喘发作次数减至最少;无需因哮喘而急诊;最少(或最好不需要)按需使用 β_2 受体激动剂;没有活动(包括运动)限制。

(二)治疗原则

哮喘治疗应以患者的病情严重程度为基础,根据病情控制变化按阶梯治疗原则选择治疗药物。通常达到哮喘控制并至少维持 3 个月,可试用降级治疗,最终达到使用最少药物维持症状控制。虽然目前尚无根治办法,但以抑制气道炎症为主的适当治疗,兼顾消除病因、解痉,通常可以使病情得到控制。

给药途径包括吸入、口服和静脉给药等。目前缓解和控制哮喘的主要药物多是通过吸入给药。药物直接作用于呼吸道,所需剂量较小,局部作用强;通过消化道和呼吸道进入血液药物的大部分被肝灭活,全身性不良反应较少。吸入装置的正确使用是保证药物发挥疗效,且避免不良反应的重要环节。各种吸入装置主要的使用步骤包括装置启动、呼气、吸气、屏气及深部漱口。深部漱口是为了避免口咽部局部的不良反应,如激素造成的声音嘶哑、咽部不适和念珠菌感染, β_2 受体激动剂可能引起的肌肉震颤、心率加快等。能否正确、熟练地掌握吸入器的吸入技术,是控制哮喘和缓解哮喘发作的关键。吸入疗法现有定量型气雾剂、干粉剂和雾化溶液等剂型。口服和静脉制剂主要用于吸入治疗不能满意控制的中、重度哮喘发作。

(三)药物治疗

哮喘治疗药物根据作用机制可分为具有抗炎作用和症状缓解作用两大类,某些药物兼有以上两种作用。主要用药介绍如下:

1. 糖皮质激素

此类药物是最有效的抗变态反应炎症的药物。其主要的作用机制包括干扰花生四烯酸代谢,减少白三烯和前列腺素的合成;抑制嗜酸性粒细胞的趋化与活化;抑制细胞因子的合成;减少微血管渗漏;增加细胞膜上 β_2 受体的合成等。

(1)静脉用药:严重急性哮喘发作时,应经静脉及时给予氢化可的松琥珀酸钠 135mg 或甲泼尼松龙(甲基强的松龙,80~160mg/d)。无糖皮质激素依赖倾向者,可在短期(3~5d)内停药;有激素依赖倾向者应延长给药时间,控制哮喘症状后改为口服给药,并逐步减少激素用量。地塞米松抗炎作用较强,但由于血浆和组织中半衰期长,对脑垂体-肾上腺轴的抑制时间长,故应尽量避免使用或短时间使用。

(2)口服用药:一般使用半衰期较短的糖皮质激素,如泼尼松、泼尼松龙或甲泼尼松龙等。采用每天一次或隔天给药的方式,以减少外源性激素对脑垂体-肾上腺轴的抑制作用。氢化可的松,一日 20~40mg,清晨顿服;泼尼松的维持剂量最好每天 ≤10mg。对于伴有结核病、寄生虫感染、骨质疏松、青光眼、糖尿病、严重抑郁或消化性溃疡的哮喘患者,全身给予糖皮质激素治疗时应慎重,并应密切随访。

(3)吸入给药:吸入型糖皮质激素是长期治疗持续性哮喘的首选药物。早期常规使用低剂量吸入型糖皮质激素,可以减少哮喘恶化的风险,改善症状。糖皮质激素气雾剂和干粉吸入剂通常需连续、规律地吸入 1 周后方能奏效。主要产品包括丙酸倍氯米松（BDP）、布地奈德、丙酸氟替卡松等。

2. 解痉治疗

（1）β₂ 受体激动剂　该类药物主要通过兴奋 β_2 受体，舒张气道平滑肌、减少肥大细胞和嗜碱性粒细胞脱颗粒和介质的释放、降低微血管的通透性、增加气道上皮纤毛的摆动等，缓解哮喘症状。长期、单一应用 β_2 受体激动剂可造成细胞膜 β_2 受体的向下调节，表现为临床耐药现象，故应予以避免。此类药物较多，可分为短效（作用维持 4~6h）和长效（维持 12h）β_2 受体激动剂。后者又可分为速效（数分钟起效）和缓慢起效（半小时起效）两种，具体见表 5 - 3 - 1。

表 5 - 3 - 1　β₂ 受体激动剂的分类

起效时间	作用维持时间	
	短效	长效
速效	沙丁胺醇 特布他林 丙卡特罗 非诺特罗	福莫特罗
慢效		沙美特罗

短效 β_2 受体激动剂：常用药物有沙丁胺醇、特布他林、丙卡特罗等。吸入疗法，为急性发作时的第一线药物。通常在数分钟内起效，疗效可维持数小时，是缓解轻至中度急性哮喘症状的首选。这类药物应按需间歇使用，只适用于轻、中度哮喘发作。

常用药物和用量：①沙丁胺醇，成人用气雾吸入，一次 100μg，可根据需要增至 200μg，必要时每隔 4~8 小时吸入一次，24 小时内最多不超过 4 次。喷雾吸入，间歇性治疗：一次 2.5~5mg，一日 4 次，以氯化钠注射液稀释至 2ml 或 2.5ml，喷雾可维持 10 分钟。部分患者可不经稀释取 10mg 直接雾化，直至支气管扩张，通常需 3~5 分钟。儿童用喷雾吸入，1.5 岁~12 岁以下儿童，一次 2.5mg，4 次/d，氯化钠注射液稀释至 2ml；为防止短暂的低氧血症，可考虑辅以氧疗。②特布他林每次吸入 250~500μg，必要时每 20min 重复 1 次。1h 后疗效不满意者，应就诊。

长效 β_2 受体激动剂：其舒张支气管平滑肌的作用可维持 12h 以上。适用于哮喘（尤其是夜间哮喘和运动诱发哮喘）的预防和持续期的治疗。目前在我国上市的吸入型长效 β_2 受体激动剂有两种：①沙美特罗，50μg，2 次/d 吸入。②富马酸福莫特罗，成人粉吸入剂，一次 4.5~9μg，2 次/d；口服一次 40~80μg，2 次/d。

近年来推荐联合吸入糖皮质激素和长效 β_2 受体激动剂治疗哮喘。这两者具有协同的抗炎和平喘作用，可获得相当于（或优于）应用加倍剂量吸入型糖皮质激素时的疗效，并可增加患者的依从性、减少较大剂量糖皮质激素引起的不良反应，尤其适合于中至重度持续哮喘患者的长期治疗。

（2）茶碱类　本类药物具有舒张支气管平滑肌作用，并具有强心、利尿、扩张冠状动脉、兴奋呼吸中枢和呼吸肌等作用。有研究资料显示，低浓度茶碱具有抗炎和免疫调节作用。①口服给药:包括氨茶碱和控(缓)释型茶碱。用于轻至中度哮喘发作和维持治疗。一般剂量为按体重每天6～10mg/kg。控(缓)释型茶碱口服后昼夜血药浓度平稳,平喘作用可维持12～24h,尤适用于夜间哮喘症状的控制。茶碱与糖皮质激素和抗胆碱药物联合应用具有协同作用。②静脉给药:氨茶碱加入葡萄糖溶液中,缓慢静脉注射,注射速度不宜超过0.25mg/(kg·min)或静脉滴注,适用于哮喘急性发作且近24h内未用过茶碱类药物的患者。负荷剂量为4～6mg/kg,维持剂量为0.6～0.8mg/(kg·h)。由于茶碱的"治疗窗"窄,以及茶碱代谢存在较大的个体差异,可引起心律失常、血压下降、甚至死亡,在有条件的情况下应监测其血药浓度,及时调整浓度和滴速。茶碱有效、安全的血药浓度范围应在6～15μg/ml。

(3)抗胆碱能药物　吸入抗胆碱能药物如异丙托溴铵(异丙托品)等,可阻断节后迷走神经传出支,通过降低迷走神经张力而舒张支气管。其舒张支气管的作用比β₂受体激动剂弱,起效也较慢,但长期应用不易产生耐药,对老年人的疗效不低于年轻人。吸入异丙托溴铵气雾剂,成人剂量为一次40～80μg,3～4次/d。本品与β₂受体激动剂联合应用具有协同、互补作用。本品对有吸烟史的老年哮喘患者较为适宜,但对妊娠早期妇女和患有青光眼或前列腺肥大的患者应慎用。

3. 其他抗炎药物

(1)白三烯调节剂　包括半胱氨酰白三烯受体拮抗剂和5-脂加氧酶抑制剂,是一类新的治疗哮喘药物。本品可减轻哮喘症状、改善肺功能、减少哮喘的恶化。但其作用不如吸入型糖皮质激素,也不能取代糖皮质激素。通常口服给药。扎鲁司特,用于成人和6岁以上儿童支气管哮喘的长期治疗和预防,一次20mg,2次/d;孟鲁司特用于成人和12岁以上儿童支气管哮喘的长期治疗和预防,一次10mg,1次/d。

(2)色甘酸钠(Disodium Cromoglycate)　对速发型过敏反应具有明显的抑制作用,有稳定肥大细胞膜,阻止其脱颗粒和释放介质;降低呼吸道末梢感受器的兴奋性或抑制迷走神经反射弧的传入支,降低气道高反应性的作用。对嗜碱粒细胞膜亦有保护作用。制剂:胶囊,每粒20mg。用法用量:粉末喷雾,放入一特制喷雾器内吸入,3～4次/d;气雾吸入,一次3.5～7mg,4次/d。

(3)酮替芬(Ketotifen,噻哌酮)　除了有类似色甘酸钠的作用外,还有强大的H₁受体阻断作用;并能预防和逆转β₂受体的"向下调节",加强β₂激动药的平喘作用。不良反应有短暂的疲倦嗜睡、口干、头晕等。本品在发作期前2周服用,每次1～2mg,2次/d,口服6周如无效可停用。另外,氯苯那敏(扑尔敏)、苯海拉明、西替利嗪(仙特敏)和氯雷他定(克敏能)均可选用。

(四)哮喘的教育和管理

哮喘患者的教育和管理是哮喘防治工作中十分重要的组成部分。通过哮喘教育可以显著地提高哮喘患者对于疾病的认识,更好地配合治疗和预防,提高患者防治依从性,达到减少哮喘发作,维持长期稳定,提高生活质量,并减少医疗经费开支的目的。乡镇(社区)药师作为治疗团队中的一员,有责任加入到哮喘患者的宣教队伍中,充分利用自身在药学方面的专业特长开展患者教育,以提高哮喘患者的用药依从性、提高治疗效果、减少药品不良反应。

第二节　慢性支气管炎及其临床用药

慢性支气管炎(chronic bronchitis,简称慢支)是指气管、支气管黏膜及其周围组织的慢性非特异性炎症。临床上以咳嗽、咳痰或伴有喘息及反复发作的慢性过程为特征。疾病缓慢进展,可并发阻塞性肺气肿、肺源性心脏病,严重影响劳动力和健康。它是一种严重危害人民健康的常见病,尤以老年人多见。据我国 1973 年全国部分普查资料统计,患病率约为 3.82%。随年龄增长而增加,50 岁以上者可高达 15% 左右。1992 年国内普查的部分统计资料,患病率为 3.2%。

一、诊断

慢性支气管炎主要依靠病史和症状。在排除其他心、肺疾患(如肺结核、尘肺、支气管哮喘、支气管扩张、肺癌、心脏病、心功能不全等)后,临床上凡有慢性或反复的咳嗽、咳痰或伴喘息,每年发病至少持续 3 个月,并连续两年或以上者,即可诊断为慢性支气管炎。如每年发病持续不足 3 个月,而有明确的客观检查依据(如 X 射线、肺功能等)亦可诊断。根据临床表现,可将慢性支气管炎分为单纯型与喘息型两型。前者主要表现为反复咳嗽、咳痰;后者除咳嗽、咳痰外尚有喘息症状,并伴有哮鸣音。按病情进展可分为三期:①急性发作期:指在 1 周内出现脓性或黏液脓性痰,痰量明显增加,或伴有发热等炎症表现,或 1 周内"咳"、"痰"或"喘"任何一项症状明显加剧。②慢性迁延期:指有不同程度的"咳"、"痰"、"喘"症状,迁延到 1 个月以上者。③临床缓解期:经治疗或自然缓解,症状基本消失或偶有轻微咳嗽和少量痰液,保持 2 个月以上者。

二、病因

慢性支气管炎的病因极为复杂,迄今尚有许多因素还不够明了。近年来认为,比较明确的发病因素有:吸烟、大气污染、呼吸道感染、过敏因素、气候变化等,以及老年人性腺及肾上腺皮质功能衰退,喉头反射减弱,呼吸道防御功能退化,单核—吞噬细胞系统功能衰退,也可使慢性支气管炎发病增加。

三、临床表现

早期症状轻微,多在冬季发作,春暖后缓解;晚期炎症加重,症状常年存在,不分季节。部分患者在起病前有急性支气管炎、流感或肺炎等急性呼吸道感染史。患者常在寒冷季节发病,出现咳嗽、咳痰,尤以晨起为著,痰呈白色粘液泡沫状,黏稠不易咳出。在急性呼吸道感染时,症状迅速加剧。痰量增多,黏稠度增加或为黄色脓性,偶有痰中带血。慢性支气管炎反复发作后,支气管黏膜的迷走神经感受器反应性增高,副交感神经功能亢进,可出现过敏现象而发生喘息。随着病情发展,终年咳嗽,咳痰不停,冬秋季加剧。喘息型支气管炎患者在症状加剧或继发感染时,常有哮喘样发作,气急不能平卧。呼吸困难一般不明显,但并发肺气肿后,随着肺气肿程度增加,则呼吸困难逐渐加剧。

(一)主要临床症状

1. 咳嗽支气管黏膜充血、水肿或分泌物积聚于支气管腔内均可引起咳嗽。咳嗽严重程度视病情而定,一般晨间咳嗽较重,白天较轻,晚间睡前有阵咳或排痰。

2. 咳痰　由于夜间睡眠后支气管腔内蓄积痰液,加以副交感神经相对兴奋,支气管分泌物增加,因此,起床后或体位变动引起刺激排痰,常以清晨排痰较多,痰液一般为白色黏液或浆液泡沫性,偶可带血。若有严重而反复的咯血,提示严重的肺部疾病,如肿瘤。急性发作伴有细菌感染时,则变为黏液脓性痰,咳嗽和痰量亦随之增加。

3. 喘息或气急　喘息性慢支有支气管痉挛,可引起喘息,常伴有哮鸣音。早期无气急现象。反复发作数年,并发阻塞性肺气肿时,可伴有轻重程度不等的气急,先有劳动或活动后气喘,严重时动则喘甚,生活难以自理。

总之,咳、痰、喘为慢性支气管炎的主要症状,并按其类型、病期及有无并发症,临床可有不同表现。

(二)临床体征和检查

早期可无任何异常体征。急性发作期可有散在的干、湿啰音,多在背部及肺底部,咳嗽后可减少或消失,啰音的多寡或部位不一定。喘息型者可听到哮鸣音及呼气延长,而且不易完全消失。慢支急性发作期或并发肺部感染时,可见白细胞计数及中性粒细胞增多。喘息型者嗜酸粒细胞可增多。痰液涂片检查或培养可见肺炎球菌、流感嗜血杆菌、甲型链球菌及奈瑟球菌等,涂片中可见大量中性粒细胞、已破坏的杯状细胞,喘息型者常见较多的嗜酸粒细胞。

四、治疗

针对慢性支气管炎的病因、病期和反复发作的特点,采取防治结合的综合措施。在急性发作期和慢性迁延期应以控制感染和祛痰、镇咳为主。伴发喘息时,应予解痉平喘的治疗。对临床缓解期宜加强锻炼,增强体质,提高机体抵抗力,预防复发为主。近年来的研究发现,体质指数是影响慢性支气管炎患者预后的一个指标。病人应注意加强营养,以提高机体免疫力。应宣传、教育病人自觉戒烟,避免和减少各种诱发因素。

(一)预防

慢性支气管炎以预防为主,首先是戒烟。注意保暖,避免受凉,预防感冒。改善环境卫生,做好个人劳动保护,消除及避免烟雾、粉尘和刺激性气体对呼吸道的影响。加强体育运动、呼吸和耐寒锻炼,以增强体质,提高机体抵抗力,预防复发。

(二)药物治疗

1. 急性发作期及慢性迁延期的治疗应以控制感染和祛痰、镇咳为主。

(1)控制感染:依据感染的主要致病菌和严重程度或根据病原菌药敏选用抗生素。轻者可口服,较重病人用肌注或静脉滴注抗生素。常用的有青霉素 G、红霉素、氨基苷类、喹诺酮类、头孢菌素类抗生素等,具体用法用量参见抗感染药治疗章节。抗菌治疗疗程一般 7～10 天,反复感染病例可适当延长。能单独应用窄谱抗生素应尽量避免使用广谱抗生素,以避免二重感染或产生耐药菌株。

(2)祛痰和镇咳:①可给盐酸溴环己胺醇(沐舒痰,Ambroxol)30mg,或羧甲基半胱氨酸(化痰片,Carbocisteine,)500mg,3 次/d 口服。②盐酸溴己新片(必嗽平),口服,成人每次 8～16mg,3 次/d;6 岁以上儿童,每次 4～8mg,3 次/d。③氯化铵棕色合剂也有一定祛痰作用,可用超声雾化吸入,以稀释气道内分泌物。

慢性支气管炎除刺激性干咳外,不宜单纯采用镇咳药物,因痰液不能排出,反而加重呼吸道阻塞和炎症,导致病情加重。

(3)解痉和平喘:喘息型支气管炎常选择解痉平喘药物,①氨茶碱口服,成人一次 0.1～0.2g,3 次/d,最大量每次 0.5g,2 次/d;儿童口服,按体重一日 3～5mg/kg,分三次服。②丙卡特罗(美喘清)口服,一次 50μg,2 次/d。③特布他林口服,一次 2.5mg,2～3 次/d。③复方氯喘片 1 片,3 次/d 口服。慢性支气管炎有可逆性阻塞者应常规应用支气管舒张剂。如异丙托溴铵(溴化异丙托品)气雾剂、特布他林、沙丁胺醇等吸入剂吸入治疗。阵发性咳嗽常伴有不同程度的支气管痉挛,采用支气管舒张剂后可改善症状,有利于痰的清除。若气道舒张剂使用后气道仍有持续阻塞,可使用皮质激素,泼尼松一日 20~40mg。

(4)气雾疗法:气雾湿化吸入或加复方安息香酊,可稀释气管内的分泌物,有利排痰。如痰液黏稠不易咳出,目前超声雾化吸入有一定帮助,亦可加入抗生素及痰液稀释剂。

2.缓解期治疗应以增强体质,提高抗病能力和预防复发为主。

第三节　支气管扩张症及其临床用药

支气管扩张症(bronchiectasis)是由于慢性炎症损坏了支气管管壁,致使管腔持久的扩大和变形。常侵犯一叶或两叶支气管,一般下叶多于上叶,左下叶多于右下叶。常见的慢性支气管化脓性疾病,大多数继发于呼吸道感染和支气管阻塞,尤其是儿童和青年时期麻疹、百日咳后的支气管肺炎。

一、临床表现

支气管扩张症为慢性咳嗽伴大量脓痰和反复咯血。慢性咳嗽伴大量脓性痰,痰量与体位改变有关,如晨起或入夜卧床时咳嗽痰量增多,呼吸道感染急性发作时,黄绿色脓痰明显增加,一日数百毫升,若有厌氧菌混合感染,则有臭味。咯血可反复发生,程度不等,从小量痰血至大量咯血,咯血量与病情严重程度有时不一致,支气管扩张咯血后一般无明显中毒症状。有些患者因反复咯血,平时无咳嗽、脓痰等呼吸道症状,临床上称为"干性支气管扩张"。炎症扩展到病变周围的肺组织,出现高热、食欲不振、盗汗、消瘦、贫血等症状。一旦咳痰通畅,大量脓痰排出后,患者自感轻松,体温下降,精神改善。慢性重症支气管扩张的肺功能严重障碍时,劳动力明显减退,稍活动即有气急、发绀,伴有杵状指(趾)。早期或干性支气管扩张可无异常肺部体征。病变重或继发感染时常可闻及下胸部、背部较粗的湿啰音;结核引起的支气管扩张多见于肩胛间区,咳嗽时可闻及干、湿啰音。

二、诊断

根据反复咳痰、咯血的病史和体征,再结合童年诱发支气管扩张的呼吸道感染病史,一般可诊断。进一步应作 X 线检查,早期轻症患者胸部平片示一侧或两侧下肺纹理局部增多及增粗现象;典型的 X 线表现为粗乱肺纹中有多个不规则的环状透亮阴影或沿支气管的卷发状阴影,感染时阴影内出现液平。CT、检查显示管壁增厚的柱状扩张,或成串成簇的囊样改变。支气管造影能确诊,并可明确支气管扩张的部位、性质和范围,以及病变严重的程度。对治疗,尤其对于考虑外科手术指征和切除范围提供重要参考依据。

三、治疗

支气管扩张的治疗主要是防治呼吸道的反复感染,其关键在于呼吸道保持引流通畅和有效的抗菌药物的治疗。

(一)内科治疗

以改善通气、清除分泌物、控制感染为主要治疗原则。

1.保持呼吸道通畅　通过祛痰剂稀释脓痰,再经体位引流清除痰液,以减少继发感染和减轻全身中毒症状。

（1）祛痰剂：①氯化铵 0.3～0.6g，②溴己新，成人口服，一次 8～16mg，3 次/d；6 岁以上儿童，一次 4～8mg，3 次/d。亦可用溴己新 8mg 溶液雾化吸入，或生理盐水超声雾化吸入使痰液变稀，必要时可加用支气管舒张剂喷雾吸入，以缓解支气管痉挛，再作体位引流，以提高其疗效。

（2）体位引流：体位引流的作用有时较抗生素治疗更为重要，使病肺处于高位，其引流支气管开口向下可使痰液顺体位引流至气管而咳出。根据病变部位采取不同体位引流，每次 15～30min，2～4 次/d。体位引流时，间歇作深呼吸后用力咳。

2. 控制感染 依据痰培养和药敏结果，适当给予抗生素治疗。由于本病属开放性，支气管病变部位与外界交通，病原菌多为混杂的。比较常见的致病菌有流感嗜血杆菌、金黄色葡萄球菌、大肠杆菌等。经验治疗时首选抗生素一般为青霉素类。对青霉素过敏者可选择先锋霉素类或大环内酯类药物。支气管扩张急性感染时，常选用阿莫西林 0.5g，4 次/d，环丙沙星 0.5g，2 次/d；或口服头孢菌素类抗生素。或用青霉素 80 万 U 和庆大霉素 8 万 U 肌内注射，2 次/d；严重感染时可用氨苄西林一次 0.5～1g，4 次/d，或第一、第二代头孢菌素加阿米卡星静脉滴注。对平日无症状的轻症患者，发生上呼吸道感染后，可服 SMZ－TMP 2 片，2 次/d，或红霉素、麦迪霉素 0.3g，3～4 次/d。

3. 止血 若支气管扩张症伴发咯血，少量时适当给予止血剂如酚磺乙胺（止血敏）、维生素 K_1 肌注或静脉注射。亦可口服止血粉，3 次/d，每次 3g。咯血较多且反复持续不止，可静脉滴注垂体后叶加压素（剂量每次 0.3U/kg），溶于 200ml 10% 葡萄糖溶液内缓慢滴入，最大量成人不超过 20U，小儿酌减。更多的止血剂选择可参考消化系统的止血治疗的止血药物。

（二）外科手术治疗

反复呼吸道急性感染或（和）大咯血患者，其病变范围不超过两叶肺，尤以局部性病变反复大咯血，经药物治疗不易控制，年龄 40 岁以下，全身情况良好，可根据病变范围作肺段或肺叶切除术。术前应做好必要的检查，应做支气管碘油造影和肺功能检查，必要时做支气管镜检查。若病变很少，且症状不明显，或病变较广泛累及两侧肺，又伴呼吸功能严重损害的患者，则不宜做手术治疗。

第四节 肺炎及其临床用药

肺炎（pneumonia）是由多种原因引起的肺实质的充血、水肿等急性炎症改变。是临床常见的感染性疾病，临床表现主要有发热、咳嗽、咳痰和呼吸困难。

一、肺炎分类

（一）按病因分类

按照引起肺炎的病因可将肺炎分为细菌性肺炎，病毒、真菌等引起的非细菌性肺炎和物理放射性、化学、过敏因素等引起的非病原体性肺炎三大类。

1. 细菌性肺炎感染菌有：①需氧革兰染色阳性球菌，如肺炎链球菌（即肺炎球菌）、金黄色葡萄球菌、甲型溶血性链球菌等；②需氧革兰染色阴性菌，如肺炎克雷伯杆菌、流感嗜血杆菌、大肠埃希杆菌、绿脓杆菌；③厌氧杆菌，如棒状杆菌、梭形杆菌等。

2. 非细菌性肺炎

（1）病毒性肺炎：由腺病毒、呼吸道合胞病毒、流感病毒、麻疹病毒、巨细胞病毒、单纯疱疹病毒等引起。

（2）支原体肺炎：由肺支原体引起。

（3）真菌性肺炎：由白色念珠菌、曲霉菌、放线菌、肺孢子菌等引起。

（4）其他病原体所致肺炎：如立克次体（如 Q 热立克次体）、衣原体（如鹦鹉热衣原体）、寄生虫（如弓形虫、肺包虫、肺吸虫、肺血吸虫）等。

机体免疫力低下者（如艾滋病患者）容易伴发肺部肺孢子菌、军团菌、鸟形分枝杆菌、结核分枝杆菌、弓形虫等感染。

3. 物理化学和过敏因素引起的非病原体性肺炎　物理因素如放射线可以损害肺组织；吸入化学物质包括刺激性气体或液体可以发生支气管及肺损伤以致肺炎；机体对某些感染源（外界侵入的、感染的或自身免疫的）发生变态反应或异常免疫反应；肺部可发生嗜酸性粒细胞浸润症，可为斑片、云雾状散在游走性病灶。

（二）按解剖分类

可将肺炎分为大叶性（肺泡性）肺炎、小叶性（支气管性）肺炎和间质性肺炎。

（三）按获病方式分类

1. 院外获得性肺炎　又称乡镇（社区）获得性肺炎（community acquired pneumonia, CAP）是指在医院外获得的感染性肺实质炎症，包括具有明确潜伏期的病原体感染而在入院后平均潜伏期内发病的肺炎。

2. 医院获得性肺炎（hospital acquired pneumonia, HAP）　也称为医院内肺炎，是指患者入院时不存在、也不处于感染潜伏期，而于入院48h 后在医院内发生的肺炎。

在上述众多病因中，细菌性肺炎最为常见，约占肺炎的 80%。在院外感染的肺炎中，以肺炎球菌感染为主（约40%），其余还有金黄色葡萄球菌、嗜肺军团菌、流感嗜血杆菌、肺炎克雷伯杆菌。在非细菌感染中，病毒性、支原体肺炎很常见，后者约占成人肺炎的 20%，在密集人群中可高达 50%。近年来肺真菌病发病率逐渐上升，如白色念珠菌、曲菌等。在医院内感染所致细菌性肺炎中，肺炎球菌约占 30%，金黄色葡萄球菌占 10%，而需氧革兰染色阴性杆菌（绿脓杆菌、肺炎克雷伯杆菌、流感嗜血杆菌、大肠埃希杆菌、硝酸盐阴性杆菌等）则增至约 50%，其余为耐青霉素 G 的金黄色葡萄球菌、真菌和病毒。

二、病原菌引起的肺炎临床表现

（一）肺炎链球菌性肺炎

也称大叶性肺炎，多为乡镇（社区）获得性感染。病因为肺炎链球菌感染，也称双球菌感染。菌体外有荚膜，毒力强。患者起病前几天常有上呼吸道感染，典型者起病急，胸痛、寒战、高热（体温达 39~40℃）、咳嗽、咳痰，痰初无或少，呈黏稠性，后渐增多，呈黏液脓性，痰中带血或铁锈色痰。典型者胸痛常为针刺样，随呼吸和咳嗽而加重。体检常见口唇"热性疱疹"；血象白细胞计数增高，在$(1.5~4.0) \times 10^9$/L，中性多核增高及核左移。年老、体弱、严重感染者，白细胞计数可减低，但中性粒细胞增加，核左移。胸部 X 射线可见大叶或肺段密度均匀的阴影，密度较浅。

（二）金黄色葡萄球菌肺炎

金黄色葡萄球菌为主要致病菌，可由呼吸道吸入，也可由皮肤感染经血播散，引起肺炎，在肺内引起坏死、形成空洞。起病多急骤，中毒症状明显，寒战、高热、咳嗽、咳黄色痰，呈脓性或脓血性，进行性呼吸困难，白细胞计数在$(1.5~2.5) \times 10^9$/L，有时可高达 5 万/μL。体检时成急性重病容,气急、发绀。胸部 X 射线呈肺段性浸润或呈大叶性肺炎的改变,其主要特征为多形性和速变性。

（三）克雷伯杆菌肺炎

常称肺炎杆菌肺炎,由克雷伯杆菌引起。克雷伯杆菌属革兰阴性杆菌,常存在于人体上呼吸道和肠道。多见于老年体弱、营养不良、原慢性支气管、肺疾病或糖尿病等患者。起病急骤,症状多为寒战、高热(体温达 39～40℃)、咳嗽、咳痰,呈粘黄棕色脓痰,典型者为红棕色粘胶冻状痰,具有特征意义。常见胸痛,可见气促、发绀。血液白细胞计数多数增高,少数正常或减少。胸部 X 射线可见大片实变,病变内有不规则透光区,由上叶多见,叶间裂下垂呈弧状膨出。

（四）其他革兰阴性杆菌肺炎

绿脓杆菌、流感嗜血杆菌、大肠杆菌、阴沟肠杆菌、不动杆菌、变形杆菌、沙雷菌属等革兰阴性杆菌是医院获得性肺炎的常见致病菌。引起肺炎的临床表现多为在原发病基础上出现发热、咳嗽、咳脓痰,有些老年人发病时临床表现不典型,如体温不太高、白细胞增高不显著,但病情凶险,进展快。X 线显示为两肺下部散在的片状浸润阴影,可以有空洞形成,多数无特异性征象。

（五）军团菌肺炎

嗜肺性军团菌是近年发现的属于革兰阴性杆菌的新的病原菌。此病潜伏期为 2～20 天,临床表现多种多样,轻者流感样表现,重症者表现为以肺部感染为主的全身多脏器的严重损伤。初为疲乏不适、肌痛、食欲不振、畏寒、发热、咳嗽、咳少量黏痰,1～2 天后症状加重,出现高热(40～40.5℃)、头痛、胸痛、咳嗽加剧,痰内可带血丝或血痰,伴呼吸困难,部分患者可发生精神恍惚、定向障碍等神经系统障碍以及腹痛、腹泻、呕吐等消化系统症状以及肌肉和关节疼痛等症状。实验室检查血白细胞计数和中性粒细胞比例增高,核左移,血沉明显加快,尿常规异常(约 50% 有蛋白尿),还可以有镜下血尿,酶学检查 SGPT、SGOT、CPK、LDH、ALP 增高。X 射线检查显示小片状或边缘模糊的结节状浸润阴影,可伴有空洞形成和胸腔积液征象。该病病原学诊断用细菌培养方法较困难,目前采用间接荧光抗体法。血清抗体的滴度达 1:256,或两次检查中一次的血清抗体的滴度较前一次增加 4 倍,并达 1:128 均为阳性。

（六）厌氧菌所致肺炎

厌氧菌肺炎属吸入性肺炎中的一种,是由吸入厌氧菌的口腔或上呼吸道分泌物所致。表现为坏死性肺炎或肺脓肿,厌氧菌常与其他病原体在肺部形成混合感染。在肺部感染治疗效果不好时,应考虑混合感染可能。

（七）支原体肺炎

支原体肺炎青少年易发,春季多发。2～10 天的潜伏期,患者表现中低度发热,38℃左右,畏寒,少寒战,头痛、倦怠、疲乏、食欲减退,咳嗽剧烈,阵发性,痰少,为白色黏痰。X 线表现多样性,常成一侧肺中、下部边缘模糊斑片状阴影,以左侧为多。血象常不高。

（八）肺部真菌感染

肺真菌病是一种机会性深部真菌感染。引起肺真菌病的常见真菌有:念珠菌、曲霉菌、毛霉菌、新型隐球菌等。念珠菌引起的肺炎感染最为常见,念珠菌为口腔、皮肤、肠道和阴道正常寄生菌,当应用广谱抗菌药物、激素、免疫抑制剂和体内放置导管,机体免疫力下降常引起肺部感染。诊断该病时要求连续 3 次以上痰培养有白色念珠菌,涂片可以查见菌丝,则可确诊。

三、病原性肺炎治疗

（一）一般治疗原则

1. 降温高热时应用物理降温。
2. 补充体液进食流质饮食，补充水分，住院患者或有条件者静脉输液。
3. 当呼吸急促，有缺氧、发绀时需给氧输入。
4. 排痰注意体位，以利引流排痰。
5. 服用祛痰药剧咳时可用镇咳药。

（二）病因治疗

主要是根据病因合理运用抗感染药，如表 5 - 3 - 2。具体用法用量见抗感染药章节。不同人群乡镇（社区）获得性肺炎患者初始经验性抗感染治疗的建议见表 5 - 3 - 3。

表 5 - 3 - 2　病原性肺炎抗感染治疗

致病菌	症状、体征	首选抗生素	其他选择
肺炎球菌	起病急，高热、寒战，咳铁锈色痰、胸痛、肺实变体征，巩膜可有黄染	青霉素 G	喹诺酮类（左氧氟沙星、加替沙星、环丙沙星）、大环内酯类（如红霉素、阿奇霉素等）、第一代头孢菌素类（头孢拉定、头孢氨苄），多重耐药菌株者可选用万古霉素
葡萄球菌	起病急，高热、寒战，咳脓血痰、气急、毒血症状明显，重者可有休克	耐酶青霉素（苯唑西林、氯唑西林）或头孢菌素，加氨基糖苷类类	苯唑西林钠、头孢呋辛钠、氯唑西林等，联合阿米卡星等；万古霉素、头孢唑啉、克林霉素、红霉素、氟喹诺酮类、青霉素类加酶抑制剂、复方磺胺甲基异噁唑
克雷伯杆菌	急起发病，寒战、高热、全身衰弱，咳砖红色胶冻状痰	氨基糖苷类加半合成广谱青霉素（如哌拉西林）	第二、第三代头孢菌素类、氟喹诺酮类、广谱青霉素类加酶抑制剂，病情重者可联用氨基糖苷类
绿脓杆菌	主要由院内感染引起，毒血症状明显，蓝绿色脓痰	氨基糖苷类加半合成广谱青霉素	头孢他啶、头孢哌酮、安曲南、氟喹诺酮类、亚胺培南
大肠埃希杆菌	原有慢性病引发，发热、脓臭痰、呼吸困难	氨基糖苷类加半合成广谱青霉素	第一、第二、第三代头孢菌素类、氟喹诺酮类
流感嗜血杆菌	似急性肺炎，高热、呼吸困难、衰竭	氨苄西林	阿莫西林、第二、第三代头孢菌素、青霉素类加酶抑制剂、氟喹诺酮类
军团菌	高热、肌痛、相对缓脉	红霉素	阿奇霉素、罗红霉素、克拉霉素、利福平、四环素、SMZ - TMP、多西环素
厌氧菌	多由吸入感染引起，高热、脓臭痰，毒血症状明显	甲硝唑、替硝唑	克林霉素、拉氧头孢、头孢美（他）唑

续表

致病菌	症状、体征	首选抗生素	其他选择
支原体	秋冬好发，起病缓、可小流行，发热、乏力、肌痛，阵发刺激性干咳或少量粘液痰	红霉素	大环内酯类（阿奇霉素、罗红霉素、克拉霉素）、四环素族、氟喹诺酮类
念珠菌、曲菌	长期广谱抗生素或免疫抑制剂用药史、咳白色泡沫粘痰、有酵臭味、有时咯血	氟康唑、两性霉素 B	氟胞嘧啶、伏立康唑

表 5 – 3 – 3　不同人群 CAP 患者初始经验性抗感染治疗的建议

	常见病原体	抗生素
青壮年、无基础疾病患者	肺炎链球菌、肺炎支原体、流感嗜血杆菌、肺炎衣原体等	①青霉素类（青霉素、阿莫西林等）；②多西环素（强力霉素）；③大环内酯类；④第一代或第二代头孢菌素；⑤氟喹诺酮类（如左氧氟沙星、环丙沙星等）
老年人或有基础疾病患者	肺炎链球菌、流感嗜血杆菌、需氧革兰阴性杆菌、金黄色葡萄球菌、卡他莫拉菌等	①第二代头孢菌素（头孢呋辛、头孢孟多、头孢克洛等）单用或联合大环内酯类；②β - 内酰胺类/β - 内酰胺酶抑制剂（如阿莫西林/克拉维酸、氨苄西林/舒巴坦）单用或联合大环内酯类；③氟喹诺酮类
需入院治疗，但不必收住 ICU 的患者	肺炎链球菌、流感嗜血杆菌、混合感染（包括厌氧菌）、需氧革兰阴性杆菌、金黄色葡萄球菌、肺炎支原体、肺炎衣原体、呼吸道病毒等	①静脉注射第二代头孢菌素单用或联合静脉注射大环内酯类；②静脉注射氟喹诺酮类；③静脉注射 β - 内酰胺类/β - 内酰胺酶抑制剂（如阿莫西林/克拉维酸、氨苄西林/舒巴坦）单用或联合静脉注射大环内酯类；④头孢噻肟、头孢曲松单用或联合静脉注射大环内酯类
需入住 ICU 的重症患者 A 组:无铜绿假单胞菌感染危险因素	肺炎链球菌、需氧革兰阴性杆菌、嗜肺军团菌、肺炎支原体、流感嗜血杆菌、金黄色葡萄球菌等	①头孢曲松或头孢噻肟联合静脉注射大环内酯类；②静脉注射氟喹诺酮类联合氨基糖苷类；③静脉注射 β - 内酰胺类/β - 内酰胺酶抑制剂（如阿莫西林/克拉维酸、氨苄西林/舒巴坦）联合静脉注射大环内酯类；④厄他培南联合静脉注射大环内酯类

续表

	常见病原体	抗生素
B组:有铜绿假单孢菌感染危险因素	A组常见病原+铜绿假单孢菌	①具有抗假单孢菌活性的β-内酰胺类抗生素(如头孢他啶、头孢吡肟、哌拉西林/他唑巴坦、头孢哌酮/舒巴坦、亚胺培南、美罗培南等)联合静脉注射大环内酯类,必要时还可同时联用氨基糖苷类;②具有抗假单孢菌活性的β-内酰胺类抗生素联合静脉注射喹诺酮类;③静脉注射环丙沙星或左氧氟沙星联合氨基糖苷类

第四章　消化系统常见疾病和治疗药物

第一节　消化性溃疡及其临床用药

消化性溃疡(peptic ulcer,PU)是一种常见病、多发病,是一种慢性和复发的疾病,消化性溃疡主要指发生在胃和十二指肠的慢性溃疡,即胃溃疡(GU)和十二指肠溃疡(DU),DU 好发于青壮年,GU 好发于中老年,比 DU 晚 10 年。溃疡的黏膜缺损超过黏膜肌层,不同于糜烂。在人群中的发病率平均为 8%~10% 左右。

一、病因和发病机制

消化性溃汤是胃、十二指肠黏膜侵袭因素与黏膜保护作用失衡结果,侵袭因素主要包括:胃酸(最主要侵袭因素)、胃蛋白酶、幽门螺杆菌(最主要病因)、乙醇、非甾体素抗炎药等。保护因素包括黏膜屏障、黏液碳酸氢盐屏障、胃黏膜丰富的血流、前列腺素等。

幽门螺杆菌(Hp)	Hp 借其毒力因子,在胃肠黏膜定植,诱发局部炎症和免疫反应,损害局部黏膜的防御修复机制;同时,Hp 感染又增加促胃液素和胃酸的分泌,增加了侵袭因素
非甾体抗炎药(NSAID)	非甾体抗炎药的致溃疡作用主要是抑制环氧合酶
胃酸和胃蛋白酶	胃酸在溃疡形成过程中的决定性作用,是溃疡形成的直接原因。胃酸分泌增多的因素包括:①壁细胞总数增多;②分泌酸和"驱动性"增加,如迷走神经张力增高,各种原因刺激 G 细胞分泌促胃液素增加等;③壁细胞对泌酸刺激物敏感性增加;④对酸分泌的抑制减弱。
其他因素	①吸烟②遗传:遗传因素的作用尚难以确立③急性应激可引起应激性溃疡④胃十二指肠运动异常:部分十二指肠溃疡患者胃排空增快;部分胃溃疡患者有胃排空延迟

二、临床表现

典型的消化性溃疡有如下临床特点:①慢性过程,病史可达数年至数十年;②周期性发作,发作与自发缓解相交替,病程长短不一;发作常有季节性,多在秋冬或冬春之交发病,可因精神情绪不良或过劳而诱发;③发作时上腹痛呈节律性,腹痛多可为进食或服用抗酸药所缓解。上述典型表现在十二指肠溃疡多见。

1.症状　上腹痛为主要症状,性质可为钝痛、灼痛、胀痛、剧痛或饥饿样不适感。多位于中上腹,可偏右或偏左。一般为轻至中度持续性痛。疼痛有典型的节律性,在十二指肠溃疡表现为疼痛在两餐之间发生(饥饿痛),持续不减至下餐进食后缓解;在胃溃疡表现为餐后约 1h 发生,经 1~2h 后逐渐缓解,至下餐进食后再重复上述节律。部分患者疼痛还会在午夜发生(夜间痛),在十二指肠溃疡患者较多见。上腹痛常可在服用抗酸药后缓解。部分患者无上述典型表现的疼痛,而仅表现为无规律性的上腹隐痛或不适。具或不具典型疼痛者均可伴有反酸、嗳气、上腹胀等症状。

2. 体征　溃疡活动时上腹部可有局限性轻压痛,缓解期无明显体征。

3. 特殊类型的消化性溃疡

无症状溃疡	约 15%~35% 可无任何症状,以老年人多见。用 H_2 受体拮抗剂维持治疗中复发的溃疡半数以上无症状
老年人消化性溃疡	临床表现多不典型,无症状或症状不明显者比率较高,疼痛多无规律,食欲不振、恶心、呕吐、体重减轻、贫血等症状较突出
复合性溃疡	指胃和十二指肠同时发生的溃疡,约占全部消化性溃疡的 5%。DU 先于 GU 出现。复合性溃疡幽门梗阻的发生率较单纯 GU 或 DU 为高
球后溃疡	指发生于十二指肠球部以下的溃疡,多发生于十二指肠乳头的近端,症状比球部溃疡严重而持续,易出血,药物治疗反应差。球后溃疡超越十二指肠第二段者常表示有胃泌素瘤的存在
幽门管溃疡	与 DU 相似,一般胃酸增多。常缺乏典型溃疡的周期性和节律性疼痛,餐后上腹痛多见,对抗酸药反应差,易出现呕吐或幽门梗阻、穿孔和出血等并发症

三、治疗原则

(一)一般治疗与饮食

发作期适当休息,保证充足睡眠。避免过分紧张和劳累,保持生活有规律。少量多餐,避免油炸、辛辣食物和咖啡、浓茶等饮料。忌烟、酒。

(二)药物治疗

药物治疗的主要目的是迅速缓解症状,促进溃疡愈合,预防疾病复发及并发症的出现。在开始治疗的前几天,联合使用抑酸药和抗酸药,可使疼痛得到更快的缓解。对于十二指肠溃疡,应主要选择能降低胃内酸度的药物,如质子泵抑制剂或 H_2 受体拮抗剂;而对于胃溃疡,则应主要选择能增强胃黏膜抵抗力的药物,如枸橼酸铋钾和硫糖铝等。胃溃疡合并十二指肠胃反流时,可同时使用甲氧氯普胺、多潘立酮或西沙比利等胃动力药物。

1. 抗酸药　抗酸药作为综合治疗消化性溃疡的一类药物,主要作用是迅速止痛。碳酸氢钠(Bicarbonate Sodium)由于其作用持续时间较短且易于引起碱中毒及钠潴留而较少使用。碳酸钙可引起酸反跳和乳-碱综合征(高钙血症和碱中毒),故在临床上也较少使用。氢氧化铝和氢氧化镁以不同的比例混合得到的制剂是现在常用的抗酸药,其中若氢氧化铝比例较高则易致便秘,若氢氧化镁比例较高则可引起腹泻。抗酸药常用制剂为氢氧化铝-镁乳合剂,15~30ml,餐后 1~2h 服用 1 次,睡前加服 1 次,6~8 周为一个疗程。其他可选的抗酸制剂有复方氢氧化铝(胃舒平)(含氢氧化铝、三硅酸镁、颠茄浸膏)等。

2. 抑酸药

(1) H_2 受体拮抗剂:本类药物可以选择性地阻断组胺与壁细胞膜上的 H_2 受体结合,从而抑制壁细胞的胃酸分泌功能。本类药物包括：①第一代：代表药物为西咪替丁(Cimetidine,甲氰咪胍,商品名:泰胃美)。用法用量：口服,三餐前200mg及晚上睡觉前400mg;或每次400mg,一日2次;或晚上睡觉前800mg。②第二代：代表药物为雷尼替丁(Ranitidine,商品名:善胃得)。其药效比西咪替丁强5~8倍,用法用量为口服一次150mg,一日2次,或者晚上睡觉前300mg。③第三代：代表药物为法莫替丁(Famotidine,商品名:高舒达)。其药效比雷尼替丁强6~10倍,能持续抑制胃酸分泌达12h以上。用法用量为口服一次20mg,一日2次,或者晚上睡觉前40mg。

使用H_2受体拮抗剂的一般疗程为：十二指肠溃疡4~8周,治愈率约80%;胃溃疡8~12周,治愈率约90%。

本类药物相对比较安全,常见的不良反应有腹泻、头痛、乏力、肌痛等,其次是精神错乱、头昏、男性乳房发育、阳痿、粒细胞减少、血清转氨酶及血清肌酐升高等,但这些不良反应在停药后即可逆转。雷尼替丁、法莫替丁与西咪替丁比较,疗效稍好,抗雄性激素作用较弱,比较不易透过血脑屏障,故影响中枢神经功能较少。

西咪替丁为肝药酶抑制剂,与普萘洛尔、苯妥英钠、苯二氮䓬类、茶碱类、华法林类抗凝剂等联用时,可增加这些药物的血药浓度,引起药物中毒,故应减少后者用药剂量。

(2)抗胆碱药物：本类药物除能阻断壁细胞上的乙酰胆碱受体,发挥治疗作用外,还可阻断其他乙酰胆碱受体因而产生一些不良反应,如口干、尿潴留、便秘、心动过速、诱发青光眼等,近年来已很少使用。但新型抗胆碱药哌仑西平(Pirenzepine)可选择性地作用于胃壁细胞上的M_2受体,使用一般治疗剂量时,很少有上述不良反应。哌仑西平的抑酸作用比H_2受体拮抗剂稍弱,但两者有协同作用,联合使用时几乎可完全阻断各种刺激引起的胃酸分泌。哌仑西平的常用剂量为50mg,每日3次。

(3)促胃泌素受体阻断剂：丙谷胺(Proglumide)除了能竞争性地抑制促胃泌素受体的作用和抑制胃酸分泌外,还有抗胃肠平滑肌痉挛及促进胃粘膜上皮细胞再生的作用。本药的常用剂量为一次200~400mg,每日3~4次,4~8周一疗程,有效率达60%~80%。

(4)质子泵抑制药(PPI)：胃壁细胞上的M_2受体、H_2受体、胃泌素受体三者激活的最后一步都是激活$H^+ - K^+ - ATP$酶(质子泵),促使H^+分泌到胃腔里。质子泵抑制剂抑酸作用明确,就是对胃酸分泌的最后步骤进行了抑制。

奥美拉唑(Omeprazole,商品名:洛赛克)：对十二指肠溃疡的治疗效果优于H_2受体拮抗剂。它除了能有效地促进溃疡愈合外,还能迅速缓解疼痛。有研究表明,使用奥美拉唑治疗的十二指肠溃疡患者第3天和第7天的疼痛缓解率分别可达63%和93.5%,均优于H_2受体拮抗剂。若以服用药物治疗后疼痛天数的中位数来进行比较,奥美拉唑组为2天,雷尼替丁组为7天。奥美拉唑的常用剂量为每次20~40mg,每天1次,8周为一个疗程。奥美拉唑主要用于十二指肠溃疡和卓-艾综合征的治疗,也可用于胃溃疡和反流性食管炎的治疗,静脉注射可用于治疗消化性溃疡急性出血。本药的不良反应主要有恶心、胀气、上腹痛、腹泻、便秘等;较少见的有皮疹、谷丙转氨酶和胆红素升高等,这些并发症一般较轻微。

兰索拉唑(Lansoprazole,商品名:达克普隆)：本药对十二指肠溃疡的疗效优于法莫替丁和奥美拉唑。本药的常用剂量为口服30mg,每日1次,8周为一个疗程。

泮托拉唑(Pantoprazole)：本药不良反应少,相对较安全,是长期和短期治疗酸分泌相关疾病的高效药物。本药的常用剂量为口服40mg,每日1次,8周为一个疗程。

兰索拉唑和泮托拉唑的疗效和不良反应均与奥美拉唑类似。

3.胃黏膜保护药

(1)枸橼酸铋钾(Bismuth Potassium Citrate):本药在胃酸条件下可与溃疡面上的蛋白质或氨基酸络合,形成弥散性的保护膜覆盖于溃疡面上,阻止胃酸和胃蛋白酶的侵袭,并促进上皮细胞分泌黏液及前列腺素来保护胃黏膜,从而促进溃疡黏膜的再生和溃疡愈合。另外,本药对幽门螺杆菌还具有杀灭作用。本药的常用剂量120mg,每日4次,主要不良反应有黑舌、黑便等。

(2)硫糖铝(Sucralfate):本药是硫酸化多糖和氢氧化铝混合而成的制剂,同样具有保护黏膜的作用,对胃溃疡、十二指肠溃疡的疗效和西咪替丁类似。本药的常用剂量为1.0g,每日4次。

(3)米索前列醇(Misoprostol,前列腺素 E):本药不仅具有胃肠运动促进作用和胃酸分泌抑制作用,还具有细胞保护作用,主要适用于非甾体抗菌消炎药引起的胃病的预防和治疗。本药的常用剂量一次200μg,每日4次,或者一次400mg,每日2次。

4.治疗幽门螺杆菌感染的药物 这一类药物主要包括抗生素和铋剂。目前对于溃疡病的治疗国际上提倡三联疗法,1995年国际溃疡病会议承认的方案如表5-4-1所示。

表5-4-1 幽门螺杆菌感染治疗方案(摘自1995北京国际溃疡病会议)

方案	药品	剂量(mg)	服药方法	疗程(周)	治愈率(%)
1	枸橼酸铋钾(CBS)	120	每日3次	2	85~90
	四环素	500	每日3次		
	甲硝唑	250	每日3次		
2	阿莫西林	500	每日3次	2	>80
	甲硝唑	250	每日3次		
	奥美拉唑	20	每日2次		
3	克拉霉素	500	每日2次	2	>90
	甲硝唑	250	每日3次		
	奥美拉唑	20	每日2次		
4	阿莫西林	500	每日3次	2	90
	克拉霉素	500	每日2次		
	奥美拉唑	20	每日2次		
5	阿莫西林	500	每日3次	2	70
	甲硝唑	250	每日3次		
	雷尼替丁	150	每日2次		

第二节 消化道动力功能障碍疾病

一、正常消化道的生理

食物从进入食道-胃-肠-排出体外的消化过程中,消化道都需要通过蠕动对食物进行研磨并使之与消化液混合均匀。完成整个消化任务,需要消化道各部分肌肉进行协调的运动。

胃肠道生理活动受到三部分神经系统的支配,即交感神经、副交感神经、肠道神经。其中肠道神经系统包埋在胃肠壁内,由此神经发出的冲动能兴奋胃肠道环行或纵行肌,从而使胃肠道产生动力,并协调消化道各部分的运动。

二、消化道动力功能障碍的临床表现

在临床上,消化道动力功能障碍时,症状轻的主要表现有恶心、呕吐等,症状重的如假性肠梗阻,严重时甚至有生命危险。出现动力功能的消化道部分不同,又会有不同的表现。食管:胃、食管反流病,表现为反酸、反食、打嗝,胸骨后疼痛、胃灼热,并发炎症,出血及食管狭窄至吞咽困难等。上消化道:功能性消化不良、胃排空迟缓、胃轻瘫,表现为各种胃肠运动功能障碍,即持续性或反复发作性的上腹不适,餐后饱胀、腹部胀气、嗳气、早饱、厌食、恶心、呕吐、胃灼热、胸骨后痛及反胃等。下消化道:假性肠梗阻,肠道易激综合征,便秘表现为腹痛、腹胀、排便习惯改变等,近半数患者伴有胃灼热、早饱、恶心、呕吐等上消化道症状。

三、胃肠动力药物

(一)甲氧氯普胺

甲氧氯普胺(Metoclopramide,胃复安)是对氨基苯甲酸的水溶性衍生物,能阻断多巴胺(DA)受体,是第一代胃肠动力药。本药的不良反应较严重,故临床上很少对它作长期、大量的使用。

1. 药理作用

(1)抑制中枢神经系统的多巴胺受体:作用于延髓的化学受体触发区域,产生强力的止吐作用。

(2)抑制外周神经系统的多巴胺受体:抑制多巴胺受体,产生胆碱样作用,使胃肠道的动力功能恢复,作用位置主要在上消化道。

2. 用法用量　口服一次 5～10mg,每日 3 次(最好在餐前 30min 服用)。

3. 不良反应(约 10%~20%)

(1)由于锥体外系多巴胺神经元被阻断,导致锥体外系反应的发生,即肌肉震颤、骨骼肌张力增强、运动障碍等。

(2)由于下丘脑-垂体多巴胺通路被阻断,导致催乳素的分泌增加。

(3)焦虑、失眠、恶心等。

(二)吗丁林

吗丁林(多潘立酮,Domperidone) 为苯并咪唑的衍生物。

1. 药理作用　①本药能抑制外周神经系统的多巴胺受体,作用于上消化道。本药不易透过血脑屏障,故很少发生锥体外系反应及催乳素分泌增加等不良反应。②本药作用于没有血脑屏障的区域的化学感受器扳机区,与其中的多巴胺受体结合,阻断从此区产生的呕吐信号传入呕吐中枢,从而产生止吐作用。

2. 用法用量　口服,一次 10～20mg,每日 3 次,三餐饭前 15～30 分钟服用。

(三)西沙必利

西沙必利(Cisapride,普瑞博思)没有抑制多巴胺受体和呕吐的作用,作用于整个消化道,是第三代胃肠动力药。

1. 药理作用　本药通过与肠肌间神经丛的胆碱能神经末梢上的 5-羟色胺 4 受体的结合

来刺激乙酰胆碱的释放,而后者能作用于肠肌上的毒蕈碱样受体,从而增强肠肌的生理性收缩,即产生了间接的胆碱能作用。

2.用法用量　口服,一次 5mg 或 10mg,每日 3 次,饭前 15min 或睡前服用。

3.不良反应　本药可引发室性心律失常等严重的不良反应,且有致死病例的报告。因此本药应在严密监控下使用,尤其是与一些能抑制肝药酶活性的药物联用的时候

第三节　消化道出血性疾病

消化道出血一种病死率高的内科常见急症,按照出血的程度可将其分为隐性出血(出血量在 5ml 以下,肉眼无法察觉)及显性出血(肉眼可见,如呕血、黑便或便血)。出血严重的可发生失血性休克,此时要想办法尽快止血。消化道出血的常见病因包括消化性溃疡、食管和胃底静脉曲张破裂出血、急性胃黏膜病变、胃癌及肝癌等。

下面介绍临床上常用的几种止血方法。

一、局部压迫止血

内镜下采用高频电凝止血或激光止血或进行硬化疗法。

二、药物止血

(一)局部药物止血

1.去甲肾上腺素(Noradrenaline)　本药可暂时收缩胃内血管起到止血的作用。服用方法是:每次将 8mg(儿童 2~3mg)本药加入 100ml 冷生理盐水中,口服或经胃管注入,每 0.5~1h 灌注 1 次,必要时可重复 3~4 次。

2.凝血酶(Thrombin)　本药的作用是促进纤维蛋白原向纤维蛋白的转化。服用方法是:首次用药时,将 2000~3000U 本药溶入 50ml 冷生理盐水之中,口服或在胃镜下局部喷洒。以后每 2~6h 使用 1 次,根据出血停止与否的情况来决定药物剂量的增减。口服本药后,患者应注意调整体位,以使药液与创面充分接触。

3.5% 碱式硫酸铁溶液(孟氏液,Monsell 液)　本药通过收缩出血部位的血管来达到止血的目的。服用方法是:本药不能口服,需从胃管注入,每次使用量为 30~50ml,使用间隔时间为1~2h,可连续使用 2~3 次。

(二)局部注射药物止血

常用的局部注射止血药物包括 95% 乙醇、5% 鱼肝油酸钠、50% 葡萄糖、肾上腺素高张盐水混合液等。由 95% 乙醇、5% 鱼肝油酸钠和 1%~3% 乙氧硬化醇组成的硬化剂适用于食管、胃底静脉曲张破裂出血的紧急处理,使用时通过胃镜向曲张的食管静脉内注射,其止血原理是使曲张的静脉栓塞、血管壁增厚以及周围黏膜组织坏死凝固,主要用于不宜手术的患者的治疗。

(三)全身药物止血

1.垂体后叶素(Pituitrin)　本药可收缩内脏小动脉,降低门静脉压力,从而达到止血的作用。使用用法是:首次使用时,将 10U 垂体后叶素加入 20ml 25%~50 % 葡萄糖溶液之中,然后缓慢进行静脉注射;首次之后使用时,可将 10U 垂体后叶素加入 20ml 10% 葡萄糖溶液中静脉滴注;本药的极量为每日 30~40U。

2. 加压素(Vasopressin)及特利加压素(Terlipressin) 前者很早的时候就用于食管、胃底静脉曲张破裂出血的治疗,虽有一定疗效,但是存在使血压升高及增加血中纤维蛋白溶解的副作用。修饰加压素之后制成的特利加压素是没有活性的前体药物,其疗效要优于加压素。

(1)药理作用:本药能增强胃肠道血管的收缩,从而有效降低内脏血流量,且其作用时间比加压素的更长,另外它还能减轻肝硬化病人的门脉高压症状。

(2)用法用量:主要适用于急性静脉曲张破裂出血的治疗。静脉注射,首次使用剂量为2mg,之后的剂量为1~2mg,使用周期是4~6h,同时注意监测血压和心率。

(3)不良反应和注意事项:本药很少引起不良反应,偶有头痛、一过性脸部苍白、腹部痉挛、动脉血压升高等。若出现血压升高,可静脉滴注150 μg 可乐定。本药孕妇忌用。

3. 生长抑素及其同系物

(1)生长抑素(Somatostatin,商品名:施他宁) 本药是含有 14 个氨基酸的环肽,主要集中在丘脑下部。

1)作用机制:①抑制胃酸、胃泌素和胃蛋白酶的分泌。②抑制胰、胆的分泌。③保护胃、肝和胰细胞。④降低内脏血流量。

2)适应证:①严重的急性胃溃疡出血。②食管、胃底静脉曲张破裂大出血。③糜烂或出血性胃炎所致的严重急性出血。④急性胰腺炎。

3)用法用量:①上消化道出血:250μg/h 静脉滴注,持续 5 天或直至停止出血,出血停止后,还需连续点滴 1~2 天。②食管、胃底静脉曲张破裂出血:按 250μg 的冲击量,以 250 μg/h 的速度连续静脉滴注。需要注意的是,本药的血浆消除半衰期很短($t_{1/2}$约为 2min),所以一旦间断时间超过 1min,就应该再次以冲击量静脉注射。美国推荐,门脉高压出血得到控制后,应以同等剂量再维持 5 天方可停药。

(2)奥曲肽(Octreotide,商品名:善得定) 本药是一种人工合成的含有 8 个氨基酸的多肽类生长抑素,不易被酶破坏,对胃肠道的内分泌功能具有显著的抑制作用,无停药反跳,皮下注射时 $t_{1/2}$ 约 113min。本药是一种高度选择性的内脏血管收缩剂,可降低门静脉压,对食管、胃底静脉曲张破裂出血的治疗效果优于垂体后叶素。

用法用量 ①肝硬化食管、胃底静脉曲张破裂出血:静脉滴注,首次使用剂量是 0.1mg,随后 24~48h 按 0.05mg/2h 的频率使用。②消化性溃疡及应激性溃疡出血:皮下注射,每次 0.1mg,每天 3 次。

4. H_2 受体拮抗剂及质子泵抑制剂

(1)H_2 受体拮抗剂 在给消化道出血急诊病人进行治疗时,主要的给药方式是注射,常用的 H_2 受体拮抗剂包括以下 3 个:

①雷尼替丁 肌肉注射或缓慢静脉注射本药注射液,每次 50mg,频率从每日 2 次到每 6h 1 次。

②法莫替丁 静脉注射或静脉滴注本药注射液,注射时可用生理盐水或葡萄糖溶液稀释,每次 20mg,每日 2 次。。

③西咪替丁 肌肉注射本药注射液,每次 200mg,每 4~6h 给药一次;静脉滴注时,将 200mg 本药稀释于 100ml 5% 葡萄糖或 0.9% 氯化钠溶液中,滴注时间控制在 15~20min,每 4~6h 使用一次;缓慢静脉注射(不少于 2min)时,将 200mg 本药稀释于 20ml 5% 或 10% 葡萄糖或 0.9% 氯化钠溶液中,每 4~6h 给药一次。对于有心血管疾病的患者,应避免使用静脉注射给药。

但目前 H_2 受体拮抗剂的作用不被指南认可。

（2）质子泵抑制剂　本类药物通过抑制胃酸的分泌，将胃内 pH 值迅速提升至 6.0 以上，促进血小板聚集，同时增强血浆的凝血功能。常用的质子泵抑制剂为奥美拉唑，每次 40mg，每天 2 次。

5. 其他止血药

（1）立止血（Reptilase，蝮蛇血凝酶）　本药止血的作用机制有：促进出血部位血小板的释放、聚集和黏附，加速血小板止血栓的形成；促进出血部位凝血酶原激活物及凝血酶的形成，加固血小板止血栓使之成为血小板－红细胞混合止血栓，止血作用确切。

1）适应证：主要用于多种原因引起的出血治疗，特别是其他止血药无效的时候。

2）用法用量：成人皮下注射、肌内注射或静脉注射：每次 1～2 kU（克氏单位，国际单位），每天 1 次。对于出血严重者，应调整为每次 1～3 kU，每 6～8h 用药 1 次。本药的使用极量是每天不超过 8 kU。本药也可作局部给药，儿童用量为每次 0.25～1 kU。一般 1～2 天为一个疗程，必要时可适当延长。

3）不良反应：过敏或过敏样反应如皮疹、寒战、心悸、出汗等罕见。

4）注意事项：大、中动脉或大静脉出血者行外科手术治疗时，配合本药可减少术中失血；凝血因子（如纤维蛋白原等）或血小板缺乏的病人，可在应用补充疗法的基础上联用本药；原发性纤溶亢进的病人，宜在使用本药的基础上联用抗纤溶药物；新生儿出血宜联用维生素 K；对疑有过敏或类过敏的患者应严密观察 24h，一旦确诊，及时给予抗过敏处理；弥漫性血管内凝血导致的出血以及有血栓或栓塞史的患者禁用本药；若不是特殊情况，妊娠前 3 个月一般不使用本药。

（2）酚磺乙胺（Etamsylate，止血敏）　本药止血的药理机制有：促进血小板释放凝血活性物质；增加血小板的数量；增强血小板的聚集性和粘附性。

1）适应证：主要用于预防和治疗外科手术中出血过多，血小板减少性紫癜，过敏性紫癜，胃肠道出血，眼底出血，牙龈出血，鼻出血等。可与其他止血药联用，以增强止血效果。

2）用法用量：①口服：成人每次 0.5～1g，每日 3 次。②肌内注射：每次 0.25～0.75g，每日 2～3 次。③静脉注射：每次 0.25～0.75g，每日 2～3 次。④静脉滴注：将 1.25～2.5g 本药稀释于 500ml 5 % 葡萄糖溶液后滴注，速度控制在 5mg/min 以下。

3）不良反应：暂时性低血压、头痛、恶心、皮疹等。

4）注意事项：有血栓形成史者慎用；与氨基己酸联用注射时可引起中毒。

（3）氨甲环酸（Tranexamic Acid，止血环酸，凝血酸）　本药是一种纤维蛋白溶解酶原抑制剂，可以抑制纤维素凝血块的溶解，从而起到止血的作用。但本药有引起心、脑、肺等脏器血栓形成的可能副作用。

1）用法用量：①口服：每次 0.25g，每日 3～4 次；②静脉注射或静脉滴注：每次 0.25g，每日 1～2 次，静脉注射液、静脉滴注液分别稀释于 25% 和 5%～10% 的葡萄糖溶液中。

2）不良反应：恶心、呕吐、头晕、头痛、胸闷等。

3）注意事项：慎用于外科手术后有血尿、有显著血栓形成倾向及肾功能不全者。

第五章　神经系统常见疾病和治疗药物

第一节　癫　痫

一、癫痫的概述

（一）概念

癫痫是一组由大脑神经元异常放电所引起的短暂中枢神经系统功能失常的慢性脑部疾病,具有突然发生、反复发作的特点。临床症状视异常电位发放的部位不同而异,最常见的为抽搐及意识障碍。也可以表现为感觉异常、知觉障碍,以至于行为、精神、情感以及自主神经功能等不同程度的障碍,其共同特点为发作性及重复性。

（二）病因

1. 原发性癫痫　又称特发性、隐源性癫痫,病因尚未明确,这类患者暂时未见全身代谢异常和脑部器质性改变,可能和遗传因素有关。药物疗效较好。

2. 继发性癫痫（又称症状性）　主要由各种原因的脑损伤引起,遗传也可能起一定作用。药物疗效较差。

（三）临床表现

国际抗癫痫联盟分类和命名委员会于 1981 年建议将癫痫发作分为三类。

1. 部分性发作　指最先的临床和脑电图变化,提示开始的神经元病理活动限于一侧大脑半球的某一部分。发作涉及身体的一部分或大脑某一局限部位的功能障碍。再分为两型:

（1）单纯部分性发作　发作中意识始终清楚。

（2）复杂部分性发作　常称精神运动性发作。发作时有不同程度的意识障碍。可能自单纯性发作转化而来,并可伴有自动症等。

（3）部分性发作继发全身发作　为全面性强直 – 阵挛发作,脑电图改变快速发展为全面性异常。

2. 全面性发作　无论有无抽搐,临床变化提示双侧大脑半球自开始即同时受累,意识障碍可以是最早现象。

（1）失神发作　表现意识短暂中断,状如"愣神"3～15s,无先兆和局部症状。一般不会跌倒,事后对发作全无记忆,每日可发作数次或数百次。

（2）阵挛发作　多为遗传性疾病。突然短暂电击样肌肉收缩,可仅为一块肌肉、一组肌肉、一个肢体。可仅发作一次或快速重复多次。发作时间短,间隔时间长。

（3）强直 – 阵挛发作　过去称之为大发作,是最常见的发作类型之一。以意识丧失和全身抽搐为特征。发作分三期:强直期、阵挛期、惊厥后期。自发作开始至意识恢复历时 5 ～

10min,醒后无记忆。

3.癫痫持续状态

癫痫持续状态是指一次癫痫发作持续 30min 以上,或连续多次发作、发作间期意识或神经功能未恢复至通常水平。通常是指全面性强直－阵挛发作持续状态。停药不当和不规范的抗癫痫药物治疗是最常见的原因。

(三)诊断要点

1.病史。

2.应尽可能判断发作类型,因不同发作类型用药种类亦不同。

3.脑电图检查　对癫痫发作诊断作用很大。

4.不仅初诊,而且在以后的随诊中均应注意病因。有些病因,如脑膜瘤、脑囊虫病在早期癫痫是唯一症状,应根据临床检查所提供的线索做必要的实验室检查。

(五)鉴别诊断

1.短暂性脑缺血发作　表现为突发的局灶性症状和体征,多持续数分钟到数小时,常见于中、老年患者,并有明显的脑血管病征象,脑电图正常可作鉴别。

2.晕厥　有短暂意识障碍,多有明显的诱因,晕厥发生前多先有头昏、胸闷、黑矇等症状,意识和体力的恢复也较缓慢。

3.癔病　有情感刺激因素,发作可以持续较长时间,甚至整日、整夜发作,并可有哭泣、叫喊,无意识障碍,发作期间可回答问题,无摔伤、咬破舌及大小便失禁。瞳孔大小、角膜反射及跖反射均正常。

(六)治疗

虽然症状性癫痫可以查出病因,但大多数病因目前尚无有效疗法。所以仍以药物控制发作为主。

1.部分性发作　首选卡马西平每次 100～200mg/次,1～2 次/d,最大量不超过 1.2g/d;其次选苯妥英钠 100mg,2 次/d 或苯巴比妥 30mg,3 次/d。

2.全身强直－阵挛性发作　首选丙戊酸钠 0.2g,3 次/d,其次选苯妥英钠和卡马西平。

3.失神发作　首选乙琥胺 250mg,3 次/d,其次选丙戊酸钠。

4.癫痫持续状态　力求在短时间内控制发作,静脉注射是首选方法。安定静脉注射效果最好,成人 10～20mg,缓慢静脉注射,或同时肌肉注射苯巴比妥钠 0.2～0.4g。亦可采用安定静脉点滴 40mg(加于 500ml 液体中),成人 24h 不超过 100mg。

二、癫痫的药物治疗

(一)抗癫痫药物的作用机制

1.调节钠离子通道　本类药物可以选择性地作用于钠通道,阻滞 Na^+ 依赖性动作电位的快速发放,调节电压依赖性 Na^+ 通道。此外,这些药物还可以阻滞 Ca^{2+} 通道,调节 Na^+-K^+-ATP 转化酶活性,从而达到抗癫痫的作用。这类药物包括苯妥英钠、卡马西平、丙戊酸钠、拉莫三嗪(Lamotrigine)和托吡酯(Topiramate,妥泰)等。

2.增强 γ－氨基丁酸活性　γ－氨基丁酸(GABA)是一种神经递质,能对中枢神经系统产生抑制作用,它可以促使 Cl^- 内流入细胞使细胞膜的超极化更加稳定。凡能增加 GABA 含量、延长其作用时间或者增加其敏感性的药物均有抗癫痫作用。这类药物包括丙戊酸钠、苯二氮䓬类药物和托吡酯等。

3.拮抗兴奋性氨基酸(EAA)受体　一些药物可以通过抑制兴奋性氨基酸受体的活性起到抗癫痫的作用,这类药物包括拉莫三嗪和托吡酯等。

4.阻滞钙离子通道　这类药物包括苯妥英钠、苯巴比妥及苯二氮䓬类药物等。

常用抗癫痫药物的作用机制见表5-5-1。

表5-5-1　常用抗癫痫药的作用机制一览表

	钠通道阻滞	钙通道阻滞	增强 GABA 活性	降低 EAA 活性
苯妥英钠	+ + +			
卡马西平	+ + +		+ + +	
苯巴比妥				+
丙戊酸钠			+ +	
乙琥胺		+ + +		
苯二氮䓬类			+ + +	
托吡酯	+ +		+ +		+ +
拉莫三嗪	+ + +		+ +	

注:+ + +主要机制,+ +很可能的作用机制;+可能的作用机制

(二)抗癫痫药物的分类

目前临床上常用的抗癫痫药物按照其化学结构可以分为以下几种类型:①乙内酰脲类,如苯妥英钠;②亚芪胺类,如卡马西平;③巴比妥类,如苯巴比妥、扑米酮、异戊巴比妥钠;④琥珀酰亚胺类,如乙琥胺;⑤双酮类,如三甲双酮;⑥侧链脂肪酸,如丙戊酸钠;⑦苯二氮䓬类,如地西泮(安定)、氯硝西泮、硝西泮(硝基安定);⑧其他,如副醛、水合氯醛、利多卡因等。

(三)抗癫痫药物的使用原则

1.明确诊断　初次发作时要推测其反复发作的可能性。

(1)伴进行性或器质性脑部疾病;脑电图有明显的棘—慢波放电;局灶棘波频发;部分性发作;有神经系统体征;精神系统发育迟缓或有精神障碍——治疗。

(2)无明显原因的单一性发作——推迟治疗。

(3)发作次数在两次以上——治疗。

(4)发作次数在两次以下,发作间隔在1年以上——密切观察。

(5)根据患者及家属的态度——治疗/暂不治疗。

(6)诱发因素明确,可以避免者——可暂不治疗。

2.尽快控制发作　应长期按时、定量服药。没有规律的不按时服药不仅没有治疗价值,而且有导致癫痫持续状态的危险。

3.合适的药物剂量　通常由小到大逐渐增加药物剂量,直至能有效地控制癫痫发作而又没有明显的毒副作用,然后以此剂量坚持长期按时、定量服药。如果有可能的话,最好通过监测血药浓度来调整药物剂量。在病情尚未得到有效控制,同时又没有达到稳态血浆浓度的时候,宜增加药物剂量。另外,因为儿童的体重随着年龄的增长不断增加,故需经常调整其药物剂量。

4.单一药物为主　一般主张使用单一药物进行治疗。只有当一种药物用到最大剂量时仍

不能控制癫痫发作,或者出现两种以上发作类型,或者有明显药物不良反应等情况时,才考虑联用多种药物,但要注意药物相互作用。

5.换药　当某一种药物用至极量,其血药浓度已超出正常范围仍不能控制发作,或(和)发生严重的不良反应时,需考虑换药或联联用药。除因药物的不良反应导致无法继续使用的情况外,严禁突然撤药、换药,以免引起癫痫持续状态。换药过程要有至少1周的过渡时间,即原用药物在换用药物逐渐加大剂量达到目标剂量或目标血药浓度后开始逐渐减小剂量,直至停用。

6.停药　停药与否要综合考虑癫痫发作类型、既往发作情况、颅内有无持久性病灶以及脑电图等来决定。一般患者只有在发作得到2~4年的完全控制,且脑电图恢复正常或发作波消失时,方可考虑停药。停药应逐渐减少药物剂量,整个停药过程最好在3~6个月内完成。对于继发性癫痫来说,有时停药会比较困难,而有的甚至可能要终生服药。

不同类型癫痫发作的药物治疗见表5-5-2;常用抗癫痫药物的剂量见表5-5-3。

表5-5-2　不同类型癫痫发作的药物治疗一览表

发作类型	第一线药物	第二线药物
部分性发作(单纯、复杂、继发全身)	卡马西平、丙戊酸钠、苯妥英钠、苯巴比妥、托吡酯	氯硝西泮、加巴喷丁、托吡酯
全身强直-阵挛	丙戊酸钠、卡马西平、苯妥英钠、苯巴比妥、托吡酯	氯硝西泮、拉莫三嗪
强直性发作	丙戊酸钠、卡马西平、苯妥英钠、苯巴比妥	氯硝西泮、托吡酯
失神发作	丙戊酸钠、乙琥胺	氯硝西泮、乙酰唑胺、托吡酯
失张力及非典型失神	丙戊酸钠、氯硝西泮、苯巴比妥	乙酰唑胺、卡马西平、苯妥英钠
肌阵挛性发作	丙戊酸钠、乙琥胺、氯硝西泮	乙酰唑胺、硝西泮、苯妥英钠
婴儿痉挛	促肾上腺皮质激素、氯硝西泮	托吡酯

表5-5-3　常用抗癫痫药物剂量情况简表

药物	开始剂量	维持剂量 (mg/d)	儿童剂量 [mg/(kg·d)]	有效浓度 (μg/ml)
苯妥英钠	100mg,2次/天	200~500	5~10	10~20
卡马西平	100mg,2次/天	300~1200	10~20	8~12
苯巴比妥	30mg,1次/晚	60~180	3~5	15~40
丙戊酸钠	200mg,2次/天	600~1800	20~30	50~100
托吡酯	25mg,1次/天	100~400	3~6	3.4~5.2 [*]
乙琥胺	250mg,2次/天	500~750	10~30	40~80
氯硝西泮	0.5mg,2次/天	4~6	<1岁,0.5~1mg/d 1~5岁,1~3mg/d 6~12岁,3~6mg/d	20~80ng/ml
拉莫三嗪	25mg,1次/早	100~400	5~15	20~40

*来自临床实验数据

三、常用治疗药物

(一)苯妥英钠

1. 药理作用　苯妥英钠(Phenytoin Sodium)对大脑皮层运动区抑制作用具有高度选择性。一般认为苯妥英钠通过稳定脑细胞膜的功能及增加大脑内抑制性神经递质 5 - 羟色胺(5 - HT)和 γ - 氨基丁酸(GABA)的作用,来阻止异常放电的传导而达到治疗癫痫的目的。

本药口服易吸收,但慢而不规则。口服单剂量 4 ～ 12h 后血药浓度达到峰值,存在较大个体差异。有效血药浓度范围为 10 ～ 20μg/ml。在血液中约 90 % 的苯妥英钠与血浆蛋白结合。本药若为口服片剂,其生物利用度可达 85% ～ 90%,吸收后可分布至全身,易透过血脑屏障,脑中药物浓度较血中高 2 ～ 3 倍。口服本药时,其消除半衰期平均为 22h(7 ～ 42h)。苯妥英钠主要经肝代谢,经肾排泄,碱性尿时排泄较快。静脉注射半衰期为 10 ～ 15h。因本药为零级消除动力学的典型药物,所以当一定剂量使肝代谢呈饱和时,即使增加很小剂量,也会造成其血药浓度不成比例地升高而出现毒性反应。

2. 临床应用　苯妥英钠主要适用于癫痫复杂部分性发作(颞叶癫痫、精神运动性发作)、单纯部分性发作(局限性发作)、全身强直 - 阵挛性发作和癫痫持续状态。

3. 用法用量　口服:成人常用量,开始时 50 ～ 100mg/次,每日 2 ～ 3 次,维持量 1 日 100 ～ 300mg;成人极量:1 次 300mg,1 日 500mg。宜从小剂量开始,逐渐酌情增量。体重在 30 kg 以下的小儿按每日 5mg/kg 给药,分 2 ～ 3 次服用,每日总量不宜超过 250mg。静注:用于癫痫持续状态,可用 150 ～ 250mg,加 5% 葡萄糖注射液 20 ～ 40ml,在 6 ～ 10min 内缓慢静注,每分钟不超过 50mg。必要时 30min 后再注射 100 ～ 150mg。

4. 不良反应　较常见的不良反应有行为改变、笨拙或步态不稳、思维混乱、发音不清、手抖、神经质或烦躁易怒等。这些不良反应通常是可逆的,一旦停止用药很快就会消失。常见的不良反应有齿龈肥厚、出血、面容粗糙、毛发增生等。偶见的不良反应有颈部或腋部淋巴结肿大、发热或皮疹、白细胞减少、紫癜等。

5. 注意事项　①交叉过敏:对乙内酰脲类或同类药有交叉过敏现象。②禁忌:禁用于对乙内酰脲类药有过敏史者及阿斯综合征、Ⅱ～Ⅲ度房室传导阻滞、窦房结阻滞、窦性心动过缓等心功能损害者。③慎用:慎用于嗜酒、贫血、心血管病(尤其是老年人)、糖尿病、肝功能损害、肾功能损害、甲状腺功能异常者、孕妇及哺乳期妇女。④本药久服不可骤停,否则可能使癫痫发作加剧或发生癫痫持续状态。⑤本药可加速维生素 D 的代谢,长期使用本药的小儿可因此引起软骨病,另外也有可能引起骨折、骨质异常或生长缓慢。⑥本药使用过量的症状有视力模糊或复视、嗜睡、幻觉、恶心、语言不清等。大剂量使用时对小脑有毒性损害,表现为行走不稳或步态蹒跚、眩晕。此时若减量或停药,上述症状可改善或消失。⑦对诊断的干扰:使地塞米松试验不准确;使血清碱性磷酸酶、谷丙转肽酶和血糖浓度升高;使血清甲状腺浓度减低,甲状腺功能试验不准确,但不影响其基础代谢。⑧用药期间需监测血象、肝功能、血钙、血药浓度和甲状腺功能等。

6. 药物相互作用　①本药在血液中与血浆蛋白的结合率约为 90%,当和其他血浆蛋白结合率高的药物联用时,将导致其游离血药浓度增加。②本药为肝药酶诱导剂,通过对肝药酶的诱导作用,不但能促进自身的代谢,同时也会促进其他药物在体内的代谢过程。下述药物可减缓本药的代谢,使其血药浓度升高,毒性增加:香豆素类(特别是双香豆素)、异烟肼、保泰松、磺胺类等。另外,本药可促进下述药物的代谢,使其疗效降低:肾上腺皮质激素、环孢素、洋地黄类、雌激素、左旋多巴和奎尼丁等。③长期使用对乙酰氨基酚的患者,合并使用本药时,可增加肝毒性,而且其疗效将会降低。④本药与苯巴比妥、扑米酮、丙戊酸钠、卡马西平等抗癫痫药物之间均有相互作用。其中与丙戊酸钠的相互作用为竞争性地结合蛋白;与卡马西平的相互作用为通过诱导肝药酶的活性而促进后者的代谢,使其血药浓度降低,故应经常监测血药浓度。

几种常用抗癫痫药物的相互作用见表5-5-4。

7. 制剂及贮存　①片剂:每片50mg;100mg。②注射用无菌粉末:每支0.1g;0.25g。本药极易潮解,故应干燥、避光保存。

表5-5-4　几种常用抗癫痫药的相互作用

加用药物	原使用的抗癫痫药物				
	苯妥英钠(浓度)	苯巴比妥(浓度)	卡马西平(浓度)	丙戊酸钠(浓度)	乙琥胺(浓度)
苯妥英钠				减少	减少
苯巴比妥	不定	少量增加	减少	减少	减少
卡马西平	不定	不变	减少	减少	减少
丙戊酸钠	不定	增加	活性化药物增加	少量减少	
乙琥胺	不定	不变	不变	不定	

(二)卡马西平

1. 药理作用　卡马西平(Carbamazepine,得理多,痛惊宁)的抗癫痫机制尚不完全清楚。可能是因为它能够增强钠通道灭活效能,限制突触后神经元和阻断突触前Na^+通道,从而限制突触前、后的神经元动作电位的发放,阻断兴奋性神经递质的释放,使神经细胞兴奋性降低,而达到抗癫痫的作用。卡马西平抗外周神经痛的作用机制可能与其抑制T型Ca^{2+}通道的作用有关。

本药口服吸收缓慢且不规律,口服4~8h后血药浓度达到峰值,血药峰浓度为8~10 μg/ml,有效血药浓度为4~12μg/ml。本药血浆蛋白结合率较高,约为76%。本药经肝代谢,并能诱导自身代谢。主要代谢产物为10,11-环氧化卡马西平,占母药的20%~40%,仍具有抗癫痫作用,其作用浓度与本药接近。该代谢产物由环氧化物水解酶代谢,此酶可能先天缺乏,并可被丙戊酸钠抑制。因此有些患者使用本药时,血药浓度不高却出现毒性反应,尤其是当与丙戊酸钠联用时。本药单剂量口服半衰期平均为36h(25~65h)。长期服药时,由于本药对肝药酶有诱导作用,使自身代谢加快,故半衰期降为8~29h,平均12~17h。本药72%经肾排出,28%随粪便排出。本药能通过胎盘屏障,能分泌入乳汁。

2. 临床应用　单纯及复杂部分性发作的首选药,对复杂部分性发作的疗效优于其他抗癫痫药。对典型或不典型失神发作、肌阵挛发作无效。

3. 用法用量　口服:①成人常用量:初始剂量为每次100~200mg,每天1~2次,逐渐增加剂量直至最佳疗效。②小儿常用量:每天10~20mg/kg。血药浓度维持在4~12μg/ml。

4. 不良反应　常见的不良反应为视力模糊、复视、眼球震颤等中枢神经系统反应,以及头晕、乏力、恶心、呕吐等;少见的不良反应为皮疹、荨麻疹、瘙痒、儿童行为障碍及甲状腺功能减退等;罕见的不良反应为粒细胞减少、心律失常、过敏性肝炎、急性肾功能衰竭等。

5. **注意事项** ①禁忌:心、肝、肾功能不全、房室传导阻滞、血象严重异常、有骨髓抑制史者以及孕妇和哺乳期妇女。②慎用:青光眼、心血管严重疾患、糖尿病、对三环类抗抑郁药不能耐受的病人、酒精中毒、尿潴留、肾病患者和老年人。③药物过量:可出现肌肉抽动、震颤、角弓反张、反射异常、心跳加快、休克等。④药物过量的治疗:洗胃、给予活性炭或轻泻药、利尿等,严重中毒并有肾功能衰竭时可透析。⑤对诊断的干扰:可使血丙氨酸氨基转移酶、门冬氨酸氨基转移酶、血清胆红素、碱性磷酸酶、尿素氮、尿糖等升高,使血钙降低。⑥用药期间注意检查血、尿常规;血尿素氮;肝功能、甲状腺功能及监测卡马西平血药浓度。

6. **药物相互作用** ①苯巴比妥、苯妥英钠、扑米酮可降低本药的血药浓度而影响疗效。②本药具肝代谢酶诱导作用,可降低联用的香豆素类抗凝药、含雌激素的避孕药、环孢素、洋地黄类(可能地高辛除外)、雌激素、左旋甲状腺素及奎尼丁的药效。③与对乙酰氨基酚联用,尤其是单次超量或长期大量时,可引起肝中毒。④红霉素、西咪替丁、异烟肼可抑制本药的代谢,使后者的血药浓度升高,引起毒性反应。⑤与碳酸酐酶抑制剂(如乙酰唑胺)联用时,可增加骨质疏松的发生率。⑥锂盐及抗精神病药与本药联用时易引起神经系统中毒症状。

7. **制剂和规格** ①片剂:每片100mg;200mg。②缓释片:每片200mg;400mg。

(三)奥卡西平

1. **药理作用** 奥卡西平(Oxcarbazepine,曲莱,确乐多)为卡马西平的10-酮基的结构类似物,是一种前体药,在体内大部分(70%)被代谢为有活性的10-羟基代谢物(MHD)。其药理作用和临床疗效与卡马西平相似,但比后者易于耐受。本药的作用机制可能在于阻断脑细胞的电压依赖性钠通道,从而稳定过度兴奋的神经细胞膜,抑制神经元重复放电,并可降低经突触传递的兴奋冲动,以此达到抗癫痫的作用。本药的优点在于没有自身诱导,对卡马西平过敏者,可用本药替代治疗。

本药口服易吸收,一次口服600mg后5h血药浓度即达高峰,峰浓度为31.5 μmol/L。每日服用2次,2～3天可达稳态血浆浓度。当本药的服用剂量在每天300～2400mg之间时,10-羟基代谢物的血浆浓度与剂量呈线性关系。10-羟基代谢物表观分布容积为49 L,血浆蛋白结合率约为40%。本药95%以代谢物形式由肾脏排出,4%随粪便排出。本药半衰期约为2h,10-羟基代谢物半衰期约为9h。对于老年人,10-羟基代谢物的血浆峰浓度和AUC值会较年轻人高出30%～60%;对于儿童,10-羟基代谢物的消除半衰期会缩短为5～9h。

2. **临床应用** 适用于复杂性部分发作、全身强直-阵挛性发作的单药治疗以及难治性癫痫的辅助治疗。

3. **用法用量** 口服:①成人:开始剂量为每天300mg,以后逐渐增加至每天600～2400mg,以达到满意的疗效。剂量不超过每天2400mg,否则会可能引起神经系统不良反应。②小儿:开始剂量为每天8～10mg/kg,以后逐渐增加至每天600mg。以上每日剂量均应分2次服用。

4. **不良反应** 刚开始用药的时候,可能会出现轻度的不良反应,如乏力、头晕、头痛、嗜睡等,持续用药一段时间后这些不良反应可消失。其他常见的不良反应有复视、胃肠道功能障碍、皮疹、共济失调、眼震、易激惹等;少见的不良反应有白细胞减少、荨麻疹、肝功能异常等。

5. **注意事项** 本药慎用于肝功能损害者、孕妇和哺乳期妇女;本药可使影响激素类避孕药的作用;服药期间应避免饮酒。

6. **药物相互作用** 本药可影响其他抗癫痫药的代谢,可降低卡马西平的血药浓度,升高苯妥英钠、苯巴比妥的血药浓度;其他抗癫痫药也可降低本药代谢产物10-羟基代谢物的血药浓度达 30%~40%。

7. 制剂　片剂:每片 0.3g;0.6g。

(四)加巴喷丁

1. 药理作用　加巴喷丁(Gabapentin)为人工合成的一种氨基酸,结构与 γ-氨基丁酸(GABA)相近。一般认为本药由 Na^+ 通道透过肠粘膜和血脑屏障,作用于大脑皮层、海马和小脑,影响神经细胞膜的氨基酸转运而起到抑制癫痫的作用。

本药口服易吸收,服药后 2~3h 血药浓度即可达到峰值,峰浓度为 2~7μg/ml。本药脑脊液浓度约为稳态血浆浓度的 20%。本药生物利用度与剂量有关,口服单剂量 300mg 时,生物利用度为 60%,但在此基础上继续增加剂量时,其生物利用度反而会下降。本药可广泛分布于全身,其中以胰腺、肾脏分布为多。该药在体内不代谢,以原型经肾排出,其排泄率与肌酐清除率成正比。本药的半衰期为 5~7h,肾损伤时,其排泄将变缓。本药的血浆蛋白结合率很低(<5%)。

2. 临床应用　适用于部分性癫痫发作和继发全身性强直阵挛性癫痫发作,主要用于 12 岁以上的患者。

3. 用法用量　口服:成人:第一天 300mg,睡前服用;第二天 600mg,分 2 次服用;第三天 900mg,分 3 次服用。3 天之后,剂量视疗效而定,一般宜控制在 900~1800mg 之间。

4. 不良反应　常见不良反应有嗜睡、头晕、共济失调、疲劳等,这些反应都不会很强烈,且持续服药一段时间后可减轻。少见的不良反应有遗忘、忧郁、易激动和精神改变等。罕见的不良反应有粒细胞减少症等。

5. 注意事项　慎用于失神性发作、对本药过敏者、肾功能减退者和老年患者;本药服用过量时的症状为严重腹泻、复视、严重头昏、嗜睡、口齿不清,甚至死亡;本药最好不要与抗酸药联用;肾功能不良者用本药时须减少剂量。

6. 药物相互作用　与其他抗癫痫药(丙戊酸钠、苯巴比妥、卡马西平、苯妥英钠等)和避孕药联用时不产生相互作用。

7. 制剂　胶囊剂:每粒 100mg、300mg、400mg。

(五)拉莫三嗪

1. 药理作用　拉莫三嗪(Lamotrigine,利必通)为苯基三嗪类化合物,是一种新型的抗癫痫药。本药通过减少 Na^+ 通道的 Na^+ 内流而增加神经元的稳定性,通过抑制脑内兴奋性氨基酸——谷氨酸、天门冬氨酸的释放,抑制电压依赖性钙离子通道,产生抗癫痫作用。因其可特异性地作用于 Na^+ 通道,不影响神经元的正常活动,从而基本不影响患者的认知功能。

本药口服吸收完全,且不受食物的影响,生物利用度可达 98%。服药后平均 2.5h(0.5~5.0h)血药浓度即达峰值。本药的血浆蛋白结合率约为 55%,表观分布容积为 0.9~1.3 L/kg。本药半衰期为 6.4~30.4h(平均 12.6h)。本药主要以葡萄糖醛酸结合物的形式经肝代谢。本药代谢过程符合一级消除动力学,给药剂量和血药浓度呈线性关系。本药的代谢产物无生理活性,94% 经肾排泄(其中 10% 为原型药物),2% 随粪便排泄。

2. 临床应用　用于成人或儿童复杂部分性癫痫发作的辅助治疗或单药治疗,同时用于其他抗癫痫药不能控制的部分性和全身性癫痫发作的辅助治疗。

3. 用法用量

(1)口服:宜从小剂量开始,初始剂量为 25mg,每天 1 次,两周后可增至每日 50mg,每天 1 次。此后,每 1~2 周可增加剂量 1 次,直至达到最佳疗效,一般要用 6~8 周。有效维持量为每天 100~200mg,每天 1 次或分 2 次服用。

（2）与丙戊酸钠联用:①成人和 12 岁以上儿童:初始剂量为 25mg,维持剂量为每天 100~150mg,分次口服。②2~12 岁儿童:初始剂量为每天 0.2mg/kg,维持量为每天 1~2mg/kg,每天 1 次或分 2 次服用。通常最佳有效剂量为 1~5mg/kg,每天 1 次或分 2 次服用。

（3）与具酶诱导作用的抗癫痫药（苯妥英钠、苯巴比妥等）联用:①成人和 12 岁以上儿童:初始剂量为 50mg,最佳维持量为每天 200~400mg,分 2 次服用。②2~12 岁儿童:初始剂量为每天 0.6mg/kg,维持量为每天 5~15mg/kg,分 2 次服用,最大剂量为每天 400mg。

4. 不良反应　常见的不良反应包括头痛、头晕、嗜睡、视物模糊、复视、共济失调、皮疹、便秘、恶心、呕吐等;较少见的不良反应包括变态反应、面部皮肤水肿、肢体坏死、腹胀、光敏性皮炎、食欲不振、体重减轻和有自杀企图等;罕见出现严重的有致命危险的皮肤不良反应（如 Steven—Johnson 综合征）、Lyell 综合征、弥漫性血管内凝血和多器官功能衰竭等。

5. 注意事项　禁用于对本药过敏者;慎用于心、肝、肾功能受损者以及孕妇、哺乳期妇女;服药期间应避免驾车或从事机械操作。

6. 药物相互作用　①与其他抗癫痫药联用时,本药的代谢会受到影响。如与酶诱导剂卡马西平、苯妥英钠等联用时,本药的半衰期平均缩短约一半,此时可酌情增加本药剂量;与酶抑制剂丙戊酸钠联用时,本药的半衰期平均延长约 1 倍,达到 11.2~51.6h（平均 27h）,此时应将本药剂量减少 50%,以维持原来的血药浓度。②一般不影响其他抗癫痫药的药代动力学特点,但联用时最好监测这些药物的血药浓度。

7. 制剂　片剂:每片 25mg、100mg、150mg、200mg。

（六）非尔氨酯

1. 药理作用　非尔氨酯（Felbamate,非巴马特）的作用机制尚不清楚,目前认为其抗癫痫作用与 N-甲基-D-门冬氨酸（NMDA）受体有关。动物实验表明,本药能明显抑制大鼠及小鼠最大电休克作用,提示可能对癫痫全身强直阵挛性发作和部分性发作有效。本药可提高癫痫发作阈值,对癫痫小发作有效,如对戊四氮诱发的癫痫发作具有保护作用。本药对印防己毒素诱发的癫痫发作具有保护作用,对由使君子氨酸等诱发的癫痫发作以及由角膜激发的复杂性部分癫痫发作均有抑制作用。

本药口服吸收完全,生物利用度超过 90%,口服 1~4h 后血药浓度即达高峰。本药的吸收不受进食的影响。本药在组织中分布较好,分布容积为 0.76~0.85 L/kg,血浆蛋白结合率为 20%~25%,半衰期为 20~23h。本药主要以羟化和结合的方式在肝脏中被代谢,代谢物无药理活性。本药 90% 以上由肾排出,其中 40%~49% 为原型药物。

2. 临床应用　适用于伴有或不伴全身性的部分性癫痫发作的单用或辅助治疗,还适用于 Lennox—Gastaut 综合征辅助治疗。

3. 用法用量　口服:①14 岁以上儿童及成人,初始剂量为每天 1.2g,分 3~4 次服用,每隔 1~2 周可增加剂量 0.6~1.2g,病情稳定后维持剂量为每天 2.4~3.6g。②14 岁以下小儿,初始剂量为每天 15mg/kg,每周增加剂量 15mg/kg,直至每天最大剂量 45mg/kg 或每天 3.6g,分 3~4 次服用。③治疗 Lennox—Gastaut 综合征（需联用其他抗癫痫药）:2~14 岁儿童,每天 15mg/kg,分 3~4 次服用。每周增加剂量 15mg/kg,直至每天最大剂量 45mg/kg。

4. 不良反应　①常见的不良反应有胃肠道反应（如恶心、呕吐、厌食、便秘、腹泻等）和神经系统反应（如头晕、失眠、困倦、复视、头痛等）。②偶见的不良反应有皮疹、光敏性增加等。③少见的不良反应有流感样症状、异常步态、呼吸困难、手足麻木、心悸、震颤、尿失禁等。本药可能导致肝损害及再生障碍性贫血的发生,故应定期对血常规及肝功能进行检查。因本药不良反应较严重,故只有当其他药物治疗无效时方可考虑加用,一般不推荐使用。

5.注意事项　①禁用:对本药过敏、血液异常及肝功能不全者等。②孕妇和哺乳期妇女不宜使用。③慎用:肾功能不全、青光眼、心血管病患者等。④用药期间避免驾车及从事机械操作。

6.药物相互作用　①本药与其他抗癫痫药联用时,两者的药代动力学参数均会有所改变。苯妥英钠、卡马西平可缩短本药的半衰期,丙戊酸钠则相反;本药可降低卡马西平的血药浓度,对苯妥英钠、丙戊酸钠的血药浓度的作用则相反,故联用时后两者的剂量应酌情减少 20%~30%,并监测其血药浓度。②与中枢神经系统抑制药(酒精、抗组胺药、巴比妥类、苯二氮䓬类、肌松药、镇静药、麻醉药、吩噻嗪类等)或三环类抗抑郁药联用时,会导致患者嗜睡过度。

7.制剂　①片剂:400mg、600mg。②口服混悬液:600mg/5ml,20~25℃密闭保存。

（七）氨己烯酸

1.药理作用　氨己烯酸(Vigabatrin,喜保宁)为 S-(+)型异构体和 R-(-)型异构体的混合物(1:1),S-(+)型对应体具有药理活性。本药通过抑制 γ-氨基丁酸(GABA)转移酶的活性而增加抑制性神经介质 GABA 在脑中的浓度来发挥抗癫痫作用,这一过程是不可逆的。研究表明,服用本药后,脑脊液中 γ-氨基丁酸(GABA)的浓度增高,且增高的程度与剂量相关。

本药口服时吸收迅速,服用 1~2h 后血药浓度即达峰值,且不受食物的影响。本药表观分布容积为 0.8L/kg,相对生物利用度平均为 92%,上下变动幅度可达 11%。本药不与血浆蛋白结合,不诱导肝药酶,在体内不代谢,79%以原型药的形式通过肾排泄。本药消除半衰期为5~7h。

2.适应证　适用于癫痫部分性发作,也可与其他抗癫痫药联用治疗难治性癫痫发作,还可用于儿童 Lennox—Gastaut 和 West 综合征(婴儿痉挛症)。

3.用法用量　口服:①成人初始剂量为每天 1g,分 1~2 次服用,可逐渐增加剂量,通常有效量为每天 1~3g。每日最大剂量一般不超过 4g。对于 West 综合征(婴儿痉挛症):每天100mg/kg。②儿童:初始剂量为每天 40mg/kg,必要时可增至每天 80~100mg/kg,但不能超过每天 100mg/kg。③老年人、肾功能损害者:初始剂量为每天 0.5g。

4.不良反应　常见的不良反应包括嗜睡、头晕、头痛、疲倦、体重增加、易激惹、神经质等,偶见的不良反应包括失眠、恶心、呕吐、共济失调、抑郁、行为异常、精神错乱、攻击性、焦虑等。有研究表明,服用本药 2 年以上的患者中,有 40%发生视野缺损,因此服用本药时每 6 个月应做 1 次视野检查。

5.注意事项　禁用于癫痫全身性发作和有精神病史者;孕妇及哺乳期妇女不宜使用;慎用于老年人、肾功能损害者。

6.药物相互作用　对卡马西平、丙戊酸钠、氯硝西泮、乙琥胺等的代谢无明显影响;可导致苯妥英钠的血药浓度降低 20%~30%。

7.制剂　片剂:每片 500mg。

（八）乙琥胺

1.药理作用　乙琥胺(Ethosuximide)通过提高癫痫发作阈值,抑制皮层每秒 3 次的尖-慢棘波发放,有效地阻断 T 型 Ca^{2+} 通道,调节细胞膜兴奋功能,从而抑制运动皮层的神经传递。

本药口服吸收迅速而安全,可分布到除脂肪以外的全身各组织而很少与血浆蛋白结合,并可迅速通过血脑屏障。成人服用本药时血药浓度达峰时间为 2~4h,半衰期为 60h;儿童服用本药时血药浓度达峰时间为 3~7h,半衰期为 30h。本药的有效治疗血浆浓度为 40~100μg/ml,连续服用 7 天后可达稳态血浆浓度。本药在体内部分经肝代谢,以原型(20%)及肝代谢产物的形式共同经肾排出。

2.适应证 对失神性小发作疗效好。

3.用法用量 开始剂量,3~6 岁为 250mg,1 日 1 次;6 岁以上的儿童及成人为 250mg,1 日 2 次。以后可逐渐酌情增加剂量,增量幅度一般是每 4~7 天增加 250mg,直到控制症状满意而不良反应最小为止。每日最大剂量:6 岁以下儿童,每天 1g;6 岁以上儿童及成人,每天 1.5g。

4.不良反应 常见的的不良反应包括恶心、呕吐、上腹部不适、食欲减退等;其次常见的不良反应包括眩晕、头痛、嗜睡、幻觉及呃逆等;偶见的不良反应包括粒细胞减少、白细胞减少、再生障碍性贫血等;有时可引起肝、肾功能损害。服用本药时需注意检查血象及肝、肾功能。个别患者可出现荨麻疹、红斑狼疮等过敏反应,一旦出现立即停药。

5.注意事项 对本药过敏者禁用;孕妇及哺乳期妇女应慎用。

6.药物相互作用 ①本药与碱性药(如碳酸氢钠、氨茶碱、乳酸钠等)联用时,可减慢本药经肾的排出,使血药浓度增高。②本药与酸性药物(如阿司匹林、吲哚美辛、青霉素、头孢菌素等)联用时,可加速排泄,降低疗效,故需适当调整剂量。③本药与苯妥英钠联用时,可使后者血药浓度增高。④本药与卡马西平联用时,两者的代谢均可增快而致血药浓度降低。⑤本药与氟哌啶醇联用时,可使后者血药浓度降低。

7.制剂 ①胶囊剂:每粒 0.25g;②糖浆剂:5g/100ml。

(九)丙戊酸钠

1.药理作用 丙戊酸钠(Sodium Valproate,德巴金)是一种不含氮的广谱抗癫痫药,能增加 γ-氨基丁酸(GABA)的合成和减少 GABA 的降解,从而升高抑制性神经递质 GABA 的浓度,降低神经元的兴奋性而抑制癫痫发作。

口服后胃肠吸收快而完全,片剂及胶囊剂 1~4h 血药浓度达峰值,肠溶片需 3~4h,饭后服用可延迟吸收。缓释片达峰时间较长。各种剂型生物利用度近 100%。本药血浆蛋白结合率为 80%~94%,脑脊液浓度约为血浆浓度的 10%。有效血药浓度为 50~100μg/ml。能通过胎盘屏障,能分泌入乳汁。主要在肝内代谢,然后与葡萄糖醛酸结合经肾排出,少量随粪便排出。本药半衰期为 7~10h。

2.临床应用 主要用于单纯或复杂性失神发作、肌阵挛发作、全身强直－阵挛发作(大发作)的单药或合并用药治疗,有时对复杂部分性发作也有一定疗效。

3.用法用量 口服。①成人用量:每日 15mg/kg 或每日 600~1200mg,分 2~3 次服用。每日最大量不超过 30mg/kg 或 1.8~2.4g。②小儿用量:按体重计与成人相同,也可每日 20~30mg/kg,分 2~3 次服用。

4.不良反应 常见的有腹泻、消化不良、恶心、呕吐、胃肠道痉挛及月经周期改变等;较少见的有短暂的脱发、便秘、倦睡、疲乏、眩晕、头痛、共济失调、肝功损害、轻微震颤、异常兴奋、不安和烦躁等;长期服用本药时偶见胰腺炎及急性肝坏死。

5.注意事项 禁用于肝、肾功能不全者;慎用于血液病、器质性脑病患者、孕妇和哺乳期妇女;用药期间应避免饮酒。

6.药物相互作用 ①本药可抑制苯巴比妥类、苯妥英钠、扑米酮的代谢,使后者血药浓度上升而导致中毒,故联用时需调整剂量;与卡马西平联用时,因肝酶诱导作用,可使两者的血药浓度降低,半衰期缩短。②与全麻药或中枢神经系统抑制药联用时,可使后两者药效更明显。③与抗凝药(华法林、肝素)和溶栓药联用时,可增加出血的危险性。与阿司匹林或双嘧达莫(潘生丁)联用时,可延长出血时间。④与对肝有毒性的药物联用时,有潜在的肝中毒危险。

7. 制剂　①片剂:每片 100mg、200mg。②胶囊剂:每粒 200mg、250mg。③肠溶片:每片 250mg、500mg。④糖浆剂:200mg/5ml、500mg/5ml。⑤缓释片:每片 500mg。

（十）托吡酯

1. 药理作用　托吡酯(Topiramate,妥泰)为天然单糖基右旋果糖硫化物。体外研究证实,本药有多重抗癫痫作用机制:①选择性阻断电压依赖性钠通道,以阻断持续反复放电。②作用于 γ - 氨基丁酸(GABA)受体,增强 GABA 的神经抑制作用。③作用于谷氨酸受体,阻滞海人酸/AMPA 性谷氨酸受体,降低谷氨酸介导的神经兴奋作用。

本药口服吸收迅速,不受食物影响。服用 2～3h 后血药浓度可达峰值,达峰时间的长短与口服剂量有关。本药生物利用度约为 80%。本药血浆蛋白结合率低,只有 9%～17%,半衰期为 18～23h。本药 80% 以原型药及代谢产物的形式主要经肾排出。

2. 临床应用　主要作为其他抗癫痫药的辅助药物,用于癫痫单纯部分性、复杂部分性发作和全身强直 - 阵挛性发作,尤其对 Lennox—Gastaut 综合征和 West 综合征(婴儿痉挛症)的疗效较好。本药远期疗效好,无明显耐受性,大剂量可用作单药治疗。

3. 用法用量　口服:①成人:初始剂量为每晚 25mg,以后每周增加 1 次,每次增加 25mg,直至症状控制为止。通常有效剂量为每日 200～300mg。②2 岁以上儿童:初始剂量为每日 12.5～25mg,然后逐渐增加至每天 5～9mg/kg,维持剂量为 100mg,分 2 次服用。体重大于 43kg 的儿童,有效剂量范围与成人相当。

4. 不良反应　主要为中枢神经系统反应,如头晕、疲劳、复视、眼震、嗜睡、情绪不稳、抑郁、共济失调、食欲减退、失语、注意力障碍、意识模糊等。焦虑、失眠等较少见。不良反应的发生与用药剂量无关。

5. 注意事项　禁用于对本药过敏者;慎用于孕妇和哺乳期妇女;急性过量中毒时,尽快采取洗胃或诱发呕吐等方法排空胃;非急性过量中毒时,可用血液透析法。

6. 药物相互作用　本药与其他抗癫痫药如卡马西平、丙戊酸钠、苯巴比妥或扑米酮联用时,不会导致它们的血药浓度改变;但卡马西平和苯妥英钠可降低本药的血药浓度;本药也可降低口服避孕药的作用及增加苯妥英钠的血药浓度。

7. 制剂　片剂:每片 25mg,100mg。

（十一）噻加宾

1. 药理作用　噻加宾(Tiagabine)通过阻滞神经元及神经胶质细胞对 γ - 氨基丁酸(GABA)的再摄取,增加突触部位 GABA 的浓度,从而达到抗癫痫作用。

本药口服吸收快,服用 0.5～2h 后血药浓度可达峰值,生物利用度为 90%～95%,血浆蛋白结合率为 96%,平均消除半衰期为 5～8h。本药主要在肝中代谢,约 63% 随粪便排出,25% 经肾排出。

2. 临床应用　用于成人及 12 岁以上儿童难治性部分性癫痫发作的辅助治疗。

3. 用法用量　初始剂量为每天 4mg,1 次服用,每周可增加剂量 4～8mg。通常有效剂量为每天 32～56mg,分 2～4 次服用。

4. 不良反应　常见的有困倦、头晕、头痛、疲乏、咽炎、呕吐、腹泻、易怒、注意力不集中等;少见的有弱视、口炎、肌无力、肌痛、失眠、精神错乱、抑郁、瘙痒、共济失调、感觉障碍等;罕见的有情绪不稳、兴奋、健忘、眼震、皮疹等。

5.注意事项　禁用于有肝疾病的患者;慎用于孕妇及哺乳期妇女。

6.药物相互作用　本药不影响其他抗癫痫药的血药浓度,与红霉素、地高辛、三唑仑等无药代动力学相互作用。

7.制剂　片剂:每片 12mg。

(十二)扑米酮

1.药理作用　扑米酮(Primidone,扑痫酮)在体内的主要代谢产物为具有生物活性的苯巴比妥及苯乙基丙二酰胺(PEMA)。本药作用与苯巴比妥相似,但药效及毒性均较后者低。在治疗浓度时,可降低谷氨酸的兴奋作用,加强 γ - 氨基丁酸的抑制作用,抑制中枢神经系统单突触和多突触传递,导致整个神经细胞兴奋性降低,提高运动皮质电刺激阈。使发作阈值提高,还可以抑制致痫灶放电的传播。

口服胃肠道吸收较快,但慢于苯巴比妥。小儿的生物利用度约92%。口服 3~4h 后血药浓度达峰值(0.5~9h),血浆蛋白结合率较低,约为 20%。体内分布广泛,表观分布容积一般为 0.6 L/kg,半衰期为 10~15h。由肝代谢为活性产物苯乙基二酰胺(PEMA)和苯巴比妥,前者半衰期为 24~48h,后者成人半衰期为 50~144h,小儿半衰期为 40~70h。对于成人,被吸收的扑米酮 15%~25% 转化为苯巴比妥,服药 1 周后即达稳态血浆浓度,血浆有效浓度为 10~20μg/ml。本药约 20%~40% 以扑米酮原型、30% 以 PEMA、25% 以苯巴比妥的形式经肾排出。本药可通过胎盘屏障,可分泌人乳汁。

2.临床应用　用于癫痫强直 - 阵挛性发作(大发作)、单纯部分性发作和复杂部分性发作的单药或联合用药治疗,也用于特发性震颤和老年性震颤的治疗。

3.用法用量　成人常用量:50mg 开始,睡前服用,3 天后改为每天 2 次,1 周后改为每天 3 次,第 10 天开始改为 250mg,每天 3 次,总量不超过每天 1.5g;维持量一般为 250mg,每天 3 次。小儿常用量:8 岁以下,每天睡前服 50mg;3 天后增加为每次 50mg,每天 2 次;1 周后改为 100mg,每天 2 次;10 天后根据情况可以增加至 125~250mg,每天 3 次;或每天按体重 10~25mg/kg 分次服用。8 岁以上同成人。

4.不良反应　①常见恶心或呕吐;②患者不能耐受或服用过量可产生视力改变,复视,眼球震颤,共济失调,认知迟钝,情感障碍,精神错乱,呼吸短促或障碍等。③少见儿童和老人异常兴奋或不安等反常反应。④偶见过敏反应(呼吸困难、眼睑肿胀、喘鸣或胸部紧迫感)、粒细胞减少、再生障碍性贫血、巨细胞性贫血等。⑤罕见嗜睡、眩晕、行走不稳、关节挛缩。

5.注意事项　①禁用于严重肝、肾功能不全者;②慎用于有卟啉病史者、哮喘、肺气肿或其他可能加重呼吸困难或气道不畅等呼吸系统疾患者。③可引起轻微脑功能障碍的病情加重。④对巴比妥类过敏者对本药也可能过敏。

6.药物相互作用　①饮酒、全麻药、具有中枢神经抑制作用的药物、注射用硫酸镁与本药联用时可增加中枢神经活动或呼吸的抑制,用量需调整。②与卡马西平联用时,由于两者相互的肝酶诱导作用而使疗效降低,故应监测血药浓度。③与其他抗癫痫药联用时,由于代谢过程的变化引起癫痫发作的形式改变,需及时调整用量。④与丙戊酸钠联用时,本药血药浓度会增加,同时丙戊酸钠的半衰期会缩短。⑤不宜与苯巴比妥联用。⑥与苯妥英钠联用时,本药代谢加快。⑦与避孕药联用时可致避孕失败。⑧与抗凝药、皮质激素、洋地黄、地高辛、盐酸多西环素或三环类抗抑郁药等联用时,由于苯巴比妥对肝酶的诱导作用,可使这些药物代谢增快而降低其疗效。⑨与单胺氧化酶抑制药联用时,本药代谢受抑制可能导致中毒。⑩本药可减低维

生素 B_{12} 的肠道吸收,增加维生素 C 经肾排出速率,由于肝酶诱导作用,可使维生素 D 代谢加快。

7. 制剂　片剂:每片 50mg、100mg、250mg。

(十三)氯硝西泮

1. 药理作用　氯硝西泮(Clonazepam,氯硝安定)为苯二氮䓬类广谱抗癫痫药,对各种类型的癫痫发作均有抑制作用。本药既可抑制癫痫病灶的发作性放电,也可抑制放电活动向周围组织的扩散。本药药作用于中枢神经系统的苯二氮䓬受体(BZR),加强中枢抑制性神经递质 γ-氨基丁酸(GABA)与受体的结合,促进氯通道开放,细胞过极化,增强 GABA 能神经元所介导的突触抑制,使神经元的兴奋性降低。氯硝西泮可能引起依赖性。

本药口服吸收快而完全,生物利用度约为 81.2%～98.1%,口服 30～60min 后生效,1～2h 后血药浓度达峰值,作用能维持 6～8h。本药蛋白结合率约为 80%,表观分布容积为 1.5～4.4L/kg。脂溶性高,易通过血脑屏障。本药几乎全部在肝内代谢,代谢产物以游离或结合形式经肾排出。本药半衰期为 22～38 小时。

2. 临床应用　主要用于控制各型癫痫,尤其适用于失神性发作、婴儿痉挛症、肌阵挛性、运动不能性发作及 Lennox—Gastaut 综合征。

3. 用法用量　口服:成人用量:初始量为每天 0.75～1mg,分 2～3 次服用,每 3 天增加 0.5～1mg,直到癫痫发作被控制或出现了不良反应为止,维持量为每天 4～8mg,分 2～3 次服用。每日最大剂量不超过 20mg。小儿常用量:10 岁或体重 30kg 以下的儿童开始剂量为每天 0.01～0.03mg/kg,分 2～3 次服用,以后每 3 天增加 0.25～0.5mg,直至达到每天 0.1～0.2mg/kg 或出现了不良反应为止。氯硝西泮的疗程应不超过 3～6 个月。

4. 不良反应　①常见的不良反应:异常兴奋、神经过敏、易激惹、肌力减退以及嗜睡、头昏、共济失调、行为紊乱等;②较少见的不良反应:思维不能集中、易暴怒(儿童多见)、精神错乱、幻觉、精神抑郁、皮疹、咽痛、发热或极度疲乏、乏力等。

5. 注意事项　①对苯二氮䓬类药物过敏者,对本药也可能过敏,故应禁用。②禁用于急性闭角型青光眼患者、新生儿、孕妇及哺乳期妇女。③慎用于严重的急性乙醇中毒、肝肾功能损害者、重度重症肌无力患者、老年和儿童。

6. 药物相互作用　①与中枢抑制药联用时可增加呼吸抑制作用。②与易成瘾和其他可能成瘾药联用时,成瘾的危险性增加。③与酒精及全麻药、可乐定、镇痛药、吩噻嗪类、单胺氧化酶 A 型抑制药和三环类抗抑郁药等联用时,可互相增强药效,故应调整用药剂量。④与抗高血压药和利尿降压药联用时,可使后者降压作用增强。⑤与西咪替丁、普萘洛尔联用时,本药的消除将减慢,血浆半衰期延长。⑥与扑米酮联用时,会减慢后者的代谢,故需调整后者的用药剂量。⑦与左旋多巴联用时,可降低后者的疗效。⑧与利福平联用时,可增加本药的消除,使本药的血药浓度降低。⑨与异烟肼联用时,可抑制本药的消除,致本药血药浓度增高。⑩与地高辛联用时,可增加后者的血药浓度而致中毒。

7. 制剂　①片剂:每片 0.5mg、2mg;②注射剂:1mg:1ml。

第二节 镇静催眠药

一、概述

本类药物对中枢神经系统有广泛的抑制作用,可产生镇静、催眠和抗惊厥等药理效应。一般来说,镇静和催眠并没有严格的界限,仅为不同药物剂量产生的不同效果。随着剂量逐渐增加,这些药物相继出现镇静、催眠、抗惊厥和麻醉作用。长期使用本类药物几乎都可产生耐药性和依赖性,且突然停药可出现戒断症状,故应严格控制。

按照化学结构,镇静剂或催眠剂可分为5类:①巴比妥类;②醛类,如水合氯醛;③苯二氮草类;④环吡咯酮类,如佐匹克隆(忆梦返)、唑吡坦(思诺思)等,被认为是新一代催眠药;⑤其他,包括氨基甲酸类(如甲丙氨酯)、溴化(如溴化钠、溴化钾)。

二、常用镇静催眠药

(一)巴比妥类

本类药物是广泛性中枢神经系统抑制药,作用机制基本相同,系作用于中枢神经系统的不同层面,具有非特异性抑制作用。其镇静催眠作用机制可能与其选择性地抑制丘脑网状上行激活系统,从而阻断兴奋向大脑皮层的传导有关。

临床上常用的巴比妥类药物,按其作用时间长短可分为四类:①长效类,包括巴比妥和苯巴比妥(鲁米那),作用时间为6~8h;②中效类,包括异戊巴比妥(阿米妥),作用时间为3~6h;③短效类,包括司可巴比妥(速可眠),作用时间为2~3h;④超短效类,主要为硫喷妥钠,作用时间在2h以内。

1.苯巴比妥

(1)药理作用:苯巴比妥抑制中枢神经的程度随用量大小不同分别具有镇静、催眠、抗惊厥作用。本药口服及注射其钠盐均易被吸收。本药可分布于各组织和体液,进入脑组织速率虽慢,但在脑组织内浓度最高,在骨骼肌药量最大,可透过胎盘屏障屏障,也可随乳汁分泌。本药口服吸收快,生物利用度约为80%,服用0.5~1h后起效,静脉注射时则只需15min即可见效。本药服用2~18h后血药浓度达峰值,有效血药浓度为10~40μg/ml。本药作用维持时间平均为10~12h,血浆蛋白结合率为40%,半衰期成人为50~144h,小儿为40~70h。本药65%在肝中代谢,代谢物及部分原型(约30%)经肾排出。

本药可刺激肝药物代谢酶(肝微粒体酶)的活性,促使肝对本药的代谢加快和活性增强,故长期使用易产生耐受,需增加药物剂量以维持药物疗效。

(2)临床应用:用于镇静、催眠及其他。

(3)用法用量:①成人:用于镇静时,每次15~30mg,每日3次。②小儿:用于镇静时,每次2mg/kg或按体表面积60mg/m²,每日2~3次。

(4)不良反应:可见头晕、困倦等,久用可产生耐受性及成瘾性;多次连用应警惕药物蓄积中毒;少见皮疹、药物热、剥脱性皮炎等过敏反应。

(5)注意事项:①禁用于对本药过敏、严重肝肾功能不全、支气管哮喘、呼吸抑制及卟啉病患者等。②慎用于严重贫血、心脏病、糖尿病、高血压、甲亢、老年人、孕妇和哺乳期妇女等。③一般应用5~10倍催眠量时,可引起中度中毒,10~15倍时则可引起重度中毒,血药浓度高

于 $80 \sim 100 \mu g / ml$ 时,就有生命危险。急性中毒症状表现为昏睡,进而呼吸浅表,通气量大减,最后因呼吸衰竭而死亡。静脉注射速度不应超过每分钟 60mg,过快则可引起呼吸抑制。中毒的急救:口服本药未超过 3h 者,可用大量等渗温盐水或 1:2000 的高锰酸钾溶液洗胃。

(6)药物相互作用:①与对乙酰氨基酚联用时,可引起肝毒性。②本药为肝药酶诱导剂,可使双香豆素、对乙酰氨基酚、洋地黄毒苷、环孢素等药物的代谢加快。③与苯妥英钠联用时,其血药浓度会出现不确定性变化;与乙琥胺和卡马西平联用时,可降低这两种药物的血药浓度,使人它们的半衰期缩短;与丙戊酸钠联用时,后者半衰期缩短,肝毒性增加,而本药自身血药浓度增高。故本药与其他抗癫痫药联用时须监测各自的血药浓度。④与钙离子拮抗剂联用时,可引起血压下降。

(7)制剂:①片剂:每片 15mg、30mg、100mg。②注射液:1ml:0.1g、2ml:0.2g。

2. 异戊巴比妥

(1)药理作用:异戊巴比妥口服吸收迅速,15 ~ 30min 生效,作用维持时间为 3 ~ 6h。吸收后分布于体内各组织及体液中,因本药脂溶性高,故易通过血脑屏障,进入脑组织,起效比较快。本药血浆蛋白结合率约为 61 %,半衰期为 14 ~ 40h,血药浓度达到峰值时间的个体差异大。本药在肝中代谢,约 50% 转化为羟基异戊巴比妥,主要与葡萄糖醛酸结合后经肾排出,极少量(小于 1%)以原型经肾排出。

(2)临床应用:有着较好的镇静、催眠、抗惊厥作用。临床可用于失眠、焦虑、烦躁及多种原因引起的惊厥等。

(3)用法用量:①口服:催眠,1 次 0.1 ~ 0.2g,睡前顿服;镇静,1 次 30 ~ 50mg,每天 2 ~ 3次;极量,1 次 0.2g,每天 0.6g;②肌肉注射或缓慢静脉注射:1 次 0.1 ~ 0.25g;极量 1 次 0.25g,每天 0.5g(均按钠盐计算)。

(4)不良反应:常见各种皮疹,严重者可出现剥脱性皮炎和多形红斑;长期用药时,偶见叶酸缺乏和低钙血症;罕见巨幼红细胞性贫血和骨软化;用于抗癫痫时最常见的不良反应为镇静,但随着疗程的持续,其镇静作用逐渐变得不明显;可能引起微妙的情感变化,出现认知和记忆的缺损;大剂量时可产生眼球震颤、共济失调和严重的呼吸抑制。

(5)注意事项:①禁用于对巴比妥类药及本药过敏者、严重肺、肝、肾功能不全者、有血卟啉病史、贫血者及孕妇等。②慎用于心、肝、肾功能不全者。③不宜在肌肉浅表部位或皮下注射,因可引起疼痛并可产生无菌性坏死或脓肿。④药物剂量过大或静脉注射过快易出现呼吸抑制及血压下降,成人静脉注射速度应不超过 100mg/min,小儿药物剂量按体表面积应不超过 $60mg / m^2$。⑤本药长时间使用可出现药物依赖性,停药后易发生停药综合征。一般连续使用达 14 天即可出现快速耐药性;⑥本药口服 4 ~ 5g 可致急性中毒,致死量在 10g 左右。

(6)药物相互作用:①与其他中枢神经系统抑制药联用时,产生协同作用。②本药为肝酶诱导剂,不但会加速自身代谢,还可加速其他药物的代谢。如与皮质激素、口服抗凝药、洋地黄类、奎尼丁、口服避孕药、雌激素或三环类抗抑郁药等联用时,可降低这些药物的药理效应。③与乙酰氨基酚类药物联用时,会增加肝中毒的危险性。

(7)制剂:①片剂:每片 0.1g。②注射剂:每支 0.1g、0.25g。避光、密闭贮存。

3. 司可巴比妥

(1)药理作用:司可巴比妥口服吸收快,服后 15min 即起效,药效持续时间较短,约 3h。本药脂溶性较高,易透过血脑屏障进入脑组织。本药血浆蛋白结合率为 46% ~ 70%,半衰期为 20 ~ 28h。本药在肝中代谢,经肾排出。

（2）临床应用：主要用于不易入睡的病人。

（3）用法用量：口服，常用量为 1 次 0.1g，睡前服；极量为 1 次 0.3g。

（4）不良反应：常见的有头晕、步态不稳、共济失调等；偶见或罕见的有过敏、皮疹、眼睑颜面水肿、幻觉、粒细胞减少等；本药有依赖性，使用过量易致肝损害。

（5）注意事项：①禁用于对巴比妥类药及本药过敏者、严重肝、肺功能不全者等。②慎用于严重贫血、心脏病、高血压、有血卟啉病史者等。③过量中毒解救方法同苯巴比妥。

（6）制剂：①胶囊剂：每粒 0.1g；②注射剂：每支 0.05g。

（二）苯二氮草类

苯二氮草类是一类镇静催眠药，同时具有抗焦虑、抗惊厥、抗震颤以及中枢性肌肉松弛作用。本类药物的作用机制可能与其促进中枢神经系统抑制性神经递质 γ-氨基丁酸（GABA）的释放或突触的传递有关。本类药物为苯二氮草受体的激动剂，苯二氮草受体是苯二氮草 – GA-BA 受体 – 亲氯离子复合物的组成部分，该受体复合物位于神经细胞膜，主要起氯通道的阈阀功能。苯二氮草类可增加氯通道开放的频率，而引起突触前、后神经元的超极化，抑制神经元的放电，从而降低神经元的兴奋性。

1. 地西泮（Diazepam，安定）

（1）药理作用：本药为长效苯二氮草类药物，可抑制中枢神经系统的不同部位，随着剂量的逐渐增大，临床可见从镇静到催眠甚至昏迷的药理效应。本药口服吸收快而完全，肌肉注射则相反且不规则。本药口服起效时间为 14～45 分钟，肌肉注射起效时间在 20 分钟内，静脉注射起效时间为 1～3min；口服 0.5～2h 后，肌肉注射 0.5～1h 后，静脉注射 0.25h 后血药浓度达峰值，4～10 天达稳态血浆浓度。本药脂溶性高，易透过血脑屏障和胎盘屏障屏障。本药血浆蛋白结合率达 98%。本药经肝代谢为奥沙西泮等，后者仍有生物活性，故连续用药可致蓄积中毒。本药主要经肾排泄，也可随乳汁排出。本药血浆消除半衰期为 20～50h。

（2）临床应用：镇静、催眠、抗焦虑、抗惊厥。

（3）用法用量：①口服抗焦虑：每次 2.5～10mg，每日 2～4 次。②口服催眠：每次 5～10mg。③肌内或缓慢静脉注射：每次 10～20mg，必要时每 4h 可重复一次。④解除肌肉痉挛：每次 2.5～10mg，每日 3～4 次。

（4）不良反应：较常见的有嗜睡、头昏、乏力等；大剂量应用时可有共济失调、震颤（老年人多见）等；偶见低血压、皮疹、视物模糊、排尿困难、精神迟钝等；罕见过敏、肝功能受损、粒细胞减少等。

（5）注意事项：①交叉过敏：对其他苯二氮草类药过敏者，对本药也可能过敏。②禁用于青光眼、重症肌无力患者、新生儿、孕妇及哺乳期妇女等。③慎用于肝或肾功能不全、急性酒精中毒、昏迷或休克者等。

（6）药物相互作用：①可增加其他中枢神经系统抑制药的作用，所以与它们联用时应调整剂量。②酒精可增强本药作用，用药期间应避免饮酒。③西咪替丁和大环内酯类抗生素（如红霉素、克拉霉素、交沙霉素等）可抑制肝酶对本药的代谢，使其排泄时间延长。

（7）制剂：①片剂：每片 2.5mg；5mg。②注射剂：2ml∶10mg。

2. 咪达唑仑（Midazolam，速眠安）

（1）药理作用：本药为短效苯二氮草类药物，药理作用同其他本类药物，催眠作用尤其显著。本药作用特点为起效快而持续时间短。本药口服或肌内注射均吸收快而完全，可分布于全身，可透过血脑屏障和胎盘屏障屏障。本药的表观分布容积为 1～2 L/kg，充血性心力衰竭的病人可增加 2~3 倍,肥胖病人也会增加。本药因通过肝的首过效应较大,生物利用度仅50%,血浆蛋白结合率高达 97%。本药经肾排出。本药半衰期为 1.5~2.5h,充血性心力衰竭的病人半衰期可延长 2~3 倍。

(2)临床应用:用于睡眠障碍以及麻醉前给药、全麻醉诱导和维持。

(3)用法用量:口服:催眠,每次 7.5~15mg,睡前服。

(4)不良反应:①常见的不良反应有低血压、谵妄、幻觉、心悸、皮疹、过度换气等。②少见的不良反应有视物模糊、头痛、头晕、手脚无力、麻刺感等。③长期用于镇静后,病人可发生精神运动障碍,亦可出现肌肉颤动、躯体不能控制的运动或跳动、罕见兴奋、不能安静等。

(5)注意事项:①禁用于重症肌无力、急性酒精中毒、妊娠初期 3 个月内的孕妇以及对苯二氮䓬类药物过敏者等;②慎用于器质性脑损伤、严重呼吸功能不全者等。

(6)药物相互作用:①本药可增强催眠药、镇静药、抗焦虑药、抗抑郁药、抗癫痫药、麻醉药和镇静性抗组胺药的中枢神经系统抑制作用。②一些肝酶抑制药(如西咪替丁、法莫替丁)可使本药血药浓度增高,半衰期延长。③酒精可增强本药的镇静作用,故用本药后 12h 内不得饮用含酒精的饮料。

(7)制剂:①片剂:每片 15mg;②注射剂:2ml、10mg,5ml、10mg。

(三)醛类——水合氯醛

(1)药理作用:本药为催眠、抗惊厥药,催眠作用温和,不易引起蓄积中毒。服用本药 10~20min 内即可入睡。不缩短快动眼睡眠(REMS)时间,无明显后遗作用。本药的催眠机制可能与巴比妥类相似,可引起近似生理性睡眠,醒后无不适感。

本药口服或直肠给药均能迅速吸收,用药 10~20min 内即能入睡,血药浓度 1h 后可达高峰,作用维持 4~8h。本药脂溶性高,易通过血脑屏障,广泛分布于全身各组织。本药的血浆消除半衰期为 7~10h。本药在肝内迅速代谢成为具有活性的三氯乙醇。三氯乙醇的血浆蛋白结合率为 35%~40%,三氯乙醇的半衰期约为 4~6h。三氯乙醇进一步与葡萄糖醛酸结合而失活,后经肾排出,无滞后作用与蓄积性。本药可通过胎盘屏障和分泌入乳汁。

(2)临床应用:主要用于抗惊厥、癫痫持续状态的治疗,也可用于小儿高热、破伤风及子痫引起的惊厥。

(3)用法用量:口服或灌肠。成人常用量:镇静,每次 0.25g,每天 3 次,饭后服用。用于癫痫持续状态:常用 10% 溶液 15~20ml,稀释 1~2 倍后 1 次灌入。极量不每次 2g。小儿常用量:镇静,一次按体重 8mg/kg 或按体表面积 250mg/m²,极量为 500mg,每天 3 次,饭后服用。灌肠,每次按体重 25mg/kg,极量为每次 1g。

(4)不良反应:①对胃粘膜有刺激性,易引起恶心、呕吐。②大剂量时能抑制心肌收缩力,缩短心肌不应期,并抑制延髓的呼吸及血管运动中枢。③对肝、肾有损害作用。④偶有发生过敏性皮疹、荨麻疹。⑤长期服用,可产生依赖性及耐受性,突然停药可引起神经质、幻觉、烦躁、异常兴奋、谵妄、震颤等严重停药综合征。

(5)注意事项:①禁用于肝、肾、心脏功能严重障碍者、间歇性血卟啉病患者。②慎用于消化性溃疡及胃肠炎患者。③药物过量可产生持续的精神错乱、吞咽困难、严重嗜睡、体温低、顽固性恶心、呕吐、胃痛、癫痫发作、呼吸短促或困难、心率过慢、心律失常、严重乏力等,并可能有肝、肾功能损害。口服 4~5g 可引起急性中毒,致死量为 10g 左右。过量中毒抢救措施:维持呼吸和循环功能,必要时行人工呼吸、气管切开,可用氟马西尼改善清醒程度、扩瞳、恢复呼吸频率和血压。

（6）药物相互作用：①与中枢神经系统抑制药、中枢神经系统抑制性抗高血压药（如可乐定、硫酸镁、单胺氧化酶抑制药、三环类抗抑郁药等）联用时，后者可使本药的中枢神经抑制作用更明显。②与抗凝药联用时，可减弱后者的抗凝效应，故应定期测定凝血酶原时间。③服用本药后静脉注射呋塞米（速尿）注射液，可导致出汗、烘热、血压升高。

（7）制剂：合剂：10％。本药遇热易挥发分解，故宜冷藏。

（四）环吡咯酮类

1. 唑吡坦（Zolpidem，思诺思，乐坦）

（1）药理作用：本药为选择性苯二氮䓬受体激动剂，可调节氯离子通道，具有较强的镇静、催眠作用，另外还有轻微的抗惊厥、抗焦虑和肌肉松弛作用。本药可缩短入睡时间，减少夜间觉醒次数，延长总睡眠时间，改善睡眠质量，次日清醒后无宿睡，无明显镇静作用和精神运动障碍。

本药口服吸收好，但可被食物降低。本药血药浓度达峰时间为 0.5～3h，生物利用度为70％，血浆蛋白结合率92％，平均半衰期为 2.6h。本药在肝中代谢，代谢物均无药理活性。本药约56％经肾排出，37％随粪便排出，少量可泌入乳汁。本药与传统的镇静催眠药如苯巴比妥类、水合氯醛和苯二氮䓬类药物相比，具有不产生成瘾性的优点。

（2）临床应用：用于短暂性、偶发性或慢性失眠症的短期治疗。

（3）用法用量：口服。常用量为 10mg，睡前服。偶发性失眠，一般用药 2～5 天，一个疗程限制在 7～10 天。长期用药应不超过 4 周。老年人及肝、肾功能不全者剂量减半。

（4）不良反应：①较多见的有共济失调、精神紊乱等；②较少见的有腹痛、恶心、呕吐、腹泻、头晕、停药后失眠、过敏性皮疹、瘙痒等。③滥用本药可产生依赖性。

（5）注意事项：①禁用于对本药过敏、急性酒精中毒者、急性呼吸功能不全者、重症肌无力者、严重肝功能不全者、精神病患者、15 岁以下儿童、孕妇及哺乳期妇女等。服药期间禁止饮酒。②慎用于呼吸功能不全者、肝肾功能不良者、年老体弱者以及与其他中枢神经系统抑制药联用。③服药期间避免驾车和机械操作。

（6）药物相互作用：①与其他催眠药、抗焦虑药、抗癫痫药等联用时，能增强中枢神经系统抑制作用。②伊曲康唑、氟康唑可使本药的清除减少，血药浓度增加。③与抗抑郁药联用时，产生幻觉的危险性将增加。

（7）制剂：片剂：10mg；置 20～25℃、密闭干燥处保存。

2. 佐匹克隆（Zopiclone，忆梦返，唑吡酮）

（1）药理作用：本药为环吡咯酮类第三代镇静催眠药，是抑制性神经递质 γ-氨基丁酸（GABA）受体的激动剂，结合的受体和部位与苯二氮䓬类相同，但作用区域与后者不同。本药作用迅速，比苯二氮䓬类作用更强。动物实验证实，本药除具有催眠、镇静作用外，还具有抗焦虑、肌松和抗惊厥作用。

本药口服后吸收迅速，用药 15～30min 后起效，1.5～2h 后血药浓度可达峰值。本药的口服生物利用度为80％，可迅速分布到全身各组织，也可透过血脑屏障。本药的表观分布容积为 100L/kg。本药的血浆蛋白结合率低，约为45％，血浆消除半衰期约为 5h。本药经肝代谢，主要代谢产物为无药理活性的 N-甲基佐匹克隆，其 N-氧化产物有药理活性。大多数药物（约80％）以代谢物的形式经肾排泄，少量随粪便排出，也可泌入乳汁。

（2）临床应用：适用于各种原因引起的失眠症，尤其适用于次晨残余作用不可耐受患者。

（3）不良反应：偶见的有日间嗜睡、口苦、口干、肌无力、精神紊乱等；罕见的有较重的痉挛、肌肉颤抖、意识模糊等。

（4）注意事项：①禁用于对本药过敏者、呼吸功能不全、肌无力者、15 岁以下儿童和哺乳期妇女等。②慎用于孕妇、严重肝功能不全者等。③过量服用本药可导致熟睡，甚至昏迷。④用药时间不宜过长，一般不超过 4 周，可间断使用。⑤用药期间不宜驾车或进行机械操作。⑥停药时需逐渐减量。

（5）用法用量：口服：每次 1 片（7.5mg），睡前服；老年人和肝功能不全者药物剂量宜减半。

（6）药物相互作用：①与其他中枢神经系统抑制药（苯二氮䓬类、巴比妥类等）联用时，可产生协同作用。②与卡马西平联用时，本药药浆峰浓度将升高，后者则相反。③与红霉素联用时，后者可降低本药的血浆清除率，并可致精神运动障碍。④阿托品、利福平可使本药的血药浓度降低。

（7）制剂：片剂：每片 3.75mg、7.5mg。

第三节　帕金森病

一、概述

帕金森病又称震颤麻痹，是锥体外系疾病中最常见的一种，临床以震颤、强直、运动减少为特征。

（一）生化改变

震颤麻痹病变主要位于黑质和黑质纹状体通路，神经细胞大量消失，残余的神经细胞常有变性，细胞浆中出现玻璃样同心圆形包涵体，所含黑色素减少或消失。居于纹状体上的神经末梢处多巴胺减少，而乙酰胆碱含量却无改变，致乙酰胆碱的作用相对增加而出现震颤麻痹的症状。

（二）临床表现

临床症状出现一般在 50 岁以后，男性稍多于女性，起病缓慢，逐渐进展，患者最早的感觉可能是肢体震颤或是举动强直不便，但检查均可发现运动减少。

1. 震颤　本病的典型表现为静止性震颤，多自一侧上肢远端开始，随着病情的进展，震颤可波及四肢、下颌、唇、舌和颈部，精神紧张时加重，随意运动或睡眠时消失。

2. 强直　强直多自一侧上肢开始，逐渐蔓延到远端、对侧以及全身。面肌强直使表情动作和瞬目减少，造成所谓的"面具脸"。颈肌和躯干肌强直形成屈曲体态，转颈和转体动作迂缓，肌张力增高呈铅管样和齿轮样强直。

3. 运动减少　患者随意动作减少，动作缓慢，尤以开始为甚，动作减少合并强直，造成生活上的困难，精细动作如系解纽扣不能顺利进行；书写困难，而且越写越小，称为"小写症"；言语减少，语声低沉单调；行走时上肢的协同动作减少或消失，步距缩短，结合屈曲体态，常见碎步前冲，称为"慌张步态"。

4. 其他症状　疾病晚期姿态反射消失，容易倾跌。自主神经紊乱包括唾液和皮脂分泌增加，汗液分泌增加或减少，大便排泄困难，直立性低血压，部分病例有精神症状如忧郁和痴呆等。

（三）诊断

根据本病的主要症状和体征，震颤、肌强直、运动减少、"面具脸"、"慌张步态"和进行性的病程诊断不难。

（四）鉴别诊断

1. 动脉硬化性帕金森综合征　多有高血压动脉硬化病史,头颅 CT 扫描可见多发性腔隙性脑梗死,在脑干和纹状体出现腔隙梗塞灶,临床表现以步态障碍为突出,可有锥体束征、假性球麻痹和痴呆,而震颤和运动减少较少出现。

2. 药物性震颤麻痹综合征　利血平阻碍多巴胺在神经元中的储存,氯丙嗪及氟哌啶醇为多巴胺受体阻滞剂,这些患者均有服药史,停药后即可逐渐恢复。

3. 特发性震颤　起病较早,多在 30 岁左右发病,呈姿势性震颤,静止时消失,疲劳、情绪紧张时加重,无肌张力改变及运动减少,心得安治疗有效。

二、药物治疗

（一）主要治疗药物分类

1. 多巴胺替代疗法　左旋多巴和复方左旋多巴。

2. 抗胆碱药物　苯海索（Trihexyphenidyl,安坦,Artane）、开马均（Kemadrin）。其他还有苯扎托品、环戊丙醇、比哌立登（Biperiden,安克痉,Akineton）等。

3. 脑外多巴脱羧酶抑制剂　苄丝肼和卡比多巴。美多巴和息宁是目前最常用的合剂,前者为左旋多巴与苄丝肼合剂,起效快,效果强,但持续时间短;后者为左旋多巴与卡比多巴合剂,效果较前者弱,但作用时间长。

4. 多巴胺受体激动剂　溴隐亭、培高利特（协良行）、吡贝地尔（泰舒达）。

5. 单胺氧化酶抑制剂　司来吉兰（丙炔苯丙胺、司立吉林）。

6. 儿茶酚 - 氧位 - 甲基转移酶（COMT）抑制剂　托卡朋、恩他卡朋。

7. 金刚烷胺。

（二）常用药物

1. 左旋多巴（Levodopa）

（1）药理作用:本药为拟多巴胺类抗帕金森病药物,为体内合成多巴胺及去甲肾上腺素等神经递质的前体物质,本身并无药理活性,通过血脑屏障进入中枢,经多巴脱羧酶作用转化成多巴胺而发挥药理作用,改善帕金森病症状。

本药口服后由小肠吸收。空腹服后 $1 \sim 2h$ 血药浓度达峰值,半衰期为 $1 \sim 3h$,可广泛分布于体内各组织,其中 1% 进入中枢转化成多巴胺而发挥作用,其余大部分均在脑外代谢脱羧成多巴胺,故起效缓慢。本药口服后 80 % 于 24h 内降解成多巴胺代谢物,主要为高香草酸及二羟苯乙酸,经肾排泄,有些代谢产物可使尿液变红;约 5% 以原型排出体外,也可通过乳汁分泌。左旋多巴在肠道吸收,因与其他氨基酸的竞争关系,故空腹服药或低蛋白饮食能提高本药的吸收。左旋多巴缓释剂型的药代动力学特征是缓慢溶解,逐渐吸收,使血浆中的多巴胺浓度长时间地保持平稳,并且避免出现过高的波峰和过低的波谷。

（2）临床应用:适用于帕金森病及帕金森综合征。

（3）用法用量:口服,开始每次 250mg,每天 $2 \sim 4$ 次,饭后服用。以后视患者耐受情况,每隔 $3 \sim 7$ 天增加 1 次剂量,增加范围为每天 $125 \sim 750mg$,直至达到最理想的疗效。最大剂量为每天 6g,分 $4 \sim 6$ 次服用。脑炎及老年患者应酌情降低剂量。息宁控释片的用量一般不超过 800mg/d。

（4）不良反应:常见的有恶心,呕吐,直立性低血压,头、面、舌、上肢和身体上部的异常不随意运动,精神抑郁,排尿困难等;较少见的有高血压、心律失常、溶血性贫血等。

(5)注意事项:①禁用于严重精神疾患、严重心律失常、心力衰竭、青光眼、消化性溃疡和有惊厥史者等。②慎用于高血压、心律失常、糖尿病、支气管哮喘、肺气肿、肝肾功能障碍、尿潴留者等。③有骨质疏松的老年人,用本药治疗有效者,应逐渐恢复正常活动,以免引起骨折,用药期间须监测血常规、肝肾功能及心电图。④中毒症状:超剂量使用本药时,上述不良反应将明显加重,并可导致严重心律失常。过量中毒处理措施:立即催吐、洗胃、导泻,并进行相应对症和支持疗法。

(6)药物相互作用:①本药与非选择性单胺氧化酶抑制剂联用时,可致急性肾上腺危象。②本药与罂粟碱或维生素 B_6 联用时,药效可被降低。③与乙酰螺旋霉素联用时,后者可显著降低本药的血药浓度,使其药效降低。④与利血平联用时,后者可抑制本药的药理作用,故应避免。⑤本药与抗精神病药物联用时,存在互相拮抗作用,故应避免联用。⑥与甲基多巴联用时,本药的不良反应将增多,同时甲基多巴的抗高血压作用将增强。

(7)制剂:片剂:每片 0.25g。

2.苯海索(Trihexyphenidyl)

(1)药理作用:本药为中枢抗胆碱、抗帕金森病药物,作用机制在于选择性地阻断纹状体的胆碱能神经通路,而对其外周作用较小,从而有利于恢复帕金森病患者脑内多巴胺和乙酰胆碱的功能的平衡,改善患者的症状。

本药口服后胃肠道吸收快而完全,可透过血脑屏障,口服 1h 后起效,血药浓度达峰时间为 1.3h,作用持续时间为 6~12h,血浆清除半衰期为 3.7h。本药 56% 经肾排出,并可随乳汁分泌。。

(2)临床应用:适用于帕金森病、帕金森综合征的治疗,也可用于药物引起的锥体外系疾患。

(3)用法用量:口服,开始剂量为每天 1~2mg,以后每 3~5 天增加 2mg,直至达到理想疗效而又不出现不良反应,一般不超过每天 10mg,分 3~4 次服用,需长期用药。极量为每天 20mg。

(4)不良反应:常见口干、视物模糊等;偶见恶心、呕吐、便秘、尿潴留、心动过速等;长期使用本药时,可出现抑郁、记忆力下降、嗜睡、幻觉、意识混沌等。

(5)注意事项:①禁用于青光眼、尿潴留、前列腺肥大患者等。②慎用于儿童、老年人、孕妇、哺乳期妇女以及伴有动脉硬化者等,这些患者对常用量的抗帕金森病药物即容易出现精神错乱、定向障碍、焦虑、幻觉及精神病样症状。

(6)药物相互作用:①本药与乙醇或其他中枢神经系统抑制药联用时,可产生协同作用。②本药与金刚烷胺、抗胆碱药、单胺氧化酶抑制药帕吉林及丙卡巴肼联用时,抗胆碱作用增强,并可引发麻痹性肠梗阻。③本药与单胺氧化酶抑制剂联用时,有导致高血压的危险。④本药与制酸药或吸附性止泻剂联用时,自身药理效应将被减弱。⑤本药与氯丙嗪联用时,后者的代谢速率将加快,使其血药浓度降低。⑥本药与强心苷类药物联用时,可使后者在胃肠道的停留时间延长,吸收增加,易于引起蓄积中毒。⑦药物过量中毒症状:超剂量使用本药时,可出现瞳孔散大、眼压增高、头痛、面红、发热、无力、心悸、心动过速、排尿困难或腹胀等;有时可伴有精神错乱、谵妄、妄想、幻觉等中毒性精神病症状;严重者出现昏迷、惊厥、循环衰竭等。处理措施:催吐或洗胃,并增加排泄,视病情需要进行相应的对症和支持治疗。

(7)制剂:片剂:每片 2mg。

3.左旋多巴复方制剂

(1)多巴丝肼[Levodopa and Benserazide,美多巴(左旋多巴/苄丝肼=4/1)]

1)药理作用:基底神经节中缺乏多巴胺是帕金森病的主要病因。左旋多巴是多巴胺的一种替代药物,但左旋多巴在脑内和脑外均会迅速脱羧而变成多巴胺,这导致多巴胺的浪费及不良反应频发。因此,抑制左旋多巴在脑外的脱羧过程就显得特别重要。复方制剂美多巴由左旋多巴和周围多巴脱羧酶抑制剂苄丝肼组成,它和大剂量的左旋多巴一样有效且耐受性更好,长期应用后,帕金森综合征的所有症状均有显著的改善。1969年后,左旋多巴复合脱羧酶抑制剂,封闭外周脱羧酶,减少了外周不良反应,降低了左旋多巴4/5的用量,提高了疗效,取代了单纯的左旋多巴,成为治疗帕金森病的最基本、最重要、最有效的药物。

苄丝肼口服吸收快,吸收率约58%。口服多巴丝肼1个月后即可达到最佳治疗效果。口服常规制剂的血药浓度达峰时间为0.5~1h,口服控释制剂的血药浓度达峰时间为3~3.5h。本药吸收后分布于小肠、肾、肝,其中苄丝肼能透过胎盘屏障,左旋多巴可透过血脑屏障(苄丝肼不可透过)。胃肠道是本药的主要代谢部位,另外少量在肝中代谢。本药90%经肾排出,10%随粪便排出。

2)临床应用:适用于帕金森病、帕金森综合征(脑炎后动脉硬化性或中毒性)。

3)用法用量:一般用法为从小剂量开始、缓慢增加剂量:首次推荐量每次0.125g,一日2次。以后每周日服量增加0.125g。有效剂量常为每日0.5~1.0g之间,每日分3~4次服用。

4)不良反应:①最常见的有恶心、呕吐;常见的有抑郁、焦虑、不安及睡眠障碍等;②较少见的有血小板减少、白细胞减少、肝功能升高等;③偶见的有畏食及腹泻;④长期服用本药可致幻觉、定向障碍、精神错乱及妄想等;⑤心律不齐、体位性低血压等不良反应比单用左旋多巴时少。

5)注意事项:①禁用:对本药或左旋多巴过敏者、青光眼、精神病患者、孕妇及哺乳期妇女等。②慎用:严重肝、肾、骨髓疾病患者;严重内分泌、心脏病患者;25岁以下的患者;心肌梗死、冠状动脉供血不足或心律不齐、胃及十二指肠溃疡患者等。

6)药物相互作用:见左旋多巴相应部分。

7)制剂:片剂、胶囊:①0.25g(0.2g:0.05g);②0.125g(0.1g:0.025g)(左旋多巴:苄丝肼)。

(2)卡比多巴-左旋多巴(Carbidopa and Levodopa,左旋多巴200mg/卡比多巴50mg,复方多巴,息宁,Sinemet)

1)药理作用:本药是卡比多巴(一种芳香氨基酸类脱羧酶抑制剂)与左旋多巴(多巴胺的前体药物)的复合物,是以聚合物为基质的控释片剂。卡比多巴不能透过血脑屏障进入中枢神经系统,只对外周左旋多巴脱羧形成多巴胺具有抑制作用,使循环系统中左旋多巴的含量增加5~10倍,而转运到中枢神经系统的左旋多巴则增加更多倍,这样就避免了左旋多巴频繁大剂量给药。卡比多巴与左旋多巴联用,既可减少左旋多巴的心血管系统方面的不良反应,又可减少药物用量。

本药口服后卡比多巴有40%~70%在肠道被迅速吸收,控释片在4~6h内释放出有效成分。本药的血浆左旋多巴浓度变化较小,一般不通过血脑屏障,经肾排泄。息宁控释片的药代动力学特征是缓慢溶解,逐渐吸收,使血浆中的多巴胺浓度长时间保持平稳,避免出现过高的波峰和过低的波谷。息宁控释片的吸收缓慢、左旋多巴的生物利用度低(只相当于所含左旋多巴剂量的70%),使用时必须增加26%~30%的药用量,易导致左旋多巴的剂量偏大。控释片吸收慢、起效也慢,常需在清晨加服一次普通型美多巴或水溶性片剂美多巴。

2)临床应用:适用于帕金森病、帕金森病综合征。控释制剂适用于长期服用左旋多巴并发疗效减退、运动波动(开关现象、剂末现象等)的患者。

3)用法用量:口服,每次 0.5 ~ 1 片,每天 2 ~ 4 次,按病情需要逐渐增加剂量,一般每天药物剂量不超过卡比多巴 75mg,左旋多巴 750mg。本药控释制剂的用量一般以不超过每天 800mg 为宜。

4)不良反应:①常见的有运动障碍、恶心、呕吐、抑郁、失眠和幻觉等。②偶见消化道出血。

5)注意事项:①禁用于妊娠、闭角型青光眼、皮肤癌、肝肾功能不全的患者等。②慎用于心、肝、肺、肾功能不全,消化道溃疡及精神障碍者等。

6)药物相互作用:①与单胺氧化酶抑制药联用时,可致血压骤升。②吩噻嗪、可乐定、罂粟碱、苯妥英钠等与本药联用时,可产生拮抗作用。③溴隐亭与本药联用,可产生协同作用。

7)制剂:①片剂:卡比多巴 10mg + 左旋多巴 100mg、卡比多巴 50mg + 左旋多巴 200mg;②控释片:卡比多巴 25. mg + 左旋多巴 100mg、卡比多巴 50mg + 左旋多巴 200mg。

三、运动波动患者的治疗

虽然左旋多巴的应用对帕金森病的治疗来说是一个重大的突破,但长期(一般 3 ~ 5 年)服用时,大部分患者可出现疗效减退、运动波动等"长期左旋多巴综合征"。具体表现为:①发生"剂末现象":即每一剂药物的疗效,在服下一剂前发生症状加重,它与服药周期有关,是可预知的。②"开 – 关现象":症状加重和缓解的波动,与服药周期无关,是不可预知的。③不自主的异动症:发生在血浆多巴胺浓度最高时,或整个药物有效期持续存在。④晨僵(或清晨肌张力障碍):午后关期长、僵住等。治疗方案需按运动波动患者制定。常用的药物和使用方法如下。

(一)调整左旋多巴剂量和服药频率或使用左旋多巴缓释剂型

将运动波动患者的左旋多巴用量和服药次数,调整为小量多次、每天的总剂量不变或稍增加,这样就能使血药浓度更加平稳,以达到缓解运动波动的作用。

(二)N – 甲基 – D – 天冬氨酸(NMDA)受体拮抗剂

金刚烷胺(Amantadine)可增加多巴胺在突触前神经末梢的合成、贮存、释放和减少其再吸收,并有部分抗胆碱能的作用,以达到改善左旋多巴的疗效、治疗异动的作用。本药口服吸收良好,口服 1 ~ 4h 后血浆浓度达峰值,血浆消除半衰期为 9.7 ~ 14.5h。本药在体内代谢极少,90% 以上以原型经肾排出,故肾功能障碍者易产生蓄积中毒。本药服用剂量不宜超过每天 0.2g(分次服用),以免发生精神症状等不良反应。本药的不良反应有恶心、呕吐、白细胞减少、体位性低血压等。当下肢出现网状青斑和踝部水肿时应停用本药。

(三)多巴胺受体激动剂

1. 溴隐亭(溴麦角环肽,Bromocriptine)　是一种麦角多肽,主要兴奋多巴胺 D_2 受体,增加纹状体区的多巴胺,对强直、少动、震颤均有效。与左旋多巴并用时能缓解或减轻疗效减退、运动波动,并降低左旋多巴的用药剂量。本药在肝中代谢,半衰期 α 相为 4 ~ 5h,β 相为 40 ~ 50h,代谢产物 95% 经胆道排泄,其余经肾排出。开始使用本药进行治疗时患者常不能耐受,故应从小剂量开始,每次 0.625mg(1/4 片),每天 2 ~ 3 次,若用单剂,可于睡前进食时服用。以后逐渐增加剂量,可每隔 14 ~ 28 天增加每日剂量 2.5mg,直至每天 10 ~ 20mg 并维持在这个水平上。本药常见的不良反应有头晕、胃肠道反应、体位性低血压、精神症状等,大剂量(每天 140mg 以上)或长期(10 年以上)服用时,可导致胸膜、肺或腹膜后纤维变性。

2. 培高利特(Pergolide,硫丙麦角林)　也是一种麦角衍生物,能同时兴奋多巴胺 D_1、D_2 受体。与溴隐亭相比,本药活性大 10 倍以上,作用时间长 4 倍。本药口服 1~3h 后血浆浓度达峰值,血浆蛋白结合率约为 90%。本药在肝中代谢,主要经肾排泄,口服 48h 内肾的清除率为 55%。本药较溴隐亭更容易出现耐受性,但用药仍应从小剂量(50μg)开始,逐渐增加剂量并维持适当水平。一般每日 150~300 μg 的剂量即可获得较好效果,并可适当减少联用的左旋多巴的剂量。成人最大剂量为每日 5mg。本药常见的不良反应包括为体位性低血压、早搏或心动过速,联用左旋多巴者易引起或加重异动、幻觉等精神症状。

(四)B – 单胺氧化酶(MAO—B)抑制剂

司来吉兰(丙炔苯丙胺,思吉宁,L—Deprenyl)　是一种选择性 B – 单胺氧化酶不可逆性抑制剂,可,可通过抑制多巴胺的降解来阻断其代谢,同时可抑制突触处多巴胺的再摄取而延长多巴胺的作用时间。本药口服后迅速被胃肠道吸收,半小时后血药浓度即达峰值。本药可透过血脑屏障。本药的血浆蛋白结合率为 94%,血浆清除半衰期平均为 1.6h。本药主要在肝中代谢,代谢产物主要经肾排泄,另有 15% 随粪便排泄。本药的一般用量为每日 10mg,早上一次顿服;或每次 5mg,每天 2 次,极少超过每天 15mg。本药单独服用时耐受性较好。服用左旋多巴已在最大耐受剂量的患者若加用本药,可能出现不随意运动、恶心、激惹、错乱、幻觉、头痛、体位性低血压及眩晕等不良反应,故两药联用时,应降低 10%~30% 的左旋多巴剂量。

第六章　临床专科用药

第一节　妇产科疾病与计划生育

一、单纯性外阴炎

（一）概述

引起外阴炎的原因很多,如患子宫颈炎或阴道炎时,阴道分泌物多,分泌物流至外阴,刺激而引起外阴炎,此原因最多见;其次,为糖尿病患者糖尿直接刺激,粪瘘患者粪便的刺激,尿瘘患者尿液长期浸渍等。此外,由于穿着尼龙内裤,局部透气性差,外阴皮肤经常湿润刺激,亦易引起大肠埃希菌、葡萄球菌及链球菌的混合型感染而致外阴炎。

（二）诊断要点

1.急性炎症期外阴充血、肿胀、灼热感、疼痛,行动或排尿时症状加重。

2.严重时可发生溃疡、浸软或脓疱,甚至蜂窝织炎。

3.有时会引起腹股沟淋巴结肿大、压痛,体温可略升高,白细胞增多等。

4.慢性炎症时,由于长期刺激,皮肤可增厚、粗糙、皲裂,有时呈苔藓化。

（三）药物治疗

药物治疗包括病因治疗、局部治疗。

1.病因治疗　针对病因进行治疗,如治疗糖尿病,尿瘘粪瘘修补,治疗子宫颈炎及阴道炎,改换棉质内裤等。

2.局部治疗　红霉素软膏一日 2 次涂于患处。

（四）注意事项

1.中老年人要查尿糖,除外糖尿病伴发外阴炎。幼儿检查肛周有无蛲虫卵,以排除蛲虫引起外阴不适。

2.治疗期间避免性生活,停用引起外阴部激惹的外用药品。

二、细菌性阴道病

（一）概述

本病是生育期女性最常见的阴道感染性疾病。由于本病引起多种妇产科并发症,如盆腔炎、子宫切除术后感染、绒毛膜炎、羊水感染、早产胎膜早破、产后子宫内膜炎等。寄生于健康妇女阴道中的细菌有革兰阳性需氧菌,如棒状杆菌、乳酸杆菌、肠球菌、非溶血性链球菌及表皮葡萄球菌;革兰阴性需氧菌,如大肠埃希菌和加德纳阴道杆菌。细菌性阴道病的特点是高浓度阴道加德纳菌、普雷沃菌属、消化链球菌、人型支原体等,这些微生物浓度比正常阴道中的浓度高 100～1000 倍,乳酸杆菌减少或消失。

（二）诊断要点

大多患者可无症状,有症状时主要是阴道分泌物多,有异味。在月经净时或性交后,阴道分泌物臭味特别明显。存在以下 4 项中 3 项即可诊断。

1. 阴道分泌物较正常稀薄均匀。

2. 阴道 pH 大于 4.5,多在 5～5.5 之间。

3. 氨试验阳性,即将 10% 氢氧化钾 1～2 滴滴在阴道分泌物玻片上,发出烂鱼般氨臭为阳性。

4. 湿片镜下发现线索细胞。

（三）药物治疗

1. 口服用药　甲硝唑 400mg 口服,2～3 次/日,共 7 天;或克林霉素 300mg,口服,一日 2 次,共 7 日。

2. 局部用药　甲硝唑阴道泡腾片,1 次 0.2～0.4g,7 日为 1 疗程。

（四）注意事项

1. 对无症状的细菌性阴道病无需常规治疗,但应对拟施子宫全切术、刮宫术及宫腔镜术的所有细菌性阴道病患者进行治疗,以避免术后感染。

2. 无需常规治疗患者性伴侣,但对反复发作的难治性细菌性阴道病患者的性伴侣应予治疗。

（五）预防及健康教育

1. 放弃滥用抗生素;

2. 单独清洗内裤;

3. 女性护理液适合日常清洁;

4. 重视怀孕时的护养;

5. 注意公共场所卫生;

6. 穿着全棉内裤;

7. 控制血糖,正确清洗外阴。

三、老年性阴道炎

（一）概述

常见于绝经前、后的妇女,这一时期妇女的卵巢功能减退,雌激素水平降低,阴道黏膜萎缩变薄,阴道上皮内糖原含量减少,阴道内 pH 上升呈碱性,抵抗力薄弱,杀灭病原菌的能力减低,便于细菌侵入发生炎症。

（二）诊断要点

1. 绝经前、后妇女阴道分泌物增多为本病的主要特征。

2. 分泌物常呈水样,由于感染病原菌不同,也可呈泡沫状,或呈脓性,或带有血性。

3. 患者外阴瘙痒、灼热。感染可侵犯尿道而出现尿频及尿痛等泌尿系统的症状。

4. 妇科检查可见阴道黏膜萎缩,皱襞消失,有充血红肿,也可见黏膜有出血点或出血斑,严重者也可形成溃疡。

5. 溃疡可有瘢痕收缩致使阴道狭窄或部分阴道闭锁致分泌物引流不畅,形成阴道脓肿。

（三）药物治疗

1. 甲硝唑栓阴道放药，一日 1 次，共 7~10 次；

2. 甲硝唑 400mg 口服，一日 2~3 次，共 7 天或克林霉素 300mg，口服，一日 3 次，共 5~7 天。

（四）注意事项

1. 阴道出现溃烂者需与癌变鉴别。

2. 如经上述治疗不满意，可局部应用雌激素软膏，但应用之前需检查乳腺及子宫内膜。

（五）预防及健康教育

增加阴道酸度，提高阴道抵抗力。

1. 发生老年性阴道炎时不要因外阴瘙痒即用热水烫洗外阴，虽然这样做能暂时缓解外阴瘙痒，但会使外阴皮肤干燥粗糙，不久瘙痒会更明显。清洗外阴时宜使用弱酸配方的女性护理液。

2. 患病期间每日换洗内裤，内裤要宽松舒适，选用纯棉布料制作。

3. 外阴出现不适时不要乱用药物。因为引起老年性阴道炎的细菌多为大肠杆菌、葡萄球菌等杂菌，不似育龄期女性以霉菌性阴道炎、滴虫性阴道炎最多见，因此不要乱用治疗霉菌或滴虫的药物，更不要把外阴阴道炎当作外阴湿疹而乱用激素药膏，这样会适得其反。

4. 平时注意卫生，减少患病机会。不要为了"消毒杀菌"就使用肥皂或各种药液清洗外阴。因为老年妇女的外阴皮肤一般干燥、萎缩，经常使用肥皂等刺激性强的清洁用品清洗外阴，会加重皮肤干燥，引起瘙痒，损伤外阴皮肤。清洗外阴时应用弱酸配方的女性护理液。选用的卫生纸应该带有"消准"字样。勤换洗内裤。自己的清洗盆具、毛巾不要与他人混用。

5. 由于老年妇女阴道粘膜菲薄，阴道内弹性组织减少，因此过性生活时有可能损伤阴道粘膜及粘膜内血管，使细菌乘机侵入。解决方法：可以在性生活前将阴道口涂少量油脂，以润滑阴道，减小摩擦。

四、滴虫性阴道炎

（一）概述

滴虫性阴道炎是由阴道毛滴虫引起的常见阴道炎。隐藏在腺体及阴道皱襞中的滴虫于月经前后，常得以繁殖，引起炎症的发作。它能消耗或吞噬阴道上皮细胞内的糖原，阻碍乳酸生成。滴虫不仅寄生于阴道，还常侵入尿道或尿道旁腺，甚至膀胱、肾盂以及男性的包皮褶、尿道或前列腺中。传染途径有：直接传染：经性交传播；间接传染：经公共浴池、浴盆、浴中、游泳池、厕所、衣物、器械及敷料等途径。

（二）诊断要点

1. 临床表现主要是阴道分泌物增多及阴道瘙痒，或伴有灼热、疼痛、性交痛等。

2. 分泌物典型特点为稀薄脓性、黄绿色、泡沫状，若有其他细菌混合感染则分泌物呈脓性，有臭味。

3. 检查见阴道黏膜充血，散在出血点，甚至宫颈有出血斑点，形成"草莓样"宫颈。

4. 典型病例诊断较易，在阴道分泌物中找到滴虫即可确诊。最简便的方法是悬滴法。

（三）药物治疗

治疗首选全身用药，不能仅给予局部用药。

1. 全身用药　甲硝唑一次 0.2g，一日 4 次，7 天为 1 疗程。

2. 阴道用药 甲硝唑阴道泡腾片，一次 0.2~0.4g（1~2 片），7 日为 1 疗程。局部用药前，可先用 1% 乳酸液或 0.1%~0.5% 醋酸液冲洗阴道，改善阴道内环境，以提高疗效。

（四）注意事项

1. 治疗期间禁止性生活。

2. 已婚者还应检查男方是否有生殖器滴虫病，前列腺液有无滴虫，若为阳性，需同时治疗。

3. 滴虫阴道炎常于月经后复发，疗程结束后每次月经后复查白带，连续 3 次阴性，方为治愈。

（五）预防及健康教育

1. 清洗个人内裤要用单独的盆具

2. 患者的内裤及毛巾要煮沸消毒。

3. 提倡淋浴，少用盆浴。

由于毛滴虫在外界环境中有很强的生存能力，而 40℃ 左右的浴池温度正是毛滴虫最适合生长的温度，因此经常洗盆浴很容易造成交叉感染。家中的浴盆使用后也要清洗干净，排便时尽量不使用公共厕所的坐式马桶，不借穿他人的内裤、泳衣，不到消毒不好的游泳池去游泳。

五、外阴阴道念珠菌病（假丝酵母菌病）

（一）概述

外阴阴道念珠菌病是常见的外阴阴道炎症，由念珠菌引起，曾被称为外阴阴道念珠菌病。为利于治疗及比较治疗效果，目前将外阴阴道念珠菌病分为单纯性外阴阴道念珠菌病及复杂性外阴阴道念珠菌病。前者散发或非经常发作，症状轻到中度，致病菌为白念珠菌，患者免疫功能正常。而后者为复发性，症状较重，致病菌非白念珠菌，患者免疫力低下或应用免疫抑制剂或合并糖尿病、妊娠。若患者经治疗临床症状及体征消失，真菌学检查阴性后又出现真菌学证实的症状称为复发，若一年内发作 4 次或以上称复发性外阴阴道念珠菌病。国外资料显示，约 75% 妇女一生中至少患过 1 次外阴阴道念珠菌病，其中 40%~50% 经历过 1 次复发。

（二）诊断要点

1. 临床表现：主要表现为外阴瘙痒、灼痛，还可伴有尿频、尿痛及性交痛。部分患者阴道分泌物增多。分泌物特征为白色稠厚呈凝乳或豆渣样。外阴瘙痒程度居各种阴道炎症之首，严重时坐卧不宁，异常痛苦。

2. 妇科检查：若为外阴炎，外阴可见红斑、水肿，常伴有抓痕。若为阴道炎，阴道黏膜可见水肿、红斑，小阴唇内侧及阴道黏膜上附有白色块状物，擦后露出红肿黏膜面，急性期还可能见到糜烂及表浅溃疡。

3. 辅助检查：在分泌物中找到白色念珠菌孢子和假菌丝即可确诊。

（三）药物治疗

1. 单纯性外阴阴道念珠菌病的治疗 可采用局部用药或口服用药。

（1）局部用药：咪康唑栓剂 200mg，每晚 1 枚，连用 7 日；或咪康唑栓剂 400mg，每晚 1 枚，连用 3 日。

（2）口服用药：氟康唑 150mg，顿服。

2. 复杂性外阴阴道念珠菌病的治疗无论局部用药或全身用药，均应适当延长治疗时间。

（1）严重的外阴阴道念珠菌病

1）局部用药：延长治疗时间至 7~14 日（采用咪康唑治疗者）。

2)口服用药:首次口服氟康唑150mg,72小时后再服一次。

（2）不良宿主外阴阴道念珠菌病:如未控制的糖尿病或使用免疫抑制剂者,控制原发病,抗真菌治疗同严重的外阴阴道念珠菌病。

（3）妊娠合并外阴阴道念珠菌病:局部治疗为主,禁用口服唑类药物。制霉菌素以7日疗法效果好。

（4）复发性外阴阴道念珠菌病:抗真菌剂分为初始治疗及维持治疗。

1)初始治疗:同严重的外阴阴道念珠菌病。

2)维持治疗:氟康唑150mg,每周一次,共6个月。

（四）注意事项

1.治疗外阴阴道念珠菌病的同时,要注意消除诱因,如:积极治疗糖尿病;及时停用广谱抗菌药物、雌激素及皮质类固醇激素;勤换内裤,用过的内裤、盆及毛巾均应用开水烫洗。

2.对于复发性外阴阴道念珠菌病,鉴于目前国内、外没有成熟的方案,上述治疗仅供参考;另外,对于该类病患者应检查是否合并其他感染性疾病,如艾滋病、滴虫阴道炎、细菌性阴道病等。

3.治疗期间定期复查监测疗效及药物副作用,一旦肝功能变化等副作用时应及时停药或处理。

4.性伴侣治疗　对有症状的男性应进行念珠菌检查及治疗,预防女性重复感染。

（五）预防及健康教育

患病期间用过的衣裤、浴巾、毛巾等均须煮沸消毒,浴盆亦须消毒。保持外阴清洁干燥,合理应用抗生素和激素等。

六、巴氏腺脓肿

（一）概述

巴氏腺又称前庭大腺,位于两侧大阴唇下1/3深部,直径约为0.5~1.0cm,它们的出口管长约1.5~2.0cm,腺体开口处位于小阴唇内侧近处女膜处。在流产、分娩等情况污染外阴部时,病原体侵入引起炎症。当急性炎症发作时,细菌先侵犯腺管,腺管口因炎症肿胀阻塞,渗出物不能排出可形成脓肿。

（二）诊断要点

1.巴氏腺炎多发生于一侧腺体,急性炎症发作时,患者诉患侧外阴部肿胀,疼痛极剧烈,甚至发生排尿痛,步行困难。

2.检查时患侧外阴肿胀,触知该侧有肿块。

3.如已形成脓肿,则可触知肿块有波动感,触痛明显。

4.如未处理,脓肿继续增大,壁薄,自行破溃,脓流出,患者自觉轻快;但破口较小,脓液不能全部流出,其症状可反复发作。

5.常伴有腹股沟淋巴结肿大。

（三）药物治疗

急性期须卧床休息,选择下列抗菌药物治疗。

1.首选青霉素160万U,肌内注射,一日2次;或头孢氨苄口服,500mg,一日3次。

2.次选喹诺酮类　环丙沙星500mg,一日1~2次或诺氟沙星（氟哌酸）200mg,一日3次;口服。

（四）注意事项

1.有条件的医院可自巴氏腺开口部压挤出分泌物作病原微生物检查及对抗菌药物的敏感试验。

2.如尚未化脓则可服药促使其症状逐渐好转、吸收,如已形成脓肿可将脓肿切开引流。

3.保持外阴部清洁卫生,可选用清热、解毒中药局部热敷或坐浴。

七、生殖器疱疹

（一）概述

生殖器疱疹是由单纯疱疹病毒引起的一种性传播性疾病。病原体是单纯疱疹病毒（HSV）,90%的患者由 HSV2 型引起,10% 由 HSV1 型引起。生殖器疱疹感染后,经过一定的静止期复发。引起复发的因素有发热、月经期、精神创伤等。传染途径是与生殖器疱疹患者发生性接触,有疱疹病史而无症状的带菌者也是传染源。

生殖器疱疹临床表现中可分为原发和复发两种。原发指首次感染病毒,一般从接触到发病约 2～10 天,也就是潜伏期。复发性生殖器疱疹在原发后 1～4 个月内发生。

（二）诊断要点

结合病史,有典型临床表现者,即可诊断。

1.女性好发于阴唇、阴阜、阴蒂、肛周或阴道。

2.患病部位先有烧灼感,很快在红斑基础上发生 3～10 个成群的红色丘疹,伴有瘙痒,丘疹很快变成小水疱,3～5 天后变为脓疱,破溃后形成大片的糜烂和溃疡,自觉疼痛,最后结痂愈合。

3.整个病程可持续 20 天左右。

4.约 90% 的患者,病毒可同时侵犯子宫颈,出现阴道分泌物增多或下腹痛,并可并发宫颈炎和子宫炎。

5.大多数患者双侧腹股沟淋巴结肿大。

6.后期炎症波及尿道、膀胱时,可出现排尿困难、尿痛、尿频、严重者可发生尿潴留等现象。

7.还可能有其他症状同时出现,如发热、全身不适、头痛、颈项强直、脑膜炎和骶部神经系统功能不全。

8.复发一般都在原处,但水疱数目、持续时间和自觉症状均比原发者轻、淋巴结不肿大、很少有全身症状。

（三）药物治疗

本病目前尚无特效药物,治疗原则为缩短病程,防止继发感染,减少复发。在治疗上主要采用抗病毒治疗。

抗病毒治疗:阿昔洛韦 200mg,1 日 5 次,口服,共用 7～10 天。

（四）注意事项

1.本病传染性极强,凡与患有阴茎疱疹的男性发生一次性接触的女性,约有 60%～80% 可受感染。

2.本病危害性严重,复发率高,目前无特效治疗方法,尚可引起女性不孕,流产或新生儿死亡。

（五）预防及健康教育

引起生殖器疱疹的病毒 90% 是单纯疱疹病毒Ⅱ型,通过性生活传播是其主要的传播途径。患病后,由于尚无有效的根治办法,使得疱疹容易反复发作,还有可能诱发癌症,引起胎儿畸形,对妇女的身心健康造成伤害。因此,如何避免患生殖器疱疹,应该为广大女性所了解。

1.要避免性乱,洁身自好,这样能减少绝大部分的感染机会。

2.提倡淋浴,不使用盆塘,洗浴后不直接坐在公共浴池的坐椅上;在公共厕所尽量使用蹲式马桶。

3.讲究卫生,每日清洗外阴,换洗内裤;不使用他人的盆具、泳衣;上厕所前一定洗手。

4.家中有人患生殖器疱疹时,患者的内衣、床单以及被患者分泌物污染的用具可用煮沸或消毒液浸泡法消毒。在疱疹活动期,禁止性生活,以免被病毒传染。另外,夫妻一方患病时,另一方也应该前往医院检查、治疗。

5.孕妇有过单纯疱疹病毒Ⅱ型感染史或可疑感染史者,不要隐瞒病情,这样有助于医生在妊娠期间定期为孕妇复查疱疹病毒,并选择适当的分娩方式。如果确认孕妇患病,就应该积极治疗,以免传染胎儿,并根据孕妇的意见决定是否继续妊娠。

八、急性宫颈炎

(一)概述

子宫颈炎是生育年龄妇女最常见的妇科疾病。子宫颈受损及病原体侵袭是产生子宫颈炎的两大因素,有急慢性两种,慢性宫颈炎更为常见。急性宫颈炎多发生于感染性流产、产褥期感染、宫颈损伤和阴道异物并发感染。近年随着性传播疾病的增加,目前临床最常见的急性宫颈炎为黏液脓性宫颈炎,其特点是于宫颈管或宫颈管棉拭子标本上肉眼见到脓性或黏液脓性分泌物,用棉拭子擦拭宫颈管时,容易诱发宫颈管内出血。其主要致病菌为淋病奈瑟菌及沙眼衣原体。其次为葡萄球菌、链球菌、肠球菌、滴虫、霉菌等。

(二)诊断要点

1.阴道分泌物增多,呈黏液脓性,常伴有外阴瘙痒及烧灼感及下泌尿道症状,如尿急、尿频、尿痛。

2.妇科检查见宫颈充血、水肿、黏膜外翻,有脓性分泌物从宫颈管流出,宫颈触痛,质脆,触之易出血。

3.若为淋病奈瑟菌感染,可见尿道口、阴道口黏膜充血、水肿及多量脓性分泌物。

4.擦去宫颈外口表面分泌物后,用小棉拭子插入宫颈管内取出,肉眼看到白色棉拭子上有黄色或黄绿色黏液脓性分泌物。

5.将分泌物涂片作革兰染色,若光镜下平均每个高倍视野有 30 个以上或每个油镜视野有 10 个以上中性粒细胞。

(三)药物治疗

主要针对病原体进行治疗。

1.对于单纯急性淋病奈瑟菌性宫颈炎主张大剂量、单次给药:

(1)首选头孢曲松 250mg,单次肌注。

(2)次选环丙沙星 500mg,单次口服。

2.治疗衣原体的药物

(1)首选红霉素 500mg,一日 4 次,连服 7 天;或阿奇霉素 1g,单次口服。

(2)次选左氧氟沙星 500mg,一日 1 次,连服 7 日。

（四）注意事项

1. 有些患者无症状，在常规体检时注意观察患者阴道分泌物，必要时做化验检查。

2. 由于淋病奈瑟菌常伴有衣原体感染，若为淋病性宫颈炎，治疗时同时应用抗衣原体感染药物。

3. 对黏液脓性宫颈炎者应作淋病奈瑟菌及沙眼衣原体的检测，以明确诊断。

4. 慢性宫颈炎的药物治疗很少用，以局部治疗为主，按病理类型不同采用不同治疗方法，治疗前常规做宫颈刮片细胞学检查。

（五）预防及健康教育

1. 注意外阴及阴道清洁。在分娩、流产、宫颈物理治疗术后应预防感染，短期内应避免性生活。

2. 避免过早、过多、过频的生育和流产。分娩和流产都会造成宫颈的损伤，从而为细菌的侵入提供了机会。

3. 避免不洁性生活。不洁性生活易带入各种病原体，而诱发宫颈炎甚至宫颈癌。

4. 积极治疗急性宫颈炎；定期妇科检查（一年一次）；避免分娩或用器械损伤宫颈；产后宫颈裂伤应及时缝合。

5. 不过早开始性生活是有效预防宫颈炎的关键。青春期宫颈的鳞状上皮尚未发育成熟，性生活容易使鳞状细胞脱落而造成宫颈炎。

九、附件炎

（一）概述

女性内生殖器官中，输卵管、卵巢被称为子宫附件。附件炎是指输卵管和卵巢的炎症。但输卵管、卵巢炎常常合并有宫旁结缔组织炎、盆腔腹膜炎，且在诊断时也不易区分，这样，盆腔腹膜炎、宫旁结缔组织炎，就也被划入附件炎范围了。在盆腔器官炎症中，以输卵管炎最常见，由于解剖部位相互邻近的关系，往往输卵管炎、卵巢炎、盆腔腹膜炎同时并存且相互影响医院用药。

（二）诊断要点

1. 症状和体征：可因炎症轻重及范围大小而有不同的临床表现，轻者无症状或症状轻微。

（1）常见症状为下腹痛、发热、阴道分泌物增多。

（2）发热前可先有寒战，头痛，体温可高达 39~40℃。

（3）下腹痛为双侧或病变侧痛，可伴有月经量增多及经期延长，也可有阴道不规则出血。

（4）由于炎症刺激，有些患者可有膀胱及直肠刺激症状如尿频、尿急、腹胀及腹泻等。

（5）妇科检查见阴道充血，宫颈充血，阴道分泌物多，呈黄白色，有时带异味，双侧附件增厚或触及包块，压痛明显。

2. 辅助检查

（1）阴道分泌物生理盐水涂片见到白细胞。

（2）血沉升高。

（3）C 反应蛋白升高。

（4）阴道超声检查显示附件区囊性包块，内部可见点状回声和液性暗区，伴或不伴有盆腔积液。

（三）药物治疗

主要为抗菌药物治疗。及时正确的抗菌药物治疗可清除病原体，改善症状及体征，减少后遗症。

1.青霉素类　如青霉素 G 240 万 U,静脉滴注,一日 4 次,主要针对革兰阳性菌或阴性球菌;氨苄西林,剂量一日 2~6g,分 3~4 次静脉滴注,主要针对大肠埃希菌。

2.头孢菌素　疗程为 5~7 天。

(1)第一代头孢菌素,对革兰阳性菌有效,代表药物有头孢唑林 2~4g/d,分三次静脉滴注或肌内注射。

(2)第二代头孢菌素,对革兰阳性菌与革兰阴性菌都具有抗菌作用。代表药物有头孢呋辛 3~4.5g/d,静脉滴注,分三次。

(3)第三代头孢菌素,对 β – 内酰胺酶较第二代稳定,其抗菌谱更广、更强、副作用更少。代表药物有头孢曲松 1~2g/d,1 次静脉滴注。

3.大环内酯类　对革兰阳性菌、沙眼衣原体有较强作用。代表药物如红霉素,0.5~1.0g,一日 2~3 次静脉滴注。

4.氨基糖苷类　对革兰阴性菌效果良好,如庆大霉素 16 万~32 万 U/d,分 2~3 次,静脉滴注或肌内注射;阿米卡星 0.2~0.4g/d,静脉滴注。疗程为 3~5 天。

5.喹诺酮类　抗菌谱广,对革兰阳性、阴性菌均有抗菌作用,且具有较好的组织渗透性。现多选用第三代喹诺酮类抗菌药物,如左氧氟沙星 500mg/d,静脉滴注,一日 1 次,疗程为 5~7天;或 500mg,口服,一日 1 次,疗程为 7 天。

6.脆弱拟杆菌对青霉素不敏感,可选用甲硝唑 500mg,静脉滴注,一日 2 次;或甲硝唑400mg,口服,一日 3 次,疗程为一周;或克林霉素一日 0.6~1.2g,分 2~4 次;严重感染:一日1.2~2.4g,分 2~4 次静脉滴注。

(四)注意事项

1.支持治疗:卧床休息,半卧位,利于炎症局限,高热时采取物理降温,给予高热量、高蛋白饮食。

2.物理疗法:可促进盆腔组织局部血液循环,改善局部组织的新陈代谢,以利炎症的吸收和消退。临床上多采用热水坐浴,一般用 1:5000 高锰酸钾或中药等坐浴,水温为 40℃ ,一日 1次,每次 10~20 分钟。5~10 次为一疗程。

3.出现以下情况,应转送上级医院手术治疗。

(1)经药物治疗 48~72 小时,体温持续不降,肿块加大,或有中毒症状,应及时手术排脓。

(2)脓肿破裂后,患者突然觉得腹部剧痛,伴高热、寒战,并有恶心、呕吐腹胀、拒按等情况时应立即开腹探查。

(3)有反复急性发作史而经非手术治疗效果不佳者。

(4)较大的输卵管积水者。

(5)年龄较轻,婚后不孕,其他功能正常、输卵管梗阻但未形成包块,且盼生育者。

4.在抗菌药物治疗之前,最好取阴道分泌物培养、测定细菌药敏,选择相应敏感的抗菌药物。

(五)预防及健康教育

1.女性在过性生活时,应注意自己及性伙伴的个人卫生。行房事前,需清洗男女双方的外生殖器,防止病菌的顺利入侵。女性当阴道有出血症状时,应自我克制禁止性生活。

2.女性应注意自己的外阴卫生及个人清洁卫生;注意防止来自洁具及卫生间内的感染。

3.广大妇女应注意自身的营养保健,加强月经期、人工流产后、分娩后的营养;增强自身体质,增加抵抗力、免疫力,减少患病的机会。

4. 需进行人工流产术、分娩术、取放宫内节育器术,及其他官腔术时,应进行严格消毒,避免经手术将病菌带入阴道及子宫,人为造成感染。

5. 患有急性输卵管病症的女性患者,要取半卧位休息,防止和限制炎性液体因体位变化而流动。进食高营养、易消化,富含维生素的食品。

6. 女性一旦患有附件疾病,应遵守治疗原则,采取积极态度,彻底治疗,尽快控制病情,防止转为慢性。

十、盆腔炎

(一)概述

盆腔炎是妇女常见疾病,即女性内生殖器及其周围的结缔组织、盆腔腹膜炎症的总称,多发生在性活跃期妇女,尤其是初次性交年龄小、有多个性伴侣、性交过频及性伴侣有性传播疾病者。年轻者容易发生盆腔炎性疾病。也可见于产后、剖宫产后、流产后以有妇科手术后,细菌进入创面感染而得病,急性者发病危急、症状严重,可因败血症危及生命,慢性者症状时好、时坏,反复发作。

因为子宫与输卵管相邻而其内腔相通,输卵管与卵巢及盆腔腹膜均互相邻近,盆腔腹膜与盆腔的结缔组织仅一膜相隔且有淋巴相通。因此,一个盆腔器官的炎症,尤其是较严重的炎症,极少孤立存在而不影响其邻近器官及组织。在急性盆腔炎中以输卵管最常受累,且病理改变较明显,而其邻近器官的受累程度可轻重不一。

(二)诊断要点

1. 症状和体征

(1)常有下腹疼痛、阴道分泌物增多、发热、月经异常和不孕。

(2)检查宫颈举痛,可出现子宫增大、压痛;一侧或双侧输卵管增粗,呈索条状,子宫常呈后倾后屈位,子宫活动受限或粘连固定;若出现输卵管积水或输卵管卵巢囊肿,则在盆腔一侧或两侧触及固定的囊性肿物。

2. 辅助检查

(1)C 反应蛋白升高。

(2)血沉增快(≥20mm/h)。

(3)白细胞总数升高,中性粒细胞比例增加。

(4)阴道分泌物培养或涂片检查多可找到致病菌。

(5)B 超检查发现盆腔炎性包块。

(三)药物治疗

1. 支持治疗

(1)卧床休息,取半卧位。

(2)注意营养及液体摄入。

(3)纠正水电解质及酸碱平衡。

(4)高热时物理降温,缓慢滴注 5% 葡萄糖生理盐水。

(5)避免不必要的盆腔检查及阴道灌洗。

2. 物理疗法　盆腔炎急性期不宜使用,慢性期可促进盆腔组织局部血液循环,改善局部组织的新陈代谢,以利炎症的吸收和消退。热水坐浴:一般用 1:5000 高锰酸钾或中药等坐浴,水温为40℃,一日1次,每次10~20min。5~10次为一疗程。

3. 盆腔炎多为混合感染,最好根据细菌药敏试验结果而选用最有效的抗菌药物治疗。治疗盆腔炎所选择的抗菌药物必须同时对需氧菌(包括淋病奈瑟菌)、厌氧菌及沙眼衣原体感染有效。对轻度感染可选择口服抗菌药物,对中重度感染应选择静脉滴注或肌内注射抗菌药物,常需联合用药。抗菌药物的使用见"附件炎"部分。

(四)注意事项

在抗菌药物治疗之前,最好取阴道分泌物培养细菌并参考药敏结果选择抗菌药物;出现以下情况,应转送上级医院手术治疗。

1. 经药物治疗48~72小时,体温持续不降,肿块加大,或有中毒症状,应及时手术排脓。

2. 脓肿破裂后,患者突然觉得腹部剧痛,伴高热、寒战,并有恶心、呕吐腹胀、拒按等情况时应立即开腹探查。

3. 有反复急性发作史而经非手术治疗效果不佳者。

(五)预防及健康教育

1. 杜绝各种感染途径,保持会阴部清洁、干燥,每晚用清水清洗外阴,花漾初蕊精华三天一次,做到专人专盆,切不可用手掏洗阴道内,也不可用热水、肥皂等洗外阴。盆腔炎时白带量多,质粘稠,所以要勤换内裤,不穿紧身、化纤质地内裤。

2. 发热患者在退热时一般汗出较多,要注意保暖,保持身体的干燥,汗出后给予更换衣裤,避免吹空调或直吹对流风。

3. 要注意观察白带的量、质、色、味。白带量多、色黄质稠、有臭秽味者,说明病情较重,如白带由黄转白(或浅黄),量由多变少,味趋于正常(微酸味)说明病情有所好转。

4. 月经期、人流术后及上、取环等妇科手术后阴道有流血,一定要禁止性生活,禁止游泳、盆浴、洗桑拿浴,要勤换卫生巾,因此时机体抵抗力下降,致病菌易乘机而入,造成感染。

5. 急性或亚急性盆腔炎患者要保持大便通畅,并观察大便的性状。若见便中带脓或有里急后重感,要立即到医院就诊,以防盆腔脓肿溃破肠壁,造成急性腹膜炎。

6. 被诊为急性或亚急性盆腔炎患者,一定要遵医嘱积极配合治疗。患者一定要卧床休息或取半卧位,以利炎症局限化和分泌物的排出。慢性盆腔炎患者也不要过于劳累,做到劳逸结合,节制房事,以避免症状加重。

7. 有些患者因患有慢性盆腔炎,稍感不适,就自服抗生素,长期服用可以出现阴道内菌群紊乱,而引起阴道分泌物增多,呈白色豆渣样白带,此时,应即到医院就诊,排除霉菌性阴道炎。

8. 盆腔炎病人要注意饮食调护,要加强营养。发热期间宜食清淡易消化饮食,对高热伤津的病人可给予梨汁或苹果汁、西瓜汁等饮用,但不可冰镇后饮用。白带色黄、量多、质稠的患者属湿热证,忌食煎烤油腻、辛辣之物。少腹冷痛、怕凉,腰酸疼的患者,属寒凝气滞型,则在饮食上可给予姜汤、红糖水、桂元肉等温热性食物。五心烦热、腰痛者多属肾阴虚,可食肉蛋类血肉有情之品,以滋补强壮。

9. 做好避孕工作,尽量减少人工流产术的创伤。手术中要严格无菌操作;避免致病菌侵入。

10. 温热的良性刺激可促进盆腔局部血液循环。改善组织的营养状态,提高新陈代谢,以利炎症的吸收和消退。

十一、功能失调性子宫出血

（一）概述

功能失调性子宫出血简称功血，是由于调节生殖的神经内分泌机制失常引起的异常子宫出血，而全身及内外生殖器官无器质性病变存在。发病机制为中枢神经系统－下丘脑－卵巢神经内分泌轴调控异常，或子宫内膜局部调控异常。可分为排卵性和无排卵性两类。其中无排卵性功血占 70%~80%，多见于青春期及绝经期妇女。排卵性功血占 20%~30%，多见于育龄妇女，常见两种类型：黄体功能不足，月经周期中有卵泡发育及排卵，但黄体期孕激素分泌不足或黄体过早衰退；子宫内膜不规则脱落，月经周期有排卵，黄体发育良好，但萎缩过程延长。

（二）诊断要点

1. 无排卵性功血

（1）月经周期紊乱，经期长短不一，出血量时多时少，病程缠绵。

（2）出血量多或时间长时常继发贫血，大量出血可导致休克。

（3）出血期间若无继发感染一般无腹痛、痛经或其他不适。

（4）可有多毛、肥胖、泌乳、不育等。

（5）基础体温呈单项型。

（6）有性生活史者行妊娠试验，必须是阴性。

2. 排卵性功血

（1）黄体功能不足

1）月经周期缩短。

2）有时月经周期虽在正常范围，但卵泡期延长、黄体期缩短。

3）患者不易受孕或易在孕早期流产。

（2）子宫内膜不规则脱落

1）月经周期正常。

2）经期延长，长达 9~10 日。

3）可伴出血量多。

（三）药物治疗

1. 无排卵性功血

（1）止血

1）孕激素

①炔诺酮每片 0.625mg，每次 5~8 片，每 8 小时 1 次，2~3 日血止后每隔 3 日递减 1/3 量，至维持量一日 2.5~5.0mg，持续用至血止后 21 日停药。用于绝经过渡期功血。

②醋酸甲羟孕酮（安宫黄体酮），雌激素止血的基础上，血止日期算起第 10 日始，10mg，一日 1 次，服至第 21 日，与雌激素同时停药。

③血红蛋白 >80g/L，一般情况好的患者可用：黄体酮 20~40mg，肌注，连续使用 3~5 日；醋酸甲羟孕酮（安宫黄体酮），口服，6~10mg/d，连服 10 日。

2）雄激素：适用于绝经过渡期功血。大量出血时单独应用效果不佳，可与雌孕激素联合的基础上加用。丙酸睾酮：一日 25~50mg 肌注，总剂量每月小于 300mg；甲睾酮 5mg 次，一日 2~3 次，舌下含服。

3）口服避孕药：左炔诺孕酮每片 0.75mg，一日 2~3 片，血止后每 3 天按 1/3 减量至每天 1

片,若减量中又开始出血,则恢复上一剂量,维持至血红蛋白升至 100g/L 以上停药。

4)一般止血治疗:凝血酶肌内注射或静脉滴注,1000U/次,一日 1 次,连续 3 日。氨甲苯酸 0.25g,一日 3 次。维生素 C0.1g,静脉滴注,一日 0.3g。

(2)调整月经周期:应用性激素止血后必须调整月经周期。

1)后半周期疗法:月经周期后半期服用醋酸甲羟孕酮 10mg,一日 1 次或肌注黄体酮 20mg,一日 1 次,连用 10 日为一周期,连续 3 个周期为 1 疗程。

2)雌、孕激素联合法:口服避孕药:如复方醋酸环丙孕酮、左炔诺孕酮片,每次 1 片,一日 1 次,连用 22 日为一周期,连续 3 个周期为 1 疗程。

2. 黄体功能不足

(1)绒促性素:于基础体温上升后,隔日肌注 1000~2000U,共 5 次,使血浆孕酮明显升高延长黄体期,常用于有生育要求的妇女。

(2)黄体酮:自排卵后开始,一日 10mg 肌注,共 10~14 日,补充黄体孕酮分泌不足。

3. 子宫内膜不规则脱落

(1)醋酸甲羟孕酮:排卵后第 1~2 日或下次月经前 10~14 日开始,10mg/次,一日 1 次,连服 10 日。

(2)复方左炔诺孕酮片:月经周期第 5 日始,一日 1 片,连服 22 日为 1 周期。

(3)绒促性素:用法同黄体功能不足。

(四)注意事项

1. 在诊断功血前,必须排除生殖器官病变或全身性疾病所导致的生殖器官出血,有异常妊娠或妊娠并发症、生殖器官的肿瘤或感染、激素类药物使用不当及宫内节育器引起的出血、全身性疾病如血液病等。

2. 对大量出血的患者,要求性激素治疗在 6 小时内明显见效,24~48 小时血止。若使用上述方案均未能止血,应考虑有无器质性病变存在。

3. 无排卵性青春期及生育年龄功血以止血、调整周期、促排卵为主;绝经过渡期以止血、调整周期、减少经量,防止子宫内膜病变为治疗原则。

4. 年龄 >35 岁、药物治疗无效、存在子宫内膜癌高危因素的异常子宫出血或急性子宫大量出血时应转有条件的上级医院行诊断性刮宫,刮出物送病理,明确诊断。

5. 有排卵性功血应于月经第 5~6 日行诊断性刮宫,病理检查作为诊断依据。

(五)预防及健康教育

首先,应该要正确地认识青春期发育过程,合理地安排学习和生活。

其次,青春期少女应了解有关青春期生长发育过程,月经是怎么回事,哪些因素会引起月经异常,应该怎么办。少女一般在 13 至 16 岁来月经。其中多数在初次行经后很快即建立了正常月经周期,按月行经;而少数由于其内分泌功能尚未完全成熟,可能出现月经紊乱现象。

再次,要避免精神过度紧张、劳累、营养不良等可诱发此种现象发生。因此,青春期少女一定要安排好学习和生活,注意劳逸结合,锻炼身体,增强体质,要保证足够的营养(蛋白质、维生素、铁)的摄入,避免生冷饮食。在出血时子宫腔内外相通,细菌因有很好的生长环境,将会迅速繁殖而致病。因此出血时要注意外阴清洁,勤换内裤及月经垫等月经用品;千万不能因有出血而不清洗外阴,相反,行经期一定要每日清洗以去除血污。可用一些外阴清洁剂,也可用温开水清洗,但应避免盆浴。

十二、经前期综合征

(一)概述

经前期综合征是指妇女反复在黄体期周期性出现躯体、精神以及行为方面改变,严重者影响生活质量,月经来潮后,症状自然消失。它的病因不明,可能由于卵巢激素、中枢神经传递和自主神经系统失调综合作用引起。

(二)诊断要点

临床表现为周期性发生系列异常征象。这些症状常出现于月经前1~2周,月经来潮后迅速减轻至消失。主要症状分为3类:

1. 躯体症状 表现为头痛、乳房胀痛、腹胀、肢体水肿、体重增加、运动协调功能减退。

2. 精神症状 激怒、焦虑、抑郁、情绪不稳定、疲乏以及饮食、睡眠、性欲改变。

3. 行为改变 思想不集中、工作效率低、意外事故倾向,易有犯罪行为或自杀意图。

根据在经前期出现的周期性典型症状即可作出诊断。

(三)药物治疗

在治疗上采用心理治疗和药物治疗

1. 镇静治疗给予镇静剂解除忧虑,黄体后期口服艾司唑仑1mg,一日2次;

2. 对症治疗

(1)利尿剂:适用于月经前体重增加明显(>1.5kg)。月经周期后半期口服螺内酯20~40mg,一日2~3次。

(2)维生素 B_6:一日口服100mg。

(四)注意事项

1. 诊断需与轻度精神病及心、肝、肾等疾病引起的水肿作鉴别。

2. 应首先给予心理安慰及疏导,使妇女精神松弛。

3. 维生素 B_6 一日剂量超过500mg可致感觉神经障碍。

(五)预防及健康教育

1. 放松心情:不要对这几天有畏难情绪,也许你不去刻意地想着它,它反而不会来打扰你。保持乐观、自信的态度可帮助你应付甚至预防出现一些不适的症状。

2. 少吃甜食:甜食会使人情绪不稳、焦虑,所以不妨少吃甜食或不吃,而多喝水,多吃些新鲜水果。

3. 少吃动物脂肪:动物性脂肪会提升雌激素的量,你可以吃一些含有植物脂肪的食物,以减轻你的痛苦。

4. 多吃纤维:纤维帮助体内清除过量的雌激素。多吃蔬菜、豆类、全麦、荞麦以及大麦(不仅纤维丰富,也含有大量的镁)等食品,你会收到意想不到的结果。

5. 少喝酒:酒精会使头痛及疲劳更严重,并引发吃甜食的冲动。所以少喝酒是很必要的。

6. 不妨多做运动:运动实在是一种"万能药"。每天在新鲜的空气中快走、游泳、慢跑、跳舞等,都对身体的健康非常重要。而且在月经来之前的1~2周增加运动量,会缓解不适。

7. 深呼吸:深呼吸可以使你放松心情,患者应练习缓慢地深呼吸。

8. 泡矿物澡:在温水中加入1杯海盐及2杯碳酸氢钠。泡20分钟,会使你放松全身的肌肉。

9. 补充营养素:维生素 B_2、B_6,维生素 C 及生物类黄酮,维生素 E,钙及镁。

十三、痛经

（一）概述

痛经不是一种疾病，而是一组综合征，凡在经前、经中、经后发生腹痛及其他不适，以致影响工作和生活，需经医治者称为痛经。

痛经的确切病因至今尚不明确，没有具体理论能全面解释此综合征。不同的患者病因可能多不同。目前考虑多与精神因素及体内大量前列腺素分泌有关。

痛经分为原发和继发两类，原发痛经多数为功能性，少数为器质性原因。而继发性痛经多数为器质性，少数为功能性原因。器质性原因多见于子宫内膜异位症、子宫腺肌症、盆腔炎、子宫肌瘤。本节仅介绍功能性痛经。

（二）诊断要点

1.病史

（1）青少年未婚女性易发，以往经期有类似发作。

（2）疼痛发生时间与月经的关系：原发性痛经常发生在月经初潮后不久的未婚未育的年轻女性，月经来潮前数小时即感疼痛，月经的第1~2天内加重，经量加多后症状逐渐消失。

（3）疼痛的性质：常为下腹绞痛、下坠感并向肛门及腰骶部放射，有时合并恶心、呕吐、腹泻等消化道症状，严重者脸色发白、出冷汗、全身无力、四肢厥冷甚至虚脱。

2.体检妇科检查了解生殖道及宫颈通畅情况，子宫大小、形状、质地是否正常，双侧附件有无包块、有无粘连或固定、有无增厚或压痛，子宫后穹窿有无触痛结节。总之要排除各种器质性病变。

3.辅助检查 B 超及阴道分泌物检查无异常。

（三）药物治疗

1.解痉止痛药 痛经时使用。

（1）阿托品 0.3mg 或颠茄片 10mg 口服，疼痛时服。必要时 4 小时后可重复 1 次；双氯芬酸 25mg，一日 3 次；阿托品 0.5mg，皮下注射。

（2）前列腺素拮抗剂：吲哚美辛栓剂，25mg，疼痛时，肛门置入。

（3）精神过度紧张者应用镇静剂地西泮 2.5mg，一日 3 次。

2.激素治疗 口服醋酸甲羟孕酮 4~8mg/d，从经前 12 天开始连服 10 天；或用黄体酮 10mg/d 肌注，一日一次，从经前 7 天开始连用 5 天，一般用 3 个周期。

3.少数顽固性痛经可用复方炔诺孕酮抑制排卵，抑制前列腺素合成从而止痛。

（四）注意事项

1.本病一定要通过 B 超及妇科检查除外器质性病变，对已婚者宫颈管狭窄致经血流通不畅，可行宫颈扩张术。

2.加强锻炼增强体质，正确宣教生理卫生知识以消除对月经的紧张与恐惧心理。

3.经期不要过食生冷，注意保暖，避免过重体力劳动及剧烈运动。

（五）预防及健康教育

1. 学习掌握月经卫生知识。

2. 生活起居要有一定规律。

3. 积极做好五期卫生保健。

4. 锻炼身体提高健康水平。

5. 积极进行妇科病的诊治。

十四、宫缩乏力

（一）概述

产力是指促使胎儿及其附属物从子宫排出的力量。主要是子宫收缩的力量,还包括腹肌、横膈肌及盆底肌肉的收缩力量。

子宫收缩乏力的原因包括产妇精神过度紧张,头盆不称、胎位异常,子宫过度膨胀或感染,失去正常收缩力。另外,内分泌失调、镇静剂使用过多或产程中饮食不足,均可导致宫缩乏力。

由于头盆不称或胎位异常所致宫缩乏力应采用剖宫产终止妊娠。在排除上述因素后出现的宫缩乏力常见于子宫过度膨胀、产妇精神过度紧张、内分泌失调和药物（大量镇静剂、麻醉药物的使用）影响。临床表现为潜伏期延长、活跃期延长、活跃期停滞、第二产程延长、第二产程停滞、胎头下降延缓、胎头下降停滞和滞产。可通过加强宫缩,改善产程进展。

（二）诊断要点

1. 低张型宫缩乏力

（1）子宫收缩具有协调性;

（2）宫缩强度弱;

（3）持续时间短;

（4）间隔时间长;

（5）可分为原发宫缩乏力和继发宫缩乏力。原发宫缩乏力通常在临产时即出现,激发宫缩乏力则发生在产程活跃期。

2. 高张型宫缩乏力

（1）子宫收缩失去协调性;

（2）宫缩间歇子宫肌不能完全放松,从而影响胎盘血液循环,导致胎儿窘迫。

（三）药物治疗

包括协调宫缩、加强宫缩和促进宫颈扩张。

1. 缓解产妇紧张情绪,协调宫缩

（1）盐酸哌替啶:潜伏期使用,100mg 肌内注射,4h 后阴道检查,了解宫口扩张情况。使用前应行电子胎心监护,必要时提前人工破膜,了解羊水形状。

（2）地西泮:活跃期使用。10mg 静脉缓慢注射（ >5min）。

2. 加强宫缩产程中使用。

缩宫素:用氯化钠注射液稀释至每 1ml 中含有 0.01U。以每分钟 4 滴的速度开始静脉点滴,每 15min 听胎心一次,逐渐调整浓度,最大不可超过 2%。点滴前应评估宫缩强度和频度,电子胎心监护除外胎儿窘迫。点滴过程中每小时测量血压。

3. 松弛宫颈平滑肌,软化宫颈和促进宫颈扩张。

（1）地西泮:10mg 宫颈封闭或静脉缓慢注射。

（2）阿托品:0.5mg 宫颈注射。

（四）注意事项

1. 仔细观察宫缩强度、持续时间。

2. 当出现产程停滞时,应除外头盆不称。

3. 潜伏期停滞时,应给予盐酸哌替啶 100mg 肌内注射,协调宫缩,4 小时后,如宫口未进一步扩张,则应阴道检查除外头盆不称,并进行人工破膜,如30min后宫缩强度欠佳,即可使用缩宫素加强宫缩。4h后检查宫颈扩张情况。

4.活跃期停滞时,如产妇疲劳,可给予地西泮静脉缓慢注射,除外头盆不称后,加强宫缩,2h后检查宫颈扩张情况。

5.加强宫缩时,缩宫素浓度及滴速应逐步增加,最大浓度不超过2U:100ml,滴速不超过40滴/min。

6.产程中应鼓励产妇排尿,避免因膀胱充盈阻碍胎先露下降和导致宫缩乏力。

十五、产后出血

(一)概述

产后出血一直是世界范围的产科关注焦点,是产科常见的严重并发症,至今仍然是产妇死亡的主要原因之一。常见原因有:宫缩乏力、胎盘残留、软产道损伤和凝血功能障碍。

宫缩乏力可以因为全身性疾病引起,包括肝肾疾病、心脏病、呼吸系统疾病以及发热等;还可由于产科因素所致,如产程延长、滞产、妊娠高血压疾病、妊娠糖尿病、前置胎盘、胎盘早剥、子宫形态发育异常、巨大儿或羊水过多所致子宫过度膨胀、宫腔感染等;另外,精神过度紧张和产妇疲劳、使用大量镇静剂、未及时排尿膀胱过度充盈,都可导致宫缩乏力。

产后出血的另一原因是胎盘残留,下述情况可造成胎盘残留:胎盘粘连、胎盘植入、副胎盘。

软产道损伤是容易被忽略的一项产后出血原因,常见于会阴组织弹性较差的产妇,急产或胎儿娩出过快也容易造成阴道壁或会阴组织的裂伤,还有,巨大儿、阴道助产、产钳术也是软产道损伤的常见原因。妊娠后期,软产道充血,分娩时产道的裂伤可在短时间内大量失血,或伤口上延至阴道穹窿,形成阔韧带内血肿,严重时发生失血性休克,危及产妇生命。软产道损伤常被错认为宫缩乏力,虽经使用缩宫素或其他促宫缩药物,但不能减少出血,而当大量失血后,子宫肌细胞缺血缺氧,也会出现继发宫缩乏力。

凝血功能障碍也会导致产后出血,例如妊娠期血小板减少、死胎或胎盘早剥所致凝血活酶释放,使纤维蛋白原过度消耗。羊水栓塞和重度子痫前期都可分别激活外源性和内源性凝血系统,导致凝血物质大量消耗。

(二)诊断要点

1.胎儿娩出后24h内失血量达到或超过500ml,或者产后2h内阴道出血达到或超过400ml;

2.准确估计出血量;

3.观察子宫收缩情况;

4.检查软产道;

5.检查凝血功能,包括纤维蛋白原、凝血酶原时间、部分凝血活酶时间,以及血红蛋白浓度和血小板数量。

(三)药物治疗

药物治疗主要针对宫缩乏力和凝血功能障碍。

1.加强宫缩,促进子宫收缩,使胎盘剥离面血窦闭合

(1)缩宫素10U宫颈注射或20mg加入5%葡萄糖液500ml中静脉点滴,24h内用量不宜超过60U。

（2）麦角新碱 0.5mg 肌内注射。麦角新碱有升高血压作用,不宜用于高血压患者。

（3）垂体后叶注射液静脉滴注:一次 2.5～5U,用氯化钠注射液稀释至每 1ml 中含有 0.01U。

2.止血药物,促进创面表面血栓形成,从而达到止血目的

凝血酶:1000U,肌内注射或静脉滴注,一日 1 次,连续 3 日。氨甲苯酸:0.25g,一日 3 次。维生素 C 0.1g,静脉滴注,一日 3 次。

（四）注意事项

1.当出现阴道活动性出血时,应首先检查宫缩情况。

2.检查胎盘是否完整,是否存在胎盘小叶缺失。

3.仔细检查软产道是否有裂伤,当使用产钳助产后,尤其应注意宫颈是否有裂伤和缺失。

4.垂体后叶注射液由于有升压作用,现在已很少使用。

（五）预防及健康教育

（一）分娩期的预防

1.第一产程密切观察产妇情况,注意水分及营养的补充,避免产妇过度疲劳,必要时可酌情肌注度冷丁,使产妇有休息机会。

2.重视第二产程处理,指导产妇适时及正确使用腹压。对有可能发生产后出血者,应安排有较高业务水平的医师在场守候。有指征者适时适度作会阴侧切或会阴正中切开。接产技术操作要规范,正确引导胎头、胎肩及胎头顺利娩出。对已有宫缩乏力者,当胎肩娩出后,即肌注催产素 10U,并继以静脉滴注催产素,以增强子宫收缩,减少出血。

3.正确处理第三产程,准确收集并测量产后出血量。待胎盘自然剥离征象出现后,轻压子宫下段及轻轻牵引脐带帮助胎盘、胎膜完整排出,并仔细检查胎盘、胎膜是否完整。检查软产道有无撕裂或血肿。检查子宫收缩情况,按摩子宫以促进子宫收缩。

（二）产后期的预防

1.产后 2h 内,产妇仍需留在产房接受监护,密切观察产妇的子宫收缩、阴道出血及会阴伤口情况。每 30min 测量产妇的血压、脉搏、体温、呼吸。

2.督促产妇及时排空膀胱,以免影响宫缩致产后出血。

3.协助早期哺乳,可刺激子宫收缩,减少阴道出血量。

4.对可能发生产后出血的高危产妇,注意保持静脉通畅,并做好产妇的保暖。

十六、早产

（一）概述

早产是围产儿死亡的主要原因,文献报道约 75% 的围产儿死亡与早产有关,早产的发病率为 5%～15%。

早产的高危因素包括:孕妇年龄小于 18 岁和大于 35 岁,体重低于 45 公斤,每天吸烟超过 10 支;过度劳累、精神紧张、孕期营养不良;既往有流产和早产史;单双角子宫、双子宫、子宫纵隔、宫颈锥切术后、宫颈裂伤、宫颈功能不全;合并内外科疾患;多胎妊娠;妊娠高血压疾病;生殖道或宫内感染。

预防早产的措施:避免孕期吸烟,定期进行产前检查,积极治疗内外科并发症,避免过度劳累、卧床休息,对于宫颈功能不全者应在妊娠 14～16 周时进行宫颈环扎。

（二）诊断要点

1. 妊娠满 28 周至不满 32 周间分娩者称为早产。

2. 妊娠满 28 周后，出现间隔 10min 一次的规律宫缩，伴宫颈管缩短，称为先兆早产。

（三）药物治疗

包括抑制宫缩和促胎肺成熟。

1. 硫酸镁　25% 的硫酸镁注射液 16ml，加入 5% 葡萄糖液 100～250ml，30～60min 内静脉滴注，然后再以 25% 的硫酸镁注射液 20～40ml 加于 5% 葡萄糖液 500ml 中，以每小时 1～2g 的速度静脉滴注，直到宫缩消失。用药过程中注意呼吸每分钟不少于 16 次，尿量每小时不少于 25ml。

2. 地塞米松　地塞米松 4mg，每天 2 次肌内注射，共 2 天，以促进胎肺表面活性物质生成。

（四）注意事项

1. 治疗早产应以预防为主。

2. 保胎主要目标为争取促胎肺成熟时间 48h，次要目标为争取宫内转运时间，将先兆早产的孕妇转院至有抢救早产儿条件的上级医院。

3. 使用硫酸镁时，应监测孕妇呼吸、膝反射和尿量，以免发生镁中毒。

（五）预防及健康教育

1. 应注意身心健康，尽量避免精神创伤，保持愉快的心情，预防血压升高。

2. 孕妇在整个孕期都要注意交通安全，减少碰撞、外伤，避免胎盘早剥的发生。

3. 对于已经知道自己子宫有畸形，或有早产史，或有子宫肌瘤的孕妇，孕期里应该特别注意增加营养，同时禁止性生活。

4. 保持外阴清洁，防止阴道感染。

5. 多胎妊娠或合并有慢性疾病的孕妇，孕期应多卧床休息，以左侧卧位更为适宜，因为这样可增加子宫胎盘的血流量，从而防止自发性子宫收缩。

6. 对于宫颈内口松弛的孕妇，应于怀孕 14～16 周时，做子宫颈内口缝合术。

十七、妊娠高血压

（一）概述

妊娠高血压疾病是妊娠期特有的疾病，严重威胁母儿生命安全。妊娠高血压通常在妊娠 20 周以后发生，病理基础为全身小动脉痉挛，外周循环阻力增加。

妊娠高血压疾病的病因至今尚未完全明确，研究报道，致病原因可能与血管内皮功能紊乱，母胎之间免疫平衡失调，血浆钙离子浓度不足，以及凝血功能和纤溶系统失衡有关。

高危因素有以下几点：孕妇年龄超过 30 岁、初产妇、体重指数大于 24、多胎妊娠；精神过度紧张；有家族性高血压史；寒冷刺激；营养不良。

（二）诊断要点

1. 病史：患者是否具有高危因素或临床症状。

2. 高血压：收缩压≥140mmHg 或舒张压≥90mmHg，间隔 6h 以上，血压升高 2 次。

3. 尿蛋白：24h 尿蛋白定量≥300mg 或至少相隔 6h 的 2 次随机尿液检查中尿蛋白定性为（＋）。

4. 水肿：孕妇体重突然增加≥0.9kg/周或 2.7kg/月。

5. 辅助检查：血红蛋白浓度、血细胞比容、红细胞计数、血液黏稠度、凝血功能。

6.肝肾功能、尿常规、尿比重、尿蛋白、心电图、眼底检查等、腹部 B 超。

（三）药物治疗

1.解痉：首选硫酸镁,25% 溶液,一次 4～10ml;或将 25% 溶液 10ml 用 5%～10% 葡萄糖注射液稀释成 1% 或 5% 浓度后静脉滴注;治疗中重度妊娠高血压征、先兆子痫和子痫首次剂量为 2.5～4g,用 25% 葡萄糖注射液 20ml 稀释后,5min 内缓慢静脉注射,以后每小时 1～2g 静脉滴注维持。24h 总量为 30g,根据膝腱反射、呼吸次数和尿量监测。

2.降压：当平均动脉压达到或超过 140mmHg 时,应给予降压药。

（1）硝苯地平：10mg 口服,一日 3 次。

（2）硝普钠：用前将本品 50mg 溶解于 5% 葡萄糖注射液 5ml 中,再稀释于 250～1000ml 5% 葡萄糖注射液中,在避光输液瓶中静脉滴注。溶液的保存与应用不应超过 24h。溶液内不宜加入其他药品。按体重每分钟 $0.5\mu g/kg$。根据治疗反应以每分钟 $0.5\mu g/kg$ 递增,逐渐调整剂量,常用剂量为每分钟 $3\mu g/kg$,极量为每分钟 $10\mu g/kg$,总量为 $3500\mu g/kg$。因硝普钠代谢产物对胎儿有毒性作用,不宜妊娠期用药。

（3）酚妥拉明：10mg 加入 5% 葡萄糖液中,以每分钟 $0.05～0.1mg/kg$ 的速度静脉滴注。

3.镇静：地西泮 2.5～5mg 口服,一日 3 次;或 10mg 肌内注射。

（四）注意事项

1.重视患者自觉症状。

2.警惕隐匿性水肿的发生,即孕妇体重增加过快。

3.监测 24h 尿蛋白排出量和血浆蛋白浓度。

4.严格按照 1～2g/h 的速度静脉滴注硫酸镁,同时监测呼吸、膝腱反射、尿量,警惕镁中毒。

5.监测心率及双肺呼吸音,控制一日静脉输液总量,避免发生肺水肿和心功能不全。

（五）预防及健康教育

1.建立健全三级妇幼保健网,开展围妊娠期及围生期保健工作。

2.加强健康教育,使孕妇自觉进行产前检查。

3.指导孕妇合理饮食与休息。

4.补钙预防妊娠期高血压疾病。

十八、药物避孕

（一）口服短效避孕药

1.复方醋酸环丙孕酮片（每片含醋酸环丙孕酮 2mg 和炔雌醇 0.035mg）用法：既往没有使用激素避孕药（过去 1 个月）者,从月经周期第 1 日开始服药,一日 1 片,连服 21 日。停药 7 天后开始下一盒药,其间通常发生撤退性出血。通常在该周期最后一片药服完后 2～3 天开始出血,而在开始下一盒药时出血尚未结束。

2.复方左炔诺孕酮片（每片含主要成分左炔诺孕酮 0.15 毫克、炔雌醇 0.03 毫克）用法：用于事后紧急避孕：性生活后 72 小时内服用 0.75mg,间隔 12 小时再服 0.75mg。

3.复方炔诺酮片（每片含主要成分炔诺酮 0.6 毫克、炔雌醇 0.035 毫克）用法：自月经周期第 5 日开始,每晚 1 片,连服 22 日,不能间断,若漏服可于次晨补服 1 片。服完于月经周期第 5 天开始下一盒药。

4.左炔诺孕酮炔雌醇（三相）片（黄色片：每片含左炔诺孕酮 0.05 毫克、炔雌醇 0.03 毫克;白色片:每片含左炔诺孕酮 0.075 毫克、炔雌醇 0.04 毫克;棕色片:每片含左炔诺孕酮 0.125 毫克、炔雌醇 0.03 毫克)用法:口服,首次服药从月经的第 3 日开始,每晚 1 片,连续 21 日,先服黄色片 6 日,继服白色片 5 日,最后服棕色片 10 日。以后各服药周期均于停药第 8 日按上述顺序重复服用。不得漏服。

5. 复方醋酸甲地孕酮片(每片含主要成分醋酸甲地孕酮 1 毫克、炔雌醇 0.035 毫克)用法:口服,于每次月经第 5 天开始,一日 1 片,连服 22 日。停药后 3~7 天内行经,于行经的第 5 天再服下一周期的药。产后或流产后在月经来潮再服。

(二)速效口服避孕药

1. 左炔诺孕酮片(每片含主要成分左炔诺孕酮 0.75 毫克)用法:在同居前两天开始服药,每晚 1 片,连服 10~15 天不能间断,同居超过半个月应接服复方短效口服避孕药。

2. 醋酸甲地孕酮片(主要成分为醋酸甲地孕酮)用法:口服,于每次月经第 5 天开始,一日 1 片,连服 22 日。停药后 3~7 天内行经,于行经的第 5 天再服下一周期的药。产后或流产后在月经来潮再服。

(三)辅助口服避孕药

炔雌醇片(炔雌醇 0.005mg)作为短效口服避孕药前半周期发生突破性出血时的辅助药:一次 0.005~0.01mg,一日 1 次,直至服完一个周期的短效避孕药。

(四)注射用避孕药

1. 复方甲地孕酮注射液(每毫升含醋酸甲地孕酮 25mg,雌二醇 3.5mg)用法:第一个月于月经周期第 5 日和第 12 日各肌注 1ml,以后在每次月经周期第 10~12 日肌注 1ml。

2. 复方庚酸炔诺酮注射液(每毫升含庚酸炔诺酮 50mg,戊酸雌一醇 5mg)用法:第一个月于月经周期第 5 日和第 12 日各肌注 1ml,以后在每次月经周期第 10~12 日肌注 1ml。

(五)外用避孕药

1. 壬苯醇醚栓(含壬苯醇醚 0.1g,辅料为酒石酸氢钾 300mg、碳酸氢钠 200mg、淀粉 400mg、二氧化硅 100mg)　用法:阴道内给药,一次 1 粒,于房事前 5min 放入阴道深处。

2. 壬苯醇醚凝胶　每次房事前使用。取一支,拔下塑料套,将该套插入药管尾部,再将药管前端插入阴道深处,推动活塞至顶端,使药物完全进入阴道。

3. 壬苯醇醚膜　膜剂每张 50mg;用法:阴道内给药。于房事前 10min,取药膜一张,对折二次或揉成松软小团,以食指(或中指)将其推入阴道深处,10min 后可行房事。最大用量每次不超过 2 张。

第二节　耳鼻咽喉科疾病

一、咽炎

急性咽炎

(一)概述

急性咽炎是病毒或细菌引起咽黏膜、黏膜下组织及淋巴组织的急性炎症,多见于冬春两季。常在全身抵抗力下降时,如受凉、过度劳累、体弱及烟酒过度时发病。

（二）诊断要点

1. 急性起病,咽干、咽痛,吞咽时加重。

2. 全身症状轻重不一,轻者有低热、乏力;重者有高热、头痛和全身酸痛等。

3. 咽部急性充血、水肿,可有点、片状渗出物;病变可局限于口咽一部分也可累及整个咽部,甚至累及会厌及杓会厌襞。

4. 颌下淋巴结可肿大及压痛。

5. 若为细菌感染,可有白细胞增高。

（三）药物治疗

1. 症状显著者卧床休息,多饮水,通便,对症治疗。

2. 儿童、年老体弱或症状显著者,全身应用抗菌药物预防并发症,可选用以下药物治疗:

（1）阿莫西林:口服,成人 0.5g,一日 3 次;重症者加至每次 1.0g,一日 3 次。疗程 1 周,无效者换药。

（2）头孢氨苄:口服,成人 0.25 ~ 0.5g,一日 4 次;小儿一日 50 ~ 70mg/kg。

（3）红霉素:成人一日 1 ~ 2g,分 3 ~ 4 次用,口服需整片吞服;小儿一日 30 ~ 50mg/kg,分 3 ~ 4 次用。

（4）罗红霉素:成人口服每次 150 ~ 300mg,一日 2 次,餐前服;儿童 1 次 2.5 ~ 5mg/kg,一日 2 次。

（5）阿奇霉素:成人 0.5g,一日 1 次,连用 5 日;儿童一日 10mg/kg,一日 1 次,连用 3 日。

3. 清淡饮食,淡盐水漱口,可用各种含片。

（四）注意事项

1. 对青霉素过敏者禁用青霉素类药物,应用前须按规定方法做皮试试验。

2. 头孢菌素常见恶心、呕吐、腹泻和腹部不适等胃肠道反应,有胃肠道疾病病史患者应慎用。对青霉素过敏或过敏性体质者慎用,对头孢菌素过敏者禁用。肾功能减退者或老年患者慎用。孕期及哺乳期妇女也应慎用。

3. 大环内酯类 严重不良反应少见,一般有胃肠道反应,严重肝硬化者宜减量。阿奇霉素可使地高辛的血药浓度升高,不能与麦角类药物合用。大环内酯类药物对于孕妇及哺乳期妇女均应慎用,肝功能不全者慎用。对大环内酯类过敏者禁用。

慢性咽炎

（一）概述

慢性咽炎为咽部黏膜、黏膜下组织的弥散性、慢性感染,常为慢性上呼吸道炎症的一部分。多发生于成年人,病程长,症状顽固,不易治愈。

（二）诊断要点

1. 咽部长期不适、异物堵塞感、发胀、痒、痛;伴有分泌物多、咳嗽,易恶心等,在说话多、受凉、咽部受刺激后症状加重。

2. 咽黏膜呈暗红色,咽后壁淋巴滤泡增生伴有黏稠分泌物者为单纯型慢性咽炎。

3. 咽部黏膜肥厚增生,慢性充血,咽后壁淋巴滤泡增生呈片状,侧索增生,可有散在脓点者为肥厚型慢性咽炎。

4. 慢性咽炎在检查时可有咽部敏感、容易恶心。

（三）药物治疗

1. 消除致病因素，增强体质。如戒除烟酒，避免粉尘及有害气体的刺激、勿吃刺激性大或过咸过腻的食物等；治疗周围器官疾病，如鼻窦炎、龋齿等。

2. 清淡饮食，淡盐水漱口，可用各种含片。

二、喉炎

急性喉炎

（一）概述

急性喉炎指以声门区为主的喉黏膜的急性弥漫性卡他性炎症，多发于冬、春季，小儿急性喉炎具有其特殊性，应当引起重视。

（二）诊断要点

1. 临床表现

（1）声音嘶哑：为主要症状，音调变低、变粗，甚至只能耳语或完全失声。

（2）喉痉挛：小儿急性喉炎时起病较急，表现为犬吠样咳嗽或呼吸困难，出现三凹征、面色发绀、烦躁不安，进一步发展可面色苍白、呼吸无力，甚至呼吸循环衰竭、死亡。

（3）喉分泌物增多：不易咳出，加重声嘶。

（4）全身症状：小儿较重，表现为畏寒、发热、疲倦、食欲不振。

2. 体征　间接喉镜或纤维喉镜下见双侧声带对称性弥漫性充血，会厌、室带及声门下腔也可表现为红肿，表面可有黏性分泌物，鼻咽部也可有急性炎症的相应表现。

（三）药物治疗

1. 指导患者进行声带休息。

2. 抗菌治疗　及早使用有效、足量的抗菌药物控制感染，首选青霉素。

（1）青霉素：肌内注射：成人 80～160 万 U，一日 3～4 次，儿童一日 3～5 万 U/kg，分 2～4 次给药；静脉滴注：成人一日 240～2000 万 U，儿童一日 20～40 万 U/kg，分 4～6 次，以 5%～10% 葡萄糖或氯化钠注射液溶解成 1 万 U/ml 后滴入。一般用 5～7 天，若效果欠佳，可换用其他种类抗菌药物。

（2）头孢呋辛（酯）：肌内注射或静脉滴注：成人一般剂量为每次 750mg，一日 3 次，较严重的感染剂量加倍；婴儿和儿童一日 30～100mg/kg，分 3～4 次给药，新生儿一日 30～50mg/kg，分 2～3 次给药；口服：成人每次 250～500mg，一日 2 次；儿童每次 125mg，一日 2 次。

（3）阿奇霉素：静脉滴注：成人 0.5g/次，一日 1 次，溶于 5% 葡萄糖注射液 500ml 内滴入，儿童一日 10mg/kg，溶于 5% 葡萄糖注射液，配成 1ml 中含 0.1g 的溶液，1 次滴入。口服：成人 0.5g/次，一日 1 次，儿童 10mg/kg，一日 1 次。

3. 激素治疗　用于症状重、声带肿胀明显的患者。用法：成人泼尼松片 20mg，晨起口服，一日 1 次，连服 3 天，3 天后改为 10mg，一日 1 次，连服 4 天；或者地塞米松肌内注射或静脉滴注，成人一日 0.2～0.4mg/kg，儿童 2 岁以下 2mg/d，2 岁以上 5mg/d。

4. 雾化吸入　可用庆大霉素 8 万 U 加 5mg 地塞米松，一日雾化 1 次或 2 次，5 日为一疗程。

（四）注意事项

1. 抗菌药物应用注意事项可参见"急性咽炎"章节。

2.泼尼松 激素对于老人、儿童及青少年应该慎重。对于合并有糖尿病、高血压、结核、胃溃疡、青光眼等一些禁用激素基础病患者应该慎用。严重肝功能不良者不宜使用,与降糖药、抗癫痫药、噻嗪类利尿药、水杨酸盐、抗凝血药等合用须考虑相互作用,应适当调整剂量。

慢性喉炎

(一)概述

慢性喉炎是指喉部黏膜的非特异性病菌感染所引起的慢性炎症,可分为慢性单纯性喉炎、肥厚性喉炎、萎缩性喉炎。

(二)诊断要点

1.临床表现

(1)咽喉感觉异常:可为异物感、干燥感、烧灼感或疼痛。

(2)发声功能改变:音调低沉粗糙,大量用声后可加重,多讲话后可出现疲倦或失声。

(3)喉分泌物增加。

2.体征

(1)慢性单纯性喉炎:喉黏膜弥漫性充血、肿胀,声带呈粉红色,边缘钝,黏膜表面可见黏稠分泌物。

(2)肥厚性喉炎:喉黏膜肥厚,以杓间区明显,声带肥厚成梭形,室带肥厚可遮盖部分声带。

(3)萎缩性喉炎:喉黏膜干燥、变薄而发亮,杓间区、声门下可见黄绿色或黑褐色干痂。

(三)药物治疗

慢性喉炎治疗的关键是病因治疗。

1.除去刺激因素,戒除烟酒;

2.适当声带休息,减少发声;

3.正确使用嗓音,禁止大声叫喊;

4.积极治疗鼻、咽等邻近器官的感染,减少分泌物对喉部的刺激;

5.控制喉咽反流等;

6.必要时可酌情使用雾化吸入治疗(见"急性喉炎"),一日 1 次,每疗程 6 次,可作 2~3 个疗程。

三、鼻炎

急性鼻炎

(一)概述

是由病毒感染引起的鼻黏膜急性炎症性疾病,俗称"伤风","感冒"。四季均可发病,但冬季更常见。

(二)诊断要点

整个病程可分为 3 期:

1.前驱期 数 h 或 1~2d,鼻内有干燥、灼热感,患者畏寒,全身不适。鼻黏膜充血,干燥。

2.卡他期 约 2~7d,此期出现鼻塞,逐渐加重,频频打喷嚏,流清水样涕伴嗅觉减退。同时全身症状达到高峰,如发烧、倦怠、食欲减退及头痛。鼻黏膜弥漫性充血肿胀,总鼻道或鼻腔底见水样或黏液性分泌物。

3. 恢复期　清鼻涕减少,逐渐变为黏液脓性。全身症状逐渐减轻,如无并发症,7~10d 可痊愈。

(三)药物治疗

1. 解热镇痛药　用于减轻全身症状,退热,缩短病程。阿司匹林一日 0.3~0.5g/kg。

2. 减充血剂　1% 麻黄碱滴鼻液:一次每鼻孔 2~4 滴,一日 3~4 次,应用 7d 以内。

3. 抗菌药物　若合并细菌感染或可疑有并发症时可全身应用抗菌药物。

(四)注意事项

麻黄碱滴鼻液连续使用不得超过 7 日,否则,可产生"反跳"现象,出现更为严重的鼻塞。

慢性鼻炎

(一)概述

鼻腔黏膜或黏膜下的炎症持续数月以上或炎症反复发作,间歇期内亦不恢复正常,且无明确的致病微生物感染。可分为慢性单纯性鼻炎、慢性肥厚性鼻炎,萎缩性鼻炎和药物性鼻炎。

(二)诊断要点

1. 慢性单纯性鼻炎　间歇性、交替性鼻塞,多伴透明的黏液性鼻涕。查体可见鼻黏膜肿胀,下鼻甲肿大,鼻甲柔软,富有弹性,对血管收缩剂敏感。鼻腔内有较黏稠的黏性分泌物,多聚集于鼻腔底部、下鼻道或总鼻道。

2. 慢性肥厚性鼻炎　持续性鼻塞,鼻涕难以擤出,可引起头疼、头昏、失眠及精神萎靡等。查体见鼻黏膜增生、肥厚,呈暗红色,下鼻甲黏膜肥厚,下鼻甲表面呈结节状或桑棋状。麻黄碱收缩欠佳。下鼻甲触之硬实感。

3. 萎缩性鼻炎　鼻腔干燥感、易出血,重者鼻腔内有臭味。检查鼻腔黏膜干燥萎缩,以下甲萎缩为甚,鼻腔宽大,重者附着干痂。

4. 药物性鼻炎　由于局部或全身长期应用减充血剂引起。多为双侧鼻塞,可有黏液或黏脓性涕,可有嗅觉减退,头疼、头晕等症状。查体见鼻黏膜充血,下鼻甲增大,表面光滑,麻黄碱收缩效果欠佳。

(三)药物治疗

1. 慢性单纯性鼻炎　减充血剂:1% 麻黄碱滴鼻液,一次每鼻孔 2~4 滴,一日 3~4 次,应用 3d 以内。可以应用苍耳子等中药治疗。

2. 慢性肥厚性鼻炎　以手术、微波、激光、等离子消融等方法减少肥厚下甲体积以改善鼻腔通气。

3. 萎缩性鼻炎

(1)口服维生素 B_2,5~10mg,一日 3 次。

(2)口服维生素 C,0.05~0.1g,一日 2~3 次。

(3)鼻腔冲洗:温热生理盐水冲洗鼻腔。

4. 药物性鼻炎　停用麻黄碱类药物。

变应性鼻炎

(一)概述

变应性鼻炎系鼻部变态反应性疾病,可分为常年性和季节发作性两种。

（二）诊断要点

1. 打喷嚏、流清涕病史。

2. 季节性发病 患者每年发病季节基本一致,且多与花粉传粉期符合。

3. 鼻黏膜可表现为苍白、水肿。

4. 变应原皮肤试验反应阳性;特异性 IgE 抗体检测阳性。

（三）药物治疗

1. 首选 氯苯那敏:口服,成人 4mg,一日 1~3 次。

2. 备选 鼻塞重者可选 1% 麻黄碱滴鼻液:一次每鼻孔 2~4 滴,一日 3~4 次,应用 7d 以内。

（四）注意事项

1. 新生儿、孕妇、哺乳期妇女、膀胱颈梗阻、幽门十二指肠梗阻、甲状腺功能亢进,高血压和前列腺肥大者慎用氯苯那敏。

2. 高空作业者,车辆驾驶人员,机械操作人员工作时间禁用氯苯那敏。

3. 麻黄碱滴鼻液仅鼻塞时使用,连续使用不得超过 7 日,否则,可产生"反跳"现象,出现更为严重的鼻塞。

四、鼻窦炎

急性鼻窦炎

（一）概述

急性鼻窦炎系鼻窦黏膜的急性炎症,多继发于急性鼻炎。致病菌以化脓性球菌多见。

（二）诊断要点

1. 鼻塞;

2. 较多黄脓涕;

3. 头痛,并伴有面颊部、额部或头深部的疼痛;

4. 重症者可有发热、畏寒及全身不适;

5. 查体鼻黏膜充血,鼻腔较多脓性分泌物,中鼻道、嗅裂可见脓涕;

6. 面颊部、内眦或眶内上角可有压痛;

7. 必要时鼻窦 X 线片或鼻窦 CT 可作为辅助诊断手段。

（三）药物治疗

1. 抗菌药物类药物 可选用针对球菌的药物。首选青霉素,用法及注意事项见"急性化脓性扁桃体炎"相关内容。还可以应用其他抗菌药物。

2. 减充血剂 1% 麻黄碱滴鼻液,一次每鼻孔 2~4 滴,一日 3~4 次,应用 7 天以内。

（四）注意事项

1. 局部炎症控制后可行上颌窦穿刺冲洗术。

2. 可配合物理治疗。

3. 麻黄碱滴鼻液连续使用不得超过 7 日,否则,可产生"反跳"现象,出现更为严重的鼻塞。

慢性鼻窦炎

（一）概述

慢性鼻窦炎为鼻窦黏膜的慢性炎症持续较长时间。

（二）诊断要点

1. 有反复鼻窦炎发作史；

2. 单侧或双侧鼻塞；

3. 多有黏脓涕；

4. 反复发作的头痛；

5. 嗅觉减退；

6. 查体见鼻黏膜充血肥厚，鼻腔可见多发白色、透明的息肉样物以及黏脓涕；

7. 鼻窦 X 线片及 CT 可作为辅助诊断手段。

（三）药物治疗

急性发作期药物治疗同急性鼻窦炎。

（四）注意事项

慢性鼻窦炎如鼻窦阻塞因素明显，则需要手术治疗并辅以围手术期鼻腔局部和全身药物治疗。

五、外耳道炎

急性外耳道炎

（一）概述

微生物进入外耳道皮肤或皮下组织引起的急性感染。

（二）诊断要点

1. 急性起病，可有挖耳、游泳进水等病史。

2. 耳内疼痛剧烈，坐卧不安，咀嚼或说话时加重。但早期多为耳内轻痛，逐渐加重。一般无听力下降。

3. 耳屏压痛、耳廓牵拉痛。耳道皮肤充血，肿胀，潮湿，有脓。脓液早期稀薄，晚期变稠。一般鼓膜完整。

4. 重者耳廓周围水肿，耳周淋巴结肿胀、压痛。

（三）药物治疗

1. 氧氟沙星滴耳剂　每次 4~6 滴，一日 1~2 次。儿童、孕妇及哺乳期妇女禁用。对氧氟沙星或其他喹诺酮类药物过敏者禁用。

2. 抗菌药物治疗　首选青霉素或半合成青霉素类药物。详见"急性化脓性扁桃体炎"相关内容。

（四）注意事项

1. 清洁外耳道，保证局部清洁、干燥和引流通畅，保持外耳道酸性环境。

2. 改掉不良的挖耳习惯。

3. 避免在脏水中游泳。

4. 游泳、洗头、洗澡时不要让水进入外耳道内，如有水进入外耳道内，可用棉棒放在外耳道口将水吸出,或患耳向下让水流出后擦干。

【附】　外耳道疖:外耳道皮肤的毛囊感染形成的疖肿。抗菌药物应用参照急性外耳道炎的用药。疖肿表面出现脓头时,可以切开引流,排除脓液,并用无菌小棉卷或纱条轻填耳道直到愈合以防止肉芽增生堵塞耳道。

慢性外耳道炎

(一)概述

外耳道皮肤或皮下组织的慢性感染。病人或有全身慢性疾病,抵抗力差,或局部病因长期未予去除。外耳道急性炎症会迁延为慢性。

(二)诊断要点

1.耳内瘙痒不适,不时有少量分泌物流出。

2.一般无外耳道奇痒,无大量水样分泌物,无听力下降;皮肤无丘疹或水疱。

3.游泳、洗澡进水,或挖耳损伤外耳道可转为急性外耳道炎。

4.外耳道皮肤增厚,痂皮附着。耳道内可有稠厚的分泌物,或外耳道潮湿,有白色豆渣样分泌物堆积在外耳道深部。

(三)药物治疗

1.清洁外耳道,保证局部清洁、干燥和引流通畅,保持外耳道酸性环境。

2.改掉不良的挖耳习惯。

3.避免在脏水中游泳。

4.游泳、洗头、洗澡时不要让水进入外耳道内,如有水进入外耳道内,可用棉棒放在外耳道口将水吸出,或患耳向下让水流出后擦干。

5.可使用抗菌药物治疗,同急性外耳道炎。

六、外耳道耵聍栓塞

(一)概述

外耳道内耵聍聚积过多,形成较硬的团块,阻塞于外耳道内,称耵聍栓塞。

(二)诊断要点

1.外耳道未完全闭塞者多无症状;完全堵塞者可有耳闷堵感,听力下降,搏动性耳鸣;下颌关节活动有耳痛;进水膨胀后胀痛,伴感染则疼痛剧烈。

2.外耳道内棕黑色团块,触之很硬。听力检查为轻度传导性听力下降。

(三)药物治疗

耵聍取出。对于一次不易取出的耵聍,可用外耳道冲洗法:3%~5%的碳酸氢钠滴耳剂(非基本药物),每2h滴一次,3d后用37℃温水将耵聍冲出。或用吸引法:3%~5%的碳酸氢钠滴耳剂,每2h滴耳1次,3d后用吸引器吸出。如继发感染,可使用抗菌药物治疗,同急性外耳道炎。

七、中耳炎

急性中耳炎

（一）概述

急性中耳炎是中耳细菌性或病毒性的感染,通常继发于上呼吸道感染,可在任何年龄发病,但在幼儿中最为常见,尤其是 3 个月至 3 岁者。

（二）诊断要点

1．耳痛　开始时耳痛轻,逐渐加重。多数病人鼓膜穿孔前疼痛剧烈、夜不成眠;如为波动性跳痛或刺痛,可向同侧头部、耳后或牙齿放射,在婴幼儿常哭闹不安、拒食,鼓膜穿孔流脓后耳痛减轻。

2．听力减退及耳鸣。

3．流脓　鼓膜穿孔后耳内可有液体流出,初为血水脓样,以后变为脓性分泌物。

4．全身症状　轻重不一。可有全身发热、恶寒、乏力、纳差、畏寒倦怠等症状。小儿全身症状较重,常伴呕吐、腹泻等消化道症状。一旦鼓膜穿孔,体温即逐渐下降,全身症状明显减轻。

（三）药物治疗

1．抗菌药物　小儿以半合成青霉素类、头孢类或大环内酯类抗菌药物为首选。成人以青霉素或半合成青霉素类抗菌药物为首选,也可以选用头孢菌素类、大环内酯类和喹诺酮类抗菌药物。

1）阿莫西林:成人口服阿莫西林 0.5g,每 6~8h1 次,一日剂量不超过 4g。小儿一日剂量按体重 20~40mg/kg,每 8 小时 1 次;3 个月以下婴儿一日剂量按体重 30mg/kg,每 12h1 次。

2）头孢呋辛酯:成人口服 0.25g,一日 2~3 次。儿童应用一日 30mg/kg,分 2 次服用。静脉剂型,成人 1.5g/次,一日 2 次,感染较重时可 2.25g/次,一日 2 次。婴儿和儿童:每天 30~100mg/kg,分 3~4 次给药。每天 60mg/kg 的剂量适用于大部分感染。新生儿:每天 30~500mg/kg,分 2~3 次给药。对头孢菌素类抗菌药物过敏者禁用。

2．滴耳剂　氧氟沙星滴耳剂成人一次 6~10 滴,一日 1~2 次。

3．麻黄碱滴鼻剂　滴鼻,一次 1~2 滴,一日 3~4 次。

（四）注意事项

1．氧氟沙星滴耳液对小儿滴数酌减,孕妇不宜应用,一般不用于婴幼儿及对本品过敏的患者。使用本品时若药温过低,可能会引起眩晕,因此,使用温度应接近体温。出现过敏症状时应立即停药。使用本品的疗程以四周为限。哺乳期妇女使用时应停止授乳。

2．麻黄碱滴鼻剂　连续使用不得超过 3 日。小儿、孕妇慎用。连续长时间使用,可产生"反跳"现象,出现更为严重的鼻塞。冠心病、高血压、甲状腺功能亢进、糖尿病、窄角型青光眼患者慎用。不能与单胺氧化酶抑制剂、三环类抗抑郁剂同用。

慢性化脓性中耳炎

（一）概述

是中耳黏膜、骨膜或深达骨质的慢性化脓性炎症,常与慢性乳突炎合并存在。本病为常见病。临床上以耳内反复流脓、鼓膜穿孔及听力减退为特点。危险型中耳炎可引起严重的颅内、外并发症而危及生命。

（二）诊断要点

1.单纯型　流脓多为间歇性,分泌物无臭味,轻度听力下降,鼓膜紧张部中央型穿孔,颞骨CT正常。

2.骨疡型　流脓多为持续性,分泌物多为黏脓性伴有血丝,有臭味,听力损失较重,可为传导性或混合性,紧张部大穿孔,鼓室内有肉芽,颞骨CT检查提示鼓室或鼓窦有软组织密度影,可伴有骨质破坏。

3.胆脂瘤型　不伴感染者不流脓,伴感染者持续流脓,分泌物多为豆渣样物,奇臭,听力损失可轻可重,松弛部穿孔或紧张部后上边缘性穿孔,鼓室内可见灰白色鳞片状物质,颞骨CT多有骨质破坏,边缘整齐。

（三）药物治疗

1.抗菌药物　急性发作期同急性化脓性中耳炎治疗。

2.如药物治疗无效,可采用手术治疗。

八、梅尼埃病

（一）概述

梅尼埃病是一种特发性内耳病,表现为反复发作的旋转性眩晕,波动性感音性听力损失,耳鸣和耳胀满感。

（二）诊断要点

1.发作性旋转性眩晕2次或2次以上,每次持续20min至数小时。常伴自主神经紊乱和平衡障碍。无意识丧失。

2.波动性听力损失,早期多为低频听力损失,随病情进展听力损失逐渐加重。至少1次纯音测听为感音神经性听力损失,可出现听觉重振现象。

3.伴有耳鸣和(或)耳胀满感。

4.前庭功能检查　可有自发性眼震和(或)前庭功能异常。

5.需排除其他疾病引起的眩晕,如良性阵发性位置性眩晕、迷路炎、前庭神经元炎、药物中毒性眩晕、突发性聋、椎基底动脉供血不足和颅内占位性病变等。

（三）药物治疗

1.一般治疗:发作期卧床休息,低盐低脂肪饮食,避免声光刺激。

2.发作期的对症治疗

（1）前庭抑制剂

1）地西泮片:口服,2.5～5mg,一日3次。

2）苯海拉明:口服,25mg,一日3～4次。肌内注射:20mg,一日1～2次,极量为1次0.1g,一日0.3g。

3）地芬尼多:口服,25～30mg,一日3次。

（2）抗胆碱药物:山莨菪碱口服或肌内注射,每次5～10mg。

（四）注意事项

1.孕妇、妊娠期妇女禁用地西泮。

2.苯海拉明可引起头晕、头痛、嗜睡等不良反应,驾驶员及从事精细工作等人员慎用。

3.山莨菪碱有口干、嗜睡、视力模糊等副作用,青光眼及前列腺肥大病人禁用。

九、晕动病

（一）概述

晕动病是晕车、晕船、晕机等的总称。它是指乘坐交通工具时或由摇摆、颠簸、旋转、加速运动等各种因素所致人体内耳前庭平衡感受器受到过度运动刺激，而出现的出冷汗、恶心、呕吐、头晕等症状群。

（二）诊断要点

主要临床表现可分为三型，典型的由轻到重，循序发作的。

1. 轻型　咽部不适，疲乏、恶心、头疼，头晕，面色苍白等。

2. 中型　恶心、呕吐、头痛、头晕、头痛加重、面色苍白、出冷汗等。

3. 重型　呕吐不止，心悸、气促，四肢冰凉，衰竭乏力，昏沉嗜睡。严重者可脱水。

发病前可有叹息，打哈欠等前驱症状。症状一般在休息和睡眠后消失。

（三）药物治疗

1. 一般治疗：闭目仰卧，坐位时头部支靠在固定靠背或物体上，环境要安静和通风良好。

2. 对症治疗

（1）山莨菪碱：口服或肌内注射，每次 5～10mg。

（2）地芬尼多：口服，25～30mg，一日 3 次。

（3）地西泮：口服，2.5～5mg，一日 3 次。

（四）注意事项

1. 山莨菪碱有口干、嗜睡、视力模糊等副作用，青光眼及前列腺肥大病人禁用。

2. 孕妇、妊娠期妇女禁用地西泮。

（五）预防及健康教育

运动病的最佳防治方法是避免或离开能引起该病的环境，但这很不现实。以前防治疗运动病多采用药物，主要为镇静止吐药，如乘晕宁、东莨菪碱、安定等，抑制中枢兴奋，缓解消化道痉挛。但这些药物多有作用慢，口干、嗜睡等副作用，而且疗效不理想。市场曾有一种耳后皮肤贴剂，为东莨菪缓释剂可经皮肤渗透吸收，但仍不能消除该药物固有的副作用。其它如：贴肚脐、压内关穴、开窗通风向前注视等也是常用而作用极有限的方法。还有就是前庭锻炼方法，如同飞行员训练一样，在相当一段时间内反复刺激前庭，如：旋转椅、秋千、俯虎、荡船等，使前庭产生适应习服，可以达到减轻运动病症状的目的。但如果停止训练或脱离该刺激环境，运动病症状会再次出现。

第三节　眼科疾病

一、睑腺炎

（一）概述

睑腺炎，又称麦粒肿，是一种眼睑腺体的急性、痛性、化脓性、结节性炎症病变。睑板腺受累称为内睑腺炎，肿胀区较大；眼睑皮脂腺或汗腺感染称为外睑腺炎，肿胀范围小而表浅。

（二）诊断要点

眼睑皮肤局限性红、肿、热、痛；触之有硬结；睫毛根部、近睑缘皮肤或睑结膜面出现脓点。

（三）药物治疗

抗菌药物眼药水点眼,结膜囊内涂抗菌药物眼膏有助于控制感染。症状较重或发展为眼睑蜂窝织炎的口服或肌注抗菌药物。

1. 红霉素眼膏,涂于结膜囊内,一日 2 ~ 4 次,每次长度 1 ~ 2mm,用药一周。对于已经出现脓头的脓肿可以切开引流。

2. 如症状较重或发展为眼睑蜂窝织炎者,需口服红霉素 250mg,一日 4 次,疗程 7 ~ 10d。口服大剂量红霉素时可出现恶心、呕吐、腹痛或腹泻等胃肠道反应。依托红霉素久服可能引起胆汁淤积性肝炎、黄疸,疗程应在 10 ~ 14d 以内。偶见过敏性皮疹。

二、眶蜂窝织炎

（一）概述

眼眶组织的炎症可由鼻窦或牙齿感染蔓延而来,也可由其他部位感染的转移性扩散或通过眼眶外伤带入的细菌所引起。眶蜂窝织炎是眶隔后眶内软组织的急性细菌感染,儿童眼球突出的最常见病因。不仅会严重影响视力,而且可引起颅内并发症或败血症而危及生命。

（二）诊断要点

1. 眶隔前蜂窝组织炎主要表现为眼睑水肿,疼痛感不重,瞳孔及视力正常,眼球运动正常。

2. 眶隔后蜂窝组织炎临床症状严重,患者疼痛明显。眶内组织高度水肿,眼球突出、眼球运动障碍、眼睑红肿、球结膜充血并高度水肿。严重者眼睑闭合不全、视力下降、眼底视网膜静脉扩张、视网膜水肿、渗出。可同时出现发热、恶心、头痛、淋巴结肿大等全身中毒症状。

3. 如感染经眼上静脉蔓延至海绵窦而引起海绵窦血栓,可出现谵妄、昏迷、烦躁不安、惊厥、脉搏减弱危及生命。

4. 双眶 X 线检查可以发现眶密度增高。细菌性感染者外周血白细胞数增高,以中性粒细胞为主。

（三）药物治疗

一经诊断即应全身足量抗菌药物治疗。

1. 轻度患者病变局限于眶隔前部,给予口服红霉素 250mg,一日 4 次,疗程 7 ~ 10d。

2. 对于累及眶隔后的严重病例首选广谱抗菌药物控制感染。无青霉素过敏者,可选用阿莫西林一日 40mg/kg,分 3 次口服,或阿莫西林一日 100 ~ 150mg/kg,分 4 次静脉滴注,用药两周。对于青霉素过敏者,可选用左氧氟沙星 0.4g,一日 1 次,口服或静脉滴注。

3. 红霉素眼药膏涂于结膜囊,一日 6 ~ 8 次,每次长度 1 ~ 2mm。

（四）注意事项

1. 青霉素使用前应仔细询问过敏史,确定选用后必须做皮肤过敏试验,反应阳性者禁用。

2. 铝、镁、钙等制酸剂及铁、锌剂与喹诺酮类在胃肠道发生螯合,形成难溶物质,影响药物吸收,应避免合用。非甾体消炎镇痛药与喹诺酮类联合应用,加剧中枢神经系统毒性反应,可诱发惊厥。18 岁以下慎用。

（五）预防及健康教育

1. 通过各种形式开展宣教,指导患者注意眼部卫生,避免交叉感染。

2. 正确保护患眼。

3. 给予易消化、富含蛋白和维生素食物。

4. 患者出院时要教会患者及家属正确眼部用药,指导患者出院后要继续按医嘱用药,定期复查,健眼有眼痛、视力下降应及时就诊。

5. 教育患者及家属眼部外伤后及时诊治。避免挤压面部危险三角区的疖肿,以免引起海绵窦栓塞性静脉炎。

三、沙眼

(一)概述

沙眼是由沙眼衣原体引起的一种慢性传染性结膜角膜炎,是致盲眼病之一。因其在睑结膜表面形成粗糙不平的外观,形似沙粒,故名沙眼。本病病变过程早期结膜有浸润如乳头、滤泡增生,同时发生角膜血管翳;晚期由于受累的睑结膜发生瘢痕,以致眼睑内翻畸形,加重角膜的损害,可严重影响视力甚至造成失明。

(二)诊断要点

WHO 要求诊断沙眼时至少符合下述标准中的两条:

1. 上睑结膜 5 个以上滤泡;

2. 典型的睑结膜瘢痕;

3. 角膜缘滤泡或 Herbert 小凹;

4. 广泛角膜血管翳。

其中上睑结膜 5 个以上的滤泡,弥漫性浸润、乳头增生、血管模糊区大于 50% 是活动期沙眼,要给予治疗。

(三)药物治疗

1. 红霉素眼膏,涂于结膜囊内,一日 2～4 次,每次长度 1～2mm,疗程 10～12 周。

2. 急性期可口服红霉素,一日 1g,分四次服用。

(四)注意事项

红霉素使用注意事项见睑腺炎。

(五)预防及健康教育

预防沙眼是一个重要的公共卫生问题,又由于沙眼衣原体常附着在患者眼睛的分泌物中,任何与此分泌物接触的情况均可造成沙眼传播感染的机会,因此,加强卫生宣传教育,普及卫生知识,培养良好卫生习惯,保持面部清洁,不用手揉眼,手巾、手帕要勤洗、晒干;托儿所、学校、工厂等集体睡眠区应进行分隔和通风,应分盆分毛巾或流水洗脸,加强理发室、浴室、旅馆等服务行业的卫生管理,严格毛巾、脸盆等消毒制度;合理处理垃圾,改善厕所环境,减少或消灭苍蝇,并要注意水源清洁,以阻断沙眼传播的途径,减少感染的传播,防止沙眼的感染流行。

四、结膜炎

(一)概述

当外界环境及微生物与结膜接触,而眼表的特异性和非特异性防护机制减弱的时候,将引起结膜组织的炎症发生,表现为结膜血管扩张,渗出,细胞浸润。结膜炎按照致病原因可以分为微生物性和非微生物性。最常见的结膜炎是微生物感染,常见的致病微生物可以是细菌、病毒或衣原体等。物理性刺激(如风沙、烟尘、紫外线等)和化学性损伤(如医用药品、酸碱或有毒气体)。此外还包括其他全身或局部因素引起的结膜炎。

(二)诊断要点

根据症状与裂隙灯或手电检查确诊。

1. 结膜炎症状有异物感、烧灼感、痒、畏光、流泪。

2. 结膜充血、水肿、渗出物、乳头滤泡增生、伪膜和真膜形成及耳前淋巴结肿大等。如需确定致病的病因，需要实验室细胞学检查、病原体培养及免疫学和血清学检查。病程少于3周者为急性结膜炎，病程超过三周为慢性结膜炎。

（三）药物治疗

治疗为针对病因的治疗，局部用药为主。对于感染性结膜炎必要时可根据病原体培养选择有效的药物。

1. 左氧氟沙星滴眼液　急性期每1~2h一次，病情好转后减少滴眼次数；左氧氟沙星滴眼液的不良反应为轻微的针刺样刺激症状。对于喹诺酮过敏的患者禁用。左氧氟沙星滴眼液不宜长期使用，长期使用可引起耐药菌或真菌感染。

2. 0.5%氯霉素药水　氯霉素眼药水对细菌性结膜炎中革兰阳性菌有效。急性期每1~2h一次，病情好转后减少滴眼次数。

3. 红霉素眼膏　睡前应用。

（四）注意事项

1. 冲洗眼睛：患眼分泌物较多时，可用生理盐水冲洗眼睛。冲洗前用消毒棉签擦净眼睑缘上的分泌物。冲洗水的温度应接近室温，这样可使患眼舒适。

2. 注意避光：应在光线较暗的房间休息，避免强光刺激引起的不适。若需外出时，可戴墨镜遮光。

3. 避免传染他人：患者用过的洗脸用具、手帕等物品要消毒，家庭可用煮沸消毒法。不与其他人共用洗脸毛巾和脸盆，避免传染给他人。因眼的分泌物具有很强的接触传染性，所以在分泌物多时最好不要外出。尽量不去公共场所如游泳池、影剧院、商店等地方，防止传染他人。

4. 不能遮盖患眼：不能用敷料、手巾等遮盖患眼。因为遮盖使眼分泌物不能排出，同时又增加眼局部的温度和湿度，有利于细菌或病毒繁殖，加重病情。每次滴眼饕前须将眼分泌物擦洗干净，以提高疗效。

5. 忌用手揉搓眼睛：急性结膜炎因眼结膜充血、痒痛。此时，切忌用手揉搓眼睛。揉眼，很容易使手中的病毒或细菌带入眼球而加重感染。

6. 切忌游泳：急性结膜炎患者如果到游泳池游泳，不仅可以把细菌和病毒传染给他人，而且也会使自己的病情加重，因为游泳池水中有细菌和病毒，会造成重复感染。在红眼病暴发流行的区域，游泳池都应该关闭。

7. 用茶水冲洗眼部：结膜炎多为细菌或病毒所引起，因茶叶中的鞣酸有消炎和抗菌的作用，有清利明目的功效，可作为辅助治疗的一种措施。

（五）预防及健康教育

1. 如果您的孩子每年患过此病，能知道对什么过敏原（花粉、味道、食物……）过敏，应当到春天避免再接触。

2. 如果每年复发，连续多年，严重者侵犯角膜发炎，可影响学习及视力。有条件者可转其它地方居住上学。

3. 轻者可在入春前双眼预防性点用激素眼药水，口服阿司匹林片，小儿每日半片（20毫克），18岁以上每日一片（40毫克），可控制复发，即使复发也轻。

4. 如已经发作者，应用考的松眼水点眼，每小时1次；最好的药物是百力特或氟美童眼水点眼，每2h1次。还同时口服抗过敏药扑尔敏2~4毫克，每日3次；维生素C每次2片，每日3

次。

5. 严重者可到医院治疗。每日双眉弓皮下或球结膜下注射地塞米松 2～3 毫克,效果特快,一般一周可好。同时还需伍用阿司匹林(量同上),疗效及巩固作用更明显(加用阿司匹林是近几年国外报道)。既能加速治愈时间,又能在治疗中促进症状消失。

五、角膜炎

(一)概述

外源性或内源性致病因素在角膜防御能力减弱时可引起角膜组织的炎症反应。感染性角膜炎是最常见的角膜炎。感染性角膜炎按照病因可以分为病毒性、细菌性、真菌性、棘阿米巴性、衣原体性等。

(二)诊断要点

根据患者症状和角膜裂隙灯检查确定角膜炎的诊断,对于病因的确定需要进一步进行实验室检查。急性期角膜炎的病变主要表现为浸润与角膜溃疡的形成。

1. 患眼明显刺激症状,畏光、流泪、眼睑痉挛。

2. 角膜缘睫状充血,角膜局限性灰白色混浊灶。如果炎症未得到有效的控制,致病微生物侵袭力较强,坏死的角膜上皮细胞和基质脱落形成角膜溃疡。

3. 角膜炎的诊断强调早期病因诊断。首先要确定是否为感染性的角膜炎。应仔细询问患者角膜擦伤、接触镜佩戴、眼部接触病原体污染的药物或水源、既往角膜病史。对于是否使用皮质类固醇激素、全身自身免疫性疾病、糖尿病、营养不良等病史也当详细询问。

4. 角膜炎的诊断　依靠裂隙灯检查角膜病变的形态,必要时可进行 2% 荧光素钠染色检查。革兰阳性菌感染多表现为病变局限的角膜脓肿性病灶,革兰阴性菌感染通常表现为进展迅速的广泛角膜基质溶解坏死。真菌性角膜炎通常是羽毛状角膜浸润伴有卫星病灶或伪足。病毒性角膜炎上皮型角膜炎多有典型的树枝样上皮溃疡,而基质型和内皮型患者多因角膜炎反复发作同时存在角膜深浅不等的斑翳,合并角膜感觉减退。棘阿米巴角膜炎多表现为角膜中央的环形浸润伴有剧烈眼痛。

5. 对于感染性角膜炎,最终诊断需要根据溃疡组织刮片检查,同时进行细菌、真菌、棘阿米巴培养,以确定病因,针对病因采取有效治疗。病变发展到角膜深基质层或经药物治疗可以影响刮片镜检的阳性率。

(三)药物治疗

角膜炎治疗的原则是积极控制感染,减轻炎症反应、促进溃疡愈合,减少瘢痕形成。

1. 细菌性角膜炎宜选用敏感的抗菌药物进行治疗,可选用左氧氟沙星滴眼液 1～2h 一次点眼,及时转送上级医院进行实验室检查,根据实验室检查结果证实病原菌后调整治疗方案。

2. 单纯疱疹病毒性上皮型角膜炎可以选择阿昔洛韦滴眼液点眼,4～6 次/d,因阿昔洛韦眼药对角膜穿透能力差,对基质型和内皮型角膜炎治疗效果欠佳。因此单纯疱疹病毒性角膜炎患者如出现角膜水肿应转送上级医院进一步治疗。

3. 对于植物划伤、污染水源接触史的患者,应考虑真菌及棘阿米巴感染可能,在使用左氧氟沙星滴眼液点眼的同时应及时转送上级医院进一步治疗。

4. 皮质类固醇激素的应用要严格掌握适应证,如使用不当可以引起病情恶化、角膜溶解穿孔。细菌性角膜炎急性期不宜使用激素点眼,真菌性角膜炎禁用激素点眼,单纯疱疹病毒角膜炎原则上只能用于非溃疡型角膜基质炎。

5.对于非感染性角膜炎如神经麻痹性角膜炎、暴露性角膜炎、蚕食性角膜炎、丝状角膜炎等特殊类型角膜炎,如怀疑上述疾病,应及时转送上级医院经行治疗。

6.角膜炎的治疗应密切注意角膜病灶的变化,提示角膜炎治疗有效的指标包括:角膜上皮缺损修复、浸润和炎症密度减轻、溃疡病灶减小、疼痛缓解等。

7.对于角膜炎角膜基质变薄接近穿孔的患者,应避免按压眼球,直接转送上级医院。

六、青光眼

青光眼是一组威胁和损害视神经视觉功能,主要与病理性眼压升高有关的临床综合征或眼病。即当眼压超过了眼球内组织,尤其是视网膜视神经所能承受的限度,将给眼球内各组织尤其是视神经视功能带来损害,最典型、最突出的表现是视神经乳头的凹陷性萎缩和视野的特征性缺损缩小,如不及时采取有效的治疗,视野可以全部丧失,终至失明。青光眼可以分为原发性青光眼,继发性青光眼和发育性青光眼。其中最常见的是原发性青光眼。

原发性青光眼

原发性青光眼是主要的青光眼类型。一般双眼发病,但两眼的发病可有先后,严重程度也有差异。根据前房角解剖结构的差异和发病机制的不同,分为原发性闭角型青光眼和原发性开角型青光眼。原发性闭角型青光眼是在原先就存在的异常虹膜构型的基础上而发生的前房角被周边虹膜组织机械性阻塞,导致房水流出受阻造成眼压升高的一类青光眼。原发性开角型青光眼是小梁途径的房水外流排除系统病变和(或)房水外流阻力增加所致眼压升高的一类青光眼。

(一)急性闭角型青光眼

【概述】 临床上多见于虹膜膨隆型的明显窄房角眼,相对性瞳孔阻滞较重,房角呈"全"或"无"关闭,眼压升高明显。分为临床前期、发作期、间歇缓解期、慢性进展期。

【诊断要点】 主要根据病史、手电或裂隙灯检查、眼压测量进行诊断。

1.临床前期 ①浅前房、窄房角;②具有明确的另一眼急性闭角型青光眼发作史或明确的急性闭角型青光眼家族史;③尚未发生青光眼。

2.发作期

(1)典型大发作:①眼痛、头痛、视力下降;②眼压升高,眼球坚硬如石,测量眼压多在50mmHg以上;③结膜混合充血,角膜雾状水肿,瞳孔扩大,对光反应消失;④前房浅。晶体前囊下可见灰白色斑点,虹膜脱色素或呈节段性萎缩。

(2)不典型发作:①患者仅有轻度的眼部酸胀、头痛,雾视虹视发作;②虹膜膨隆,前房较浅;③眼压30～50mmHg;④发作时间短暂,经休息后自行缓解。

3.间歇缓解期 ①有明确的小发作史;②房角开放或大部分开放;③不用药或单用少量药水眼压能稳定在正常水平。

4.慢性进展期 ①房角大部分或全部粘连;②眼压持续升高;③后期出现视乳头逐渐凹陷萎缩,视野受损缩小,最后失明。

【药物治疗】

1.临床前期 治疗目的为预防发作。周边虹膜切除术或激光周边虹膜切开术是首选的解除瞳孔阻滞的治疗方案。对于患者暂时不愿手术者或无条件进行手术的地区,可选用1%毛果芸香碱,一日2～3次点眼,并定期随访。

2.急性发作期 治疗目的为挽救视功能和保护房角功能,应作急诊全力抢救,以期在最短的时间内控制高眼压。需要促进房水引流、减少房水生成和高渗脱水药物联合应用。

(1)乙酰唑胺 125～250mg,口服,每日 2～4 次,日总剂量不超过 1g。

(2)0.5% 噻吗洛尔滴眼液点眼,一日 2 次,每次一滴。

(3)1% 毛果芸香碱滴眼液点眼,每 15min 一次,至眼压下降后或瞳孔恢复正常大小后逐渐减少用药次数,保持在一日 3 次。

(4)20% 甘露醇溶液,一日 1.0～1.5g/kg,分 2～3 次,快速静脉滴注。

如果采用上述治疗措施治疗 2h 后眼压仍持续在 50～60mmHg 以上,应立即考虑转送上级医院进一步治疗。对于不典型发作,在发作期可以选用以上(1)～(3)治疗,眼压下降后可逐步减少至停用 1～2 两种药物。如眼压控制,可转上级医院进行周边虹膜切除术或激光周边虹膜切开治疗。

3. 间歇缓解期　暂不愿进行手术者,选用 1% 毛果芸香碱一日 2～3 次点眼,加强随访;有条件者可转送上级医院进行周边虹膜切除术或激光周边虹膜切开治疗。

4. 慢性进展期　治疗的主要目的是控制眼压,应在使用急性发作期(2)～(4)药物治疗的同时转送上级医院进行眼外引流手术。

【注意事项】

1. 噻吗洛尔使用注意

(1)噻吗洛尔是非选择性的 β 受体阻断剂,对于正常眼压眼和高眼压眼均具有降低眼压的作用,对视力、调节和瞳孔大小无明显影响,用药开始后 30～60min 眼压开始下降,最大作用多出现在用药后 2h 左右,作用持续 24～48h,与碳酸酐酶抑制剂具有协同抑制房水生成的作用。噻吗洛尔对于睡眠期间的生理性房水分泌减少无作用。如无特殊禁忌,噻吗洛尔是治疗开角型青光眼的首选药物。

(2)噻吗洛尔应用禁忌证包括:急性心力衰竭、心动过缓、房室传导阻滞、哮喘。对于有哮喘病史和严重干眼症患者慎用。

(3)噻吗洛尔眼部的副作用包括:眼眶痛、干眼,角膜上皮损害少见。噻吗洛尔的全身副作用包括:①轻度低血压和脉搏减慢;②支气管哮喘、痉挛;③高密度脂蛋白、胆固醇降低,甘油三酯升高。

2. 乙酰唑胺使用注意事项

(1)乙酰唑胺是可长期口服应用的治疗青光眼的药物,通过减少房水生成控制眼压。服药后 1～2h 开始出现降眼压作用,持续 4～12h。血浆半衰期为 4h。可与毛果芸香碱和噻吗洛尔联合治疗青光眼。

(2)全身副作用包括胃肠道反应、味觉改变、食欲减退、恶心、腹泻、手足口周感觉异常。部分患者出现代谢性酸中毒,肾结石,可予碳酸氢钠纠正酸中毒。个别病例服药后产生再生障碍性贫血。

(3)乙酰唑胺禁忌证包括:肾上腺功能不全、肾结石、严重肝肾功能损害、糖尿病酮症,磺胺药物过敏患者。应避免与阿司匹林并用。

3. 毛果芸香碱使用注意事项

(1)毛果芸香碱滴眼液是目前使用最广泛的缩瞳剂,局部毛果芸香碱点眼用药 1h 后开始发挥降眼压作用,持续 4～8h,具有与其他类型抗青光眼药物 β 受体阻断剂、碳酸酐酶抑制剂等协同控制眼压的作用。毛果芸香碱在急性闭角型青光眼发作期短期使用可以收缩瞳孔括约肌、拉平虹膜、减少周边虹膜组织在房角的堆积,有助于解除瞳孔阻滞。当眼压超过 50mmHg

时,瞳孔括约肌缺血,对毛果芸香碱反应不明显,可选用噻吗洛尔点眼和碳酸酐酶抑制剂口服以及甘露醇静脉滴注使眼压下降至瞳孔括约肌对毛果芸香碱有反应后再大量应用毛果芸香碱缩瞳。在开角型青光眼治疗中,毛果芸香碱可以促进睫状肌收缩,牵拉巩膜突,改善小梁网框架结构,促进外引流从而降低眼压。

(2)毛果芸香碱经典的常见眼局部副作用包括

1)溢泪、结膜充血、结膜和睑缘刺激症状。

2)眼睑痉挛。

3)治疗初因虹膜括约肌和睫状肌过度收缩引起的眼痛。

4)因调节痉挛引起的视力下降,青年人明显。

5)致白内障作用。

6)因晶体厚度增加或睫状体水肿,以及晶体或虹膜隔向前移位、悬韧带松弛,缩瞳后可增加虹膜与晶体接触,加重瞳孔阻滞,引起的房角关闭。特别是在高眼压眼,当睫状肌持续收缩时,虹膜括约肌对缩瞳药无反应,容易引起晶体虹膜隔前移,加重房角关闭,引起眼压进一步升高。

7)血管扩张,血-房水屏障通透性增加。

8)虹膜后粘连。

9)虹膜括约肌强直收缩,多见于长期使用缩瞳药后。

10)偶见致视网膜脱离。毛果芸香碱的全身副作用包括引起疲劳和不适,引起胃肠、呼吸道黏膜分泌增加,心动过缓等。

(3)毛果芸香碱禁用于活动葡萄膜炎患者。对于慢性阻塞性肺病、消化道溃疡、心动过缓、周边视网膜格子样变性、高度近视、视网膜脱离史明确的患者慎用。

4.甘露醇使用注意事项

(1)甘露醇通过增加血液渗透压,减少玻璃体容积,促进眼压下降。静脉滴注后30～45min降眼压作用最大,降眼压作用持续4～6h。

(2)甘露醇的副作用主要包括:尿潴留、头痛、胸背痛、恶心、呕吐、精神错乱、低血钾、低血钠。对于肾衰患者、充血性心力衰竭患者慎用。对于老年患者,伴有高血压、肾功能不全以及电解质紊乱的患者应严密监护血压、电解质情况。

(二)慢性闭角型青光眼

【概述】 慢性闭角型青光眼的房角粘连是由点到面逐步发展,眼压水平随着房角粘连范围缓慢扩展而逐步上升,一般不会急性发作。眼压多中等程度升高。

【诊断要点】

1.具有浅前房、房角较窄的解剖特点。

2.发作程度较急性闭角型青光眼轻,瞳孔阻滞不明显。

3.中晚期出现青光眼视野损害。

4.眼压升高。

5.眼底有典型的青光眼性视乳头凹陷萎缩。

【药物治疗】 早期患者治疗原则同急性闭角型青光眼的间歇缓解期和临床前期,应将患者转送上级医院进行周边虹膜切除术治疗。对于中晚期病例,给予噻吗洛尔和碳酸酐酶抑制剂治疗(参见急性闭角型青光眼处理中1～2条)的同时转送上级医院进行外引流手术。

(三)原发性开角型青光眼

【概述】　这类青光眼病程进展较为缓慢,而且多无明显症状,不易早期发现。

【诊断要点】

1. 两眼中至少一只眼眼压持续高于21mmHg。

2. 房角开放,具有正常外观,没有与眼压升高相关的病因性眼部或全身其他异常。

3. 存在典型的青光眼性视神经乳头和视野损害。

辅助检查:视野检查,典型的青光眼视野损害如下:

(1)中心视野损害:早期改变最常见的是旁中心暗点,在注视点周围10度范围内。早期改变还包括鼻侧阶梯是指鼻侧视野水平分界线附近等视线的上下错位或压陷。随病情进展可出现典型的弓形暗点,弓形暗点可延伸至鼻侧的中央水平分界线。上下方两个弓形暗点相接形成环形暗点。

(2)周边视野损害:多于中心视野出现暗点损害的同时或稍后发生,通常为鼻侧周边视野缩小,随后出现周边部颞侧楔形或扇形缺损,最终表现为向心性缩小,可仅剩中央5~10度的视野或颞侧残留小片岛状视野。

(3)直接眼底镜检查:主要是视神经乳头的形态学改变。正常眼底杯/盘比大多不超过0.4,双眼差距不超过0.2。正常盘沿形态宽度遵循下方最宽,上方、鼻侧次之,颞侧最窄的原则。如发现上述改变或视盘表面或其周围小的线状、片状出血,建议转送上级医院进一步检查。

【药物治疗】　治疗的目的是尽可能阻止青光眼病程进展,减少视神经节细胞的丧失,以保持视觉功能的生理需要。药物治疗若能利用1~2种药物使眼压稳定于安全水平,视野和眼底改变不再进展,患者可以耐受可定期复查,则可长期选用药物治疗。如联合1~2种药物不能控制眼压或阻止视野损失进展,则应转送上级医院更换药物或手术治疗。

1. 0.5%噻吗洛尔滴眼液点眼,每日2次,每次一滴。

2. 1%毛果芸香碱滴眼液点眼,每次一滴,一日3次,多作为噻吗洛尔不能较好控制眼压时的联合用药。

3. 乙酰唑胺125~250mg,口服,每日2~4次,日总剂量不超过1g。多作为局部用药不能良好控制眼压的短期用药补充,或手术前用药,剂量和时间均不宜过大过长,以免引起全身更多不良反应。

继发性青光眼

继发性青光眼是以眼压升高为特征的眼部综合征,其病理生理是某些眼部或全身疾病或某些药物的不合理应用,干扰了正常的房水循环,或阻碍了房水外流,或增加了房水生成。其常见的病因包括炎症、外伤、出血、血管疾病、相关综合征、相关药物、眼部手术以及眼部占位性病变。其病情复杂、严重,预后较差,其诊断和治疗需要同时考虑原发病变与眼压,建议转送上级医院治疗。

发育性青光眼

发育性青光眼是胚胎期和发育期内眼球房角组织发育异常所引起的青光眼,多在出生时已经存在异常,但可以在儿童期甚至青年期才出现症状、体征。分为原发性婴幼儿型青光眼、少儿型青光眼和伴有其他异常的青光眼。此类青光眼由于发育的遏制,阻止了虹膜睫状体后移,房角形态和功能异常并存。降眼压药物在儿童均没有明确的临床有效性和安全性研究。

一旦发现儿童眼压升高或伴有其他眼部异常或青少年近视度数进展过快应尽早转送上级医院确诊,确诊后应手术治疗。药物仅适用于不能手术的患儿以及术后眼压控制不理想的患者的补充治疗。

第四节　口腔疾病

一、疱疹性龈口炎

（一）概述

疱疹性龈口炎是口腔黏膜最常见的急性病毒感染,是由Ⅰ型单纯疱疹病毒引起的皮肤黏膜病。原发性疱疹性龈口炎,常见于婴幼儿。患者表现为口腔黏膜充血水肿,特别是牙龈充血水肿明显,黏膜出现簇集性小水疱,小疱破裂后形成浅溃疡。原发性疱疹感染愈合以后,有30%~50%的病例可能复发,一般复发感染的部位在口唇或接近口唇处,称为唇疱疹。

（二）诊断要点

1.原发性疱疹性龈口炎

（1）多见于2~4岁的儿童,亦可见于青少年。

（2）发病前可有接触史,潜伏期约一周,发病前2~3d全身不适,发烧38~39℃左右,淋巴结肿大,流涎。

（3）口腔黏膜出现单个或成簇的疱疹,直径约2mm左右,圆形,可发生在口腔黏膜任何部位,易破溃形成单个溃疡或融合的大小不等的溃疡面。疱易发生在紧张的黏膜上如舌背、牙龈,在舌背病变周围常有较厚的白色舌苔。

（4）牙龈表现为急性炎症,龈缘和附着龈充血水肿,触之易出血。

（5）疱疹可发生于口周皮肤,鼻翼等处。破溃后形成黄褐色痂皮。

（6）细胞涂片可见多核巨细胞和毛玻璃样核。

2.复发性唇疱疹

（1）临床较为常见,患者多为成人。发热性疾病、感冒、日晒、疲劳、精神紧张等均可诱发疱疹复发。

（2）损害常发生在口唇、口周、鼻孔附近,也可见于颜面部。开始患部有烧灼痒感,随即出现红斑和簇集性小水疱,疱液澄清,水疱破裂后呈现糜烂面,数日后干燥结痂。全病程约1~2周,愈合后可遗留暂时褐色色素沉着,局部淋巴结可稍肿大,可有倦怠不适感或低热。

（三）药物治疗

1.全身抗病毒治疗

（1）阿昔洛韦:常用于治疗原发性疱疹性龈口炎。成人用量及用法:口服一日200mg,一日5次;5~7d为一个疗程。不良反应偶有头晕、头痛、呕吐、腹泻、白细胞下降等。

（2）利巴韦林:成人用量及用法:口服200mg,一日3~4次;7d为一个疗程。儿童每日10mg/kg,分4次服用;7d为一个疗程。不良反应是贫血、乏力,停药后消失。偶有口渴、呕吐、腹泻、白细胞减少,过敏以及孕妇禁用。

2.局部治疗

（1）3%阿昔洛韦软膏局部涂布,可用于唇部及口周皮肤疱疹。

（2）口腔黏膜病损:局部对症治疗,消炎止痛、促进愈合。

3. 全身支持疗法

(1) 注意休息,保证饮入量,维持体液平衡。

(2) 补充维生素 B_2:成人每日需要量 2~3mg;维生素 C:100mg,一日 3 次。

(四) 注意事项

1. 阿昔洛韦多次应用后可能引起单纯疱疹病毒的耐药。

2. 哺乳期妇女应用利巴韦林时应暂停哺乳。利巴韦林与齐多夫定同时应用具有拮抗作用。

二、口腔念珠菌病

口腔念珠菌病是念珠菌属感染所引起的急性、亚急性或慢性口腔黏膜疾病。念珠菌性口炎是最常见的口腔真菌感染,白色念珠菌是最主要的病原菌。口腔念珠菌病分型尚不统一,可按病损特征及病变部位等分型,目前普遍采用 Lehner(1966)提出的分型标准,即将口腔念珠菌病分为假膜型、萎缩型、增殖型念珠菌病及和念珠菌感染有关的疾病如正中菱形舌炎、念珠菌唇炎等。

急性假膜型念珠菌口炎

急性假膜型念珠菌口炎又叫鹅口疮或雪口病。可发生于任何年龄的人,但以新生婴儿最多见。病程为急性或亚急性。病损可发生于口腔黏膜的任何部位。新生儿鹅口疮多在生后 2~8 日内发生,好发部位为颊、舌、软腭及唇。

(一) 诊断要点

1. 好发于新生儿、小婴儿,长期使用抗菌药物或激素的患者以及长期卧床休息的患者。

2. 患者有口干、烧灼感及轻微疼痛。病变可向口腔后部蔓延至咽、气管、食道。引起食道念珠菌病和肺部的念珠菌感染。

3. 口腔黏膜充血,表面可见白色乳凝状或淡黄色的伪膜,用力可将伪膜擦去,下方为充血的基底。好发于唇、舌、颊、腭黏膜处。

4. 白色念珠菌病的实验室诊断最简单的方法是标本直接镜检。通常取病损的假膜、脱落上皮,痂壳等标本,置于载玻片上,滴加 10% 氢氧化钾液数滴,覆以盖玻片,用微火加热以溶解角质,然后立即进行镜检,如发现假菌丝或孢子,就可认为是真菌感染,但还必须通过培养,才能确诊。

(二) 药物治疗

1. 较轻的小婴儿可用 2%~4% 碳酸氢钠液擦洗口腔。较重的患儿可用 10 万 U 制霉菌素甘油液涂擦(均非基本药物)。

2. 成人患者可全身和局部应用抗真菌治疗。用药要连续两周,但应连续 3 次真菌检查阴性方可认为治愈。可以口服氟康唑:首次 200mg,以后 100mg,一日 1 次,连服 7~14d。不良反应:恶心、皮疹,停药后消失。局部应用药物:局部口含化制霉菌素(非基本药物),5 万~10 万 U/次,一日 3 次;不良反应:恶心、呕吐。将碳酸氢钠配制成 2%~4% 溶液局部含漱,一日 3 次。

3. 唇部及口角部位的病损还可局部涂布咪康唑软膏(非基本药物)一日 3 次。

(三) 注意事项

1. 白色念珠菌病的实验室诊断方法,目前认为最可靠的是在玉米培养基上形成厚壁孢子,才能确诊为白色念珠菌。

2. 小儿喂养用具要清洁与消毒。注意防止因喂养而引起的交叉感染。成人患者要尽量去除病因,停止使用抗菌药物。

3.幼儿还可局部涂 0.1%甲紫进行治疗。

急性萎缩型念珠菌口炎

急性萎缩型念珠菌口炎可以单独发病,也可和伪膜型念珠菌病同时发生。

(一)诊断要点

1.患者多有服用大量抗菌药物和激素史。

2.口腔黏膜充血,形成广泛的红色斑片。

3.疼痛并有明显的烧灼感。

4.涂片检查可见念珠菌菌丝或培养证实念珠菌感染。

(二)药物治疗

1.全身抗真菌治疗　用药要连续两周,但应连续 3 次真菌检查阴性方可认为治愈。可以口服氟康唑:首次 200mg,以后 100mg,一日 1 次,连服 7～14d。

2.局部应用药物　局部口含化制霉菌素,5 万～10 万 U/次,一日 3 次;将碳酸氢钠配制成 2%～4% 溶液局部含漱,一日 3 次(均非基本药物)。

(三)注意事项

应当停止使用诱发本病的药物。

慢性萎缩型念珠菌口炎

慢性萎缩型念珠菌口炎又称义齿性口炎,多发生于戴义齿的患者。损害部位常在上颌义齿腭侧面接触的上腭和牙龈黏膜,常伴有口角炎。

(一)诊断要点

1.好发于戴上颌义齿的患者,也可发生于一般患者口中。常伴有口角炎。

2.慢性病程,持续数月至数年。

3.可有轻度口干和烧灼感。

4.义齿承托区黏膜广泛发红。

5.义齿组织面涂片检查可见念珠菌菌丝或培养法证实念珠菌感染。

(二)药物治疗

1.局部抗霉治疗为主局部口含化制霉菌素,5 万～10 万 U/次,一日 3 次;将碳酸氢钠配制成 2%～4% 溶液局部含漱,一日 3 次(均非基本药物)。

2.睡觉前将义齿取下,浸泡在 2%～4% 碳酸氢钠液中。

(三)注意事项

1.长期佩戴义齿的患者应注意义齿的清洁,养成睡觉前将义齿摘下,进食后将义齿清洁干净的良好习惯。

2.去除局部创伤因素,义齿固位不好引起创伤的应重衬或重新修复。

慢性增殖型念珠菌口炎

慢性增殖型念珠菌口炎常发生于吸烟或口腔卫生差的患者。有些患者发病与全身疾病有关,如血清铁低下,内分泌失调等。

（一）诊断要点

1. 口角内侧三角区，红色与白色颗粒状增生或白色斑块。

2. 病损区涂片检查可见菌丝孢子。

3. 病损区组织病理检查，表现为上皮不全角化，可见白色念珠菌菌丝侵入。

（二）药物治疗

1. 局部抗真菌治疗为主　局部口含化制霉菌素，5 万~10 万 U/次，一日 3 次；将碳酸氢钠配制成 2%~4% 溶液局部含漱，一日 3 次（均非基本药物）。

2. 一般病损在抗真菌治疗后，充血及溃疡消失，黏膜恢复正常或留下白色斑块。

（三）注意事项

1. 吸烟的患者应戒烟。

2. 调整全身情况，如缺铁者应补充铁。内科配合治疗全身疾病，增强免疫功能。

3. 慢性增殖型念珠菌病需要组织病理学检查进一步确诊，如果没有条件进行病理学检查应及时转诊。

4. 表面出现颗粒增生的病损及组织学检查有上皮异常增生的病损，抗霉治疗后需要手术切除。

三、药物变态反应性口炎

（一）概述

药物变态反应性口炎是药物通过口服、注射、局部应用等途径进入人体后引起的超敏反应。常见的药物主要有抗菌药物、磺胺类药物、解热镇痛药、安眠镇静药等。

（二）诊断要点

1. 发病前有用药史，发病与用药有明显的因果关系。

2. 发病急，药物引起变态反应有一定的潜伏期，由初次 24~48h 发作，反复发作缩短至数小时或数分钟。

3. 口腔黏膜出现大疱，破溃后形成大面积糜烂面，黏膜充血水肿，表面有伪膜形成。停用可疑药物后病损可愈合。

（三）药物治疗

1. 全身抗组胺药

（1）氯苯那敏：4~8mg，一日 3 次口服。应用氯苯那敏时应注意其不良反应以及禁忌证：嗜睡、疲劳、乏力，用药期间不得驾驶车辆或操作危险的机器。膀胱颈部梗阻、幽门十二指肠梗阻、消化性溃疡所致的幽门狭窄、心血管疾病、青光眼、高血压、高血压危象、甲亢、前列腺肥大的患者体征明显时慎用。下呼吸道感染以及哮喘患者禁用。

（2）赛庚啶：4mg，一日 3 次口服；不良反应有嗜睡、口干、乏力、头昏、食欲增强等，高空作业者、驾驶员应慎用。

（3）苯海拉明：25~50mg，一日 2~3 次。不良反应有：嗜睡、头晕、恶心；过敏或对乙醇胺类药物过敏者、重症肌无力、闭角型青光眼、前列腺肥大患者禁用。

（4）异丙嗪：12.5~25mg，一日 3 次口服。不良反应：嗜睡、口干，因此高空作业者、驾驶员、运动员禁用。不应与哌替啶、阿托品合用。

2. 局部用药　对症治疗，消炎止痛，促进愈合。

（四）注意事项

1. 尽量找出可疑的致敏药物，同时立即停用。与致敏药物结构相似的药物也禁止应用。

2. 应当严格掌握用药的适应证，用药前要询问患者的药物过敏史，避免出现过敏反应。

四、急性坏死性溃疡性龈炎

（一）概述

急性坏死性溃疡性龈炎是局限于牙龈的坏死性炎症。急性发作，表现为牙龈明显疼痛，自发出血，腐败性口臭，牙龈的急性坏死是本病的特点。

（二）诊断要点

1. 牙龈疼痛明显，自发性出血，腐败性口臭，坏死表现为龈乳头顶端中央坏死，龈缘虫蚀状坏死，上覆灰白色污秽的坏死物，易于擦去，擦去后可暴露下方鲜红触痛的溃疡面，在坏死区和病变相对未累及的牙龈区常有一窄的红边为界。

2. 重度患者可有颌下淋巴结肿大和触痛，唾液增多，低热等。

3. 坏死区涂片瑞氏染色可见大量的梭形杆菌和螺旋体。

（三）药物治疗

1. 局部用药为主 用3%过氧化氢溶液擦洗病损部位。

2. 重症者可口服硝基咪唑类药物，甲硝唑200mg，一日3～4次；连续服用5～7d。不良反应：恶心、呕吐、食欲不振等消化道症状，也可有头痛、眩晕等；孕妇、哺乳期妇女、有活动性神经系统疾病、血液病者禁用。

（四）注意事项

本病的治疗主要采取局部处理：轻轻去除大块牙结石，然后用3%过氧化氢溶液擦洗，并给予氯己定溶液含漱。

五、牙周炎

（一）概述

牙周炎是由牙菌斑中的微生物所引起的牙周支持组织的慢性感染性疾病，导致牙周支持组织的炎症和破坏。

（二）诊断要点

1. 牙龈的炎症 牙龈色红、水肿、刷牙时出血、牙周探诊检查时出血、牙龈松软。

2. 牙周袋形成、附着丧失，探诊深度大于3mm，袋底在釉牙骨质界的根方，可有牙周袋溢脓。

3. 牙槽骨吸收，X线片上可显示牙槽骨高度降低，呈水平或垂直吸收。

4. 牙齿松动、移位，甚至脱落，导致咀嚼无力。

5. 可伴发根分叉病变，牙周脓肿，牙龈退缩所导致的牙根面暴露、敏感、根面龋，食物嵌塞，口臭，咬合不适或咬合疼痛。

6. 往往有明显的菌斑、牙石及局部刺激因素。

（三）药物治疗

1. 以局部治疗为主 可用3%过氧化氢溶液或氯己定溶液局部冲洗。

2. 重度牙周炎患者或伴有全身系统病的牙周炎患者可选用全身药物治疗

（1）甲硝唑：200mg，一日3～4次，连续服用5～7d。不良反应：恶心、呕吐、食欲不振等消化道症状,也可有头痛、眩晕等;孕妇、哺乳期妇女、有活动性神经系统疾病、血液病者禁用。

(2)阿莫西林:500mg,一日3次;连续服用7d。不良反应:恶心、呕吐、腹泻等消化道症状,青霉素过敏者禁用,与头孢菌素类药物之间存在部分交叉过敏。

(3)阿莫西林/克拉维酸钾:625mg,一日3次口服。不良反应:胃肠道反应较常见,恶心、呕吐、腹泻等;传染性单核细胞增多症患者可出现皮疹。

(四)注意事项

1. 牙周炎的治疗应当以局部治疗为主,采用洁治术、龈下刮治和根面平整术清除局部致病因素,治疗后可以局部用药冲洗。

2. 要指导患者采用正确的方法刷牙、使用牙线或牙签或牙间隙刷,以长期控制菌斑,保持口腔卫生。

3. 重度慢性牙周炎、侵袭性牙周炎、伴糖尿病等全身疾病的牙周炎患者需辅助全身用药和局部药物治疗。

(五)预防及健康教育

治疗牙周炎,主要在于消除病因,增强牙周组织的健康,防止炎症和萎缩的继续发展。

六、牙周脓肿

(一)概述

牙周脓肿是位于牙周袋壁或深部牙周组织中的局限性化脓性炎症,一般为急性过程,也可为慢性牙周脓肿。

(二)诊断要点

1. 急性牙周脓肿发病突然,在患牙的唇颊侧或舌腭侧牙龈形成椭圆形或半球状的肿胀突起。牙龈发红、水肿,表面光亮,疼痛较剧烈,可有搏动性疼痛,患牙有"浮起感",叩痛,松动明显。

2. 在脓肿的后期,脓肿表面较软,扪诊有波动感,疼痛稍减轻,轻压牙龈可有脓液从袋内流出,或脓肿自行从表面破溃。

3. 脓肿可发生在单个牙齿,磨牙的根分叉处较为多见,也可同时发生于多个牙齿,或此起彼伏。

4. 多发性牙周脓肿常伴有较明显的全身不适。

(三)药物治疗

1. 口服用药为辅助治疗手段

(1)甲硝唑:200mg,一日3~4次。不良反应:恶心、呕吐、食欲不振等消化道症状,也可有头痛、眩晕等;孕妇、哺乳期妇女、有活动性神经系统疾病、血液病者禁用。

(2)阿莫西林:500mg,一日3次。不良反应:恶心、呕吐、腹泻等消化道症状,青霉素过敏者禁用,与头孢菌素类药物之间存在部分交叉过敏。

(3)阿莫西林/克拉维酸钾:625mg,一日3次口服。不良反应:胃肠道反应较常见,恶心、呕吐、腹泻等;传染性单核细胞增多症患者可出现皮疹。

2. 重度牙周脓肿、多发性牙周脓肿,可硝基咪唑类与阿莫西林联合应用。

(四)注意事项

牙周脓肿以局部治疗为主,脓肿切开引流。

七、急性根尖周围炎

（一）概述

因龋病和牙髓病等牙体病引起的根尖周病。当根管内的感染物通过根尖孔作用于根尖周组织时，刺激物毒力较强，机体抵抗力弱，根尖周组织的反应表现为急性炎症。根据其发展过程可分为浆液期和化脓期，化脓期则根据脓液所在的部位不同又可分为根尖脓肿、骨膜下脓肿、黏膜下脓肿三个阶段。

（二）诊断要点

1. 急性浆液性根尖周炎表现为牙齿持续性自发疼痛，浮起感并有咬合痛；患者可明确指出患牙；牙齿有龋坏或非龋性牙体疾病，叩痛明显，轻度松动。牙髓温度测试或电活力测验无反应；X光片上根尖周膜略增宽，牙槽骨无明显改变。

2. 急性化脓性根尖周炎主要表现为牙齿持续性、自发性剧烈疼痛，不敢咬合；牙齿有龋坏或非龋性牙体疾病，叩痛明显，牙髓温度测试或电活力测验无反应。

3. 根尖脓肿表现为根尖部充血，轻度压痛，无肿胀。

4. 骨膜下脓肿时患牙有剧烈的疼痛，叩诊可引起剧痛，根尖部红肿明显，有扣痛，可以伴有全身症状。

5. 黏膜下脓肿的疼痛减轻，脓肿局限在黏膜下，可以自行破溃。

6. X光片显示根尖部有不同程度的牙槽骨破坏。

（三）药物治疗

1. 口服抗菌药物类

（1）甲硝唑：200mg，一日3～4次。不良反应：恶心、呕吐、食欲不振等消化道症状，也可有头痛、眩晕等；孕妇、哺乳期妇女、有活动性神经系统疾病、血液病者禁用。

（2）阿莫西林：500mg，一日3次口服。不良反应：恶心、呕吐、腹泻等消化道症状，青霉素过敏者禁用，与头孢菌素类药物之间存在部分交叉过敏。

（3）阿莫西林/克拉维酸钾：625mg，一日3次口服。不良反应：胃肠道反应较常见，恶心、呕吐、腹泻等；传染性单核细胞增多症患者可出现皮疹。

（4）头孢氨苄：0.5g，一日3次口服；不良反应小，主要是胃肠道反应。

2. 口服镇痛药以缓解疼痛

（1）双氯芬酸：25～50mg，一日3次口服；不良反应：胃肠道反应：胃肠不适、腹痛、反酸等，对阿司匹林或其他非甾体抗炎药过敏者可有交叉反应，有肝、肾功能损害或溃疡病史者慎用，14岁以下儿童、孕妇、哺乳期妇女以及过敏者禁用。

（2）布洛芬：0.2～0.4g，4～6h1次口服。不良反应：可加重消化道溃疡引起出血，因此胃与十二指肠溃疡者慎用。服药期间饮酒可增加胃肠道副作用，并有致溃疡的危险，孕妇、哺乳期妇女以及对阿司匹林或其他非甾体抗炎药过敏者禁用；胃与十二指肠溃疡活动期患者禁用。

（四）注意事项

急性根尖周围炎的治疗以治疗患牙为主：

1. 应急处理　首先开放髓腔，引流根尖的脓液，局部有波动感的在利多卡因麻醉下脓肿切开，2～3d换一次药。

2. 炎症消除后进行根管治疗。

八、腮腺炎

流行性腮腺炎

（一）概述

流行性腮腺炎是由腮腺炎病毒引起的急性、全身性感染，多见于儿童及青少年。本病病毒通过直接接触、飞沫、唾液污染食具和玩具等途径传播；四季都可流行，以晚冬、早春多见。目前国内尚未开展预防接种，所以每年的发病率很高，以年长儿和青少年发病者为多，两岁以内婴幼儿少见。通常潜伏期为 12~22d，感染本病后可获终身免疫。一般预后良好，伴有脑炎、心肌炎者偶有死亡，大多为成年人。

（二）诊断要点

1. 本病前驱症状一般较轻，表现为体温中度增高，头痛、肌痛等。腮腺肿大常是疾病的首发体征，持续 7~10d，常一侧先肿 2~3d 后，对侧腮腺亦出现肿大，有时肿胀仅为单侧，或腮腺肿大同时有颌下腺肿大，甚或仅有颌下腺肿大而无腮腺肿大。

2. 腮腺肿大的特点是以耳垂为中心，向前、后、下扩大，边缘不清，触之有弹性感，有疼痛及触痛，表面皮肤不红，可有热感，张口、咀嚼特别是吃酸性食物时疼痛加重。肿痛在 3~5d 达到高峰，一周左右消退。常有腮腺管口红肿。同侧咽及软腭可有肿胀，扁桃体向中线移位；喉水肿亦可发生；上胸部亦可出现水肿。腮腺肿大时体温仍高，多为中度发热，持续 5~7d 后消退。躯干偶见红色斑丘疹或荨麻疹。

3. 流行性腮腺炎可以并发

（1）脑膜炎：腮腺炎脑膜炎一般预后良好。

（2）睾丸炎：是男孩最常见的并发症，早期症状为发热、寒战、头痛、恶心、下腹疼痛，患侧睾丸有明显疼痛、肿胀、触痛，邻近皮肤水肿、发红。常伴有附睾炎，后者也可单独出现。

（3）卵巢炎：7% 青春期后女性患者可并发卵巢炎，有发热、呕吐、下腹疼痛及压痛，但不影响日后生育功能。

（三）药物治疗

本病是一种自限性疾病，抗病毒药物无效，主要为对症治疗。患者应卧床休息，适当补充水分和营养，饮食须根据病人咀嚼能力决定，不食酸性食品。严重头痛和并发睾丸炎者，可服用解热止痛药、睾丸局部冰敷并用睾丸托支持。糖皮质激素疗效不肯定。严重呕吐者应补充水分及电解质。

（四）预防

1. 被动免疫　可给予腮腺炎免疫球蛋白，效果较好。

2. 主动免疫儿童可在生后 14 个月常规给予减毒腮腺炎活疫苗或麻疹、风疹、腮腺炎三联疫苗，99% 可产生抗体，少数在接种后 7~10d 发生腮腺炎。除皮下接种外还可采用气雾喷鼻法。有报道在使用三联疫苗后，出现接种后脑膜脑炎，故此疫苗的推广仍需慎重。

3. 隔离　患儿隔离至腮腺肿胀完全消退，有接触史的易感儿应检疫 3 周。

急性化脓性腮腺炎

（一）概述

急性化脓性腮腺炎主要的病菌为葡萄球菌，多见金黄色葡萄球菌，偶尔也可见链球菌。急性化脓性腮腺炎多发生在成年人,特别是老年体弱患者,或继发于其他疾病如败血症等。急性传染病,长期卧床的消耗性疾病,腹腔大手术后或糖尿病患者也易发生。腮腺导管涎石症,可阻塞液体分泌造成感染。

(二)诊断要点

1.常为单侧腮腺受累,双侧同时发生者少见。炎症早期,症状轻微或不明显,腮腺区轻微疼痛、肿大、压痛。导管口轻度红肿、疼痛。若处理及时,可使炎症消散。若未能及时控制,炎症进一步发展,则可使腺组织化脓、坏死。此时疼痛加剧,呈持续性疼痛或跳痛,腮腺区以耳垂为中心肿胀明显,耳垂被上抬。进一步发展,炎症扩散到腮腺周围组织,伴发蜂窝织炎。皮肤发红、水肿,呈硬性浸润,触痛明显,可出现轻度张口受限,腮腺导管口明显红肿,挤压腮腺腺体,可见脓液自导管口溢出,有时甚至可见脓栓堵塞于导管口。

2.患者全身中毒症状明显,体温可高达40℃以上,脉搏、呼吸加快,白细胞总数增加,中性粒细胞比例明显上升。腮腺浅面的腮腺咬肌筋膜非常致密,脓肿未穿破以前不易扪及波动感而呈硬性浸润块。腮腺深面的包膜薄弱,脓肿穿破后可进入咽旁或咽后间隙,或沿着颈部间隙向下扩散到纵隔,向上可通底扩散到头颅内,通过这些途径扩散的机会不多,一旦发生,则病情严重而危险。

(三)药物治疗

1.炎症早期可用热敷、理疗、外敷如意金黄散。可用生理盐水含漱,清洁口腔。

2.选用有效抗菌药物:应用抗革兰阳性球菌青霉素或头孢菌素,如头孢唑林、头孢呋辛、苯唑西林等,可联合应用甲硝唑治疗。抗菌药物选用参考智齿冠周炎的肌注或者静脉用药。

(四)注意事项

1.切开引流:当脓肿形成时,必须切开引流。其特征是:局部有明显的凹陷性水肿,局部有跳痛并有局限性压痛点,穿刺抽出脓液;腮腺导管口有脓液排出,全身感染中毒症状明显。切开引流的方法:局部浸润麻醉。耳前及下颌支后缘处从耳屏往下至下颌角作切口,皮肤、皮下组织及腮腺咬肌筋膜液积聚于筋膜下者,即可得到引流。如无脓液溢出,可用弯血管钳插入腮腺实质的脓腔中引流脓液。因常为多发性脓肿,应注意向不同方向分离,分开各个腺小叶的脓腔。冲洗后安橡皮引流条,以后每天用生理盐水冲洗,更换引流条。

2.一些体质虚弱、长期卧床、高热或禁食的患者常可发生脱水,更应加强口腔护理(如认真刷牙、常用洗必泰溶液漱口等),保持体液平衡,加强营养及抗感染治疗。

第五节 皮肤科疾病

一、单纯疱疹

(一)概述

本病是由人类单纯疱疹病毒所致。病毒分为Ⅰ型和Ⅱ型,主要通过接触传染,Ⅱ型主要发生于外阴及生殖器部位称为生殖器疱疹,通过性接触传染。单纯疱疹多为反复发作,称为复发性疱疹。在机体抵抗力下降时易复发。是多形红斑的常见诱因。

(二)诊断要点

1.好发于皮肤黏膜交界处,但可发生于任何部位。

2.皮损表现为片状分布的簇集性水疱。

3. 自觉瘙痒或烧灼感,附近淋巴结可肿大。

4. 病程为自限性,但易复发。复发性疱疹多在 1 周消退。

（三）药物治疗

1. 阿昔洛韦 200mg,口服,一日 5 次,连续 5~7d。

2.3% 阿昔洛韦软膏,外用,一日 5 次。

3. 避免接触性传染。

（四）注意事项

1. 需与带状疱疹相鉴别,生殖器疱疹出现溃疡时需与其他溃疡性疾病相鉴别。

2. 目前无理想的预防复发的治疗方法。

3. 避免生殖器疱疹传染。

4. 局部禁止使用激素类药物。

二、水痘和带状疱疹

（一）概述

由水痘和带状疱疹病毒引起的传染病,一般儿童感染表现为水痘,成人多为体内潜在病毒复发感染,表现为带状疱疹。水痘带状疱疹病毒属于疱疹病毒科,为 DNA 病毒;患者是该病的唯一传染源,病毒通过呼吸道传播,人群普遍易感,儿童发病率较高。

（二）诊断要点

1. 流行病学史　有水痘患者接触史,冬春季节多发。

2. 临床表现

（1）水痘的典型临床表现:出疹前 1~2d 患儿可有发热、全身不适、头痛、乏力等,发热同时或迅速出现皮疹,从头皮向躯干进展,呈向心性分布,皮疹初为斑丘疹,继后出现疱疹、痂疹、脱痂过程,患者多种皮疹可同时存在,皮疹多在 1~2 周消退。

（2）带状疱疹的典型临床表现:成人多见,出疹前有 2~5d 低热、头痛、局部烧灼感、刺痛、瘙痒等,出疹过程类似水痘,皮疹呈丛集分布,多沿受累神经分布,常见于肋间神经、三叉神经等。

3. 实验室检查　白细胞多正常。

（三）药物治疗

水痘－带状疱疹多为自限性疾病,对症处理为主。

1. 一般治疗　患儿护理非常重要,避免抓破继发感染;疱疹局部可涂抹龙胆紫。

2. 抗病毒治疗　阿昔洛韦可减轻病情,缩短排毒时间,促进愈合。一般儿童 3~6mg/kg,每日 5 次,口服;成人 200~400mg,每日 5 次,口服。疗程 7~10d。

（四）注意事项

水痘多发生在儿童,有传染性,患者需要居家隔离,直到皮疹全部结痂。带状疱疹无需隔离。

三、毛囊炎

（一）概述

毛囊炎系由金黄色葡萄球菌感染毛囊引起的炎症。祖国医学对本病早有记载。生于项后发际部位者称"发际疮";生于下颌部者称"须疮"、"燕窝疮";发于眉间者称"眉恋疮";发于臀部者称"坐板疮"等。

（二）诊断要点

1.初期表现为粟粒大小的红色毛囊性丘疹，顶部逐渐形成小脓疱，散在分布，可有痛感。

2.好发于头、面、四肢及外阴等部位。

3.浅部毛囊炎愈后不留下瘢痕，深部感染可形成瘢痕及造成永久性脱发。

4.皮损多在1周左右消退。

（三）药物治疗

1.注意个人卫生，避免局部皮肤摩擦损伤。

2.可外用1%红霉素软膏，一日2次。

3.皮损泛发者可口服抗菌药物，如阿莫西林、头孢氨苄等。

（四）注意事项

1.需与痤疮、糠秕孢子菌毛囊炎相鉴别。

2.慢性反复病例需检查有无全身疾病，如糖尿病等。

3.局部避免使用激素类药物。

四、脓疱疮

（一）概述

脓疱疮（皮肤性病科），俗称"黄水疮"，是一种常见的急性化脓性皮肤病。具有接触传染和自体接种感染的特性，易在儿童中流行。病原菌主要为凝固梅阳性的金黄色葡萄球菌或乙型溶血性链球菌单独或混合感染。夏、秋季节气温高、湿度大，皮肤浸渍等，都易使病菌侵入皮肤繁殖，为促发本病创造有利条件。

（二）诊断要点

1.好发于儿童，夏秋季多汗、闷热的天气多见。

2.好发于面部及暴露部位。

3.皮损为丘疹、水疱或黄色脓疱，周有红晕，疱壁薄，易破溃，脓液干燥结痂，愈后无瘢痕，可伴不同程度瘙痒。可出现较大脓疱。

4.重症可出现邻近淋巴结肿大，可伴发热。

5.可出现接触性传染。

（三）药物治疗

1.轻症者注意局部清洁，可外用1%红霉素软膏，一日2次。

2.皮损广泛、全身症状明显者，可口服抗菌药物，连续1周，如阿莫西林、头孢氨苄等。

3.避免搔抓，防止自身传染。

（四）注意事项

1.患者要适当隔离，接触衣物及时消毒。

2.局部避免使用激素类药物。

五、痤疮

（一）概述

痤疮是发生在毛囊皮脂腺的慢性皮肤病，发生的因素多种多样，但最直接的因素就是毛孔堵塞。毛孔堵塞以后，毛囊里面的油脂排不出来，越积越多就形成一个个小痘痘，青春痘就是这样发生的。不太严重的青春痘通常都能看到一个白色或者黑色的顶,这就是白头粉刺与黑头粉刺,也可以挤出一些白色的分泌物,这就是堆积在毛孔里面的油脂,并非脏的东西,也不是所谓的螨虫。只要毛孔不堵塞,痘痘就不会轻易冒出来。

（二）诊断要点

1. 好发于青春期,男女均可发病。

2. 皮损好发于面部、上胸背部等皮脂溢出部位。多对称分布。面部中央及眶周常不受侵犯。

3. 损害为多形性,包括白头粉刺、黑头粉刺、炎性丘疹、脓疱、结节、囊肿。数量多少不等。重症者可出现萎缩或肥厚性瘢痕。

4. 慢性病程,反复发作。青春期后大部分自然消退。

5. 多因素疾病,治疗困难。

（三）药物治疗

1. 注意局部清洁,少食油腻及刺激性食物。

2. 轻症者外用1%红霉素软膏,一日2次。维A酸软膏外用,每晚1次,连续4～8周。注意局部刺激和避光。

3. 重症可联合口服红霉素0.5g,一日3次,连续2～4周。也可使用四环素或克林霉素。

（四）注意事项

1. 需与酒渣鼻、颜面播散性粟粒性狼疮及药物性痤疮相鉴别。

2. 囊肿性痤疮转上级医院治疗。

3. 局部避免使用激素类药物。

六、丹毒

（一）概述

丹毒是皮肤及其网状淋巴管的急性炎症。好发于下肢和面部。其临床表现为起病急,局部出现界限清楚之片状红疹,颜色鲜红,并稍隆起,压之褪色。皮肤表面紧张炽热,迅速向四周蔓延,有烧灼样痛。伴高热畏寒及头痛等。丹毒虽以"毒"命名,却并不是病毒感染引起的,而是由细菌感染引起的急性化脓性真皮炎症。其病原菌是A族乙型溶血性链球菌,多由皮肤或粘膜破伤而侵入,但亦可由血行感染。

（二）诊断要点

1. 皮损好发于小腿或面部,多在抵抗力降低情况下发病。

2. 皮损为略高出皮面的水肿性鲜红斑片,边缘清楚,表面光滑,严重者可出现水疱或大疱,皮温高,伴疼痛和触痛。

3. 常有畏寒、发热等全身症状,高热时体温可达40℃。局部淋巴结肿大。

4. 外周血白细胞总数增高,以中性粒细胞为主。

5. 游走性丹毒　皮损在一处消退后,又在另一处出现,连续迁延达数周。

6. 慢性丹毒　病程慢性,反复在原发部位发作,组织可肥厚,可形成慢性淋巴水肿。

（三）药物治疗

1. 首选青霉素G治疗,一日640万～960万U,分2次静脉滴注,连续治疗至少2周。皮损消退3d后停用。如青霉素过敏,可选用其他抗菌药物,如左氧氟沙星。

2. 卧床休息,抬高患肢。

3.可用冷湿敷,避免热刺激。

（四）注意事项

1.本病需与类丹毒和蜂窝组织炎相鉴别。

2.应同时治疗足癣,避免挖鼻。

3.抗菌药物应足量和足疗程。

七、蜂窝织炎

（一）概述

蜂窝织炎是指疏松结缔组织的弥漫性化脓性炎症,常发生于皮肤、肌肉和阑尾。蜂窝织炎主要由溶血性链球菌引起。蜂窝织炎常由溶血性链球菌引起,该菌能分泌透明质酸酶,分解结缔组织中的透明质酸,使基质崩解;还能分泌链激酶,可溶解纤维素,故细菌易于通过组织间隙和淋巴管向周围蔓延扩散,表现为组织高度水肿和大量中性粒细胞弥散性浸润,与周围组织界限不清,局部组织一般不发生明显的坏死和溶解。

（二）诊断要点

1.损害为局部大片状红、肿、热、痛,边界不清,严重者可出现大疱和深在性脓肿。

2.急性期常伴高热、寒战和全身不适。

3.常发生于四肢、面部、外阴、肛周等部位,发生于指、趾处的称为瘭疽。口底及颌下蜂窝织炎可引起呼吸困难或窒息。

4.复发性蜂窝织炎。损害反复发作,全身症状可能较轻。

（三）药物治疗

1.早期应用足量有效抗菌药物,首选青霉素 G,一日 640 万~960 万 U,分 2 次静脉滴注,连续治疗至少 10d;其他药物,如头孢菌素类、喹诺酮类等也可选用。

2.患肢休息,局部可热敷和物理治疗。

3.明显脓肿时应及时切开引流。

（四）注意事项

1.本病需与丹毒和血管性水肿相鉴别。

2.治疗应及时,抗菌药物应足量和足疗程。

3.严重者应及时切开引流。

八、手足、体股癣

（一）概述

手足、体股癣是由皮肤癣菌感染而引起的皮肤浅部真菌病。依据发病部位不同而命名。我国足癣的发病率较高。多为接触性传染,潮湿、闷热是皮肤浅部真菌感染的主要诱因。

（二）诊断要点

1.皮损初起为丘疹或丘疱疹,逐渐向外扩大,可形成环形或多环形,边缘可隆起,可有鳞屑。界限清楚。手足可仅表现为干燥、皲裂和脱屑。

2.可有明显瘙痒。

3.夏季多发,潮湿、热为诱因。

4.初起多为单侧发病,可逐渐发展为双侧。足癣多为双侧,手癣多为单侧,表现为典型的"二手一足"特征。

5. 皮损边缘取材作真菌镜检,发现菌丝可确诊。

（三）药物治疗

1. 保持局部干燥,并避免接触传染。

2. 2%硝酸咪康唑软膏外用,一日 2 次,用药范围应大于皮损边缘。体、股癣用药不少于 2 周,手、足癣不少于 4 周。

3. 顽固性手、足癣需要口服抗真菌药。

（四）注意事项

1. 需与湿疹等疾病相鉴别。

2. 局部避免使用激素类药物,以免皮损扩散。

3. 家庭应注意个人、集体卫生,避免互相传染。

4. 积极治疗,避免继发细菌感染。

5. 避免局部潮湿、闷热,可避免反复。

九、接触性皮炎

（一）概述

接触性皮炎是皮肤粘膜由于接触外界物质,如化纤衣着,化妆品、药物等等而发生的炎性反应。其临床特点为在接触部位发生边缘鲜明的损害,轻者为水肿性红斑,较重者有丘疹、水疱甚至大疱,更严重者则可有表皮松解,甚至坏死。如能及早去除病因和作适当处理,可以速愈,否则可能转化为湿疹样皮炎。

（二）诊断要点

1. 有异物接触史。

2. 原发性为接触物有较强的刺激性,接触即可发病。

3. 变态反应性为接触物无刺激性,初次接触致敏后,再次接触后发病。

4. 有潜伏期,因接触物不同,发病时间不同,数分钟到数天不等。

5. 皮损表现无特异性,常见的为红斑、丘疹,严重是可出现肿胀、水疱、大疱,甚至溃疡。但皮损界限清楚,与接触部位一致。

6. 皮损部位可有瘙痒、烧灼或疼痛。

7. 病程为自限性,去除病因后逐渐消退。

（三）药物治疗

1. 寻找过敏原,去除病因。

2. 轻症者无渗出者外用炉甘石洗剂、氢化可的松软膏。有渗出者可先用溶液冷湿敷。

3. 重症可口服赛庚啶或氯苯那敏,必要时可口服泼尼松。

4. 避免搔抓及热刺激。

（四）注意事项

1. 注意与其他皮炎相鉴别。

2. 避免接触已知的过敏原。

3. 避免外用刺激性药物或刺激。

十、过敏性皮炎

（一）概述

过敏性皮炎是由过敏原引起的皮肤病,主要是指人体接触到某些过敏源而引起皮肤红肿、发痒、风团、脱皮等皮肤病症。具体的过敏原可以分为接触过敏原、吸入过敏原、食入过敏原和注射入过敏原四类。每类过敏原都可以引起相应的过敏反应,主要的表现是多种多样的皮炎、湿疹、荨麻疹。

（二）诊断要点

1.药物性皮炎应有明确的用药史。

2.潜伏期因过敏物不同而长短不同,可在数分钟内至3周内发病。

3.皮损表现为多样性,可出现红斑、丘疹、水疱、大疱、糜烂等多种皮疹,但在同一患者身上,皮损表现是一致的。除固定性药疹外,皮疹分布常是全身性和对称性的。

4.部分患者可出现严重的黏膜糜烂或全身性大疱,表皮可完全脱落。

5.严重者可出现全身症状,如发热、关节痛等。

（三）药物治疗

1.查找可疑的过敏物质,避免继续使用和接触。

2.多饮水,促进过敏物质代谢。

3.轻症者口服抗过敏药,如赛庚啶或氯苯那敏。

4.病情严重者应及时足量使用糖皮质激素(如泼尼松每日30mg),以及氢化可的松一日200～500mg或地塞米松一日10～20mg,分次静脉滴注。并依据病情变化逐步调整,逐渐减量。

5.注意支持治疗和水电解质平衡。

6.注意局部和黏膜护理。

（四）注意事项

1.应与麻疹等病毒性疾病相鉴别。

2.避免热及其他刺激性治疗。

3.应积极治疗,避免发展为红皮病,特别严重者及时转上级医院治疗。

十一、荨麻疹

（一）概述

荨麻疹俗称风团、风疹团、风疙瘩、风疹块(与风疹名称相似,但却非同一疾病)。是一种常见的皮肤病。由各种因素致使皮肤粘膜血管发生暂时性炎性充血与大量液体渗出。造成局部水肿性的损害。其迅速发生与消退、有剧痒。可有发烧、腹痛、腹泻或其他全身症状。可分为急性荨麻疹、慢性荨麻疹、血管神经性水肿与丘疹状荨麻疹等。得了荨麻疹要及时远离过敏源,并选择专业药物进行治疗,如斯汀可林等,以防病情恶化。

（二）诊断要点

1.急性发病,典型皮损为大小不等的风团、红斑和丘疹,成批出现,无规律性。

2.皮损反复出现,可在数分钟到数小时内自行消退,不超过24h。慢性者可反复发作数年。

3.瘙痒明显。部分患者可出现呼吸道症状,如胸闷、呼吸困难,甚至窒息。也可出现胃肠道症状,如腹痛、腹泻。

4. 皮肤划痕试验阳性。

(三)药物治疗

1. 详细询问病史,查找病因。

2. 轻症者口服抗过敏药,如赛庚啶或氯苯那敏。慢性者应连续服药 4 周。

3. 皮损严重者或出现呼吸道和胃肠道症状者,应及时、短程使用糖皮质激素,如氢化可的松一日 200～500mg 或地塞米松一日 10～20mg,分次静脉滴注。

4. 伴发热者,需抗菌治疗。

5. 慢性病例也可服用中药治疗。

(四)注意事项

1. 应与其他过敏性皮肤病相鉴别。

2. 避免继续使用致敏物质。

3. 严重者及时使用激素。

4. 慢性病例不宜长期服用糖皮质激素。

十二、湿疹

(一)概述

湿疹是一种常见的由多种内外因素引起的表皮及真皮浅层的炎症性皮肤病,一般认为与变态反应有一定关系。其临床表现具有对称性、渗出性、瘙痒性皮肤病、多形性和复发性等特点。湿疹是一种容易复发的皮肤病,治疗需要复发性专用药,如含有康洁净肤成分的药物,也是一种过敏性炎症性皮肤病以皮疹多样性,对称分布、剧烈瘙痒反复发作、易演变成慢性为特征。可发生于任何年龄任何部位,任何季节,但常在冬季复发或加剧有渗出倾向,慢性病程,易反复发作。

(二)诊断要点

1. 皮疹表现为多形性,可出现红斑、丘疹、丘疱疹、水疱、渗出、糜烂、结痂等多种形态皮疹。

2. 皮损多为对称性分布。

3. 急性期皮损为泛发,可全身性分布。皮疹以红斑、丘疹、水疱、渗出为主,可出现结痂。

4. 慢性期皮损多为局限性。以肥厚性红斑和苔藓样变为主,表面可出现鳞屑及皲裂。

5. 可有剧烈瘙痒。

6. 病程慢性,可反复发作。

(三)药物治疗

1. 积极查找过敏原,排除一切可疑病因。

2. 轻症者口服抗过敏药,如赛庚啶或氯苯那敏。

3. 皮损广泛、渗出严重者,可短程使用糖皮质激素,病情控制后逐渐减量,避免突然停药,出现病情反复。

4. 局部应避免刺激性药物或治疗方法。渗出严重时可采用湿敷,无渗出时可外用激素类软膏,如氢化可的松软膏。

(四)注意事项

1. 应与其他过敏性疾病相鉴别。

2. 可以冷湿敷,避免热刺激和其他刺激性治疗。

3.应维持治疗,避免接触过敏原。

十三、脂溢性皮炎

（一）概述

脂溢性皮炎,慢性经过,易反复发作,常伴为毛囊炎、睑缘炎,面部常与痤疮、酒渣鼻螨虫皮炎并发。脂溢性皮炎最根本和有效的办法是使用脂溢康类药物抑制皮脂异常分泌,减轻皮损处的炎症反应,彻底排毒防止组胺和组胺受体的释放,起止痒作用。头皮部位开始为轻度潮红斑片,上覆灰白色糠状鳞屑,伴轻度瘙痒,皮疹扩展,可见油腻性鳞屑性地图状斑片;严重者伴有渗出、厚痂、有臭味,可侵犯整个头部。头发可脱落、稀疏。

（二）诊断要点

1.多见于成年人,也可发生于新生儿,男性多见。

2.好发于面部、胸背部等皮脂溢出部位。

3.初发时表现为毛囊周围的丘疹,逐渐发展为红斑,上有油腻性鳞屑。

4.慢性病程,伴不同程度瘙痒。

（三）药物治疗

1.限制油腻食物和刺激眭食物。

2.口服维生素 B_2,5～10mg,一日 3 次。

3.间断外用氢化可的松软膏。避免长期大量反复使用,以免引起皮肤萎缩或造成激素性皮炎。可联合使用咪康唑乳膏。

4.重症可口服赛庚啶或氯苯那敏,必要时可口服泼尼松。

（四）注意事项

1.需与头部银屑病、湿疹、玫瑰糠疹等疾病相鉴别。

2.避免刺激性食物和限制多脂性食物。

十四、银屑病

（一）概述

牛皮癣是一种常见的慢性皮肤病,其特征是在红斑上反复出现多层银白色干燥鳞屑。中医古称之为"白疕",古医籍亦有称之为松皮癣。西医称为银屑病,俗称牛皮癣,其特征是出现大小不等的丘疹,红斑,表面覆盖着银白色鳞屑,边界清楚,好发于头皮、四肢伸侧及背部。男性多于女性。牛皮癣春冬季节容易复发或加重,而夏秋季多缓解。另外,城市的野广告也被称之为"牛皮癣"。

（二）诊断要点

1.慢性病程,反复发作,无法根除。

2.寻常型银屑病多数病例冬季加重。

3.寻常型皮损表现为丘疹、红斑,其上有较厚的银白色鳞屑,刮除后可出现薄膜现象及点状出血,急性期可有同形反应。

4.部分患者皮损局限,可仅见于头皮或龟头部位。

5.红皮病型表现为皮肤弥漫性潮红,大量脱屑。脓疱型为红斑上出现大量针尖大小脓疱。关节病型出现关节疼痛和肿胀,需与类风湿关节炎相鉴别。

（三）药物治疗

1. 避免精神紧张。

2. 伴感染者可全身用红霉素或青霉素 G 治疗 2 周。

3. 治疗慢性扁桃体炎及其他慢性感染。

4. 轻症者以局部治疗为主。可外用水杨酸软膏、维 A 酸软膏及氢化可的松软膏。可单独使用，也可联合使用。小面积使用，避免大面积使用，皮损消退后间断使用，逐渐停用，避免突然停药，引起反跳。

5. 瘙痒明显者可口服赛庚啶或氯苯那敏。

（四）注意事项

1. 发病初期需与湿疹、玫瑰糠疹、扁平苔藓等疾病相鉴别。

2. 因本病无法根除，注意避免过多治疗，避免使用刺激性较强的口服和外用药物治疗，避免突然停药，治疗不当，可发展为红皮病或脓疱型银屑病。

3. 避免使用严重抑制肝肾功能和骨髓功能的药物，谨慎系统性或长期使用激素类药物。

4. 预防和治疗慢性感染。

5. 严重、顽固病例及红皮病、脓疱型、关节病型应转上级医院治疗。

第七章 抗微生物药物的临床应用

第一节 概 述

按照它们的化学结构或所作用的微生物分类为:①青霉素类;②头孢菌素类;③氨基糖苷类;④大环内酯类;⑤其他抗生素类;⑥磺胺类;⑦喹诺酮类;⑧硝基呋喃类;⑨抗结核药;⑩抗麻风药;⑪抗真菌药;⑫抗病毒药。

多数感染性疾病是由侵入机体并进行繁殖的微生物所传入引起。由于机体的免疫功能薄弱,不能将病原菌限于局部,以致病原菌及其毒素向周围扩散。经淋巴道或直接侵入血流,引起全身感染。导致血液、心脏、肺、脑、肾、肝和肠道等的变化,进一步发展为菌血症、毒血症、败血症及脓毒血症。抗微生物药可抑制或杀灭有关病原微生物,多用于治疗或预防相关微生物的各种感染。

一、抗菌药的使用

1. 选择抗菌药物的基本原则

(1)尽早确立病原学诊断,为合理应用抗感染药确立先决条件。

1)采集标本送检:尽快采集临床标本送检,以获得准确的病原学诊断。

2)进行常规药物敏感试验:体外药敏试验是临床选用抗菌药物的重要依据,选用敏感抗菌药物治疗,治愈率可达80%以上。

(2)熟悉各种抗菌药物的抗菌活性、作用和抗菌谱、药动学特征和不良反应;根据药物抗菌效应及疾病严重程度选择药物;根据药动学特点和感染部位选药。

(3)按患者的生理、病理、免疫功能等状态合理用药。

(4)尽量应用抗感染药的序贯治疗,即把及早从肠外给药转变为口服给药的方法。尤其适用于老年患者。

(5)对老年人的选药需谨慎。老年患者宜掌握下列原则:①选用杀菌剂(如氟喹诺酮类),并严密观察可能发生的不良反应;②避免使用肾毒性大的药物如氨基糖苷类、万古霉素、多黏菌素等。必须应用时需定期检查尿常规和肾功能,并进行血药浓度监测以调整给药剂量和间隔;③老年人肝、肾等重要器官清除功能减退,药物易积蓄,剂量宜采用低治疗量,避免大剂量青霉素静脉滴注;④注意心脏功能以及水和电解质平衡等全身状况。

(6)避免抗菌药物的不良反应。

2. 应用抗菌药物的基本原则

(1)制定合理的给药方案:抗感染药分为浓度依赖型和时间依赖型两类,如青霉素、头孢菌素类。对中度以上感染,一日给药2次是不够的,最好每隔6小时给药1次,使血浆和组织中药物浓度尽可能长时间地维持在有效水平。氨基糖苷类和氟喹诺酮类药则有所不同,其浓度越高,杀菌活性就越强,且有抗生素后效应,即足量用药后即使浓度下降到有效水平以下,细菌在若干小时内依然处于被抑制状态。因此庆大霉素、阿米卡星等无需一日给药多次,将全日剂量1次静脉滴注效果更好,耳和肾毒性也更低;环丙沙星、氧氟沙星也仅需间隔12小时给药1次。氨基糖苷类、大环内酯类、林可霉素类、氯霉素类、四环素类等抗生素有明显的抗生素后效应。

(2)注意给药方法的合理性。

(3)严格控制抗菌药物的联合应用:抗菌药联合应用的指征为:①病因未明的严重感染;②单一抗菌药不能控制的严重感染;③单一抗菌药物不能控制的混合感染;④长期用药致病菌有产生耐药性可能;⑤联合用药毒性较大的药量须减少。

(4)注意肝肾功能减退者的应用。

(5)强调综合性治疗措施的重要性。

总之,抗菌药的合理使用:第一,要严格掌握适应证,对于病毒感染,除非有继发细菌感染,否则不宜使用。第二,要尽快确定病原菌并作药敏测定。第三,要根据抗菌药物的抗菌活性、抗菌谱、药动学特征和不良反应,结合疾病严重程度选择药物。第四要联合用药仅限用于病因未明的严重感染;单一抗菌药不能控制的严重感染或混合感染;长期用药致病菌有产生耐药性可能,同时注意毒性相加和适当减少剂量。此外,对毒性大的药物注意监测血药浓度,根据个体差异调整剂量或延长给药间隔时间。关注不良反应,强调综合治理措施,制定合理的治疗方案,才能安全合理地使用好抗感染药物。

第二节　常见抗微生物药的临床应用

一、青霉素类

青霉素类是一类重要的β-内酰胺抗生素。本节包括天然的青霉素(由发酵液提取)和半合成的青霉素类药物为青霉素(注射剂),苯唑西林(注射剂),氨苄西林(注射剂),哌拉西林(注射剂),阿莫西林(口服常释剂型)及复方的阿莫西林克拉维酸钾(口服常释剂型)。本类药物通过干扰细菌细胞壁的合成而产生抗菌作用,具有作用强、毒性低的特点。天然青霉素由发酵液提取,应用其钠盐、钾盐,主要用于革兰阳性球菌及杆菌、革兰阴性球菌和梅毒螺旋体所致感染。但抗菌谱窄、不耐酸、不耐酶,易引起过敏反应。经过半合成修饰研制成抗菌谱广、耐酸、耐酶的半合成青霉素。耐酶青霉素有苯唑西林,具有耐抗金黄色葡萄球菌β-内酰胺酶的能力。氨苄西林、阿莫西林具有抑制某些革兰阴性杆菌的作用,但对假单胞属无效,并可被金黄色葡萄球菌β-内酰胺酶所分解。抗假单胞菌青霉素哌拉西林,具有氨苄西林的性质,并有抗假单胞属等细菌的作用。

临床应用青霉素类时,较多出现过敏反应,包括皮疹、药物热、血管神经性水肿、血清病型反应、过敏性休克等,其中以过敏性休克最为严重。在应用青霉素前,应问清患者有无青霉素过敏反应史,在3日内未用过青霉素者均应进行青霉素皮试。青霉素类不同品种间存在着交叉过敏。

目前青霉素皮肤试验方法有:

(1)传统的青霉素皮试法,步骤为:①配制青霉素皮肤试验溶液:第1步,青霉素钾盐或钠盐以氯化钠注射液配制成为含 20 万单位/ml 青霉素溶液(80 万单位/瓶,注入 4ml 氯化钠注射液即成);第 2 步,取 20 万单位/ml 溶液 0.1ml,加氯化钠注射液至 1ml,成为 2 万单位/ml 溶液;第 3 步,取 2 万单位/ml 溶液 0.1ml,加氯化钠注射液至 1ml,成为 2000 单位/ml 溶液;第 4 步,取 2000 单位/ml 溶液 0.25ml,加氯化钠注射液至 1ml,即成含 500 单位/ml 的青霉素皮试液;②用 75% 乙醇消毒前臂屈侧腕关节上约 6.6ml 处皮肤;③抽取皮试液 0.1ml(含青霉素 50 单位),作皮内注射成一皮丘(儿童注射 0.02~0.03ml);④等 20 分钟后,如局部出现红肿,直径大于 1cm 或局部红晕或伴有小水疱者为阳性;⑤对可疑阳性者,应在另一前臂用氯化钠注射液做对照试验。

做青霉素皮试时须注意:①极少数高敏患者可在皮肤试验时发生过敏性休克,常于注射后数秒至数分钟内出现,应立即按过敏性休克抢救方法进行救治;②试验用药含量要准确,配制后在冰箱中保存不应超过 24h;③更换同类药物或不同批号或停药 3d 以上,须重新作皮内试验。

(2)快速仪器试验法,即以青霉素过敏快速试验仪器进行皮试,其原理为在脉冲电场的作用下,将药物离子或带电荷的药物由电极定位无痛导入皮肤。操作步骤:①将青霉素皮试液(皮试液浓度为 1 万 U/ml)和氯化钠注射液各约 0.1ml 滴入导入小盘;②将导入小盘紧裹于前臂屈侧腕关节上约 6.6cm 处皮肤;③导入时间为 5min,仪器到时自动报警;④药物导入完成后 5min 观察结果,如局部出现红肿,直径大于 1cm 或局部红晕或伴有小水疱等异常者为阳性。该方法的优点为操作简单、无痛、儿童较易接受,高敏患者如有感觉不适,可随时关机停止药物渗透。

青霉素类在水溶液中极不稳定,宜在临用前进行溶解配制。酸性或碱性增强,均可使之加速分解。应用时最好用灭菌注射用水或氯化钠注射液溶解青霉素类。苯唑西林有耐酸性质,在葡萄糖液中稳定。青霉素类在碱性溶液中分解极快。因此,严禁将碱性药液(碳酸氢钠、氨茶碱等)与其配伍。

青霉素类药物为杀菌性抗生素,杀菌疗效主要取决于血药浓度的高低,在短时间内有较高的血药浓度时对治疗有利。若采取静脉滴注给药,宜将一次剂量的药物溶于约 100ml 输液中,于 0.5~1h 内滴完。一则可在较短时间内达到较高的血药浓度,二则可减少药物分解并产生致敏物质。

1. 青霉素 Benzylpenicillin

【药理学】 通过干扰细菌细胞壁的合成,对繁殖期细菌起杀菌作用。青霉素钠、钾不耐酸,口服吸收差,不宜用于口服。对溶血性链球菌等链球菌属、肺炎链球菌和不产青霉素酶的葡萄球菌具有良好抗菌作用。对肠球菌有中等度抗菌作用。淋病奈瑟菌、脑膜炎奈瑟菌、白喉棒状杆菌、炭疽芽孢杆菌、牛型放线菌、念珠状链杆菌、李斯特菌、钩端螺旋体和梅毒螺旋体对本品敏感。本品对流感嗜血杆菌和百日咳鲍特菌亦具一定抗菌活性,其他革兰阴性需氧或兼性厌氧菌对本品敏感性差。本品对梭状芽孢杆菌属、消化链球菌厌氧菌以及产黑色素拟杆菌等具良好抗菌作用,对脆弱拟杆菌的抗菌作用差。

【适应证】 用于敏感菌或敏感病原体所致的感染。溶血性链球菌引起的咽炎、扁桃体炎、猩红热、心内膜炎、丹毒、蜂窝织炎、产褥热等。肺炎球菌引起的肺炎、中耳炎、脑膜炎、菌血症等。梭状芽孢杆菌引起的破伤风、气性坏疽等。对革兰阳性杆菌(白喉杆菌)、螺旋体、放线菌及部分拟杆菌有抗菌作用。

【禁忌证】 对本品或其他青霉素类药过敏者禁用。

【不良反应】　常见过敏反应,包括严重的过敏性休克和血清病型反应、白细胞减少、药疹、接触性皮炎、哮喘发作等。

毒性反应少见。肌内注射部位可发生周围神经炎。鞘内注射超过 2 万 U 或静脉大剂量滴注可引起抽搐、肌肉阵挛、昏睡等,也可致短暂的精神失常,停药或降低剂量可恢复。

二重感染。可出现耐青霉素金黄色葡萄球菌、革兰阴性杆菌或念珠菌感染。

【注意事项】

(1)首先详细询问过敏史,有过敏史者一般不宜做皮试。

(2)用前要按规定方法进行皮试(浓度为 500 单位/ml,皮内注射 0.05 ~ 0.1ml)。

(3)一旦出现过敏性休克症状,应立即肌内注射 0.1% 的肾上腺素 0.5 ~ 1ml,临床表现无改善者,半小时后重复 1 次,同时配合其他对症治疗。

(4)不宜鞘内注射。

(5)重肾功能损害者应调整剂量或延长给药间隔。

(6)大剂量给药时,应考虑到带入的钠离子或钾离子,可引起高钠血症或高钾血症。青霉素钠 100 万 U 含钠离子 1.7mmol(39mg);青霉素 G 钾 100 万 U 含钾离子 1.5mmol(65mg)。

(7)本品水溶液不稳定,易水解,因此注射液应新鲜配制,必须保存时,应置冰箱冷藏,24 小时内用完。

【药物相互作用】

(1)与丙磺舒、阿司匹林、吲哚美辛和磺胺类药物合用,可减少青霉素类药物的排泄,可使青霉素类血药浓度升高,作用增强,但毒性反应也可能增加。

(2)与四环素类、红霉素、氯霉素、磺胺类等抑菌药合用,可能降低本药抗菌作用。

(3)与华法林合用,可加强抗凝血作用。

(4)同时服用避孕药,可能影响避孕效果。

【用法和用量】

(1)肌内注射:①成人,一日 80 万~200 万 U,分 3 ~ 4 次给药。②儿童,2.5 万单位/kg,每 12 小时给药一次。

(2)静脉滴注:适用于重症感染,①成人,一日 200 万~2000 万 U,分 2 ~ 4 次静脉滴注。给药速度不能超过每分钟 50 万 U。②儿童,一日 5 万~20 万 U/kg,分 2 ~ 4 次静脉滴注。

1)感染性心内膜炎:推荐剂量 1000 万~2000 万 U,连续或每 4 小时分次静脉滴注,疗程 4 周。

2)化脓性脑膜炎:一日 20 万~30 万 U/kg,疗程 4 日。

3)气性坏疽:一次 100 万~200 万 U,每 2 ~ 3 小时一次。

4)梅毒:推荐剂量 200 万~400 万 U,每 4 小时 1 次,共 10 ~ 14 日。

【制剂和规格】

(1)注射用青霉素钠:①0.24g(40 万 U);②0.48g(80 万 U)。(2)注射用青霉素钾:①0.25g(40 万 U);②0.5g(80 万 U)。

2. 苯唑西林 Oxacillin

【药理学】　本品是耐酸和耐青霉素酶青霉素。苯唑西林对产青霉素酶葡萄球菌具有良好抗菌活性,对各种链球菌及不产青霉素酶的葡萄球菌抗菌活性则不如青霉素。通过抑制细菌细胞壁合成而发挥杀菌作用。

【适应证】　主要用于产酶的金黄色葡萄球菌和表皮葡萄球菌所致的各种感染,如败血症、心内膜炎、肺炎、皮肤和软组织感染,但对耐甲氧西林金黄色葡萄球菌(MRSA)感染无效。对中枢感染不适用。

【禁忌证】 对本品或其他青霉素类过敏者。

【不良反应】 过敏反应可见药疹、药物热、过敏性休克。大剂量应用可出现神经系统反应,如抽搐、痉挛、神志不清、头痛等。偶见中性粒细胞减少,对特异体质者可致出血倾向。个别人氨基转移酶升高。静脉给药可见静脉炎。少数人可发生白色念珠菌继发感染。

【注意事项】 同青霉素。

(1)新生儿、肝、肾功能严重损害者、有过敏性疾病史者慎用。

(2)严重肾功能不全者应减少给药剂量。

(3)用药过量出现中枢神经系统不良反应,应及时停药并给予对症和支持治疗。

【药物相互作用】

(1)丙磺舒阻滞本品的排泄,血药浓度升高,使作用维持较长。

(2)与西索米星或奈替米星合用,可增强其抗金黄色葡萄球菌的作用。

(3)与庆大霉素或氨苄西林合用,可相互增强对肠球菌的抗菌作用。

【用法和用量】

(1)静脉滴注:①成人,一次 0.5～1g,每 4～6 小时 1 次,必要时每日剂量可增至 12g,溶于 100ml 输液内滴注 0.5～1 小时。②儿童,体重 40kg 以上者同成人量;体重 40kg 以下者,每 6 小时 12.5～25mg/kg。

(2)肌内注射:一次 1g,一日 3～4 次。

【制剂和规格】

注射用苯唑西林钠:①0.5g;②1g。

3. 氨苄西林 Ampicillin

【药理学】 为半合成的广谱青霉素,对革兰阳性菌的作用与青霉素近似,对草绿色链球菌和肠球菌的作用较优,对其他菌的作用则较差。对耐青霉素的金黄色葡萄球菌无效。革兰阴性菌中淋球菌、脑膜炎球菌、流感杆菌、百日咳杆菌、大肠杆菌、伤寒副伤寒杆菌、痢疾杆菌、奇异变形杆菌、布氏杆菌等对本品敏感,但易产生耐药性。肺炎杆菌、吲哚阳性变形杆菌、铜绿假单胞菌对本品不敏感。

【适应证】 主要用于敏感菌所致的泌尿系统、呼吸系统、胆道、肠道感染以及脑膜炎、心内膜炎等。

【禁忌证】 对本品或其他青霉素类过敏者禁用,传染性单核细胞增多症、巨细胞病毒感染、淋巴细胞白血病、淋巴瘤等患者避免使用。

【不良反应】 与青霉素相似,过敏反应常见皮疹、荨麻疹,较其他青霉素类发生率高。偶见过敏性休克、粒细胞和血小板减少,少见肝功能异常,大剂量静脉给药可发生抽搐等神经症状。

【注意事项】 同青霉素。

(1)用药期间如出现严重的持续性腹泻,可能是假膜性肠炎,应立即停药,确诊后采用相应抗生素治疗。

(2)在弱酸性葡萄糖液中分解较快,宜选用中性输液作溶媒。溶解后立即使用。

【药物相互作用】

(1)与下列药物有配伍禁忌:氨基糖苷类、多黏菌素类、红霉素、四环素类、氯化钙、葡萄糖酸钙、肾上腺素、间羟胺、多巴胺、维生素 B 族、维生素 C、含有氨基酸的注射剂等。

（2）与阿司匹林、吲哚美辛和磺胺类药物合用，可减少本药的排泄，使血药浓度升高。

（3）本品可加强华法林的抗凝血作用，降低口服避孕药的药效。

【用法和用量】

（1）肌内注射：成人，一次 0.5～1g，一日 4 次。

（2）静脉滴注：①成人，一次 1～2g，必要时可用到 3g，溶于 100ml 输液中，滴注 0.5～1 小时，一日 2～4 次。②儿童，一日 100～150mg/kg，分次给予。

【制剂和规格】

注射用氨苄西林钠：①0.5g；②1.0g。

4. 哌拉西林 Piperacillin

【药理学】　本品为半合成的氨脲苄类抗假单胞菌青霉素。对革兰阳性菌的作用与氨苄西林相似，对肠球菌有较好的抗菌作用，对于某些拟杆菌和梭菌也有一定作用。对革兰阴性菌的作用强，抗菌谱包括淋球菌、大肠杆菌、变形杆菌、克雷伯肺炎杆菌、铜绿假单胞菌、枸橼酸杆菌、肠杆菌属、嗜血杆菌等，本品不耐酶。

【适应证】　治疗铜绿假单胞菌和敏感革兰阴性杆菌所致的败血症、尿路感染、呼吸道感染、胆道感染、腹腔感染、盆腔感染以及皮肤、软组织感染。

【禁忌证】　对本品或其他青霉素类过敏者禁用。

【不良反应】　参见青霉素。

【注意事项】　同青霉素。

（1）有出血史、溃疡性结肠炎、克罗恩病或假膜性结肠炎者慎用。

（2）长期用药应注意检查肝、肾功能。

【药物相互作用】

（1）丙磺舒阻滞本品的排泄，血药浓度升高，使作用维持时间延长。

（2）与氨基糖苷类合用，对铜绿假单胞菌、沙雷菌、克雷伯菌、其他肠杆菌属和葡萄球菌的敏感菌株有协同抗菌作用。

（3）与肝素等抗凝血药合用，增加出血危险。与溶栓药合用，可发生严重出血。

【用法和用量】

（1）尿路感染：一次 1～2g，一日 2～4 次，肌内注射或静脉注射。

（2）其他部位（呼吸道、腹腔、胆道等）感染：一日 4～12g，分 3～4 次静脉注射或静脉滴注。

（3）严重感染：一日可用 10～24g。12 岁以下儿童一日 100～200mg/kg，分次给予。

【制剂和规格】

注射用哌拉西林钠：①0.5g；②1.0g；③2.0g。

5. 阿莫西林 Amoxicillin

【药理学】　对肺炎链球菌、溶血性链球菌等链球菌属、不产青霉素酶葡萄球菌、粪肠球菌等需氧革兰阳性球菌，大肠埃希菌、奇异变形杆菌、沙门菌属、流感嗜血杆菌、淋病奈瑟菌等需氧革兰阴性菌的不产 β 内酰胺酶菌株及幽门螺杆菌具有良好的抗菌活性。抗菌谱与氨苄西林相同，但耐酸性、杀菌作用强，本品和氨苄西林有完全的交叉耐药性。

【适应证】　用于敏感菌所致的呼吸道、尿路和胆道感染以及伤寒等。与克拉霉素、兰索拉唑三联用药根除胃、十二指肠幽门螺杆菌。

【禁忌证】　对本品或其他青霉素类过敏者禁用，传染性单核细胞增多症、巨细胞病毒感染、淋巴细胞白血病、淋巴瘤等患者避免使用。

【不良反应】　同其他青霉素类药物，口服给药胃肠道反应常见恶心、呕吐、腹泻等，偶见假膜性肠炎。

【注意事项】　同青霉素类药物。食物可延迟本药的吸收，但不影响药物吸收总量，为减轻胃肠道反应宜饭后服用。

【药物相互作用】

（1）与丙磺舒、阿司匹林、吲哚美辛和磺胺类药物合用，可减少本药的排泄，半衰期延长，血药浓度升高。

（2）与别嘌呤类尿酸合成抑制药合用，发生皮肤不良反应的危险增大。

（3）与甲氨蝶呤合用，可增加甲氨蝶呤的毒性。

（4）同时服用避孕药，可能影响避孕效果。

【用法和用量】　口服。

（1）成人：一次 0.5g，每 6～8 小时 1 次，一日剂量最高不超过 4g。。

（2）儿童：每日 50～100mg/kg，分 3～4 次服；3 个月以下婴儿：一日 30mg/kg，每 12 小时 1 次。

肾功能严重不足者应延长用药间隔时间；肾小球滤过率（GFR）为 10～15ml/min 者 8～12 小时给药 1 次；<10ml/min 者 12～16h 给药 1 次。

【制剂和规格】

（1）阿莫西林片：①0.125g；②0.25g。

（2）阿莫西林胶囊：①0.125g；②0.25g。

6. 阿莫西林克拉维酸钾

Amoxicillin and Clavulanate Potassium

【药理学】　本品为阿莫西林与克拉维酸的复方制剂，前者是广谱青霉素但不耐青霉素酶，后者为 β - 内酰胺酶抑制剂，具有广谱抑酶作用，合用可提高阿莫西林抗产酶耐药菌的作用。本品对产酶金黄色葡萄球菌、表皮葡萄球菌、凝固酶阴性葡萄球菌及肠球菌均具良好作用，对某些产 β - 内酰胺酶的肠杆菌科细菌、流感嗜血杆菌、卡他莫拉菌、脆弱拟杆菌等也有较好抗菌活性。但对耐甲氧西林葡萄球菌及肠杆菌属等产染色体介导 I 型酶的肠杆菌科细菌和假单胞菌属无作用。

【适应证】　适用于敏感菌引起的各种感染，上呼吸道感染：鼻窦炎、扁桃体炎、咽炎等。下呼吸道感染：急性支气管炎、慢性支气管炎急性发作、肺炎、肺脓肿和支气管合并感染等。泌尿系统感染：膀胱炎、尿道炎、肾盂肾炎、前列腺炎、盆腔炎、淋病奈瑟菌尿路感染及软性下疳等。皮肤和软组织感染：疖、脓肿、蜂窝组织炎、伤口感染、腹内脓毒症等。其他感染：中耳炎、骨髓炎、败血症、腹膜炎和手术后感染等。

【禁忌证】　青霉素皮试阳性反应者、对本品及其他青霉素类药物过敏者及传染性单核细胞增多症患者禁用。

【不良反应】　常见胃肠道反应如腹泻、恶心和呕吐等。皮疹，尤其易发生于传染性单核细胞增多症者。可见过敏性休克、药物热和哮喘等。偶见血清氨基转移酶升高、嗜酸性粒细胞增多、白细胞降低及念珠菌或耐药菌引起的二重感染。

【注意事项】

（1）服用本品前必须先进行青霉素皮试。

（4）有过敏性疾病史的患者慎用。

【药物相互作用】 同阿莫西林。

【用法和用量】 口服。

（1）成人及 12 岁以上儿童：一次 250mg（剂量按阿莫西林计算，下同），一日三次。

（2）儿童：7~12 岁，每次 187.5mg，一日三次。1~7 岁，每次 125mg，一日三次。3 个月~1 岁，每次 62.5mg，一日三次。

疗程 7~10 日。严重感染剂量可加倍。

【制剂和规格】

（1）阿莫西林克拉维酸片：①625mg（阿莫西林 500mg 与克拉维酸 125mg）；②375mg（阿莫西林 250mg 与克拉维酸 125mg）。

（2）阿莫西林克拉维酸分散片：①457mg（阿莫西林 400mg 与克拉维酸 57mg）；②187.5mg（阿莫西林 125mg 与克拉维酸 62.5mg）。

二、头孢菌素类

头孢菌素类抗生素的抗菌作用机制与青霉素类相同，均为繁殖期杀菌剂。头孢菌素类的药品品种很多，常按其作用特点分为几代。各代头孢菌素又各具抗菌特点。第一代头孢菌素对革兰阳性菌抗菌作用优于第二代和第三代，但对革兰阴性杆菌作用差。第二代头孢菌素对革兰阴性杆菌作用不及第三代；对革兰阳性菌的作用与第一代接近或稍弱。第三代头孢菌素则对革兰阴性菌产生的 β−内酰胺酶稳定，而且还可渗入炎性脑脊液中。

本节包括第一代头孢菌素的头孢唑林（注射剂）、头孢氨苄（口服常释剂型和颗粒剂）；第二代头孢菌素的头孢呋辛（口服常释剂型、注射剂）和第三代头孢菌素的头孢曲松（注射剂）。

一般的说，对青霉素过敏者约有 10%~30% 对头孢菌素过敏，而对头孢菌素过敏者绝大多数对青霉素过敏，故对青霉素过敏及过敏体质者应慎用头孢菌素。头孢菌素用前是否要做皮试，尚无统一规定，可按各企业产品的说明书行事。

由于本类药物可强力地抑制肠道菌群，可致菌群失调，也可引起二重感染，如假膜性肠炎、念珠菌感染等，尤以第二代、第三代头孢菌素为甚；可引起维生素 B 族和 K 缺乏而发生潜在的凝血功能障碍。头孢菌素类的主要不良反应还有胃肠道反应：多数头孢菌素可致恶心、呕吐、食欲不振等反应。头孢菌素与乙醇联合应用可产生"双硫仑"反应，其严重程度与用药剂量和饮酒量成正比。

7. 头孢唑林 Cefazolin

【药理学】 为半合成的第一代头孢菌素。对葡萄球菌（包括产酶菌株）、链球菌（肠球菌除外）、肺炎链球菌、大肠杆菌、奇异变形杆菌、克雷伯杆菌、流感嗜血杆菌以及产气肠杆菌等有抗菌作用。

【适应证】 用于敏感菌所致的呼吸道、泌尿生殖系、皮肤软组织、骨和关节、胆道等感染，也可用于心内膜炎、败血症、咽和耳部感染。

【禁忌证】 对本品或其他头孢菌素类药过敏者，对青霉素类药有过敏性休克史者。

【不良反应】 常见皮疹、红斑、药物热、支气管痉挛等过敏反应，偶见过敏性休克。胃肠道反应有恶心、呕吐、食欲减退、腹痛、腹泻、味觉障碍等症状，偶见假膜性肠炎。用药后可出现暂时性肝功能异常。少数患者可能出现血红蛋白降低、血小板减少、中性粒细胞减少、嗜酸粒细胞增多，偶见溶血性贫血。对肾脏影响，少数患者可出现尿素氮、肌酸、肌酐酐值升高。在实验动物中可引起肾小管损害。

【注意事项】

(1)青霉素过敏者慎用,使用本药前须进行皮试。肝、肾功能不全者、有胃肠道疾病史者慎用。

(2)肌内注射偶可引起局部疼痛,静脉注射少数患者可引起静脉炎。

(3)长期用药也可引起二重感染。

(4)有的供肌内注射的注射剂内含利多卡因,不可用于静脉注射。

【药物相互作用】

(1)与庆大霉素或阿米卡星合用,对某些敏感菌株有协同抗菌作用。

(2)与丙磺舒合用,可抑制本品在肾脏的排泄,使血药浓度升高约30%。

(3)与肾毒性药物(如强效能利尿药、氨基糖苷类、抗肿瘤药等)合用,可增加肾毒性。

(4)与华法林合用可增加出血的危险。

【用法和用量】 肌内或静脉注射。

(1)成人:①革兰阳性菌所致轻度感染:一次0.5g,一日2~3次。②中度或重症感染:一次0.5~1g,一日3~4次。③极重感染:一次1~1.5g,一日4次。④泌尿系感染:一次1g,一日2次。

(2)儿童:一日量为20~40mg/kg,分3~4次给予;重症可用到一日100mg/kg。新生儿一次不超过20mg/kg,一日2次。

【制剂和规格】

注射用头孢唑林钠:①0.5g;②1.0g;③2.0g;④3.0g。

8. 头孢氨苄 Cefalexin

【药理学】 本品为半合成的第一代口服头孢菌素。对金黄色葡萄球菌(包括耐青霉素菌株)、溶血性链球菌、肺炎球菌、大肠杆菌、奇异变形杆菌、克雷伯杆菌(肺炎杆菌)、流感嗜血杆菌、卡他球菌等有抗菌作用。葡萄球菌的部分菌株、粪链球菌、吲哚阳性变形杆菌、肠杆菌属对本品耐药。对铜绿假单胞菌无抗菌作用。本品口服吸收良好。

【适应证】 用于上述敏感菌所致的呼吸道、泌尿道、皮肤和软组织、生殖器官(包括前列腺)等部位的感染,也常用于中耳炎。

【禁忌证】 对头孢菌素过敏者禁用,有青霉素过敏性休克史者禁用。

【不良反应】 服药后常见胃肠道反应,如恶心、腹泻、食欲不振等。少见皮疹、荨麻疹、红斑、药物热等过敏反应,偶见过敏性休克。用药后可出现暂时性肝功能异常。少数患者可能出现血红蛋白降低、血小板减少、中性粒细胞减少、嗜酸粒细胞增多,偶见溶血性贫血。对肾脏影响,少数患者可出现尿素氮、肌酸、肌酸酐值升高。

【注意事项】

(1)对青霉素过敏或过敏体质者慎用,使用本药前须进行皮试。有胃肠道疾病史、肝肾功能不全者慎用,6岁以下儿童慎用。

(2)肾功能严重损害者应酌减用量。

【药物相互作用】 同头孢唑林。

【用法和用量】 口服。

(1)成人:一次250~500mg,一日3~4次,空腹服用。

(2)儿童:一日25~50mg/kg,分3~4次服用。

【制剂和规格】

（1）头孢氨苄片：①0.125g；②0.25g。

（2）头孢氨苄胶囊：①0.125g；②0.25g。

（3）头孢氨苄颗粒：①50mg；②125mg。

9. 头孢呋辛钠 Cefuroxime Sodium

【药理学】　本品为半合成的第二代头孢菌素。对革兰阳性菌的抗菌作用低于或接近于第一代头孢菌素。对本品敏感的为革兰阴性的流感嗜血杆菌、淋球菌、脑膜炎球菌、大肠杆菌、克雷伯杆菌、奇异变形杆菌、肠杆菌属、枸橼酸杆菌、沙门菌属、志贺菌属以及某些吲哚阳性变形杆菌。本品有较好的耐革兰阴性菌的 β - 内酰胺酶的性能，对上述菌中耐氨苄西林或耐第一代头孢菌素的菌株也能有效。铜绿假单胞菌、弯曲杆菌、不动杆菌、沙雷杆菌大部分菌株、普通变形杆菌、难辨梭状芽孢杆菌、李斯特菌等对本品不敏感。

头孢呋辛酯为头孢呋辛的酯化制剂，口服后在肠黏膜及血中为酯酶分解生成头孢呋辛而起作用。

【适应证】　用于敏感的革兰阴性菌所致的下呼吸道、泌尿系、皮肤和软组织、骨和关节、女性生殖器等部位的感染。对败血症、脑膜炎也有效。

【禁忌证】　对本品或其他头孢菌素类药过敏者禁用，有青霉素过敏性休克史者禁用。

【不良反应】　同头孢唑林，少数患者用药后可出现头痛和眩晕，偶有致急性脑病的报道，停药可恢复。

【注意事项】　同头孢唑林。

【药物相互作用】　同头孢唑林。

【用法和用量】

（1）肌内注射或静脉注射：①成人，一次 0.75～1.5g，一日 3 次；对严重感染，一次 1.5g，一日 4 次，应用于脑膜炎，则一日剂量可在 9g 以下。②儿童，平均一日量为 60mg/kg；严重感染可用到 100mg/kg，分 3～4 次给予。

肾功能不全者按患者的肌酐清除率制订给药方案：肌酐清除率 > 20ml/min 者，每日 3 次，每次 0.75～1.5g；10～20ml/min 者每次 0.75g，一日 2 次；< 10ml/min 者每次 0.75g，一日 1 次。

肌内注射时，一次用 0.75g，加注射用水 3ml，振摇使成混悬液，用粗针头作深部肌内注射。静脉给药时，每 0.75g 本品，用灭菌注射用水约 10ml，使溶解成澄明溶液，缓慢静脉注射或加到墨菲管中随输液滴入。

（2）口服：①成人，一次 250mg，一日 2 次，重症可增至每次 500mg。②儿童，一次 125mg，一日 2 次。一般疗程为 7 日。

口服制剂不可压碎给药，应餐后整片吞服，故幼儿不宜用。

【制剂和规格】

（1）注射用头孢呋辛钠：①0.75g；②1.5g。

（2）头孢呋辛酯片剂（薄膜衣片，胶囊）：①125mg；②250mg；③500mg。

10. 头孢曲松钠 Ceftriaxone Sodium

【药理学】　本品为半合成的第三代头孢菌素，通过影响细菌细胞壁的生物合成，导致细菌细胞溶菌死亡。对革兰阳性菌有中度的抗菌作用。对革兰阴性菌的作用强，主要敏感菌有金黄色葡萄球菌、链球菌属、肺炎链球菌、嗜血杆菌属、奈瑟菌属、大肠杆菌、肺炎克雷伯杆菌、沙雷杆菌、各型变形杆菌、枸橼酸杆菌、伤寒杆菌、痢疾杆菌、消化球菌、消化链球菌、梭状芽孢杆菌等。铜绿假单胞菌、肠杆菌属对本品也敏感。产酶金黄色葡萄球菌、耐氨苄西林的流感嗜血杆菌、耐第一代头孢菌素和庆大霉素的一些革兰阴性菌常可对本品敏感。但粪链球菌和耐甲氧西林的葡萄球菌对本品均耐药。口服不吸收,肌内注射给药可被充分吸收。

【适应证】　临床应用于敏感菌所致的肺炎、支气管炎、腹膜炎、胸膜炎,以及皮肤和软组织、尿路、胆道、骨及关节、耳鼻喉等部位的感染,还用于败血症和脑膜炎。

【禁忌证】　对本品或其他头孢菌素类药过敏者禁用,有青霉素过敏性休克史者禁用。

【不良反应】　过敏反应可见皮疹、荨麻疹、红斑、药物热、支气管痉挛等过敏反应,偶见过敏性休克。胃肠道反应,如恶心、呕吐、腹泻、味觉障碍等,罕见假膜性肠炎。用药后可出现一过性肝功能异常。少数患者可能出现嗜酸粒细胞增多、白细胞减少、血小板减少,偶见溶血性贫血。对肾脏影响,少数患者可出现尿素氮、肌酸、肌酸酐值升高。少数患者可出现头痛和眩晕等神经系统症状。

【注意事项】

(1)对青霉素过敏和过敏体质者、严重肾功能不全者慎用。

(2)长期用药可致二重感染,如念珠菌病、假膜性肠炎等,应予警惕。

(3)青少年、儿童使用本品,偶可致胆结石,但停药后可消失。

【药物相互作用】

(1)与氨基糖苷类药合用,有协同抗菌作用,但同时可能加重肾损害。

(2)丙磺舒不影响本药的清除。

(3)本药可影响乙醇代谢,使血中乙酰醛浓度升高,出现双硫仑样反应。

【用法和用量】　肌内注射、静脉注射或静脉滴注。

(1)一般感染:每日1g,一次肌内注射或静脉注射。

(2)严重感染:每日2g,分2次给予。脑膜炎可按一日100mg/kg(但总量不超过4g),分2次给予。淋病单次用药250mg。儿童用量一般按成人量的1/2给予。①肌内注射,将一次药量溶于适量0.5%盐酸利多卡因注射液,作深部肌内注射。6岁以下儿童不宜肌内注射。②静脉注射,按1g药物用10ml灭菌注射用水溶解,缓缓注入,历时2~4min。③静脉滴注,一次量1g或一日量2g,溶于氯化钠注射液或5%~10%葡萄糖注射液50~100ml中,于0.5~1小时内滴入。

【制剂和规格】

注射用头孢曲松钠:①0.5g;②1g;③1.5g;④2g。

三、氨基糖苷类

本节药物包括阿米卡星和庆大霉素(均为注射剂)。其抗菌谱主要对需氧的革兰阴性杆菌和革兰阳性球菌作用强,有的品种对铜绿假单胞菌、金黄色葡萄球菌或结核杆菌也有抗菌作用。但对阴性球菌作用差,对厌氧菌和链球菌无效,对肠球菌属多不敏感或耐药。氨基糖苷类抗生素通过作用于细菌蛋白质合成的多个重要环节,对静止期细菌具有较强的杀灭作用,在碱性条件下其杀菌作用更强。细菌对本类药物产生耐药性主要是由于细菌可通过质粒传导产生氨基糖苷类钝化酶所致。一种氨基糖苷类药物可被一种或多种酶所钝化(庆大霉素可被6种酶灭活,阿米卡星可被2种酶灭活),而几种氨基糖苷类药物也可被同一种酶钝化。因此,此类抗生素之间存在不完全交叉耐药性。本类药物的药动学特点为口服难吸收,蛋白结合率低,不易跨膜转运,除胎盘外很难通过体内各种屏障。

氨基糖苷类抗生素均有不同程度的耳、肾和神经肌肉阻滞等毒性作用。耳毒性表现为前庭功能和耳蜗神经的损害。对肾功能不良者、老人、儿童和孕妇,尽量避免使用本类抗生素。使用该类药物治疗期间,应注意观察有无耳鸣、眩晕等早期症状,进行听力和血药浓度监测。庆大霉素的耳毒性比阿米卡星大。肾毒性的临床早期症状有蛋白尿、管型尿、尿中有红细胞、尿量减少,严重者可出现氮质血症和无尿。庆大霉素和阿米卡星的肾毒性相似。本类药物与其他肾毒性药或耳毒性药、肌肉松弛药和麻醉药合用,上述毒性均会被加强,应用本类药物时,亟须注意药物相互作用,避免联合应用。

11. 阿米卡星　Amikacin

【药理学】　对大肠杆菌、铜绿假单胞菌、吲哚阴性和阳性变形杆菌、克雷伯杆菌、不动杆菌、枸橼酸杆菌以及沙雷杆菌和肠杆菌的部分菌株有良好的抗菌作用。对于结核杆菌、非结核性分枝杆菌和金黄色葡萄球菌(产酶和不产酶株)也有良好的抗菌作用。其他革兰阳性球菌(包括粪链球菌)、厌氧菌、立克次体、真菌和病毒均对本品不敏感。本品的耐酶性能较强,当微生物对其他氨基苷类耐药后,对本品有可能敏感。

【适应证】　用于对卡那霉素或庆大霉素耐药的革兰阴性杆菌所致的尿路、下呼吸道、腹腔、软组织、骨和关节、生殖系统等部位的感染,以及败血症等。

【禁忌证】　对本药或其他氨基糖苷类药过敏者或有严重毒性反应者禁用。

【不良反应】　对耳蜗神经的影响,可致听力减退、耳鸣、耳聋,一般听力减退在停药后症状不再加重,个别可继续发展至耳聋。对肾脏的损害在近曲小管,可出现蛋白尿、管型尿、血尿,进而发生氮质血症、血肌酸酐值升高、肾功能减退,偶有肾衰竭报道。神经肌肉阻滞引起心肌抑制、软弱无力、嗜睡、呼吸困难甚至衰竭。少数患者出现过敏反应、消化系统、神经系统症状。

【注意事项】

(1)本品具有耳毒性和肾毒性,对于肾功能减退、脱水、应用强效利尿药的患者以及儿童、老年患者均应谨慎使用。可透过胎盘屏障进入胎儿组织,可能引起胎儿听力损害,孕妇使用应权衡利弊。

(2)本品干扰正常菌群,长期应用可导致非敏感菌过度生长。

(3)用药前后及用药期间应检查听力、尿常规和肾功能,监测血药浓度。

(4)有神经肌肉阻滞和抑制呼吸作用,不可静脉注射。

【药物相互作用】

(1)对于铜绿假单胞菌感染,常需与抗假单胞菌青霉素(如哌拉西林等)联合应用。但两者不可置于同一点滴器中,以免降效。

(2)与碳酸氢钠、氨茶碱等合用时,可增强抗菌作用。

(3)与右旋糖酐、利尿药、其他氨基糖苷类药及具有肾毒性或神经毒性的药物合用,可增加耳毒性、肾毒性。

(4)与具有肌肉松弛作用的药物合用可能使神经肌肉阻滞作用增强,出现肌肉软弱、呼吸抑制等症状。

【用法和用量】　肌内注射或静脉滴注。

(1)成人:一次 7.5mg/kg,每 12h 一次,每日总量不超过 1.5g,疗程 7~10 日;无合并症的尿路感染,每次 0.2g,每 12h 一次。

(2)儿童:开始用 10mg/kg,以后一次 7.5mg/kg,每 12h1 次;较大儿童可按成人用量。

给药途径以肌内注射为主,也可用 100～200ml 输液稀释后静脉滴注,于 30～60min 输入体内,儿童则为 1～2h。疗程一般不超过 10 日。

肾功能不全者,首次剂量 7.5mg/kg,以后则调整使血药峰浓度为 25μg/ml、谷浓度为 5～8μg/ml 的水平。

【制剂和规格】

(1)硫酸阿米卡星注射液:①1ml:0.1g;②2ml:0.2g。

(2)注射用硫酸阿米卡星:①0.2g;②0.6g。

12.庆大霉素 Gentamycin

【药理学】 本品作用于细菌体内的核糖体,抑制细菌蛋白质合成,并破坏细菌细胞膜的完整性。对大肠杆菌、产气杆菌、克雷伯杆菌、奇异变形杆菌、某些吲哚阳性变形杆菌、铜绿假单胞菌、某些奈瑟菌、某些无色素沙雷杆菌和志贺菌等革兰阴性菌有抗菌作用。革兰阳性菌中,金黄色葡萄球菌对本品尚可有一定敏感性;链球菌(包括化脓性链球菌、肺炎球菌、粪链球菌等)均对本品耐药。对厌氧菌(拟杆菌属)、结核杆菌、立克次体、病毒和真菌无效。

【适应证】 主要用于大肠杆菌、痢疾杆菌、克雷伯肺炎杆菌、变形杆菌、铜绿假单胞菌等革兰阴性菌引起的呼吸道、胆道、肠道、腹腔、泌尿生殖系统、皮肤及软组织、烧伤感染,李斯特菌病。

【禁忌证】 对本药或其他氨基糖苷类药过敏者。

【不良反应】 与阿米卡星相似。

【注意事项】 同阿米卡星。本品血药峰浓度超过 12μg/ml、谷浓度超过 2μg/ml 以上时可出现毒性反应,对于肾功能不全者或长期用药者应进行药物监测。

【药物相互作用】 同阿米卡星。

【用法和用量】 肌内注射或静脉滴注。

(1)成人:一次 80mg,一日 2～3 次(间隔 8h)。对于革兰阴性杆菌所致重症感染或铜绿假单胞菌全身感染,一日量可用到 5mg/kg。静脉滴注给药可将 1 次剂量(80mg),用输液 100ml 稀释,于 30min 左右滴入。

(2)儿童:一日 3～5mg/kg,分 2～3 次给予。

【制剂和规格】

庆大霉素注射液:①1ml:20mg;②1ml:40mg;③2ml:80mg。

四、大环内酯类

大环内酯类抗生素是由链霉菌产生的一类弱碱性抗生素,又可分为 14 元大环内酯和 15 元大环内酯两类。本节包括属于 14 元大环内酯类的红霉素(口服常释剂型、注射剂)和属于 15 元大环内酯类的阿奇霉素(口服常释剂型、颗粒剂)。本类药物的抗菌谱包括葡萄球菌、化脓性和草绿色链球菌、肺炎链球菌、粪链球菌、白喉杆菌、炭疽杆菌、脑膜炎球菌、淋球菌、百日咳杆菌、产气梭状芽孢杆菌、布氏杆菌、军团菌、螺旋杆菌、钩端螺旋体、肺炎支原体、立克次体和衣原体等。大环内酯类可作用于细菌细胞核糖体 50S 亚单位,阻碍细菌蛋白质的合成,属于生长期抑菌药。本类的各个药物之间有较密切的交叉耐药性。

本类药物的不良反应主要有恶心、呕吐、胃绞痛和食欲不振等消化道反应。肝毒性主要表现为胆汁瘀积、血清氨基转移酶升高等,一般停药后可恢复。其过敏反应表现为药物热、药疹、荨麻疹等。静脉给药时可发生耳鸣和听觉障碍,停药或减量后可恢复。

本类药物可抑制茶碱的正常代谢。两者联合应用,可使茶碱血药浓度异常升高而致中毒,甚至死亡;必须联合应用时,应监测茶碱的血药浓度和调整剂量。

13. 红霉素 Erythromycin

【药理学】　由链霉菌所产生的一种碱性抗生素,属大环内酯类。本药透过细菌细胞膜,与核糖体的 50S 亚基可逆性结合,使细菌蛋白质合成受到抑制,仅对分裂活跃的细菌有效,属于抑菌剂,但高浓度时对高敏感细菌也具杀菌作用。其游离碱供口服用,乳糖酸盐供注射用。

【适应证】　主要应用于链球菌引起的扁桃体炎、猩红热、白喉及白喉带菌者、淋病、李斯特菌病、肺炎链球菌下呼吸道感染(以上适用于不耐青霉素的患者)。对于军团菌肺炎和支原体肺炎,可作为首选药。尚可应用于流感杆菌引起的上呼吸道感染、金黄色葡萄球菌皮肤及软组织感染、梅毒、肠道阿米巴病等。

【禁忌证】　对本品及其他大环内酯类药过敏者。

【不良反应】　常见胃肠道反应,如腹泻、恶心、呕吐、食欲减退等症状。肝脏毒性,偶见乏力、黄疸及肝功能异常。过敏反应可见药物热、皮疹、嗜酸粒细胞增多等。少数患者用药后偶有心律失常、心动过速。

【注意事项】

(1)肝、肾功能不全者慎用。

(2)红霉素为抑菌性药物,应按一定的时间间隔给药,以保持体内药物浓度,利于作用发挥。

(3)红霉素片应整片吞服,若服用药粉,则受胃酸破坏而发生降效。幼儿可服用对酸稳定的酯化红霉素。

(4)静脉滴注易引起静脉炎,滴注速度宜缓慢。

(5)红霉素在酸性输液中破坏降效,一般不应与低 pH 的葡萄糖输液配伍。在 5%~10% 葡萄糖输液 500ml 中,添加维生素 C 注射液(抗坏血酸钠 1g)或 5% 碳酸氢钠注射液 0.5ml,可使其 pH 升高到 5 以上,再加红霉素乳糖酸盐,则有助稳定。

【药物相互作用】

(1)β-内酰胺类药物与本品联合应用,一般认为可发生降效作用。

(2)本品可阻挠性激素类的肠肝循环,与口服避孕药合用可使之降效。

(3)红霉素加阿司匹林:两者均有一定的耳毒性,各自单独应用毒性不显著(阿司匹林可偶致耳鸣)。联合应用则毒性增强,易致耳鸣、听觉减弱等。

(4)红霉素为肝药酶抑制剂,如与卡马西平、丙戊酸钠、氨茶碱、环孢素、洛伐他汀、咪达唑仑、三唑仑等药合用,可抑制后者的代谢,导致血药浓度升高,毒性增强。

(5)与阿司咪唑、特非那定等抗组胺药合用可增加心脏毒性,引起心律失常。

(6)与华法林合用可增加出血的危险性。

【用法和用量】

(1)口服:①成人,一日 1~2g,分 3~4 次服用,整片吞服。②儿童,每日 30~50mg/kg,分 3~4次服用。

(2)静脉滴注:①成人,一日 1~2g,分 3~4 次滴注。②儿童,每日 30~50mg/kg,分 3~4 次滴注。用时,将乳糖酸红霉素溶于 10ml 灭菌注射用水中,再添加到输液 500ml 中,缓慢滴入(最后稀释成的溶液浓度一般小于 0.1%)。不能直接用含盐输液溶解。

【制剂和规格】

(1)红霉素肠溶片:①0.1g(10 万 U);②0.125g(12.5 万 U);③0.25g(25 万 U)。

(2)注射用乳糖酸红霉素:①0.25g(25 万 U);②0.3g(30 万 U)。

14. 阿奇霉素 Azithromycin

【药理学】　本品的抗菌谱与红霉素相近,作用较强,对流感嗜血杆菌、淋球菌的作用比红霉素强 4 倍;对军团菌则强 2 倍;对绝大多数革兰阴性菌的 MIC < 1μg/ml,对梭状芽孢杆菌的作用也比红霉素强,在应用于金黄色葡萄球菌感染中也比红霉素有效。此外,本品对弓形体、梅毒螺旋体也有良好的杀灭作用。

【适应证】　用于敏感微生物所致的呼吸道、皮肤和软组织感染。衣原体及非多种耐药淋病奈瑟菌所致的尿道炎、宫颈炎及盆腔炎。

【禁忌证】　对本品及其他大环内酯类药过敏者。

【不良反应】　基本同红霉素。

【注意事项】

(1)肝、肾功能不全者、孕妇和哺乳妇女均需慎用。

(2)本药宜在饭前 1h 或饭后 2h 口服。

【药物相互作用】　同红霉素。

【用法和用量】　口服。

(1)成人:①沙眼衣原体或敏感淋病奈瑟菌所致性传播疾病,仅需单次口服本品 1.0g;②对其他感染的治疗:第一日,0.5g 顿服,第 2 ~ 5 日,一日 0.25g 顿服;或一日 0.5g 顿服,连服 3 日。

(2)儿童:①治疗中耳炎、肺炎,第一日,按体重 10mg/kg 顿服(一日最大量不超过 0.5g),第 2 ~ 5 日,每日按体重 5mg/kg 顿服(一日最大量不超过 0.25g)。②治疗儿童咽炎、扁桃体炎,一日按体重 12mg/kg 顿服(一日最大量不超过 0.5g),连用 5 日。

【制剂和规格】

(1)阿奇霉素片(胶囊):①125mg;②250mg;③500mg。

(2)阿奇霉素颗粒:100mg。

五、其他抗生素

15. 克林霉素 Clindamycin

【药理学】　抑制细菌的蛋白质合成,对大多数革兰阳性菌和某些厌氧的革兰阴性菌有抗菌作用。对革兰阳性菌的抗菌作用类似红霉素,敏感菌可包括肺炎链球菌、化脓性链球菌、绿色链球菌、金黄色葡萄球菌、白喉杆菌等。厌氧菌对本品敏感者包括拟杆菌属、梭杆菌、丙酸杆菌、真杆菌、双歧杆菌、消化链球菌、多数消化球菌、产气荚膜杆菌、破伤风杆菌以及某些放线菌等。

【适应证】　用于厌氧菌(包括脆弱拟杆菌、产气荚膜杆菌、放线菌等)引起的腹腔和妇科感染(常需与氨基苷类联合以消除需氧病原菌)。还用于敏感的革兰阳性菌引起的呼吸道、关节和软组织、骨组织、胆道等感染及败血症、心内膜炎等。本品是治疗金黄色葡萄球菌骨髓炎的首选药物。

【禁忌证】　禁用于对本品或其他林可霉素类药过敏者和 1 月龄以下的新生婴儿。

【不良反应】　可引起消化道反应,如恶心、呕吐、舌炎、肛门瘙痒等。长期使用可致假膜性肠炎,应立即停药,必要时可用去甲万古霉素治疗。尚可导致过敏反应,如皮疹、荨麻疹、多形性红斑以及白细胞减少、血小板减少等。可致氨基转移酶升高、黄疸等。尚有耳鸣、眩晕等不良反应。

【注意事项】

(1)肝功能不全者、有胃肠疾病史者慎用,4 岁以下儿童、孕妇及哺乳妇女慎用。

(2)应定期检查血象和肝功能。

(3)不可直接静脉注射,进药速度过快可致心搏暂停和低血压。静脉滴注时,每 0.6 ~ 1g 本品需用 100ml 以上输液稀释,滴注时间不少于 1h。

【药物相互作用】　本类药物与红霉素有拮抗作用。不可联合应用。

【用法和用量】

(1)克拉霉素盐酸盐(口服):①成人,一次 0.15 ~ 0.3g,一日 3 ~ 4 次。②儿童,一日 10 ~ 20mg/kg,分 3 ~ 4 次给予。

(2)克林霉素磷酸酯(注射剂):①成人,革兰阳性需氧菌感染,一日 600 ~ 1200mg,分为 2 ~ 4 次肌内注射或静脉滴注;厌氧菌感染,一般一日 1200 ~ 2700mg,极严重感染可用到 4800mg/d。②儿童,1 月龄以上,重症感染一日量 15 ~ 25mg/kg,极严重可按 25 ~ 40mg/kg,分为 3 ~ 4 次应用。

肌内注射量 1 次不超过 600mg,超过此量则应静脉给予。静脉滴注前应先将药物用输液稀释,600mg 药物应加入不少于 100ml 的输液中,至少输注 20min。一小时内输注的药量不应超过 1200mg。

【制剂和规格】

(1)盐酸克林霉素胶囊:①75mg;②150mg。

(2)盐酸克林霉素注射液:①2ml:0.15g;②4ml:0.3g;③8ml:0.6g。

(3)克林霉素磷酸酯注射液:①2ml:150mg;②4ml:0.6g。

(4)盐酸克林霉素葡萄糖(或氯化钠)注射液:①100ml:0.3g;②100ml:0.6g。

(5)克林霉素磷酸酯葡萄糖(或氯化钠)注射液:①100ml:0.3g;②100ml:0.6g。

16. 磷霉素　Fosfomycin

【药理学】　本品由 Streptomyces fradiae 等多种链霉菌培养液中分离得到的一种广谱抗生素,现已由合成法制取。磷霉素二钠盐制成注射剂。其作用机制是抑制细菌细胞壁的早期合成,从而导致细菌死亡。对于葡萄球菌、肺炎链球菌、大肠杆菌、淋球菌、奇异变形杆菌、伤寒杆菌、沙雷杆菌、大多数的铜绿假单胞菌、化脓性链球菌、粪链球菌、部分吲哚阳性变形杆菌和某些克雷伯杆菌、肠杆菌属细菌等有抗菌作用。本品对耐甲氧西林金黄色葡萄球菌(MRSA)有抗菌作用。与其他抗生素间不存在交叉耐药性。

【适应证】　用于敏感菌引起的尿路、皮肤及软组织、肠道等部位感染。对肺部、脑膜感染和败血症可与其他抗菌药联合应用。

【禁忌证】　对本品过敏者禁用。磷霉素钠注射剂禁用于 5 岁以下儿童。

【不良反应】　毒性较轻,但仍可致皮疹、嗜酸性粒细胞增多、氨基转移酶升高等反应。口服可致胃肠道反应;肌内注射局部疼痛和硬结;静脉给药过快可致血栓性静脉炎、心悸等。

【注意事项】

(1)肝肾功能不全者、孕妇慎用。

(2)磷霉素钠的含钠量约为 25%,以 1g 药物计,含钠约为 0.32g,对于心、肾功能不全,高血压等患者应慎用。

（3）静脉滴注宜缓慢,时间应在 1 ~ 2h 以上。

【药物相互作用】

（1）与氨基糖苷类药合用,具有协同作用,并可减少或延迟细菌耐药性的产生。

（2）与 β - 内酰胺类药合用对金黄色葡萄球菌、铜绿假单胞菌有协同抗菌作用。

（3）与一些金属盐可生成不溶性沉淀,勿与钙、镁等盐相配伍。

【用法和用量】 静脉滴注。先用灭菌注射用水适量溶解,再加至 250 ~ 500ml 的 5% 葡萄糖注射液或氯化钠注射液中稀释后静脉滴注。

（1）成人:一日 4 ~ 12g,严重感染可增至一日 16g。分 2 ~ 3 次滴注。

（2）儿童:一日 0.1 ~ 0.3g/kg,分 2 ~ 3 次滴注。

【制剂和规格】

注射用磷霉素钠:①1g;②2g;③4g。

六、磺胺类

17. 复方磺胺甲噁唑片

Compound Sulfamethoxazole Tablets

【药理学】 本品为磺胺甲噁唑(SMZ)与甲氧苄啶(TMP)以 5 : 1 比例组成的复方制剂。SMZ 为广谱抑菌药,属中效磺胺药。SMZ 通过竞争性作用于细菌体内的二氢叶酸合成酶,阻止细菌二氢叶酸的合成,从而抑制细菌生长繁殖。TMP 是细菌二氢叶酸还原酶抑制药,使二氢叶酸不能还原为四氢叶酸,抑制细菌的生长繁殖,抗菌谱与 SMZ 相似。两者合用,可使细菌的叶酸代谢受到双重阻断,因而抗菌作用大幅度提高(故 TMP 有磺胺增效剂之称),并可减少抗药菌株的出现。本品对多数革兰阳性菌如链球菌、肺炎球菌、葡萄球菌敏感,革兰阴性菌中的大肠杆菌、克雷伯杆菌、沙门菌属、变形杆菌、流感杆菌、痢疾杆菌、伤寒杆菌等具有抗菌活性。

【适应证】 用于对本品敏感菌所致的支气管炎,肺部、尿路感染,皮肤化脓性感染、扁桃体炎,伤寒等。

【禁忌证】 对高度过敏体质特别是对磺胺过敏者禁用。2 个月以下的婴儿、早产儿、孕妇、哺乳妇女、严重肝肾功能损害患者。巨幼细胞性贫血患者。

【不良反应】 可引起药物过敏,轻者出现红斑性药疹,重者发生大疱性表皮松解、萎缩坏死性或剥脱性皮炎,甚至危及生命。发现药物过敏(皮疹),应立即停药,并采取抗过敏措施。此外,尚可引起白细胞减少、肾功能损伤。口服后可出现恶心、呕吐、食欲减退、腹泻等胃肠道症状。可发生黄疸、肝功能减退。

【注意事项】

（1）在尿中乙酰化率高,且溶解度较低,故较易出现结晶尿、血尿等。大剂量、长期应用时宜与碳酸氢钠同服。

（2）用于肾功能不全患者,用量应为常用量的 1/2,并且要进行监测。

【药物相互作用】

（1）与酸性药物如维生素 C 等同时服用易导致结晶尿、血尿。

（2）与口服抗凝药、降糖药、甲氨蝶呤、苯妥英钠合用,因竞争药物的蛋白结合部位,或抑制其代谢,使后者作用时间延长或毒性增加。

制其代谢,使后者作用时间延长或毒性增加。

【用法和用量】

(1)成人及 12 岁以上儿童:服复方磺胺甲噁唑片,每日 2 次,每次 2 片,首剂 2~4 片,早饭及晚饭后服。

(2)12 岁以下儿童:服小儿复方磺胺甲噁唑片,2~6 岁儿童,早晚各 1~2 片;6~12 岁儿童,早晚各 2~4 片。

【制剂和规格】

复方磺胺甲噁唑片:含 SMZ 0.4g 与 TMP 0.08g;小儿复方磺胺甲噁唑片含 SMZ 100mg 与 TMP 20mg。

七、喹诺酮类

喹诺酮类药物是一类合成抗菌药,它们主要作用于革兰阴性菌的抗菌药物,对革兰阳性菌的作用较弱(某些品种对金黄色葡萄球菌有较好的抗菌作用)。喹诺酮类药物按研发先后及其抗菌性能的不同,分为四代。本节包括第三代喹诺酮类有诺氟沙星(口服常释剂型)、环丙沙星(口服常释剂型、注射剂)和左氧氟沙星(口服常释剂型、注射剂),其特点是对葡萄球菌等革兰阳性菌也有抗菌作用,对一些革兰阴性菌的抗菌作用则比其他各代者为强。喹诺酮类药物的抗菌机制是作用于细菌的脱氧核糖核酸(DNA)旋转酶和 DNA 拓扑异构酶Ⅳ,从而影响细菌 DNA 的正常形态和功能达到抗菌目的。本类药物与许多抗菌药物间无交叉耐药性。随着临床的广泛应用,本类药物的耐药性呈上升趋势,应引起重视。

本类药品长期、大剂量使用可使肝受损。不推荐 18 岁以下患者使用本类药品。

18. 诺氟沙星 Norfloxacin

【药理学】　为第三代喹诺酮类药物,具有抗菌谱广、作用强的特点,尤其对革兰阴性菌,如铜绿假单胞菌、大肠杆菌、肺炎克雷伯杆菌、奇异变形杆菌、产气杆菌、沙门菌、沙雷菌、淋球菌等有强的杀菌作用,其最低抑菌浓度(MIC)远较常用的抗革兰阴性菌药物为低。对于金黄色葡萄球菌,本品的作用也较庆大霉素为强。

口服后迅速吸收,组织分布良好,在肝、肾、胰、脾、淋巴结、腮腺、支气管黏膜等组织中浓度,均高于血中药物浓度,并可渗入各种渗出液中,但在脑组织和骨组织中浓度低。在体内几乎不被代谢,绝大部分自尿排出,尿中药物浓度极高。半衰期为 3.5h。

【适应证】　用于敏感菌所致泌尿生殖道、肠道、耳鼻喉科、妇科、外科和皮肤科等感染性疾病。

【禁忌证】　对喹诺酮类药过敏者、孕妇、糖尿病患者;18 岁以下患者。

【不良反应】　服药初期可有上腹部不适感,一般不需停药,可逐渐自行消退,但有胃溃疡病史的患者,应慎用。少数患者可引起氨基转移酶升高,停药后可恢复正常。少数患者可出现头昏、头痛、嗜睡、失眠及周围神经刺激症状,四肢皮肤有针扎感。或有轻微的灼热感,加用维生素 B_1 和 B_{12} 可减轻。可引起血肌酐酸、尿素氮升高,大剂量可致结晶尿,偶见血尿。

【注意事项】

(1)严重肝、肾功能不全患者慎用。有癫痫病史、溃疡病史、重症肌无力患者慎用。

(2)本品宜空腹服用,同时多饮水,避免产生结晶尿。

(3)用药期间避免阳光暴晒,一旦发生光敏反应需停药。

【药物相互作用】

（2）与氨基糖苷类合用对大肠杆菌、金黄色葡萄球菌有协同抗菌作用。

（3）与茶碱类合用，可能使茶碱的清除减少，血药浓度升高，出现茶碱中毒症状。

（4）避免与抗凝药、含铝、镁等金属离子的制剂合用。

（5）与氯霉素、利福平、呋喃妥因等药有拮抗作用。

【用法和用量】 口服，成人一次 0.1~0.2g，一日 3~4 次。一般疗程为 3~8 日，少数病例可达 3 周。对于慢性泌尿道感染病例，可先用一般剂量 2 周，再减量为 0.2g/d，睡前服用，持续数月。

【制剂和规格】

诺氟沙星片（胶囊）：①100mg；②200mg。

19. 环丙沙星 Ciprofloxacin

【药理学】 抗菌谱与诺氟沙星相似，对肠杆菌、铜绿假单胞菌、流感嗜血杆菌、淋球菌、链球菌、军团菌、金黄色葡萄球菌、脆弱拟杆菌等的最低抑菌浓度（MIC）为 0.08~2μg/ml，显著优于其他同类药物以及头孢菌素、氨基苷类等抗生素，对耐 β-内酰胺类或耐庆大霉素的病菌也常有效。

【适应证】 适用于敏感菌所致的呼吸道、尿道、消化道、胆道、皮肤和软组织、盆腔、眼、耳、鼻、咽喉等部位的感染。

【禁忌证】 对喹诺酮类药过敏者、孕妇、哺乳妇女和 18 岁以下患者。

【不良反应】 参见诺氟沙星。

【注意事项】 参见诺氟沙星。注射剂仅用于缓慢静脉滴注，每 200mg 静脉滴注时间不得少于 30min。

【药物相互作用】

（1）严重抑制茶碱的正常代谢，联合应用可引起茶碱的严重不良反应，应监测茶碱的血药浓度。对咖啡因、可能对华法林也有同样影响，应予注意。

（2）可与食物同服，但抗酸药抑制本品吸收，应避免同服。

【用法和用量】

（1）口服：成人一次 250mg，一日 2 次，重症者可加倍。但一日最高量不可超过 1500mg。肾功能不良者（肌酐清除率低于 30ml/min）应减少服量。

（2）静脉滴注：一次 100~200mg，一日 2 次，预先用氯化钠注射液或葡萄糖注射液稀释，滴注时间不少于 30min。

【制剂和规格】

（1）盐酸环丙沙星片（胶囊）：①0.1g；②0.2g；③0.25g；④0.5g。

（2）乳酸环丙沙星注射液：①100ml：0.1g；②100ml：0.2g；③250ml：0.25g。

20. 左氧氟沙星 Levofloxacin

【药理学】 本品通过作用于细菌 DNA 旋转酶 A 亚单位，抑制细菌 DNA 合成和复制而杀菌。其抗菌活性是氧氟沙星的 2 倍，对葡萄球菌和链球菌抗菌活性是环丙沙星的 2~4 倍，对厌氧菌的抗菌活性为环丙沙星的 4 倍，对肠杆菌与环丙沙星相当。对葡萄球菌、肺炎链球菌、化脓性和溶血性链球菌等革兰阳性菌，大肠埃希菌、克雷伯菌属、沙雷菌属、变形杆菌属、志贺菌属、沙门菌属、铜绿假单胞菌、淋病奈瑟菌等革兰阴性菌有较强的抗菌作用，对厌氧菌和肠球菌的作用较差。

【适应证】 用于敏感菌所致的呼吸道、尿道生殖系统、消化道、胆道、皮肤和软组织、骨、关节、盆腔、眼、耳、鼻、咽喉等部位的感染。

【禁忌证】　对喹诺酮类药过敏者、孕妇、哺乳妇女、癫痫病史者。18 岁以下患者不宜使用。

【不良反应】　参见诺氟沙星。偶有横纹肌溶解症,引起跟腱炎或跟腱断裂。

【注意事项】

(1)肝、肾功能受损者、有中枢神经系统疾病史者、高龄患者均应慎用。

(2)静脉滴注每 100ml 不得少于 60min,过快易引起静脉刺激症状或中枢系统反应。不宜与其他药同瓶混合静脉滴注。

(3)其他参见诺氟沙星。

【药物相互作用】　参见诺氟沙星。

【用法和用量】

(1)口服:每次 100mg,每日 2 次;根据感染严重程度可增量,最多每次 200mg,每日 3 次。

(2)静脉滴注:每次 100mg～200mg,每日 2 次。严重感染每次 300mg,每日 2 次;或每日 1 次 500mg。

【制剂和规格】

(1)左氧氟沙星片:①100mg;②200mg;③500mg。

(2)左氧氟沙星注射液:①100ml:200mg;②100ml:300mg;③250ml:500mg。

八、硝基呋喃类

21. 呋喃妥因 Nitrofurantoin

【药理学】　本品具有广谱抗菌性质,对葡萄球菌、肠球菌、大肠杆菌、奈瑟球菌(淋球菌等)、枯草杆菌、痢疾杆菌、伤寒杆菌等有良好的抗菌作用;对变形杆菌、克雷伯杆菌、肠杆菌属、沙雷杆菌等作用较弱;对铜绿假单胞菌无效。

【适应证】　主要应用于敏感菌所致的泌尿系统感染,也用于尿路感染的预防。

【禁忌证】　硝基呋喃类药物过敏者、肾功能减退者、新生儿、妊娠晚期禁用。

【不良反应】　不良反应有周围神经炎(服药量大或时间长时易发生,表现为手足麻木,久之可致肌萎缩,往往迁延难愈),过敏反应(包括气喘、胸闷、皮疹、药物热、嗜酸性粒细胞增多),胃肠道反应和中毒性精神症状如幻听、幻觉、烦躁等。此外,尚可引起溶血性贫血、黄疸、肺部并发症(咳嗽、气急、呼吸困难)等。

【注意事项】

(1)肾功能不全者、葡萄糖 -6-磷酸脱氢酶缺乏者、周围神经病变者慎用。

(2)与食物同服可增加吸收,应用肠溶片可减轻胃肠道反应。

【药物相互作用】

(1)与甲氧苄啶合用可增加抗菌作用。

(2)与诺氟沙星、萘啶酸不宜合用,因两者有拮抗作用。

(3)与可致溶血的药物、肝毒性药物、神经毒性药物合用时毒性增强。

(4)本品在酸性尿液中活性较强,碱性尿液中药效降低,故不宜与碳酸氢钠等碱性药物合用。

【用法和用量】　口服,每次 0.1g,一日 0.2～0.4g,至尿内检菌阴性再继续用 3 日,但连续应用不宜超过 14 日。预防尿路感染:一日 0.05～0.1g,睡前服用。

【制剂和规格】

呋喃妥因肠溶片：①0.05g；②0.1g。

九、抗结核病药

抗结核病药根据其作用特点可分为两类：

（1）对结核杆菌有杀灭作用的药物：链霉素、阿米卡星、异烟肼、利福平、吡嗪酰胺、环丙沙星、左氧氟沙星等。阿米卡星对结核杆菌有较强抗菌活性，与链霉素无交叉耐药，对链霉素耐药者可用阿米卡星代替。异烟肼是抗结核病的老药，耐药率高。吡嗪酰胺对处于酸性环境中生长缓慢的结核杆菌作用最强，并可渗入吞噬细胞和结核杆菌体内，延缓结核杆菌产生耐药性。氟喹诺酮类药物可渗入巨噬细胞，能较好地发挥细胞内杀菌作用。

（2）对结核杆菌有抑制作用的药物：乙胺丁醇、对氨基水杨酸钠等。均为抑菌剂，与其他抗结核药合用有协同作用且可延缓耐药菌株的产生。

按使用来说，一线抗结核病药则包括异烟肼、利福平、吡嗪酰胺、乙胺丁醇、链霉素；二线抗结核病药则有对氨基水杨酸钠。对以上药物耐药者可酌情选用阿米卡星、环丙沙星、左氧氟沙星。

本节包括的药物为异烟肼（口服常释剂型、注射剂）、利福平（口服常释剂型）、吡嗪酰胺（口服常释剂型）、乙胺丁醇（口服常释剂型）、链霉素（注射剂）、对氨基水杨酸钠（口服常释剂型、注射剂）。

本类药物的应用原则为：①早期用药，药物愈易渗入，对药物的敏感性高，用药效果好。②联合用药，3~4种药物联合应用，可增强疗效、减轻毒性和耐药性产生。至少联合2~3种杀菌或未曾用过的敏感抗结核药。③规律用药，严格遵照化疗方案所规定的品种、剂量、给药次数及间隔时间，以保持稳定有效的血药浓度。④疗程足够，用药疗程应维持6~8个月，并定期复查，防止复发和耐药。⑤注意用法，抗结核病药物在短时间内达到最高有效浓度比长时间维持低浓度疗效好，因此，可采用每天总量或多日总量一次给药的方法。⑥用药期间定期检查肝、肾功能，及时调整药物或剂量。

22. 异烟肼 Isoniazid

【药理学】 对结核杆菌有良好的抗菌作用，疗效较好，用量较小，毒性相对较低。在体内主要通过乙酰化，同时有部分水解而代谢。由于遗传差异，人群可分为快乙酰化者与慢乙酰化者。他们的半衰期有显著差异，快乙酰化者的平均半衰期为1.1h，慢乙酰化者则为3h。本品易通过血脑屏障。

【适应证】 临床主要用于各型肺结核的进展期、溶解播散期、吸收好转期，尚可用于结核性脑膜炎和其他肺外结核等。本品常需和其他抗结核病药联合应用，以增强疗效和克服耐药菌。对痢疾、百日咳、睑腺炎等也有一定疗效。

【禁忌证】 对本品过敏者、肝功能不良者、精神病患者、癫痫患者禁用。

【不良反应】 胃肠道症状（如食欲不振、恶心、呕吐、腹痛、便秘等）；血液系统症状（贫血、白细胞减少、嗜酸性粒细胞增多，引起血痰、咯血、鼻出血、眼底出血等）；肝损害；过敏（皮疹或其他）；内分泌失调（男子女性化乳房、泌乳、月经不调、阳痿等）；中枢症状（头痛、失眠、疲倦、记忆力减退、精神兴奋、易怒、欣快感、反射亢进、幻觉、抽搐、排尿困难、昏迷等）；周围神经炎（表现为肌肉痉挛、四肢感觉异常、视神经炎、视神经萎缩等）；心动过速。上述反应大多在大剂量或长期应用时发生。慢乙酰化者较易引起血液系统、内分泌系统和神经精神系统的反应；

而快乙酰化者则较易引起肝脏损害。

【注意事项】

(1)严重肾功能不良者、有精神病史和癫痫病史者、孕妇慎用。

(2)维生素 B_6 可防治神经系统不良反应的发生,每日用量 $10\sim20mg$,分 $1\sim2$ 次服,但不应作为一种常规普遍应用。遇异烟肼急性中毒时,大剂量维生素 B_6 可对抗,并需进行其他对症治疗。

(3)一日 1 次 300mg 顿服或按一周 2 次,一次 $0.6\sim0.8g$ 的给药方法,可提高疗效并减少不良反应的发生率。

(4)用药期间注意检查肝功能。

【药物相互作用】

(1)与利福平合用,有协同抗结核杆菌作用,肝毒性可能增强。

(2)抗酸药尤其是氢氧化铝可抑制本品的吸收,不宜同服。

(3)可加强香豆素类抗凝血药、某些抗癫痫药、降压药、抗胆碱药、三环抗抑郁药等的作用,合用时须注意。

(4)美沙拉嗪能减弱本药的乙酰化,使其血药浓度增高。

(5)阿司匹林的乙酰化作用较强,可使异烟肼部分乙酰化,疗效降低。

(6)与对乙酰氨基酚合用时,由于异烟肼可诱导肝细胞色素 P450,使前者形成毒性代谢物的量增加,可增加肝毒性及肾毒性。

(7)与卡马西平同时应用时,异烟肼可抑制其代谢,使卡马西平的血药浓度增高,而引起毒性反应;卡马西平也可诱导异烟肼的微粒体代谢,形成具有肝毒性的中间代谢物增加。

(8)本品不宜与其他神经毒药物合用,以免增加神经毒性。

【用法和用量】

(1)口服:成人一次 0.3g,顿服。对急性粟粒性肺结核或结核性脑膜炎,一次 $0.2\sim0.3g$,一日 3 次。

(2)肌内注射:①成人与其他抗结核药合用,按体重每日 5mg/kg,最高至 300mg;或每日 15mg/kg,最高至 900mg,每周 $2\sim3$ 次。③儿童按体重每日 $10\sim20mg/kg$,每日不超过 0.3g。某些严重结核病患儿(如结核性脑膜炎),每日按体重可高达 30mg/kg(一日量最高至 500mg)。

(3)静脉滴注:对较重度浸润结核,肺外活动结核等,一次 $0.3\sim0.6g$,加入 5% 葡萄糖注射液或氯化钠注射液 $250\sim500ml$ 中静脉滴注。

(4)局部应用(胸腔内注射治疗局灶性接核等):一次 $50\sim200mg$。

【制剂和规格】

(1)异烟肼片:①0.05g;②0.1g;③0.3g。

(2)异烟肼注射液:①2ml:0.05g;②2ml:0.1g。

23. 利福平　Rifampicin

【药理学】　对结核杆菌和其他分枝杆菌(包括麻风杆菌等)在宿主细胞内、外均有明显的杀菌作用。对脑膜炎球菌、流感嗜血杆菌、金黄色葡萄球菌、表皮链球菌、肺炎军团菌等也有一定的抗菌作用。对某些病毒、衣原体也有效。本品有酶促作用,反复用药后,药物代谢(包括首过效应)加强,还可诱导其他药物的代谢,使药效降低。

【适应证】　用于肺结核和其他结核病,也可用于麻风病的治疗。此外也可考虑用于耐甲氧西林金黄色葡萄球菌(MRSA)所致的感染。抗结核治疗时应与其他抗结核药联合应用。

【禁忌证】　对本品过敏者、严重肝功能不全者、胆道阻塞者、妊娠早期妇女。

【不良反应】　可致恶心、呕吐、食欲不振、腹泻、胃痛、腹胀等胃肠道反应,还可致白细胞减少、血小板减少、嗜酸性粒细胞增多、肝功能受损、脱发、头痛、疲倦、蛋白尿、血尿、肌病、心律失常、低血钙等反应。还可引起多种过敏反应,如药物热、皮疹、急性肾衰竭、胰腺炎、剥脱性皮炎和休克等,在某些情况下尚可发生溶血性贫血。

【注意事项】

(1)肝功能不全者慎用。用药期间应检查肝功能。

(2)服药后尿、唾液、汗液等排泄物均可显橘红色。

(3)食物可阻碍本品吸收,宜空腹服药。

【药物相互作用】

(1)与异烟肼联合使用,对结核杆菌有协同的抗菌作用。但肝毒性也加强,应加注意。与对氨基水杨酸钠合用也可加强肝毒性。

(2)与乙胺丁醇合用有加强视力损害的可能。

(3)有酶促作用,可使双香豆素类抗凝血药、口服降糖药、洋地黄类、皮质激素、氨苯砜等药物加速代谢而降效。

(4)长期服用本品,可降低口服避孕药的作用而导致避孕失败。

【用法和用量】

(1)肺结核及其他结核病:①成人,口服,一次 0.45~0.6g,一日 1 次,于早饭前服。疗程半年左右。②1~12 岁儿童一次量 10mg/kg,一日 2 次;新生儿一次量 5mg/kg,一日 2 次。

(2)其他感染:一日量 0.6~1g,分 2~3 次给予,饭前 1h 服用。

【制剂和规格】

(1)利福平片:①0.15g;②0.3g;③0.45g;④0.6g。

(2)利福平胶囊:①0.15g;②0.3g。

24. 吡嗪酰胺 Pyrazinamide

【药理学】　抑菌作用不及链霉素,毒性大,且易产生耐药性。对处于细胞内缓慢生长的结核菌有效,常与其他抗结核药合用,以缩短疗程。

【适应证】　与其他抗结核药联合用于治疗结核病,也可用于结核性脑膜炎。

【禁忌证】　对异烟肼、烟酸或其他与本药化学结构相似的药物过敏,也可对本药过敏。急性痛风患者、高尿酸血症患者禁用。孕妇禁用。

【不良反应】　可引起高尿酸血症,肝功能异常,长期大剂量可发生中毒性肝炎。消化系统出现食欲缺乏、恶心、腹痛,严重呕吐,偶可引发溃疡发作。偶见贫血与溶血反应。还可引起过敏反应,表现为药物热、皮疹、光敏反应等。

【注意事项】

(1)糖尿病、痛风、血卟啉病患者,慢性肝病及严重肝功能减退者,肾功能不全者慎用。

(2)儿童不宜使用。

(3)用药期间应定期测定血清尿酸、肝肾功能。

【药物相互作用】

(1)与异烟肼、利福平合用有协同作用,利福平还可减少本药所致的关节痛。

(2)齐多夫定可降低本药的吸收。

(3)与抗痛风药合用,影响疗效。

【用法和用量】　口服,与其他抗结核药合用,一日 15～30mg/kg,顿服;或一次 50～70mg/kg,每周 2～3 次。每日服用者最大剂量为 2g;每周服用 3 次者最大剂量为 3g;每周服用 2 次者最大剂量为 4g。

【制剂和规格】
吡嗪酰胺片:①0.25g;②0.5g。

25. 乙胺丁醇 Ethambutol

【药理学】　本品为合成抑菌抗结核药。可渗入分枝杆菌体内干扰 RNA 的合成,从而抑制细菌的繁殖,只对生长繁殖期的分枝杆菌有效。

【适应证】　适用于与其他抗结核药联合治疗结核杆菌所致的肺结核。亦可用于结核性脑膜炎及非结核性分枝杆菌感染的治疗。

【禁忌证】　对本药过敏者、酒精中毒者、糖尿病已发生眼底病变者、乳幼儿禁用。

【不良反应】　多见视力模糊、眼痛、红绿色盲或视力减退、视野缩小(视神经炎:每日按体重剂量 25mg/kg 以上时易发生),视力变化可为单侧或双侧。少见畏寒、关节肿痛(尤其大趾、踝、膝关节)、病变关节表面皮肤发热拉紧感(急性痛风、高尿酸血症)。罕见皮疹、发热、关节痛等过敏反应;或麻木,针刺感、烧灼痛或手足软弱无力(周围神经炎)。

【注意事项】
(1)痛风、视神经炎、肾功能减退者慎用。

(2)服用本品可使血尿酸浓度测定值增高,干扰检测结果,易引起痛风发作。

(3)治疗期间应检查眼部,视野、视力、红绿鉴别力等,在用药前、疗程中每日检查一次,尤其是疗程长,每日剂量超过 15mg/kg 的患者。

(4)单用时细菌可迅速产生耐药性,必须与其他抗结核药联合应用。本品用于曾接受抗结核药的患者时,应至少与一种以上药物合用。

(5)肾功能减退的患者应用时需减量。

【药物相互作用】
(1)与乙硫异烟胺合用可增加不良反应。

(2)与氢氧化铝合用能减少本品的吸收。

(3)与神经毒性药物合用可增加本品神经毒性,如视神经炎或周围神经炎。

【用法和用量】　与其他抗结核药合用。

(1)结核病初治:按体重 15mg/kg,每日一次顿服;或每次口服 25～30mg/kg,最高量 2.5g,每周 3 次;或 50mg/kg,最高量 2.5g,每周 2 次。

(2)结核病复治:按体重 25mg/kg,每日一次顿服,连续 60 天,继以按体重 15mg/kg,每日一次顿服。

(3)非结核性分枝杆菌感染:每日 15～25mg/kg,一次顿服。13 岁以上儿童用量与成人相同;13 岁以下不宜应用本品。

【制剂和规格】
盐酸乙胺丁醇片(胶囊):0.25g。

26. 链霉素 Streptomycin

【药理学】　链霉素对结核杆菌有强大抗菌作用,其最低抑菌浓度一般为 0.5μg/ml。非结核性分枝杆菌对本品大多耐药。链霉素对许多革兰阴性杆菌如大肠埃希菌、克雷伯菌属、变形杆菌属、肠杆菌属、沙门菌属、志贺菌属、布鲁菌属、巴斯德杆菌属等也具抗菌作用;脑膜炎奈瑟菌和淋病奈瑟菌亦对本品敏感。链霉素对葡萄球菌属及其他革兰阳性球菌的作用差。各组链球菌、铜绿假单胞菌和厌氧菌对本品耐药。

【适应证】　本品主要与其他抗结核药联合用于结核杆菌所致各种结核病的初治病例，或其他敏感分枝杆菌感染。本品可单用于治疗土拉菌病，或与其他抗菌药物联合用于鼠疫、腹股沟肉芽肿、布鲁菌病、鼠咬热等的治疗。亦可与青霉素或氨苄西林联合治疗草绿色链球菌或肠球菌所致的心内膜炎。

【禁忌证】　对链霉素或其他氨基糖苷类过敏的患者禁用。

【不良反应】　血尿、排尿次数减少或尿量减少、食欲减退、口渴等肾毒性症状，少数可产生血液中尿素氮及肌酐值增高。影响前庭功能时可有步履不稳、眩晕等症状；影响听神经出现听力减退、耳鸣、耳部饱满感。部分患者可出现面部或四肢麻木、针刺感等周围神经炎症状。偶可发生视力减退（视神经炎），嗜睡、软弱无力、呼吸困难等神经肌肉阻滞症状。偶可出现皮疹、瘙痒、红肿。少数患者停药后仍可发生听力减退、耳鸣、耳部饱满感等耳毒性症状。

【注意事项】

（1）用前应做皮肤试验；与其他氨基糖苷类有交叉过敏。

（2）肾功能损害、第 8 对脑神经损害、重症肌无力或帕金森病及失水患者应慎用。

（3）用药期间应定期检查肾功能和听力。

（4）儿童应慎用，尤其是早产儿和新生儿。

【药物相互作用】

（1）与青霉素类药合用对草绿色链球菌、肠球菌有协同抗菌作用，但不能置于同一注射容器中使用，易发生配伍禁忌。

（2）具有肾毒性及耳毒性药物均不宜与本品合用或先后应用，如其他氨基糖苷类、卷曲霉素、顺铂、依他尼酸、呋塞米或万古霉素（或去甲万古霉素）、头孢噻吩或头孢唑林、多黏菌素类等。

【用法和用量】

（1）成人：①结核病，与其他抗结核药合用，肌内注射，每 12h0.5g，或 1 次 0.75g，一日 1 次；如采用间歇疗法（每周给药 2～3 次），每次 1g。老年患者肌内注射，一次 0.5～0.75g，一日 1 次。②与其他抗感染药合用治疗敏感菌感染：肌内注射，一次 0.5g～1g，每 12h1 次。

（2）儿童：肌内注射，按体重每日 15～25mg/kg，分 2 次给药。治疗结核病，与其他抗结核药合用，一次按体重 20mg/kg，一日 1 次，每日最大剂量不超过 1g。

【制剂和规格】

注射用硫酸链霉素：①0.75g；②1g；③2g；④5g。

27. 对氨基水杨酸钠 Sodium Aminosalicylate

【药理学】　本品只对结核杆菌有抑菌作用。它是对氨基苯甲酸（PABA）的同类物，通过对叶酸合成的竞争抑制作用而抑制结核杆菌的生长繁殖。

【适应证】　适用于结核杆菌所致的肺及肺外结核病，静脉滴注可用于治疗结核性脑膜炎及急性扩散性结核病。本品仅对分枝杆菌有效，单独应用时结核杆菌对本品能迅速产生耐药性，因此必须与其他抗结核药合用。本品与链霉素和异烟肼合用时，能延缓结核杆菌对后两者耐药性的产生。本品对非结核性分枝杆菌无效。主要用作二线抗结核药物。

【禁忌证】　对本品及其他水杨酸类药过敏者。

【不良反应】　常见瘙痒、皮疹、关节酸痛与发热、极度疲乏或软弱，嗜酸性粒细胞增多（较常见的原因为过敏)。少见下背部疼痛、尿痛或排尿烧灼感(结晶尿)、血尿;月经失调、发冷、男性性欲减低、皮肤干燥、颈前部肿胀、体重加重(甲状腺肿,黏液水肿);眼或皮肤黄染(黄疸、肝炎);腹痛、背痛、苍白(溶血性贫血,由于葡萄糖-6-磷酸脱氢酶缺乏);发热、头痛、皮疹、咽痛、乏力等。

【注意事项】

(1)下列情况应慎用:充血性心力衰竭、胃溃疡、葡萄糖 6 磷酸脱氢酶(G-6-PD)缺乏症、严重肝功能损害、严重肾功能损害。

(2)本品可由乳汁中排泄,哺乳期妇女须权衡利弊后选用。

(3)静脉滴注的溶液应现配现用,滴注时应避光,变色后不得使用。

(4)进餐、餐后服用减少对胃的刺激。

(5)尿液中性或稍偏碱性,可减少结晶尿的发生。

【药物相互作用】

(1)对氨基苯甲酸与本品有拮抗作用,两者不宜合用。

(2)本品可增强抗凝药(香豆素或茚满二酮衍生物)的作用,因此在用对氨基水杨酸类时或用后,口服抗凝药的剂量应适当调整。

(3)与乙硫异烟胺合用时可增加不良反应。

(4)丙磺舒或磺吡酮与氨基水杨酸类合用可减少后者从肾小管的分泌量,导致血药浓度增高和持续时间延长及毒性反应发生。

(5)本品可能影响利福平的吸收,导致利福平的血药浓度降低。

【用法和用量】

(1)口服:①成人,一次 2~3g,一日 4 次。②儿童按体重每日 0.2~0.3g/kg;分 3~4 次,儿童每日剂量不超过 12g。

(2)静脉滴注:①成人,一日 4~12g,临用前加灭菌注射用水适量使溶解后再用 5% 葡萄糖注射液 500ml 稀释,2~3h 滴完。②儿童每日 0.2~0.3g/kg。

【制剂和规格】

(1)对氨基水杨酸钠片:0.5g。

(2)对氨基水杨酸钠肠溶衣片:0.5g。

(3)注射用对氨基水杨酸钠:①2g;②4g;③6g。

十、抗麻风病药

28. 氨苯砜 Dapsone

【药理学】　氨苯砜对麻风杆菌有较强的抑菌作用,大剂量时显示杀菌作用。其作用机制与磺胺类药物相似,作用于细菌的二氢叶酸合成酶,干扰叶酸的合成。如长期单用,麻风杆菌易对本品产生耐药。

【适应证】　本品与其他抗麻风药联合用于由麻风杆菌引起的各种类型麻风和疱疹样皮炎的治疗。

【禁忌证】　对本品及磺胺类药物过敏者、严重肝功能损害、严重贫血和精神障碍者禁用。

【不良反应】　常见背、腿痛,胃痛,食欲减退;皮肤苍白、发热、溶血性贫血;皮疹;异常乏力或软弱;变性血红蛋白血症。偶有皮肤瘙痒、剥脱性皮炎、精神紊乱、周围神经炎;咽痛、粒细胞减低或缺乏;砜类综合征或肝脏损害等。如出现眩晕、头痛、恶心、呕吐等持续症状,需引起注意。

【注意事项】

（1）葡萄糖-6-磷酸脱氢酶（G-6-PD）缺乏、变性血红蛋白还原酶缺乏症、肝、肾功能减退、胃与十二指肠溃疡及有精神病史者、孕妇慎用。

（2）肾功能减退患者用药时需减量，无尿患者应停用本品。

（3）用药前后应定期检查血常规、葡萄糖－6－磷酸脱氢酶、肝、肾功能。

（4）用药过程中如出现新的或中毒性皮肤反应，应迅速停用本品。但出现麻风反应状态时不需停药。

【药物相互作用】

（1）与丙磺舒合用可减少肾小管分泌砜类，使本品血药浓度增高而持久，易发生毒性反应。合用时应调整剂量。

（2）利福平可诱导肝微粒体酶的活性，使本品血药浓度降低 1/7～1/10，故在服用利福平的同时或以后应用氨苯砜时，需调整后者的剂量。

（3）不宜与骨髓抑制药物合用，可加重白细胞和血小板减少的程度，必须合用时应密切观察对骨髓的毒性。

（4）本品与其他溶血药物合用时可加剧溶血反应。

（5）与甲氧苄啶合用时，两者的血药浓度均可增高。

（6）去羟肌苷和抗酸药可减少本品的吸收，必须合用时应至少间隔2h。

【用法和用量】　口服，与一种或多种其他抗麻风药合用。

（1）成人：一次 50～100mg，一日 1 次；或按体重一次 0.9～1.4mg/kg，一日 1 次，最高剂量每日 200mg。开始可每日口服 12.5～25mg，以后逐渐加量到一日 100mg。

（2）儿童：按体重一次 0.9～1.4mg/kg，一日 1 次。

由于本品有蓄积作用，故每服药 6 日停药 1 日，每服药 10 周停药 2 周。

【制剂和规格】

氨苯砜片：①50mg；②100mg。

十一、抗真菌药

真菌感染的疾病一般可分为浅部真菌病和深部真菌病，其中，浅部真菌病的发病率高于深部真菌病，但后者病情大多严重，常危及生命。近年来随着免疫抑制剂、肾上腺皮质激素、广谱抗菌药等的应用增多，深部真菌病的发病率较以前增高。本节包括氟康唑（口服常释剂型）和制霉素（口服常释剂型）；两者均为广谱抗真菌药，但氟康唑口服吸收良好，可用于治疗各种真菌病；制霉素口服后不吸收，只用于治疗浅部真菌病。

29. 氟康唑 Fluconazole

【药理学】　氟康唑属三唑类广谱抗真菌药，通过高度选择性地抑制真菌细胞色素 P450 甾醇 C－14－α－脱甲基作用，使真菌内的 14－α－甲基甾醇堆积，从而抑制真菌的繁殖和生长。对新型隐球菌、白色念珠菌及其他念珠菌、黄曲菌、烟曲菌、皮炎芽生菌、粗球孢子菌、荚膜组织胞浆菌等有抗菌作用。氟康唑口服吸收良好，且血浆浓度可达同剂量药物静脉给药后浓度的 90% 以上。口服吸收不受进食影响。

【适应证】　念珠菌病：用于治疗口咽部和食管念珠菌感染；播散性念珠菌病，包括腹膜炎、肺炎、尿路感染等；念珠菌外阴阴道炎。隐球菌病：用于治疗脑膜炎以外的新型隐球菌病或治疗隐球菌脑膜炎时,本品可作为两性霉素 B 联合氟胞嘧啶初治后的维持治疗药物。用于接受化疗、放疗和免疫抑制治疗患者预防念珠菌感染的治疗。

【禁忌证】　对本品或其他咪唑类药物有过敏史者禁用。

【不良反应】　常见消化道反应,表现为恶心、呕吐、腹痛或腹泻等。过敏反应多为皮疹,偶见严重的剥脱性皮炎(常伴随肝功能损害)、渗出性多形红斑。治疗过程中可发生轻度一过性血清氨基转移酶升高,偶可出现肝毒性症状。可见头晕、头痛。对于有严重基础疾病(如艾滋病和癌症)的患者,可能出现肝、肾功能严重异常,偶可发生周围血象一过性中性粒细胞减少和血小板减少等血液学检查指标改变。

【注意事项】

(1)本品与其他咪唑类药物可发生交叉过敏反应。

(2)由于本品主要自肾排出,因此治疗中需定期检查肾功能。用于肾功能减退患者需减量应用。

(3)本品目前在免疫缺陷者中的长期预防用药,已导致念珠菌属等对氟康唑等咪唑类抗真菌药耐药性的增加。

(4)应定期检查肝功能,如出现持续异常,或肝毒性临床症状时均需立即停药。

(5)本品对胚胎的危害性尚未肯定,给孕妇用药前应慎重考虑本品的利弊。哺乳妇慎用。

(6)本品应用疗程应视感染部位及个体治疗反应而定。一般治疗应持续至真菌感染的临床表现及实验室检查指标显示真菌感染消失为止。隐球菌脑膜炎或反复发作口咽部念珠菌病的艾滋病患者需用本品长期维持治疗以防止复发。

【药物相互作用】

(1)本品与异烟肼或利福平合用时,本品的血药浓度降低。

(2)本品与甲苯磺丁脲、氯磺丁脲和格列吡嗪等磺酰脲类降血糖药合用时,可抑制口服降糖药的代谢。

(3)高剂量本品和环孢素合用时,可使环孢素的血药浓度升高,致毒性反应发生的危险性增加。

(4)本品与氢氯噻嗪合用,可使本品的血药浓度升高。

(5)与茶碱合用时,茶碱血药浓度约可升高 13%,可导致毒性反应,故需监测茶碱的血药浓度。

(6)本品与华法林和双香豆素类抗凝药合用时,可增强双香豆素类抗凝药的抗凝作用,延长凝血酶原时间。

(7)与苯妥英钠合用时,可使苯妥英钠的血药浓度升高,应监测苯妥英钠的血药浓度。

【用法和用量】

(1)成人:口服给药,①播散性念珠菌病:首次剂量 0.4g,以后一次 0.2g,一日 1 次,至少 4 周,症状缓解后至少持续 2 周。②食管念珠菌病:首次剂量 0.2g,以后一次 0.1g,一日 1 次,持续服用至少 3 周,症状缓解后至少再持续服用 2 周。根据治疗反应,也可加大剂量至一次 0.4g,一日 1 次。③口咽部念珠菌病:首次剂量 0.2g,以后一次 0.1g,一日 1 次,疗程至少 2 周。④念珠菌外阴阴道炎:单剂量 0.15g,顿服。⑤预防念珠菌病:0.2~0.4g,一日 1 次。

(2)儿童:对儿童的影响缺乏充足的研究资料,建议出生 2 周至 14 岁儿童患者以每日 3~6mg/kg(按体重)剂量治疗,应谨慎使用。

肾功能不全者若只需给药 1 次,不用调整剂量;需多次给药时,第一及第二日应给常规剂量,清除率为 21 ~ 50ml/min 者,用 1/2 量;清除率为 11 ~ 20ml/min 者,用 1/4 量。

【制剂和规格】

氟康唑片(胶囊):①50mg;②100mg;③150mg;④200mg。

30. 制霉素 Nysfungin

【药理学】　为多烯类抗真菌药,具广谱抗真菌作用,对念珠菌属的抗菌活性高,新型隐球菌、曲菌、毛霉菌、小孢子菌、荚膜组织浆胞菌、皮炎芽生菌及皮肤癣菌通常对本品亦敏感。本品可与真菌细胞膜上的甾醇相结合,致细胞膜通透性的改变,导致重要细胞内容物漏失而发挥抗真菌作用。本品口服后胃肠道不吸收,给常用口服量后血药浓度极低,对全身真菌感染无治疗作用。

【适应证】　用于治疗消化道念珠菌病。

【禁忌证】　对本品过敏的患者禁用。5 岁以下儿童不推荐使用。

【不良反应】　口服较大剂量时可发生腹泻、恶心、呕吐和上腹疼痛等消化道反应,减量或停药后上述症状可迅速消失。

【注意事项】　孕妇及哺乳期妇女慎用。本品对全身真菌感染无治疗作用。

【用法和用量】　口服,①成人一次 50 万~ 100 万 U,一日 3 次;②儿童每日按体重5 万~ 10 万 U/kg,分 3 ~ 4 次服。

【制剂和规格】

制霉素片:①10 万 U;②25 万 U;③50 万 U。

十二、抗病毒药

按对不同病毒的作用,抗病毒药可分为两大类:抗非逆转录病毒药和抗逆转录病毒药。前者多用于治疗一般的病毒感染(如流行性感冒、传染性肝炎、疱疹等),而后者多用于治疗艾滋病。本章包括抗非逆转录病毒药的阿昔洛韦(口服常释剂型)和利巴韦林(口服常释剂型、颗粒剂、注射剂)以及抗艾滋病用药。阿昔洛韦的抗病毒谱较窄,只抑制 DNA 型病毒;而利巴韦林为广谱抗病毒药,还可抑制 RNA 型病毒。

31. 阿昔洛韦 Aciclovir

【药理学】　本品在体内转化为三磷酸化合物,干扰单纯疱疹病毒 DNA 聚合酶的作用,抑制病毒 DNA 的复制。对细胞的 α – DNA 聚合酶也有抑制作用,但程度较轻。

【适应证】　应用于防治单纯疱疹病毒 HSV1 和 HSV2 的皮肤或黏膜感染,还可用于带状疱疹病毒感染。

【禁忌证】　对本品过敏者。

【不良反应】　可出现贫血、血小板减少性紫癜、弥散性血管内凝血及红细胞、白细胞、血小板减少。有一过性血清肌酐升高、皮疹、荨麻疹,尚有出汗、血尿、低血压、头痛、恶心、呕吐、腹泻等。

【注意事项】

(1)严重肝功能不全、精神异常者、2 岁以下儿童慎用。

(2)口服时应补充足够的水,防止药物在肾小管内沉积。

【药物相互作用】

(1)与曲氟尿苷、阿糖腺苷、干扰素、免疫增强剂、糖皮质激素合用,具有协同作用。

(2)合用丙磺舒可使本品的排泄减慢,半衰期延长,导致体内药物量蓄积。

(3)与齐多夫定合用,可引起肾毒性,表现为深度昏睡和疲劳。

【用法和用量】　口服,一次 200mg,每 4 小时 1 次;或一日 1g,分次给予。疗程根据病情不同,短则几天,长者可达半年。肾功能不全者酌减量。

治疗生殖器疱疹,一次 0.2g,一日 4 次,连用 5~10d。

【制剂和规格】

阿昔洛韦片(胶囊):①100mg;②200mg。

32. 利巴韦林 Ribavirin

【药理学】　为一种强的单磷酸次黄嘌呤核苷(IMP)脱氢酶抑制剂,抑制 IMP,从而阻碍病毒核酸的合成。具广谱抗病毒性能,对多种病毒如呼吸道合胞病毒、流感病毒、单纯疱疹病毒等有抑制作用。

【适应证】　用于腺病毒性肺炎的早期治疗,呼吸道合胞病毒性肺炎与支气管炎,流行性出血热和拉沙热的预防和治疗,皮肤疱疹病毒感染,与干扰素 α-2b 合用治疗慢性丙型肝炎。

【禁忌证】　对本品过敏者、心脏病患者、严重肾功能不全、孕妇禁用。

【不良反应】　最主要的毒性是溶血红蛋白,其他常见疲倦、乏力、胸痛、发热、流感症状。也可出现低血压,伴有贫血的患者可引起心肌损害。少见胃痛、恶心、呕吐、便秘、消化不良等消化道症状。

【注意事项】

(1)严重贫血患者、肝功能异常者慎用。

(2)用药期间应定期监测血常规、肝功能及促甲状腺激素。

(3)静脉滴注用5% 葡萄糖注射液或氯化钠注射液稀释成每毫升含利巴韦林 1mg 的溶液。

【药物相互作用】　与干扰素 α-2b 合用降低丙型肝炎病毒 DNA 的效果优于两药单用。

【用法和用量】

(1)口服:一日 0.8~1g,分 3~4 次服用,连服 7 日。

(2)肌内注射或静脉滴注:一日 10~15mg/kg,分 2 次。缓慢静脉滴注。

【制剂和规格】

(1)利巴韦林片:①50mg;②100mg。

(2)利巴韦林颗粒:50mg。

(3)利巴韦林注射液:①1ml:100mg;②2ml:250mg。

33. 抗艾滋病用药

艾滋病又称获得性免疫缺陷综合征(Acquired Immunodeficiency Syndrome, AIDS),其病原微生物为人类免疫缺陷病毒(Human Immunodeficiency Virus, HIV),亦称艾滋病病毒,属于逆转录病毒。抗艾滋病用药多属逆转录酶抑制药,和蛋白酶类抑制药。

我国对艾滋病实行免费治疗的管理,其用药包括核苷类逆转录酶抑制药(齐多夫定、司他夫定、拉米夫定和去羟肌苷)、非核苷类逆转录酶抑制药(奈韦拉平、依非韦伦)以及蛋白酶抑制药(茚地那韦)。它们均包括于本节内。药物的联合使用可减少病毒的复制、改善免疫状态,延长寿命或提高生活质量。

33-1. 齐多夫定 Zidovudine

【药理学】　本品为抗病毒药,在体外对逆转录病毒包括人免疫缺陷病毒(HIV)具有高度活性。在受病毒感染的细胞内被细胞胸苷激酶磷酸化为三磷酸齐多夫定,后者能选择性抑制 HIV 逆转录酶,导致 HIV 链合成终止从而阻止 HIV 复制。

【适应证】　用于治疗 HIV 感染所致的获得性免疫缺陷综合征。

【禁忌证】　对本品过敏的患者禁用。

【不良反应】　随着疾病进展,不良反应增加,应该仔细监护患者,特别是当疾病进展时。常见骨髓抑制,肌病,乳酸中毒、严重肝脂变性肿大。其他不良反应偶见胰腺炎、过敏、高胆红素血症、肝炎、血管炎及癫痫,这些症状除过敏外,均与疾病本身有关。

【注意事项】

(1)妊娠期妇女应权衡利弊慎用。哺乳期妇女授乳期间应停止用药。

(2)对粒细胞计数 <1000/mm3 或血红蛋白水平 <9.5g/dl 的患者使用时应极度谨慎。由于严重贫血最常发生于治疗 4~6 周时,此时需要调整剂量或停止治疗,故治疗期间应经常作血细胞计数(至少每 2 周 1 次)。

【药物相互作用】

(1)与肾毒性或细胞毒性药物合用可引起有关毒性增强。

(2)丙磺舒可抑制本品的葡萄糖醛酸结合代谢或减少本品的肾排泄。

(3)对乙酰氨基酚、阿司匹林、吲哚美辛等可竞争性抑制本品的葡萄糖醛酸结合代谢。

【用法和用量】　口服,每次 200mg,每 4 小时 1 次,1 个月后根据情况减为每次 100mg,每 4 小时 1 次。

【制剂和规格】

(1)齐多夫定胶囊:100mg。

(2)齐多夫定片:300mg。

33 - 2. 司他夫定 Stavudine

【药理学】　本品为合成的胸苷类似物,在体内转化为三磷酸司他夫定而抑制 HIV 病毒的逆转录酶,从而抑制病毒 DNA 合成。

【适应证】　与其他抗病毒药联合应用,治疗 I 型 HIV 感染。

【禁忌证】　对本品过敏者禁用。

【不良反应】　神经系统可引起外周神经病变,常见引起贫血、白细胞和血小板减少。其他不良反应有头痛、腹泻、恶心、呕吐。实验室检查指标改变:氨基转移酶升高及淀粉酶升高等。

【注意事项】

(1)治疗中发生如手足麻木刺痛症状,应立即停药。症状消退后可考虑再次用药,如再发生上述症状,则应完全停止用药。

(2)可能发生乳酸性酸中毒、脂肪变性及重度肝肿大(氨基转移酶可不升高)、胰腺炎,联合用药时更易发生。

【药物相互作用】　参见去羟肌苷。

【用法和用量】

(1)成人:体重≥60kg 者,口服一次 40mg,一日 2 次(相隔 12 小时);体重 <60kg 者,一次 30mg,一日 2 次。

(2)儿童:体重≥30kg 者,按成人剂量;体重 <30kg 者,一次 1mg/kg,一日 2 次。

肾功能低下者,需根据其肌酐清除率调整剂量。

【制剂和规格】

司他夫定胶囊:①15mg;②20mg。

33 - 3. 拉米夫定 Lamivudine

【药理学】　本品可选择性地抑制 HBV 复制。其作用方式通过在肝细胞内转化为活性的拉米夫定三磷酸酯,竞争性地抑制 HBV - DNA 聚合酶,同时终止 DNA 链的延长,从而抑制病毒 DNA 的复制。

【适应证】　用于乙型肝炎病毒感染。与其他抗逆转录病毒药联合用于治疗 HIV 感染。

【禁忌证】　对本品过敏者及孕妇禁用。

【不良反应】　常见的不良反应有上呼吸道感染样症状、头痛、恶心、身体不适、腹痛和腹泻。

【注意事项】

(1)哺乳妇女慎用。

(2)肌酐清除率 <30ml/min 的患者不宜使用。

(3)尚无 16 岁以下患者的疗效和安全性资料。

【用法和用量】　治疗艾滋病,口服。

(1)成人:一次 150mg,2 次/日或一次 300mg,一日 1 次。

(2)新生儿:一次 2mg/kg,一日 2 次;儿童:一次 4mg/kg,一日 2 次。

【制剂和规格】

拉米夫定片:150mg。

33 - 4. 去羟肌苷 Didanosine

【药理学】　去羟肌苷体内被细胞激酶磷酸化后,生成有活性的代谢物 5′-三磷酸双脱氧腺苷。而抑制 HIV 逆转录酶。其机制包括与体内三磷酸脱氧腺苷竞争,从而掺入至病毒 DNA 中,终止 DNA 链的延长,起到抑制 HIV 的生长。

【适应证】　本品适用于与其他抗逆转录酶病毒药物合用,以治疗 HIV 感染患者。

【禁忌证】　对本品过敏者禁用。

【不良反应】　在推荐剂量或低于推荐剂量时约 9% 的用药患者发生胰腺炎,约 34% 的患者出现外周神经病变。此外,约 1/3 用药者有头痛和腹泻,出现恶心、呕吐、腹痛、失眠、药疹、瘙痒等。患者可呈现忧郁、疼痛、便秘、口腔炎、味觉障碍、肌痛、关节炎、肝酶异常。

【注意事项】

(1)确诊或可疑胰腺炎、周围神经病变患者、肝肾功能损害者慎用。

(2)用餐后服用去羟肌苷吸收降低。因此,应空腹服用。

(3)避免饮用酒精类饮料,因可能增加去羟肌苷毒性。

【药物相互作用】

(1)与利巴韦林合用,可引起乳酸性酸中毒。

(2)与司他夫定合用,有导致致命性胰腺炎和肝毒性的危险。

(3)与茚地那韦合用,可减少后者的吸收,降低其生物利用度及疗效。

(4)许多药物与本药合用,可引起毒性作用增强,应注意。

【用法和用量】　口服给药。

(1)成人:体重 ≥60kg 者,400mg,一次/日。体重 <60kg 者,250mg,一次/日。肾功能损害的患者应根据肌酐清除率调整用药剂量。

(2)儿童:一次 120mg/m^2,一日 2 次;或一次 250mg,一日 1 次。

【制剂和规格】

（1）去羟肌苷片：100mg。

（2）去羟肌苷散：①100mg；②250mg。

（3）去羟肌苷咀嚼片：①100mg；②25mg。

（4）去羟肌苷颗粒：50mg。

33-5. 奈韦拉平 Nevirapine

【药理学】　奈韦拉平与 HIV-1 的逆转录酶直接结合，并通过破坏该酶的催化位点来阻断 RNA 依赖和 DNA 依赖的 DNA 聚核酶的活性。奈韦拉平不与底物或三磷酸核苷产生竞争。奈韦拉平对 HIV-2 病毒的逆转录酶及真核细胞 DNA 聚核酶（如人类 DNA 聚核酶 α、β、γ 或 δ）无抑制作用。

【适应证】　本品适用于治疗 HIV-1（人类免疫缺陷病毒）感染，单用易产生耐药性，应与其他抗 HIV-1 药物联合用药。

【禁忌证】　对本品过敏者禁用。对由于严重皮疹，皮疹伴全身症状，过敏反应和奈韦拉平引起的肝炎而中断奈韦拉平治疗的患者不能重新服用。在服用奈韦拉平期间，曾出现氨基转移酶为正常值上限 5 倍者，如重新服用奈韦拉平后迅速复发肝功能不正常的患者应禁用。

【不良反应】　本品可致严重皮肤反应，包括 Stevens-Johnson 综合征、中毒性表皮坏死，以皮疹为特点的过敏反应和器官衰竭，发生时应立即停药。本品尚可致肝坏死。

【注意事项】

（1）本品主要在肝代谢，并由肾排泄，肝、肾功能低下者慎用。

（2）用药期间密切监测肝功能。

【药物相互作用】

（1）奈韦拉平、去羟肌苷与齐多夫定合用，可影响齐多夫定的血药浓度和药效。

（2）本品可使酮康唑、美沙酮等的血药浓度降低。与利福平类药物合用时应监测血药浓度。

【用法和用量】

（1）成人：先导期剂量，每日 1 次 200mg，用药 14 日（以减少皮疹发生）；以后每日 2 次，每次 200mg。

（2）儿童：2 个月龄至 8 岁，每日 1 次 4mg/kg，用药 14 日，以后每日 2 次，每次 7mg/kg；8 岁以上者，每日 1 次 4mg/kg，用药 14 日，以后每日 2 次，每次 4mg/kg。

所有患者的用量每日不超过 400mg。

【制剂和规格】

奈韦拉平片（胶囊）：200mg。

33-6. 依非韦伦 Efavirenz

【药理学】　本品同其他逆转录酶抑制药相同，能抑制 HIV-1 逆转录酶，从而阻断 HIV 病毒复制。作用于病毒复制的早期，单独用药可能导致 HIV 发生急性耐药，应联合用药。

【适应证】　与蛋白酶抑制药和核苷类逆转录酶抑制药联合用于 HIV-1 型病毒感染。

【禁忌证】　对本品过敏者禁用。

【不良反应】　可引起皮疹、眩晕、头痛、失眠、焦虑等症状，胃肠道表现为恶心、呕吐。

【注意事项】

（1）肝功能不全者、精神病患者慎用。

（2）宜空腹服用，避免与乙醇同时服用。

【药物相互作用】

（1）与茚地那韦合用，由于酶诱导作用，可减低茚地那韦的血药浓度。

（2）与特非那定、阿司咪唑、西沙必利、米达唑仑或三唑仑合用，可能导致上述药物代谢受抑，引起心律失常或呼吸抑制。

【用法和用量】　　口服。

（1）成人：一次 600mg，一日 1 次。

（2）儿童：用于 3～13 岁者。体重 13～15kg 者，一次 200mg，一日 1 次；体重 15～20kg 者，一次 250mg，一日 1 次；体重 25～32.5kg 者，一次 350mg，一日 1 次；体重 32.5～40kg 者，一次 400mg，一日 1 次；40kg 以上者同成人剂量。

【制剂和规格】

依非韦伦片：600mg。

33 - 7.　茚地那韦 Indinavir

【药理学】　　本品能抑制 HIV - 1 和 HIV - 2 蛋白酶，对 HIV - 1 的选择性大约为 HIV - 2 的 10 倍。本品阻碍病毒颗粒成熟过程中病毒前体多蛋白的裂解过程，由此产生的不成熟的病毒颗粒，无法建立新一轮感染。

【适应证】　　用于治疗人类免疫缺陷病毒感染。

【禁忌证】　　对本品过敏者禁用。

【不良反应】　　引起肾结石，对血友病患者有可能加重出血倾向：腹泻、恶心、呕吐等；嵌趾甲、甲沟炎、脱发、溶血性贫血等。

【注意事项】

（1）有肾结石病史者、溶血性贫血、肝功能不全者慎用。

（2）用药期间应定期监测血常规、肝肾功能。

（3）本品不可与食物同服，可在餐前 1h 或餐后 2h 用水送服。

【药物相互作用】　　参见依非韦伦。

【用法和用量】　　口服。

（1）成人：一次 800mg，一日 3 次。轻中度肝功能不全者，调整剂量至一次 600mg，一日 3 次。

（2）3 岁及以上儿童：每 8h 口服 500mg/m²，最大剂量不能超过每次 800mg。

【制剂和规格】

茚地那韦片（胶囊）：200mg。

第八章　非甾体抗炎药物的临床应用

第一节　总　论

　　解热镇痛抗炎药(antipyretic - analgesic and antiinflammatory drugs)是一类具有解热、镇痛，而且大多数还有抗炎、抗风湿作用的药物。它们在化学结构上虽属不同类别，但都可抑制体内前列腺素(prostaglandin , PG)的生物合成，目前认为这是它们共同作用的基础。由于其特殊的抗炎作用，故本类药物又称为非甾体抗炎药(non - steroidal anti - inflammatory drugs,NSAID)，具有抗炎、解热、镇痛作用。NSAIDs 主要是通过抑制环氧酶(COX)而减少前列腺素类的生成作用的，因为前列腺素类是引起发热、炎症和疼痛的重要介质。应用药物后，各类前列腺素的合成减少，继而减少了炎症组织痛觉神经冲动的形成和抑制炎性反应，包括抑制白细胞的趋化性及溶酶体酶的释放等。本药作用于下丘脑体温调节中枢，引起外周血管扩张和出汗，使散热增加，从而产生退热作用。这种中枢性退热作用也可能与下丘脑的前列腺素合成受到抑制有关。因此本类药物可以改善上述临床症状，但其作用机制与中枢性镇痛药的镇痛和肾上腺皮质激素的抗炎作用的作用机制有所不同。

　　此外，NSAIDs 尚有可因减少前列腺素的生成而抑制血小板聚集的功能和降低胃黏膜不受损伤的保护功能。前者有利于防止血栓的形成而可使其用于心肌梗死的预防；但后者则成为引起 NSAIDs 的主要不良反应消化性溃疡的原因。

　　NSAIDs 根据其化学结构可分为很多类，它们具有共同的作用和不良反应，但也具有各自的特点。本章包括重要类别的代表药物对乙酰氨基酚(口服常释剂型、颗粒剂)、阿司匹林(口服常释剂型)、布洛芬(口服常释剂型)、双氯芬酸(口服常释剂型、口服缓释剂型)和吲哚美辛(栓剂)。

　　临床上本类药物主要用于治疗发热和炎症性疼痛。长期应用时应特别注意其胃肠不良反应。

第二节　各　论

一、对乙酰氨基酚 Paracetamol

(一)药理学

　　本品具有良好的解热、镇痛作用；几无抗炎作用。其镇痛作用机制可能与抑制中枢神经系统和外周的前列腺素的合成有关；其解热作用机制可能与下丘脑的前列腺素合成受到抑制而影响下丘脑体温调节中枢有关。本药与阿司匹林相比，解热作用相似但较持久，镇痛作用较弱,较低剂量时对风湿性疼痛无效。

本品口服后吸收迅速而完全,吸收后在体内分布均匀。口服后 0.5~2h 血药浓度达峰值。本品 90%~95% 在肝被代谢,主要代谢产物为葡萄糖醛酸及硫酸结合物。主要以与葡萄糖醛酸结合的形式从肾排泄,24h 内约有 3% 以原形随尿排出。其半衰期为 1~3h,肾功能不全时半衰期不受影响,但在肝功能不全患者及新生儿、老年人其半衰期有所延长;而在儿童则有所缩短。本药能通过乳汁分泌。

(二)适应证

用于缓解轻至中度疼痛,如头痛、关节痛、偏头痛、牙痛、肌肉痛、神经痛及痛经等。也可用于退热,如感冒发热等。

(三)禁忌证

1. 对本药过敏者。

2. 严重肝肾功能不全患者。

3. 酒精中毒者。

(四)不良反应

常规剂量下,对乙酰氨基酚的不良反应很少,各种不良反应通常与大剂量用药、长期用药、过量用药(包括中毒量)或伴有肝、肾功能不全等异常情况有关。

1. 呼吸系统:本药可能使对阿司匹林过敏患者的支气管痉挛加重。国外资料报道,本药引起的哮喘,可能是呼吸道上皮细胞表层黏液及鼻黏液中抗氧化物(谷胱甘肽)被本药代谢产物耗竭所致。

2. 神经精神系统:常规剂量下本药对情绪无影响。

3. 消化系统:本药的胃肠刺激作用小,短期服用不会引起胃肠道出血。已有数例服用本药导致肝毒性的报道,甚至可引起肝功能衰竭、肝坏死。

4. 肾脏:长期大剂量服用本药可致肾疾病,包括肾乳头坏死肾衰竭,尤其是肾功能低下者,可出现肾绞痛或畸形肾衰竭(少尿、尿毒症)。肾衰竭也可能继发于本药引起的肝功能损害。

5. 血液:罕见血液系统的不良反应。偶有引起血小板减少症(包括免疫性血小板减少症)的报道。其他还有溶血性贫血、粒细胞缺乏、全血细胞减少、浆细胞增多、慢性粒细胞白血病及慢性淋巴细胞白血病等。

6. 皮肤:少数病例可发生过敏性皮炎(皮疹、皮肤瘙痒等)。罕见中毒性表皮坏死松解。

7. 偶尔可引起恶心、呕吐、出汗、腹痛、皮肤苍白等,少数病例可发生过敏性皮炎(皮疹、皮肤瘙痒等)、粒细胞缺乏、血小板减少、高铁血红蛋白血症、贫血、肝肾功能损害等,很少引起胃肠道出血。

(五)注意事项

1. 对阿司匹林过敏者,一般对本品不发生过敏反应。但有报告在因阿司匹林过敏发生哮喘的患者中,少数患者可在服用本品后发生支气管痉挛。

2. 酒精中毒、患肝病或病毒性肝炎时,本品有增加肝脏毒性的危险,应慎用。

3. 肾功能不全者长期大量使用本品,有增加肾脏毒性的危险,应慎用。

4. 服用本品后出现红斑或水肿症状应立即停药。

5. 本品仅为对症治疗药,在使用本品的同时,应尽可能进行病因治疗。

6. 对诊断的干扰:①血糖测定,应用葡萄糖氧化酶/过氧化酶法测定时可得假性低值,而用己糖激酶/6-磷酸脱氢酶法测定时则无影响;②血清尿酸测定,应用磷钨酸法测定时可得假性高值;③测定尿5-羟吲哚醋酸(5-HIAA),用亚硝基萘酚试剂做定性过筛试验时可得假阳性结果,定量试验不受影响;④肝功能试验,大剂量或长期使用时,凝血酶原时间、血清胆红素、乳酸脱氢酶、血清氨基转移酶均可增高。

7. 本药在乳汁中可达一定浓度,虽然在哺乳婴儿尿中尚未发现本药及其代谢产物排出,但不推荐哺乳期妇女使用。

8. 本药可通过胎盘。妊娠期间长期使用有引起新生儿肾衰的报道,故孕妇应慎用。美国食品药品管理局(FDA)对本药的妊娠安全性分级为 B 级。

9. 与葡萄糖醛酸结合是本药在体内生物转化的主要途径,这条途径在婴儿出生后数周后形成,故本药在新生儿体内可能排泄缓慢,毒性相对增强。3 岁以下儿童因肝、肾功能发育不全,应避免使用。

(六)药物相互作用

1. 应用巴比妥类(如苯巴比妥)或解痉药(如颠茄)的患者,长期应用本品可致肝损害。

2. 本药与氯霉素同服,可延长后者的半衰期,增强其毒性(出现呕吐、低血压、低体温)。

3. 本药可抑制华法林的代谢或阻碍血块收缩因子形成,从而增加华法林引起出血的危险性。

4. 异烟肼可使本药的肝毒性增加。

5. 本药长期大量与阿司匹林、其他水杨酸盐类药或其他非甾体类抗炎药合用(如每年累计用量达到 1000g,应用 3 年以上),可明显增加对肾脏的毒性(包括肾乳头坏死、肾及膀胱肿瘤等)。

6. 本药可抑制醋硝香豆素的代谢或干扰血凝块形成,从而增加醋硝香豆素的抗凝作用。合用时应调整抗凝血药的用量。

7. 苯妥英、磺吡酮与本药合用,卡马西平大剂量、频繁地与本药合用,均使本药代谢增加,对肝脏的毒性也增加。

8. 长期嗜酒者过量应用本药导致的肝毒性更大、可能使乙醇诱导细胞色素 P4502E1(CYP2E1)代谢,导致本药产生更多的毒性代谢产物。

9. 食物(尤其是碳水化合物的食物)可减慢本药的吸收,并使血药峰浓度减低。

(七)用法和用量　口服。

1. 成人:一次 0.3~0.6g,根据需要一日 3~4 次,一日用量不宜超过 2g。用于退热时疗程通常不超过 3 日。用于镇痛治疗时疗程不宜超过 10d。

2. 儿童:按体重一次 10~15mg/kg,每 4~6 小时 1 次;12 岁以下儿童每 24h 不超过 5 次剂量,疗程不超过 5d。本品不宜长期服用。

(八)制剂和规格

1. 对乙酰氨基酚片:①0.1g;②0.3g;③0.5g。

2. 对乙酰氨基酚分散片:0.1g。

3. 对乙酰氨基酚胶囊:0.3g。

4. 对乙酰氨基酚颗粒:2g;0.1g。

二、阿司匹林 Aspirin

(一)药理学

本药为使用最久的非甾体抗炎药(NSAIDs)的代表性药品,它可使环氧酶乙酰化,抑制前列腺素的合成,产生良好的解热、镇痛、抗炎、抗风湿作用;还可产生不可逆的抑制血小板聚集作用,减少血栓形成。低剂量的本药已成为心肌梗死的一级预防用药。

口服后吸收迅速、完全。常释制剂血药浓度达峰时间是 1~2h,解热、镇痛时血药浓度为 25~50μg/ml;抗炎、抗风湿时为 150~300μg/ml。吸收后分布于各组织中,也能渗入关节腔和脑脊液中,并可通过胎盘屏障。本药蛋白结合率低,但水解后的水杨酸盐蛋白结合率为 65%~90%。本药大部分在胃肠道、肝及血液内很快水解为水杨酸,然后在肝脏中代谢。本药以结合的代谢物(大部分)和游离的水杨酸(小部分)形式,由肾排泄。半衰期为 15~20min。血药浓度达稳定状态所需的时间随每日剂量的加大而增加,在大剂量用药(如抗风湿)时一般需 7d,但需 2~3 周或更长时间以达到最佳疗效。长期大剂量用药的患者,因药物主要代谢途径已经饱和,剂量微增即可导致血药浓度较大的改变。服用量较大时,未经代谢的水杨酸的排泄增多。个体间可有很大的差别。尿的 pH 对排泄速度有影响,在碱性尿中排泄速度加快,而且游离的水杨酸量增多,在酸性尿中则相反。

(二)适应证

1. 镇痛、解热:可缓解轻度或中度的疼痛,如头痛、牙痛、神经痛、肌肉痛及月经痛,也用于感冒和流感等退热。本品仅能缓解症状,不能治疗引起疼痛和发热的病因,故需同时应用其他药物对病因进行治疗。

2. 抗炎、抗风湿:为治疗风湿热的常用药物,用药后可解热、使关节症状好转并使血沉下降,但不能去除风湿热的基本病理改变,也不能治疗和预防心脏损害及其他合并症。

3. 关节炎:除风湿性关节炎外,本品也用于治疗类风湿关节炎,可改善症状,但须同时进行病因治疗。此外,本品也用于骨关节炎、强直性脊柱炎、幼年型关节炎以及其他非风湿性炎症的骨骼肌肉疼痛,也能缓解症状。但近年在这些疾病已很少应用本品。

4. 抗血栓:该品对血小板聚集有抑制作用,阻止血栓形成,临床可用于预防暂时性脑缺血发作、心肌梗塞、心房颤动、人工心脏瓣膜、动静脉瘘或其他手术后的血栓形成。也可用于治疗不稳定型心绞痛。

5. 儿科用于皮肤黏膜淋巴结综合征(川崎病)的治疗。患川崎病的患儿应用阿斯匹林,目的是减少炎症反应和预防血管内血栓的形成

(三)禁忌证

1. 有阿司匹林或其他非甾体抗炎药过敏史者,尤其是出现哮喘、神经血管性水肿或休克者。

2. 下列情况应禁用:①活动性溃疡病或其他原因引起的消化道出血;②血友病或血小板减少症;③哮喘患者;④鼻息肉综合征患者;⑤严重肝、肾功能不全者;⑥孕妇和哺乳期妇女。⑦心功能不全或高血压,大量用药可能引起心力衰竭或者肺水肿。

(四)不良反应

一般用于解热镇痛的剂量很少引起不良反应。长期大量用药(如治疗风湿热),尤其当血药浓度 >200μg/ml 时较易出现不良反应。血药浓度愈高,不良反应愈明显。

1. 常见的有恶心、呕吐、上腹部不适或疼痛(由于本品对胃黏膜的直接刺激引起)等胃肠道反应(发生率 3%~9%),停药后多可消失。长期或大剂量服用可有胃肠道出血或溃疡。

2. 中枢神经:出现可逆性耳鸣、听力下降、头晕、头疼、精神障碍等,多在服用一定疗程,血药浓度达 200~300μg/ml 后出现。少见眩晕。

3. 过敏反应:有约 0.2% 的患者出现,表现为哮喘、荨麻疹、血管神经性水肿或休克。多为

易感者,服药后迅速出现呼吸困难,严重者可致死亡,称为阿司匹林哮喘。有的是阿司匹林过敏、哮喘和鼻息肉三联征,往往与遗传和环境因素有关。

4.肝、肾功能损害:与剂量大小有关,尤其是剂量过大使血药浓度达 $250\mu g/ml$ 时易发生。损害均是可逆性的,停药后可恢复。但有引起肾乳头坏死的报道。

5.过量或中毒表现:①轻度,即水杨酸反应,多见于风湿病用本品治疗者,表现为头痛、头晕、耳鸣、耳聋、恶心、呕吐、腹泻、嗜睡、精神紊乱、多汗、呼吸深快、烦渴、手足不自主运动(多见于老年人)及视力障碍等;②重度,可出现血尿、抽搐、幻觉、重症精神紊乱、呼吸困难及无名热等;儿童患者精神及呼吸障碍更明显;过量时实验室检查可有脑电图异常、酸碱平衡改变(呼吸性碱中毒及代谢性酸中毒)、低血糖或高血糖、酮尿、低钠血症、低钾血症及蛋白尿。

6.血液系统:长期使用本药可使凝血因子Ⅱ减少,凝血时间延长,出血倾向(如鼻出血、牙龈出血、经血增多等)增加。本药引起的胃肠道出血可导致缺铁性贫血。本药还可促使葡萄糖-6-磷酸脱氢酶缺陷患者发生溶血性贫血。服用大剂量本药治疗类风湿关节炎的患者可出现叶酸缺乏性巨幼细胞贫血。本药还有引起再生障碍性贫血、粒细胞减少、血小板减少的报道。

(五)注意事项

1.交叉过敏反应:对本品过敏时也可能对另一种水杨酸类药或另一种非水杨酸类的非甾体抗炎药过敏,但非绝对。必须警惕交叉过敏的可能性。

2.对诊断的干扰:①长期每日用量超过 2.4g 时,硫酸铜尿糖试验可出现假阳性。葡萄糖酶尿糖试验可出现假阴性;②可干扰尿酮体试验;③当血药浓度超过 $130\mu g/ml$ 时,用比色法测定血尿酸可得假性高值,但用尿酸酶法则不受影响;④用荧光法测定尿5-羟吲哚醋酸(5-HIAA)时可受本品干扰;⑤由于本品抑制血小板聚集,可使出血时间延长。剂量小到 40mg/日也会影响血小板功能,但是临床上尚未见小剂量(<150mg/日)引起出血的报道;⑥肝功能试验,当血药浓度 $>250\mu g/ml$ 时,氨基转移酶及血清碱性磷酸酶可有异常改变,剂量减少时可恢复正常;⑦大剂量应用,尤其是血药浓度 $>300\mu g/ml$ 时凝血酶原时间可延长;⑧大剂量应用本品时,用放射免疫法测定血清甲状腺素(T4)及三碘甲状腺素(T3)可得较低结果。

3.有下列情况应慎用:①有哮喘及其他过敏性反应时;②葡萄糖-6-磷酸脱氢酶缺陷者(本品偶见引起溶血性贫血);③痛风(本品可影响其他排尿酸药的作用,小剂量时可能引起尿酸滞留);④肝功能减退时可加重肝脏毒性反应,加重出血倾向,肝功能不全和肝硬化患者易出现肾脏不良反应;⑤心功能不全或高血压,大量用药时可能引起心力衰竭或肺水肿;⑥肾功能不全时有加重肾脏毒性的危险;⑦血小板减少者。

4.长期大量用药:应定期检查血细胞比容、肝功能及血清水杨酸含量。

5.本药易于通过胎盘:动物试验在妊娠头 3 个月应用本品可致畸胎,如脊椎裂、头颅裂、面部裂、腿部畸形,以及中枢神经系统、内脏和骨骼的发育不全。在人类也有报道在应用本品后发生胎儿缺陷者。此外,在妊娠晚期中长期大量应用本品可使妊娠期延长,有增加过期产综合征及产前出血的危险。在妊娠的最后 2 周应用,可增加胎儿出血或新生儿出血的危险,在妊娠晚期长期用药也有可能使胎儿动脉导管收缩或早期闭锁,导致新生儿持续性肺动脉高压及心力衰竭。曾有报道,在妊娠晚期因过量应用或滥用本品而增加了死胎或新生儿死亡的发生率(可能由于动脉导管闭锁、产前出血或体重过低)。孕妇禁用。美国食品药品管理局(FDA)对本药的妊娠安全性分级为 C 级,妊娠晚期足量给药时为 D 级。

6.本药可经乳汁中排泄:长期大剂量用药时可能对婴儿产生不良反应,哺乳妇女禁用。

7. 儿童患者:尤其有发热及脱水者,使用本药易出现毒性反应。急性发热性疾病,尤其是流感及水痘患儿使用本药,可能发生瑞氏综合征(Reye's syndrome),但在国内尚不多见。12岁以下儿童用药应谨慎。

8. 老年患者:由于肾功能下降,服用本品易出现毒性反应;老年人长期使用本药(特别是吸烟者)可发生肺水肿,故老年人用药应谨慎。年老体弱者,解热时宜用小剂量。

（六）药物相互作用

1. 与其他非甾体抗炎镇痛药合用时,疗效并不加强,因为本品可以降低其他非甾体抗炎药的生物利用度;还可增加胃肠道副作用(包括溃疡和出血);此外,由于对血小板聚集的抑制作用加强,还可增加其他部位出血的危险。本品与对乙酰氨基酚长期大量合用有引起肾脏病变包括肾乳头坏死、肾癌或膀胱癌的可能。

2. 与任何可引起低凝血酶原血症、血小板减少、血小板聚集功能降低或胃肠道溃疡出血的药物合用时,可有加重凝血障碍及引起出血的危险。

3. 与抗凝药(双香豆素、肝素等)、溶栓药(链激酶、尿激酶)合用,可增加出血的危险。

4. 尿碱化药(碳酸氢钠等)、抗酸药(长期大量应用)可增加本品自尿中排泄,使血药浓度下降。但当本品血药浓度已达稳定状态而停用碱性药物,又可使本品血药浓度升高到毒性水平。碳酸酐酶抑制药可使尿碱化,但可引起代谢性酸中毒,不仅能使血药浓度降低,而且使本品透入脑组织中的量增多,从而增加毒性反应。

5. 尿酸化药可减低本品的排泄,使其血药浓度升高。本品血药浓度已达稳定状态的患者加用尿酸化药后可能导致本品血药浓度升高,毒性反应增加。

6. 糖皮质激素可增加水杨酸盐的排泄,合用时为了维持本品的血药浓度,必要时应增加本品的剂量。本品与糖皮质激素长期合用。尤其是大量应用时,有增加胃肠溃疡和出血的危险性,不主张将此两种药物同时应用。

7. 胰岛素或口服降糖药物的降糖效果可因与本品合用而加强和加速。

8. 与甲氨蝶呤合用时,可减少甲氨蝶呤与蛋白的结合,减少其从肾脏的排泄,使血药浓度升高而增加毒性反应。

9. 丙磺舒或磺吡酮的排尿酸作用,可因同时应用本品而降低;此外,丙磺舒可降低水杨酸盐自肾脏的清除率,从而使后者的血药浓度升高。

10. 乙醇可加强本药导致出血时间延长及胃出血作用,饮酒前后不应服用本药。

11. 食物可降低本药吸收速率,但不影响吸收量。

（七）用法和用量　口服。

1. 成人:①解热、镇痛,一次0.3~0.6g,一日3次,必要时每4h1次。②抗风湿,一日3~6g,分4次口服。③抑制血小板聚集则应用小剂量,如每日75~150mg,一日1次;在急性心肌梗死或作血管重建手术,开始可以用较高的剂量(160~320mg)作为负荷量,以后改为正常用的低剂量。④治疗胆道蛔虫病,一次1g,一日2~3次,连用2~3日;阵发性绞疼停止24h后停用,然后进行驱虫治疗。

2. 儿童:①解热、镇痛,每日按体表面积1.5g/m²,分4~6次口服;或每次按体重5~10mg/kg,或每次每岁60mg,必要时4~6h1次。②抗风湿,每日按体重80~100mg/kg,分3~4次服,如1~2周未获疗效,可根据血药浓度调整用量。有些病例需增至每日130mg/kg。③用于儿童皮肤黏膜淋巴结综合征(川崎病),开始每日按体重80~100mg/kg,分3~4次服;退热2~3d后改为每日30mg/kg,分3~4次服,连服2个月或更久;血小板增多、血液呈高凝状态期间,每日 5～10mg/kg,1 次顿服。

（八）制剂和规格

25mg;②50mg;③100mg;④200mg;⑤500mg。

2. 阿司匹林分散片:50mg。

3. 阿司匹林肠溶片:①25mg;②40mg;③50mg;④100mg;⑤150mg;⑥300mg;⑦500mg。

4. 阿司匹林肠溶胶囊:①40mg;②150mg;③300mg;④500mg。

三、布洛芬 Ibuprofen

（一）药理学

布洛芬又名异丁苯丙酸,具有解热、镇痛、抗风湿作用,主要用于治疗风湿性及类风湿性关节炎,疗效低于阿斯匹林但胃肠道反应较轻。其作用机制是抑制环氧酶而减少前列腺素的合成。

口服易吸收,与食物同服时吸收减慢,但吸收量不减少。与含铝和镁的抗酸药同服不影响吸收。血浆蛋白结合率为 99%。服药后 1.2～2.1h 血药浓度达峰值。用量 200mg 时,血药浓度为 22～27μg/ml;用量 400mg 时为 23～45μg/ml,用量 600mg 时为 43～57μg/ml。服药 5h 后关节液浓度与血药浓度相等,以后的 12h 内关节液浓度高于血浆浓度。本品在肝内代谢,60%～90% 经肾由尿排出,100% 于 24h 内排出,其中约 1% 为原形物,一部分随粪便排出。

（二）适应证

1. 缓解类风湿关节炎、骨关节炎、脊柱关节病、痛风性关节炎、风湿性关节炎等各种慢性关节炎的急性发作期或持续性的关节肿痛症状,无病因治疗及控制病程的作用。

2. 治疗非关节性的各种软组织风湿性疼痛,如肩痛、腱鞘炎、滑囊炎、肌痛及运动后损伤性疼痛等。

3. 急性的轻、中度疼痛如:手术后、创伤后、劳损后、原发性痛经、牙痛、头痛等。

4. 慢性发作性偏侧头痛的治疗。

5. 成人和儿童发热的解热。

（三）禁忌证

禁用于:①对本药过敏者。②对阿司匹林或其他非甾体抗炎药过敏者。③鼻息肉综合征,血管性水肿患者。④活动性消化道溃疡合并出血(或穿孔)者。⑤有失血倾向者。⑥孕妇、哺乳期妇女。⑦脱水儿童。

四）不良反应

1. 消化系统:可出现消化系统不良(约 16%),也较多见胃烧灼感、胃痛、恶心、呕吐等,但症状较轻,停药后即消失,不停药也可耐受。偶见消化性溃疡和消化道出血(发生率均低于 1%),亦有因溃疡而导致穿孔的报道。有潜在的消化性溃疡患者应慎用此药

2. 神经系统:偶见出现头痛、嗜睡、眩晕、耳鸣等,发生率约为 1%～3%。少见抑郁或其他精神症状、视物模糊及中毒性弱视。

3. 肝脏:肝毒性反应轻微,可见肝功能异常,主要表现为氨基转移酶升高。

4. 肾脏:少数患者用药后可出现下肢水肿。对一些有潜在性肾病的易感者可出现肾乳头坏死的急性肾功能不全。肾功能不全者用药后肾脏不良反应增多,甚至导致肾功能衰竭。

5. 血液系统:大剂量用药可出现出血时间延长、白细胞减少、粒细胞减少甚至粒细胞缺乏、血小板缺乏及全血细胞减少。个别病例可因胃肠道隐血而致贫血。

6. 皮肤:过敏性皮肤不良反应不常见,多为短暂性荨麻疹、紫癜性或红斑性改变,常伴有瘙痒。

7. 呼吸系统:易感者可出现支气管哮喘发作。

(六)注意事项

1. 交叉过敏:对阿司匹林或其他非甾体类抗炎药过敏者,也可能对本药过敏。对阿司匹林或其他非甾体类消炎药过敏者对本品可有交叉过敏反应,本品也可引起支气管痉挛。

2. 以下情况慎用本药:①支气管哮喘患者或有此病史者(可能引起支气管痉挛)。②心功能不全、高血压患者。③血友病或其他出血性疾病(包括凝血障碍及血小板功能异常)患者。④有消化性溃疡史者。⑤肠胃疾病患者。⑥严重肝功能不全者。⑦肾功能不全者。⑧红斑狼疮或其他免疫疾病患者。⑨6个月以下儿童。

3. 药物对妊娠的影响:妊娠晚期用药可使孕妇孕期延长,引起难产及产程延长。美国食品药物管理局(FDA)对本药物的妊娠安全性分为 B 级,妊娠晚期为 D 级。

4. 药物对检验值或诊断的影响:①可抑制血小板聚集,使出血时间延长(停药 24h 后作用即可消失)。②血尿素氮及血清肌酸酐含量升高,肌酐清除率下降。③氨基酸转移酶升高。

5. 用药前后及用药时应当检查或监测:用药期间应定期检查血常规及肝、肾功能。

(七)药物相互作用

1. 与维拉帕米、硝苯地平合用,本药的血药浓度升高。

2. 与丙磺舒合用,本药排泄减少、血药浓度升高,毒性增加,故同时亦减少本药剂量。

3. 与抗糖尿病药(包括口服降糖药)合用,可增强抗糖尿病药的降糖作用。

4. 本药可升高地高辛的血药浓度。合用时应注意调整地高辛的剂量。

5. 与甲氨蝶呤合用,可减少甲氨蝶呤的排泄,升高其血药浓度,甚至可达中毒水平。故本药不应与中、大剂量甲氨蝶呤合用。

6. 本药可抑制苯妥英的降解。

7. 本药与抗高血压药、呋塞米合用,可减弱后者的降压作用。与呋塞米合用时,还可减弱后者的排钠作用。

8. 本药与其他非甾体类抗炎药、肾上腺皮质激素、促肾上腺皮质激素合用可增加胃肠道不良反应,并有致溃疡或出血的危险。

9. 本药与肝素、双香豆素等抗凝药及血小板聚集抑制药合用,有增加出血的危险。合用抗凝血药的患者,服药的最初几日应随时监测其凝血酶原时间。

10. 本药长期与对乙酰氨基酚合用可增加肾脏不良反应。

11. 使用本药期间饮酒,可增加胃肠道不良反应,并有致溃疡和出血的危险。

12. 食物可减慢本药吸收,但并不影响吸收总量。

(八)用法和用量　口服。

1. 成人:①抗风湿:一次 0.4g~0.6g,一日 3~4 次类风湿关节炎比骨关节炎用量要大些。②轻或中等疼痛及痛经的止痛:一次 0.2g~0.4g,每 4~6h 一次。成人用量最大限量一般为每天 2.4g。③发热:一次 0.2~0.4g,一日 3~4 次。

2. 儿童:①12 岁以上儿童的用法和用量同成人(除风湿性疾病)。②1~12 岁儿童,发热,一日 200mg/kg,分 3 次服用。

（九）制剂和规格

布洛芬片（胶囊）：①0.1g；②0.2g。

四、双氯芬酸 Diclofenac

（一）药理学

本药为非甾体抗炎镇痛药，具有减轻炎症递质致炎、致痛的增敏作用、解热作用，可抑制炎症渗出、减轻红肿。其作用机制为抑制环氧酶从而减少前列腺素的合成，并有一定程度的抑制脂氧酶而减少白三烯、缓激肽等产物的生成而发挥解热镇痛及抗炎作用。

本药口服吸收快，完全。与食物同服降低吸收率。血药浓度空腹服药平均 1~2h 达峰值，与食物同服时则 6h 达峰值并使血浆浓度降低。血浆蛋白结合率为99%。在乳汁中药浓度极低而可忽略；在关节滑液中，服药 4h，其水平高于当时血清水平并可维持 12h。大约 50% 被肝代谢，40%~65% 从肾排出，35% 从胆汁、粪便排出。半衰期约 2h。长期应用无蓄积作用。

（二）适应证

1. 缓解类风湿关节炎、骨关节炎、脊柱关节病、痛风性关节炎、风湿性关节炎等各种关节炎的关节肿痛症状。

2. 治疗非关节性的各种软组织风湿性疼痛，如肩痛、腱鞘炎、滑囊炎、肌痛及运动后损伤性疼痛等。

3. 急性的轻、中度疼痛如：手术后、创伤后、劳损后、痛经、牙痛、头痛等。

4. 对成人和儿童的发热有解热作用。

（三）禁忌证

禁用于：①对本药、阿司匹林或其他非甾体抗炎药（NSAIDs）过敏，或应用非甾体抗炎药（NSAIDs）引起急性鼻炎、哮喘、荨麻疹或其他变态反应的患者。②消化性溃疡活动期患者，或以往应用本药引起过严重消化道病变（如溃疡、出血、穿孔者）。③高过敏体质者。④孕妇、哺乳期的妇女。

（四）不良反应

1. 消化系统：①胃肠道反应为本药的主要不良反应。表现为胃肠道刺激症状，如恶心、呕吐、腹泻、上腹痛、便秘、胃不适、胃灼烧感、消化不良、纳差、反酸等，上述症状在停药后均可消失。少数患者可出现胃溃疡、十二指肠溃疡、胃黏膜出血、穿孔等。②少见肝功能损害，可由此引起畏食、右上腹痛，亦可能仅出现肝酶一过性轻度或中度升高，个别患者出现可逆性黄疸。也有发生急性肝炎的报道。罕见肝功能紊乱。

2. 中枢神经系统：偶见头痛、眩晕、嗜睡、失眠、兴奋等。偶可出现视力、听力障碍。

3. 泌尿生殖系统：偶有肾功能下降，可导致水钠潴留，表现为尿量减少、面部水肿、体重骤增等。个别病例可出现急性肾功能不全、血尿、肾病综合征。另可见血清尿酸含量下降、尿中尿酸含量升高（因肾清除功能增强）。

4. 血液：十分罕见粒细胞减少、血小板减少、溶血性贫血。个别病例可出现白细胞减少。也有导致骨髓抑制或使之加重的可能。

5. 皮肤：可见一过性过敏性皮疹（约0.4%）。严重的皮肤反应有多行渗出性红斑、中毒性表皮松解（Lyell 综合征），均十分罕见。个别病例可出现脱发。

6. 其他：①极少数患者可出现心律失常、耳鸣等。②有发生全身性中毒反应伴脑炎的报道。

（五）注意事项

1.交叉过敏：对阿司匹林或其他非甾体类抗炎药（NSAIIs）过敏者对本药可有交叉过敏反应。对阿司匹林过敏的哮喘患者，使用本药也可引起支气管痉挛。

2.有下列情况者慎用：①消化性溃疡者、有消化性溃疡病史者、溃疡性结肠炎或克隆病患者。②血液系统异常患者。③高血压、心脏病患者。④须限制钠盐摄入量的患者（因本药含钠）。⑤大手术后恢复期患者。⑥任何原因造成细胞丢失的患者。⑦荨麻疹患者。⑧有哮喘史的患者。⑨肝、肾功能不全者（严重肝功能不全者应在严密的医疗监护下应用）。

3.1岁以下的儿童不宜使用本药口服制剂。

4.本药可能诱导或加重老年人胃肠道出血、溃疡和穿孔。老年患者使用本药含片不良反应发生率较高。老年人应慎用。

5.本药可通过胎盘：动物实验表明本药对胎鼠有毒性，但不致畸。国内资料认为孕妇应禁用。美国食品药物管理局（FDA）对本药的妊娠安全性分级为C级。

6.用药前后及用药时应当检查或监测：用药期间要定期检查肝肾功能，尤其是对肝肾功能有损害或潜在性损害者、老年人、慢性饮酒者、正在服用利尿药的患者、任何原因造成细胞液外液丢失的患者及长期使用本药的患者。长期使用者，还应定期检查血常规。

（六）药物相互作用

1.丙磺舒可使本药排泄减少、血药浓度升高、毒性增加，故合用时宜减少本药剂量。

2.与维拉帕米或硝苯地平合用时，本药血药浓度升高。

3.本药可使地高辛的血药浓度升高。若两者合用，应调整地高辛的用量并监测其血药浓度，以避免药物中毒。

4.本药可增强抗糖尿病药（包括口服降糖药）的作用，但可降低胰岛素的作用，使血糖升高。本药与降糖药合用，个别患者可能会出现低血糖或高血糖反应。

5.本药可使甲氨蝶呤排泄减少、血药浓度升高，甚至可达中毒水平，故本药不宜与中、大剂量甲氨蝶呤合用。

6.本药可抑制苯妥英钠的降解。

7.本药与保钾利尿药合用时可引起高钾血症。可减弱呋塞米的排钠和降压作用。

8.与阿司匹林或其他水杨酸类药物同时使用时，药效不增强，而胃肠道不良反应及出血倾向却可增加。阿司匹林还可降低本药的生物利用度。

9.与其他NSAID类药合用，可增加胃肠道不良反应，并有致溃疡的危险。与对乙酰氨基酚长期合用，还可增加肾脏不良反应。应避免与其他NSAID类药合用。

10.与抗凝药（如肝素、双香豆素）、血小板聚集抑制药、己酮可可碱合用，可增加出血的危险。

11.与齐多夫定合用有致贫血的危险。

12.与糖皮质激素合用可能使不良反应发生率增加。

13.本药可影响抗高血压药的降压效果。

14.有报道本药与氨苯蝶啶合用时出现急性肾衰竭，在停药并治疗后恢复。

（15）饮酒可增加本药胃肠道不良反应，并有致溃疡的危险。

（16）食物可降低本药的吸收率。

（七）用法和用量

1. 成人

1）口服：①关节炎，一日75～150mg，分3次服，疗效满意后可逐渐减量；②急性疼痛：首次50mg，以后25～50mg，每6～8h1次。③用于原发性痛经：一日50～150mg，分次服用，必要时可在若干月经周期之内增加至一日200mg（最大剂量），在出现症状时开始治疗，并持续数日，剂量及疗程视症状而定。

2）缓释制剂（片、胶囊）：关节炎常用量，一日75～100mg，一日一次。

2. 儿童：一日0.5～2mg/kg，分3次服。一日最大量为3mg/kg。

（八）制剂和规格

1. 双氯芬酸钠肠溶片：①25mg；②50mg。

2. 双氯芬酸钠缓释片：①50mg；②75mg；③100mg。

3. 双氯芬酸钠缓释胶囊：①50mg；②100mg。

五、吲哚美辛 Indometacin

（一）药理学

本药为非甾体抗炎镇痛药，具有抗炎、解热、镇痛药作用。其作用机制为抑制环氧合酶从而减少外周和中枢的前列腺素的合成。

本药栓剂的吸收良好。本药的半衰期为4.5h，在早产儿的半衰期明显延长。60%的药物经肾脏排泄，其中10%～20%为原形；33%从胆汁排泄，其中1.5%为原形药；也可经乳汁排泄（每日可达0.5～2mg）。老年人的排泄较慢。本药不能被透析清除。

（二）适应证

1. 关节炎：可缓解类风湿关节炎、骨性关节炎、强直性脊柱炎及莱特（Reiter）综合征等的症状，使疼痛和肿胀减轻及关节活动功能改善，但不能控制疾病过程的进展。

2. 痛风：可用于缓解急性痛风性关节炎的疼痛及炎症，但不能纠正高尿酸血症，不适用于慢性痛风的长期治疗。

3. 滑囊炎、肌腱鞘炎及肩周炎等非关节软组织炎症，在应用一般药无效时可使用。

4. 高热的对症治疗，可迅速大幅度短暂退热。

5. 偏头痛、痛经、手术后疼痛及创伤后疼痛等的镇痛治疗。

（三）禁忌证

1. 交叉过敏反应：本品与阿司匹林有交叉过敏性。由阿司匹林过敏引起的喘息患者，应用本品时有可能引起支气管痉挛。对其他非甾体抗炎镇痛药过敏者也可能对本品过敏。上述患者禁用。

2. 禁用于：①孕妇（本药用于妊娠的后三个月时，可使胎儿动脉导管闭锁，引起持续性肺动脉高压）。②哺乳期妇女。③活动性胃溃疡、溃疡性结肠炎及其他上消化道疾病及病史者。④癫痫、帕金森病及精神病患者（可使病情加重）。⑤早产儿大剂量使用本药非常危险，14岁以下儿童禁用。

（四）不良反应

本药不良反应的发生率较多。

1. 消化系统：①使用本药栓剂，可导致局部的直肠刺激、黏膜炎症或坏死伴大量出血。②可引起肝功能损害（黄疸、氨基转移酶升高）。罕见肝炎。

2. 精神神经系统：①十分常见的有头痛、头晕、焦虑及失眠等。也可见精神紊乱、忧郁、惊厥、昏迷、人格解体。这些症状通常是一过性的。②也可见困倦、癫痫和帕金森病加重，少见幻觉，严重者可见抽搐等。③老年患者可出现周围神经疾病(表现为感觉异常)和肌无力，但较罕见，停药后可能恢复。

3. 心血管系统：可引起高血压、脉管炎、轻度水肿(本药的水钠潴留作用较弱)。少见心绞痛。

4. 泌尿系统：①可出现血尿。老年患者可出现一过性肾功能不全。②肾小球肾炎、肾病综合征或系统性红斑狼疮患者用药后，可出现肌酐清除率进一步下降、肾小球坏死和进行性肾衰竭。此外，本药能诱发低肾素型醛固酮减少症和高钾血症。③肾功能正常者使用本药后出现肾功能损害的临床报道极少。但有报道本药能抑制正常肾脏排钾，伴或不伴有血钾升高。

5. 血液：①常见血小板功能受抑制，少见血小板减少。有报道早产儿用药后由于血小板聚集受抑制而出现严重的凝血障碍。②可见白细胞减少，也可单独发生粒细胞减少或粒细胞缺乏。③少见紫癜、骨髓抑制等。曾有报道出现血液恶病质。④罕见溶血性贫血、再生障碍性贫血。

6. 眼：可出现瞳孔散大、畏光、视物模糊、复视、中毒性弱视和视觉丧失。较少见眼眶和眼眶周围疼痛。最严重的不良反应为伴有视网膜敏感性下降的慢性视网膜病、角膜及视网膜色素沉着，停药后可缓慢恢复。

7. 皮肤：可见瘙痒、荨麻疹等皮疹、结节性红斑、皮肤发热、毛发脱落及史约翰综合征。

8. 肌肉骨骼系统：长期使用本药的患者，其负重较大的关节(多为髋关节)会发生进行性破坏。可能由于药物缓解了疼痛，患者关节活动增多，加速了原有退行性病变的进程。

9. 代谢/内分泌系统：可有高血糖症。

10. 呼吸系统：偶有报道出现急性呼吸困难、哮喘。在原有支气管哮喘或过敏疾病史的患者中，可突然发生支气管痉挛。

11. 其他：可见耳鸣、血管性水肿、休克。

(五)注意事项

1. 本药与阿司匹林存在交叉过敏。由阿司匹林过敏引起的哮喘患者，应用本药时可引起支气管痉挛。对于其他非甾体类抗炎镇痛药过敏者也可能对本药过敏。

2. 儿童对本药较敏感，有使用本药后因潜在性感染而被激发而死亡者。本药在幼儿(尤其是早产儿)体内代谢缓慢，半衰期较长(18～28h)，对幼儿血小板聚集的抑制作用较强。应用本药诱导幼儿动脉导管闭锁时，会产生严重的全身性中毒反应，如肾毒性反应伴蛋白尿和血尿、腹胀、出血性肠炎和坏死性小肠结肠炎。

3. 老年人使用本药易发生中枢神经系统不良反应，用药应谨慎。

4. 本药用于妊娠晚期可使胎儿动脉导管闭锁引起持续性肺动脉高压。国内资料建议孕妇禁用。美国食品药物管理局(FDA)对本药的妊娠安全性分级为 B 级或 D 级(妊娠晚期使用超过 24h 或在妊娠 34 周后使用)。

5. 本药对血小板聚集有抑制作用，可使出血时间延长，停药后此作用可持续一日。

6. 用药前后及用药时应当检查或监测：①血常规及肝、肾功能。②长期用药者应定期进行眼科检查(因本药可导致角膜沉着及视网膜改变)。

(六)药物相互作用

1. 与抗病毒药齐多夫定合用时，后者清除率降低，毒性增加，同时本药的毒性也增加，应避免两者合用。

2. 本药与胰岛素或口服降糖药合用,可加强降糖效应,合用时需调整降糖药的剂量。

3. 本药可使洋地黄类药物的血药浓度升高(抑制其肾脏清除),毒性增加,合用时需调整洋地黄的剂量。

4. 本药与肝素、口服抗凝药合用时,可使抗凝药的抗凝作用增强;同时本药有抑制血小板聚集的作用,因此有增加出血倾向的潜在危险。本药与抗凝药合用时,应观察患者凝血酶原时间的改变。

5. 本药与硝苯地平或维拉帕米合用时,可使后者血药浓度增高,毒性增加。

6. 本药与锂盐合用时,可减少锂自肾排泄,使其血药浓度增高,毒性增加。

7. 丙磺舒可减少本药自肾及胆汁清除,使本药的血药浓度增高,毒性增加。因此两者合用时应减少本药剂量。

8. 本药可使甲氨蝶呤血药浓度增高,并延长其高血药浓度持续时间。如需进行中或大剂量甲氨蝶呤治疗,应于用药前 24～48h 停用本药,以免增加甲氨蝶呤的毒性。

9. 本药可致水钠潴留(与双嘧达莫合用可致明显的水潴留),从而可拮抗降压药(如吲达帕胺、β－肾上腺素受体阻断药)的作用。

10. 本药可能降低噻嗪类药、呋塞米、布美他尼的利尿和降压效果。与呋塞米合用时出现钠潴留,两者合用应密切监测呋塞米的疗效。

11. 本药与对乙酰氨基酚长期合用可增加肾脏不良反应,与其他非甾体类抗炎药、肾上腺皮质激素、促肾上腺皮质激素合用,消化性溃疡的发生率增高,且出血倾向增加。

12. 与氨苯蝶啶合用可致肾功能损害(肌酐清除率下降、氮质血症)。

13. 与乙醇合用,可增加发生出血的危险。

(七)用法和用量　直肠给药,50mg/次,50～100mg/日,一般连用 10 日为 1 疗程。

(八)制剂和规格

吲哚美辛栓:①25mg;②50mg;③100mg。

第九章　中毒解救药物

第一节　概　述

一、毒物、中毒与解毒

某种物质接触或进入机体后,能够侵害机体组织器官,并在其中发生化学或物理作用,从而破坏机体的正常生理功能,引起机体功能性或器质性病理改变。具有这种作用的物质称为毒物。毒物进入机体后损害机体而引起的疾病的过程称为中毒。机体本身或医务人员采取物理性、化学性或生理性拮抗作用等措施,帮助患病机体阻止或减少毒物的吸收、加快毒物的消除或对抗毒物的毒性作用,以减轻毒物对机体的损害,这一过程叫解毒。临床上用于解救急性中毒的药物称为解毒药物或解毒剂。一些对临床诊断何种毒物中毒有意义的临床表现见表5-9-1。

表5-9-1　对一些毒物有诊断意义的临床表现

临床表现		常见毒物
皮肤黏膜	颜面潮红	乙醇、颠茄类、烟草酸、硝酸甘油、河豚
	樱红色	一氧化碳、氰化物
	发绀	亚硝酸盐、氰化物、伯氨喹、苯胺衍生物、磺胺、二硝基苯
	肝损害性黄疸	磷、毒蕈、毒蛇、四氯化碳、苯胺
	溶血性黄疸	砷、砷化氢、苯胺衍生物
	潮湿多汗	有机磷农药、乙醇、阿司匹林、毛果芸香碱、毒扁豆碱
	皮肤干燥	颠茄类
	皮肤黏膜腐蚀	强酸、强碱、甲醛、苯酚
神经系统	昏迷、昏睡	镇静催眠药、有机磷农药、抗组胺药、鸦片类、乙醇、甲醇、苯、一氧化碳、亚硝酸盐、氰化物、硫化氢、苯胺、硝基苯
	谵妄躁动	颠茄类、乙醇、毒蕈、铅、苯、苯胺衍生物
	惊厥	有机磷农药、有机氯农药、二甲弗林、异烟肼、颠茄类、戊四氮、贝美格、一氧化碳、硫化氢、甲醇
	肌颤	有机磷农药
	震颤	有机磷农药、有机氯农药、乙醇、汽油、有机汞、汞、钡、硫化氢
	瘫痪	钡、铅、汞、有机汞、河豚、肉毒

续表

临床表现		常见毒物
神经系统	瞳孔扩大	颠茄类、乙醇、甲醇、抗组胺药、氰化物、肉毒
	瞳孔缩小	巴比妥类、氯丙嗪、有机磷农药、哌嗪、鸦片类、毛果芸香碱、毒扁豆碱、烟碱、毒蕈、苯胺
呼吸系统	呼出气味	蒜臭味：有机磷农药、磷、三氧化二砷；苦杏仁昧：氰化物硝基苯；特殊气味：汽油、乙醇、煤油
	呼吸加快、加深	二氧化碳、洛贝林、水杨酸类、尼可刹米、颠茄类、甲醇
	呼吸减慢	镇静催眠药、一氧化碳、蛇毒、鸦片类、窒息性毒气
循环系统	心动过快	颠茄类、拟肾上腺素药
	心动过缓	洋地黄类、奎尼丁
	心律失常	洋地黄类、夹竹桃、利血平、乌头、附子、蟾酥
	休克	一氧化碳、巴比妥类、三氧化二砷、强酸、强碱、磷、亚硝酸盐、硫化氢、氰化物、二硝基苯
消化系统	流涎	有机磷农药、毒蕈、毛果芸香碱、毒扁豆碱、附子、乌头
	口干	颠茄类、麻黄碱
	呕吐腹泻	腐蚀性毒物、洋地黄类、有机磷农药、毒蕈、三氧化二砷、锑、钡、铜盐
	腹痛	腐蚀性毒物、有机磷农药、铅、砷、铊
泌尿系统	血尿	毒蕈、磺胺类药、斑蝥、酚、汞、砷化氢、松节油
	尿色异常	蓝色：亚甲蓝；棕、黑色：苯胺、萘（卫生球）、酚、亚硝酸盐；红色：安替匹林、山道年、汞盐、利福平；黄色：重金属、四氯化碳、氯仿
	尿少尿闭	有机磷农药、磺胺类药、毒蕈、升汞、汞、砷、铋、四氯化碳、斑蝥、蛇毒、乙二醇

　　摘自张鸣和,柴锡庆.内科学.北京:北京医科大学、中国协和医科大学联合出版社,1997,461~462

二、急性中毒治疗

　　急性中毒的治疗必须迅速。首先要尽可能地降低毒物在受危害组织之中的浓度,其次,对抗其效应部位的药理和毒理作用。

　　(一)清除胃肠道内尚未吸收的毒物

　　1. 催吐　适用于口服毒物尚未或不完全吸收时的中毒。简单有效的催吐方法是让患者饮温水300~500ml,然后用手指或压舌板刺激患者的咽后壁或舌根部诱发呕吐,如此反复进行,至胃内容物完全吐出为止。禁忌:①病人吞服腐蚀性毒物可能诱发出血与胃、食管穿孔;②病人昏迷或处于木僵状态或谵妄;③病人吞服中枢兴奋剂;④病人吞服石油分馏物。另外,有时需用催吐剂催吐。常用催吐剂:硫酸锌(0.2%~1%)50~200ml;1%硫酸铜26~50ml;皮下注射阿扑吗啡,成人6mg,儿童1~2mg。

　　2. 洗胃　对生命功能充足或已进行支持疗法者可采用这一措施,但必须尽早(6h内可能有效),禁忌同催吐。但可用于癔症、昏迷(但要注意吸入性肺炎的发生)和不合作病人。通常可用水、生理盐水或特殊溶液(如1:5000的高锰酸钾溶液)。

3. 吸附　药用炭有吸附作用,可使大多数毒物失去作用。但只能与在胃肠道中未被吸收的药物相作用。口服毒物后必须很快给予药用炭(50~100g内服)。

4. 导泻　使用渗透压性泻药,使毒物从胃肠道排出以减少其吸收。比较适合的药物是盐类泻药(硫酸钠或硫酸镁20~30g溶于100ml水中,口服或经胃管灌入)。

5. 其他　如吸入毒物时,应尽快将病人迁出接触环境。皮肤与毒物接触,必须用水充分洗涤,污染衣服尽可能脱去。还有化学灭活作用,如特殊洗胃溶液、牛乳等。

(二)促进毒物的生物转化及排泄

1. 吸氧　吸入有害气体时,吸氧能促进毒物排出。

2. 利尿　对于经肾排泄的毒物,静脉滴注葡萄糖能增加尿量促进毒物排泄,也可用呋塞米、甘露醇等利尿。

3. 透析疗法　可以采用腹膜透析和血液透析。

(三)选择对毒物有针对性的拮抗药物

毒物种类繁多,某些毒物有特效的解毒药物,因此在进行一般排毒治疗的同时,应尽快明确引起中毒的毒物并及时使用特殊的解毒药物拮抗,减少毒物给人体造成的损害。

第二节　药物中毒的解救

一、苯二氮䓬类药物中毒解救

(一)中毒症状

苯二氮䓬类药物包括地西泮、氯氮䓬、硝西泮、阿普唑仑及艾司唑仑等,苯二氮䓬类镇静药作用于大脑边缘系统和间脑的苯二氮䓬受体,增强GABA抑制作用。能抑制呼吸中枢及血管运动中枢,中毒严重者出现意识丧失,反射消失,呼吸抑制,血压下降等表现,导致呼吸或循环衰竭。

(二)急救方法

1. 洗胃　对水溶性的氯氮䓬,洗胃效果显著;地西泮与蛋白结合牢固、脂溶性高,故洗胃效果较差,但也应频繁洗除,然后给予活性炭吸附及硫酸钠导泻。

2. 使用针对性的拮抗药物　氟马西尼(Flumazenil,安易醒)可用于苯二氮䓬类的受体而阻滞其作用。用法:静脉注射,开始用量为0.3mg,60秒内尚未清醒者,可重复注射,直至清醒。或总量已达到2mg,如仍然呈倦睡状,则可静脉滴注,以每小时0.1~0.4mg的用量缓慢滴入,直至完全清醒为止。也可用此药鉴定为何药中毒,如用此药不能使病人清醒,则可判定嗜睡并非本类药物所致。

3. 加强药物排泄　输液并给予甘露醇等渗透性利尿剂(注意肾功能)以加强药物排泄。血透可用于极危重病人。

4. 对症治疗　根据情况可给以升压、强心药物以及给氧。

5. 缓解中枢和呼吸抑制　毒扁豆碱类可缓解中枢和呼吸抑制,但由于它毒性较强,用时应谨慎小心。临床多主张使用纳洛酮(Naloxone)以解除昏迷,较安全。用量为每次0.8~1.2mg,静脉注射。

6. 急性中毒解除后,还需观察2~3天,以防止"反跳"。

二、巴比妥类药物中毒解救

本类药物为镇静催眠药。常用的有苯巴比妥、异戊巴比妥(阿米妥)和硫喷妥钠等。它们都是丙二酰脲的衍生物。

(一)临床中毒表现

由于服药量的差异,可有不同程度的表现。开始嗜睡,反应迟钝,言语不清;逐渐出现昏睡、昏迷,四肢肌肉松弛,腱反射减弱或消失;重者呼吸表浅、不规则,尿量减少,血压下降,休克,可因呼吸、循环衰竭死亡;重型中毒者表现瞳孔缩小,临终前可散大。呕吐物、尿液、血液巴比妥类浓度测定有助于确诊。急性中毒的死因是呼吸中枢深度地被抑制,血压下降,呼吸循环严重衰竭和并发肺炎。

(二)急救措施

1.防止药物吸收 因服本类药物后,胃排空延缓,未送往医院前病人又稍清醒,应给以催吐(如浓盐水、芥末液等)。4h 内均可催吐,8h 内均应设法洗胃(反复洗),然后用胃管灌入50%硫酸钠(或芒硝)溶液 50~60ml 和活性炭混悬液留置胃中。但对重度昏迷者操作要谨慎小心以免呕吐物及洗胃液误入气管中而造成吸入性肺炎或窒息。

2.加速巴比妥的排出 在多种情况下采用血液透析,一般来说,所有巴比妥盐,均可经血液透析清除;血液灌流——活性炭血液灌流和树脂血液灌流均可有效地清除药物。血液透析或血液灌流的指征是:苯巴比妥血清浓度大于 10mg/100ml 或短效巴比妥血清浓度大于 5mg/100ml。重度昏迷或等脑电图时均可用,此外还可通过碱化尿液和使用利尿剂加快巴比妥类药物的排泄。

3.维持呼吸循环 重度昏迷者应放置气管内插管,此项操作在送医院的急救车上即应完成。即时输液(休克者可采用氨基酸扩容剂),亦可加入多巴胺等。

(三)解救用药

1.利尿剂 巴比妥类由肾小球滤过后,部分由肾小管重吸收。巴比妥类药物从肾的排泄随尿量的增多而增加,对长效药物尤其如此,临床观察表明利尿可缩短所有巴比妥类中毒病人的昏迷时间,并使血中巴比妥类的浓度下降较快。临床上常用渗透性利尿剂甘露醇(Mannitol),同时及时补充丧失的水分和盐类,其他利尿剂也可采用。

2.碳酸氢钠和乳酸钠 碱化尿液有利于巴比妥类药物由周围组织释放并经肾排泄,碱化尿液对长效药物的排泄作用影响大,对短效药物的排泄影响小。临床常用碳酸氢钠,用法为首剂给予 5%碳酸氢钠 80ml,静脉滴注,以后再以 0.5%的碳酸氢钠溶液维持;使用过程中需注意发生代谢性碱中毒和水肿的可能。

3.中枢兴奋剂 只在重症病人呼吸明显抑制时应用。贝美格(Bemegride):50~100mg,每5~15min 静脉注射 1 次;尼可刹米:每小时静脉滴注 0.25~0.5g。极量每次 1.25g。上述药物在病情好转后减量或延长给药间隔。

三、阿片类药物中毒解救

阿片类药物包括吗啡、哌替啶、可待因、美沙酮等,它们的使用或滥用超过个体的耐受量时极易产生过量的急性中毒,急性中毒口服过量者症状多在 30min~1h 出现,静脉注射后症状即刻出现,可引起昏迷、呼吸抑制。吗啡的致死量为 0.2g。

（一）临床中毒表现

主要症状为昏迷,呼吸深度抑制（频率可慢至 2～4 次/min）,瞳孔极度缩小、两侧对称的呈针尖大小,血压下降,发绀,尿少,体温低下,皮肤湿冷,肌无力,最后由于呼吸麻痹而死亡。

（二）急救方法

1.洗胃（清醒病人可催吐）　口服阿片类药物急性中毒者需要洗胃,因阿片类所致的幽门痉挛可使胃排空延迟,服毒后 8h 洗胃也不晚,可反复洗。如肠鸣音存在排毒效果很好。

2.保持呼吸道畅通　人工呼吸或给氧（但不得给纯氧,因吗啡中毒系靠低氧血症以维持中枢兴奋,给纯氧反而消除了这一调节机制,形成呼吸进一步抑制）。

3.静脉输液　维持用药途径,调节水及电解质平衡。

（三）急救用药

1.纳洛酮（Naloxone）　纳洛酮是纯阿片受体拮抗剂,可有效扭转阿片类过量中毒的中枢神经症状,解除呼吸抑制而使病人复苏。如无此药,也可用烯丙吗啡或用尼可刹米,并防止吸入性肺炎。

①用法:静脉注入,如此时不易注入（血容量过低）,也可用肌内、皮下给药法。

②用量:用于吗啡中毒的住院急救,成人 0.4～0.8mg,小儿 0.01mg/kg,重复用 2 次;用于不成瘾病人的急救,成人 1.2mg,小儿 0.03mg/kg;用于发生于成瘾性病人的美沙酮大量中毒,成人 0.4mg,再用 0.4mg 重复一次。

2.烯丙吗啡（Nalorphine）　本品与阿片受体有较强的亲和力,为阿片受体的部分激动剂,具有阻断吗啡样药物的作用,能对抗阿片类镇痛药的镇痛、呼吸抑制、欣快感、缩瞳及胃肠平滑肌的兴奋等作用,也能使阿片类和其他镇痛药成瘾者出现戒断症状。用于吗啡、哌替啶等中毒的解救,皮下或静脉注射,成人每次 5～10mg,必要时隔 10～15min 重复注射。极量:每天 40mg。

四、对乙酰氨基酚（扑热息痛）中毒解救

（一）临床中毒表现

急性中毒时的反应为厌食、恶心、呕吐和皮疹,有时也会引起高铁血红蛋白症而出现发绀,严重者为肝肾损伤,最重者可出现肝坏死。

（二）急救方法

1.催吐及反复洗胃。

2.其他对症和支持疗法均可常规采用。每日测转氨酶、血胆红素和凝血时间,以监测肝损害。

（三）急救用药

乙酰半胱氨酸（Acetylcysteine,痰易净,富露施）为针对性抢救药,可降低对乙酰氨基酚的血药水平,抢救中应用越早越好。对乙酰氨基酚中毒 16h 内服乙酰半胱氨酸也有效,不可因时间太久而丧失信心,对 10h 内中毒和 10～24h 内中毒同样有效。至于对乙酰半胱氨酸引起的肝功能减退抢救时则应注意延长给药间隔时间。用法:5% 乙酰半胱氨酸水溶液加果汁内服,如服后呕吐,则应补服一次,如连续呕吐,则可放置胃管将药液直接导入十二指肠内。乙酰半胱氨酸用量为 140mg/kg 为初始量,70mg/kg 为持续量,每 4h 1 次,17 次可达负荷量。乙酰半胱氨酸口服一般均无不良反应。

五、阿司匹林和水杨酸类中毒解救

本类药物以阿司匹林为主,中毒多为轻度,婴幼儿大量应用可中毒致死。冬青油(水杨酸甲酯)多供外用,也有误服而中毒的。

(一)临床中毒表现

一次大量服用阿司匹林,表现为头痛、头晕、恶心、呕吐、听力下降、视力模糊、全身乏力、昏睡;严重者不思饮食、情绪不安、语无伦次、复视幻觉、激动、抽搐,最后陷入昏迷,个别病人还有出血倾向。

(二)急救方法

1. 催吐　适用于意识清楚的小儿,吐根糖浆 10～30ml 加水 300ml 内服(其他催吐方法也可,如羽毛搔咽喉;芥末、浓盐水内服;高锰酸钾内服等),如不呕吐,可再服一次。

2. 洗胃　适用于成人,服药后 4h,洗胃也有效。洗胃要用大口径胃管,以便充分排出胃内容物和减少药物的吸收。活性炭混悬液(50～100g 活性炭加水 500～1000ml)也有效。灌入活性炭后,停留片刻,再洗出后给予泻剂,若活性炭吸附药物后停留胃中,则仍有少量药物可被吸收。

3. 促进药物排泄　利尿并碱化尿液,是水杨酸类中毒的重要急救措施。碱化尿液可使药物更多的离子化,减少肾小管再吸收。水杨酸类中毒时尿液 pH 可降低为 5.5～6.5,碱化尿液是输注碳酸氢钠,用量多少由服药多少而定,应注意碳酸氢钠过多则可造成碱中毒(可不断监测血液 pH 值),乙酰唑胺可迅速利尿和碱化尿液,但可加剧代谢性酸中毒,应谨慎。国外多采用混合液,其组成是:5% 右旋糖酐 1000ml,0.9% 氯化钠 500ml,氯化钾 3g,水 425ml,静脉输注前加入 8.4% 碳酸氢钠 75ml。成人于 3h 内输注此混合液 2L,青年人则可服药 2～4L,老年人及小儿可适当减量。脱水药甘露醇与强力利尿剂(如呋塞米等)联合应用,效果极好。血液透析则可用于严重中毒(血中水杨酸水平大于 100mg/100ml)及有肺水肿倾向及酸中毒难以纠正的病人。

4. 其他抢救措施　除支持疗法和对症治疗外,还需注意给予维生素 K(静脉滴注),以纠正低凝血酶症和出血倾向,因阿司匹林是抗凝剂。

第三节　食物中毒的解救

一、马铃薯中毒的解救

(一)中毒症状

马铃薯中毒是指发芽的马铃薯中含有一种叫龙葵素的毒素,此毒素具有腐蚀及溶血作用,并能对呼吸中枢产生麻痹,若进食发芽的马铃薯,就会发生中毒。中毒后常有口腔及咽喉烧灼痛痒,并有恶心、呕吐、腹痛、腹泻、耳鸣、怕光、发热、眩晕等症状,重者可有烦躁不安、抽搐、呼吸困难、昏迷、瞳孔散大、呼吸麻痹等表现。

(二)急救

治疗时应首先用指或筷子刺激咽部催吐,并用 1% 鞣酸液、浓茶或 1:3000 高锰酸钾洗胃,并口服硫酸钠 15～20g 导泻,并饮食醋适量以分解龙葵素。轻者多饮些糖水或淡盐水,重者可静脉滴注 5% 葡萄糖液均促进毒素的排泄,并同时对症进行治疗。经上述处理后立即送医院治疗。

二、硝酸盐中毒的解救

(一)中毒症状

许多菜中会都含有较多的硝酸盐和亚硝酸盐,特别是一些变质蔬菜腐烂后更易在细菌的作用下使硝酸盐变为亚硝酸盐,因此,食入过多烂菜、腌菜都易造成亚硝酸中毒。此外,误食工业用假盐,也会引起亚硝酸盐中毒。也可因胃肠功能紊乱时,胃肠道内硝酸盐还原菌大量繁殖,食入富含硝酸盐的蔬菜,则硝酸盐在体内还原成亚硝酸盐,引起亚硝酸盐中毒,称为肠源性青紫症,多见于儿童。亚硝酸盐中毒量为 0.2～0.5 克,致死量为 3 克。一些蔬菜,如菠菜、大白菜、甘蓝、韭菜、萝卜、芹菜、甜菜含有大量硝酸盐,若存放于温度较高处,在硝酸盐还原酶作用下,硝酸盐可还原成亚硝酸盐。有的井水含硝酸盐较多,俗称"苦井"水,食物用此种水烹调,并在不卫生的条件下存放,也极易引起亚硝酸盐中毒。

进食含亚硝酸盐食物或饮水后,大多在 3h 内发病。可出现明显的缺氧体征,表现为口唇、鼻端、甲床、全身皮肤青紫。同时出现头晕、耳鸣、反应迟钝、精神萎靡等神经系统症状。典型的消化系统疾病如上腹不适、恶心、呕吐、腹痛、腹泻等。严重者出现呼吸困难、心律失常、血压下降,甚至发生呼吸、循环衰竭而死亡。

(二)急救

病人应休息、保暖,并置于空气新鲜处并立即催吐,用 1:2000 高锰酸钾液洗胃和硫酸镁导泻,静脉注射 50% 葡萄糖 60～100ml 或 10% 葡萄糖 500～1000ml 内加入维生素 C 1～2g 静脉点滴。再用 1% 亚甲蓝 5～10ml 稀释于 25% 葡萄糖 20～40ml 中慢慢静脉注射(10～15min 注射完),根据病情 2～4h 重复一次。呼吸衰竭者可注射洛贝林或尼可刹米(可拉明)。血压下降者注射间羟胺(阿拉明),并吸入氧气。在积极抢救的同时尽快送医院救治。

三、毒蘑菇中毒的解救

(一)中毒症状

能够引起人体中毒的毒蘑菇有 70 多种,最常见的有捕蝇蕈、白帽蕈、马鞍蕈、牛肝蕈等。误食毒蘑菇后根据种类的不同,所表现的症状也不同。如误食捕蝇蕈及斑毒蕈等常可出现流涎、流泪、多泪、瞳孔缩小、恶心、呕吐、腹痛、心跳过慢及谵妄、幻觉等。严重者还有口干痉挛、烦躁不安、呼吸困难或休克而死亡。误食白帽蕈及绿帽蕈等毒蘑菇时可有恶心、呕吐、剧烈腹痛、腹泻呈米汤样,并有肝大、黄疸严重者全身出血、肝肾功能急性衰竭而死亡。

(二)急救

对于毒蘑菇中毒,首先应弄清是哪种毒蘑菇中毒,然后清除毒物,可用 1:5000 高锰酸钾溶液或 3%～5% 鞣酸溶液洗胃,也可用茶水反复洗胃。然后再口服蓖麻油 50ml 或硫酸镁 30g 导泻。若为捕蝇蕈类毒蘑菇中毒可用 0.5～1mg 阿托品每 15～30min 肌内注射一次,直至病情缓解为止。若为白、绿帽蕈毒蘑菇中毒可用 5% 二巯基丙磺酸钠 5ml 加入 20ml 葡萄糖中静脉推注,2 次/d,连用 5～7d。治疗同时应补充体液以纠正水、电解质平衡失调并送医院治疗。

四、盐卤中毒的解救

(一)盐卤

盐卤又叫卤碱,是农村中常用于做豆制品的佐剂,主要成分为二氯化镁等。误服时可出现恶心、呕吐、口干、口腔及胃肠烧灼、腹胀腹泻、头痛、皮疹等。重者可造成呼吸麻痹或休克而死亡。

（二）急救

误服盐卤时首先可喂人大量豆浆，以使其在胃内生成豆腐，从而降低盐卤毒性。然后用米汤或灌入温水洗胃，可静脉缓慢注射10%氯化钙10ml或10%葡萄糖酸钙10ml。腹痛时可注射阿托品0.5mg，呼吸困难者可注射尼可刹米或洛贝林等呼吸兴奋剂。血压下降者可使用间羟胺、多巴胺等药物升压治疗，并同时将病人迅速送医院抢救治疗。

五、乙醇中毒的解救

乙醇即酒精，存在于所有含酒精的饮料中，其中白酒、白兰地酒、高粱曲酒等均含酒精40%～60%，葡萄酒含10%～15%，啤酒含2%～5%。中毒多由过量饮酒引起，俗称醉酒。当喝进大量酒精后，即可引起中枢神经系统兴奋的表现，随后出现抑制状态。以纯酒精计算，成人中毒量为70～80ml，致死量为250～500ml。

（一）临床中毒表现

急性乙醇中毒因人而异，中毒症状也不相同。大致可分为四期，各期界限不甚明显，多与进入乙醇量有关。

1. 朦胧期　不常饮酒者时间长，常饮酒者往往一瞬间即可进入兴奋期。

2. 兴奋期　当饮酒者体内乙醇达20～40ml时，病人眼部充血，颜面潮红或苍白、眩晕、欣快感、言语增多，有时大声喊叫，粗鲁无理；常常动感情、喜怒无常，有时说话滔滔不绝，大闹一阵之后则安静入睡。

3. 共济失调期　当进入体内的乙醇达50～100ml时，即可出现共济失调现象。此时表现为动作拙笨、步态蹒跚、语无伦次，且言语错乱、含糊不清。

4. 延脑麻痹期　当进入体内的量达200ml以上时，即转人昏睡状态，这时面色苍白潮红、皮肤湿冷，口唇微紫，心跳加快，呈休克状态。同时瞳孔也开始散大，呼吸缓慢而有鼾声、呕吐、躁动；严重时大小便失禁、抽搐、昏迷，最后发生呼吸衰竭。小儿饮人中毒量乙醇后，很快进入昏睡，不省人事。患有严重低血糖者可发生惊厥、高热、休克、吸入性肺炎和颅内压升高等。

（二）急救方法

1. 对轻度醉酒者，不需特别处置，家人可使之安静地躺卧、保温，并给以浓茶或咖啡，可促使清醒。

2. 对乙醇中毒者，已有语无伦次症状，应速送医院催吐，如中毒后时间长者，可用1%碳酸氢钠溶液或5%活性炭混悬液反复洗胃（也可用清水），并通过胃管灌人浓茶或咖啡液。

3. 对症及支持疗法，保暖输液；低血压时加用升压药及其他抗休克措施；烦躁不安及过度兴奋时，可用地西泮；惊厥者，可用地西泮或氯丙嗪等，但忌用吗啡或巴比妥类药物，以防止加重呼吸抑制；脑水肿所致的颅内压升高，可用甘露醇等脱水剂。

4. 中毒严重者，可静脉滴注10%葡萄糖200ml，并加入普通胰岛素8～20U；同时肌注维生素B_6、维生素B及烟酸各100mg，以加速乙醇在体内的氧化过程，促使病人清醒。

5. 昏迷及呼吸抑制者可加中枢兴奋药如尼可刹米等缓慢滴注。

第四节　常见农药和工业毒物中毒的解救

一、有机磷类中毒解救

(一)常见的有机磷农药

有机磷杀虫剂是目前世界上应用最广的杀虫剂,多数毒性强,吸收中毒途径多,可经胃肠道、呼吸道迅速吸收,经皮肤吸收较慢。大量口服者在 5min 内可出现症状,多数在 12h 内发生有机磷杀虫剂中毒。常见的有甲胺磷、乐果、敌敌畏、敌百虫、稻丰散、克瘟散、稻瘟净等。

(二)有机磷中毒的机制和临床表现

有机磷农药多为难逆性胆碱酯酶抑制剂,吸收后抑制体内胆碱酯酶活性,使之不能分解乙酰胆碱,从而使乙酰胆碱在组织内过量蓄积,发生胆碱能神经过度兴奋的中毒症状,其主要的临床表现为:

1. 毒蕈碱样症状(外周 M 样症状)　视物模糊、瞳孔缩小(中毒早期可能不出现)、恶心、呕吐、腹痛、腹泻、流涎、出汗(重者可见口吐白沫、大汗淋漓等症状)、支气管痉挛、呼吸困难、呼吸道分泌增加、肺水肿、心率减慢、血压下降、大小便失禁。

2. 烟碱样症状(外周 N 样症状)　肌肉痉挛、肌束颤动、肌力减退,严重者可因呼吸肌麻痹致死。

3. 中枢神经系统症状　头痛、头晕、嗜睡、意识模糊、言语不清、中枢麻痹而死亡。

(三)中毒解救办法

1. 接触中毒者应立即离开有机磷环境,用肥皂及温水清洗接触部位(敌百虫忌用肥皂,因其遇碱可变成毒性更强的敌敌畏)。

2. 口服中毒者应立即催吐、洗胃(务必彻底),彻底洗胃后注入大量药用炭悬液。即使中毒已超过 12h,亦应积极洗胃。一般选用 2% 碳酸氢钠(敌百虫中毒,不用碱性溶液洗胃)、1:5000 高锰酸钾液、温水(避免用热水,以免增加毒物溶解吸收)或 1% 食盐水洗胃。但是对于含有 P═S 基团的有机磷,因可使 P═S 基团氧化为 P═O 而显著增加其毒性,不用高锰酸钾液洗胃。此类有机磷有乐果、杀螟松、对硫磷、内吸磷、苏化203、马拉硫磷等。

(四)常用解毒药物

1. 胆碱能神经抑制剂　阿托品应早期、足量、快速、反复给药直至阿托品化(瞳孔扩大后不再缩小,颜面潮红,皮肤干燥,脉搏快而有力,恶心、呕吐、腹痛消失)。对轻度中毒者,首剂 2mg,肌内或静脉注射,以后每 1~2h 1~2mg。阿托品化后,改为 0.5mg,肌内注射或皮下注射,4~6h 一次。中度中毒者,首剂 4~10mg,静脉注射,以后每 10~15min 4~6mg,阿托品化后 2~4mg,肌内注射或皮下注射,4~6h 一次。重度中毒者,首剂 10~20mg,静脉注射,以后每 10~15min 4~10mg,阿托品化后 2~4mg,肌内注射或皮下注射,4~6h 一次。

2. 胆碱酯酶活化剂早期应用能使被抑制的胆碱酯酶复活。此类药物在体内能与磷酰化胆碱酯酶中的磷酰基结合,而将其中胆碱酯酶游离,恢复其水解乙酰胆碱的活性。

(1)氯解磷定(Pralidoxime Chloride):又称为氯磷定。主要用于中度和重度急性有机磷中毒的治疗。因其不能直接解除已聚集的乙酰胆碱所引起的中毒症状,故必须与阿托品合用,使症状全面解除,疗效迅速而巩固,可显著缩短病程。氯解磷定恢复酶活性作用,在骨骼肌的神经接点最为明显,能迅速制止肌束痉挛抽搐,对自主神经功能恢复较差。

1)用于治疗有机磷中毒:静注、肌注、皮下给药。成人,每次1～2g,加入到100ml生理盐水中,静脉点滴15～30min。若已出现肺水肿或不能静注给药时可将本品稀释成约5%浓度(注射用水稀释),缓缓推注,不得少于5min。如肌无力症状尚未恢复则可在约1h后重复给予1～2g。存在肌无力症时用药应谨慎。儿童用药为每次20～40mg/kg。

2)抗胆碱酯酶药过量应用时的对抗:肌注或静注1～2g,根据症状可每5min加用250mg。

3)注意:①用本品前应除去毒物,防止继续吸收;保持呼吸畅通;给阿托品2～4mg;并给予其他对症治疗。若中毒较轻,上述药物可减量应用。②口服中毒患者至少维持治疗48～72h。③对内吸磷、对硫磷疗效较好;对乐果中毒无效;敌百虫、敌敌畏等疗效较差。

(2)解磷注射液:解磷注射液为复方制剂,含氯解磷定、阿托品和贝那替秦(Benacty-zine),为有机磷中毒的特效急救药。

1)应用:有机磷轻度中毒:肌注每次0.5～1支;中度:肌注每次1～2支;重度:肌注每次2～3支。

2)注意:病人确诊后应立即注射本品,然后再进行催吐、洗胃或采取其他措施。

(3)碘解磷定(Pralidoxime Iodide):用于救治有机磷中毒。①轻度中毒:0.4g本品溶于10%葡萄糖溶液10ml中缓慢静注,必要时2h后重复1次;②中度中毒:先缓慢静注0.8～1.2g,以后每2～3h,重复注射0.4～0.8g;或溶于10%葡萄糖溶液500ml中,静滴每小时0.4g,共4～6h,待情况好转后酌情停药;③重度中毒:可将本品1.0～1.2g溶于生理盐水10～20ml中,缓慢静注30min后可重复一次,以后改为每小时0.4g静滴,好转后酌情停药。

二、重金属中毒解救药物

多种金属(铝、铁、铜、锌、汞、锡、铬)和类金属(磷、砷、锑、铋)进入体内后,能与细胞酶系统结合,抑制酶的活性而出现一系列中毒症状,解救药物主要为络合剂(螯合剂),通过与金属或类金属离子络合而解除其毒性。

1.二巯丙醇(Dimercaprol)　本品由于分子中有两个巯基,与金属原子亲和力大,在体内可与某些金属形成无毒的稳定的金属络合物,随尿排出体外。

(1)应用:①主要用于治疗砷、汞金属中毒。成人肌注:第1～2天2～3mg/kg,每4小时1次。第3天改为每6小时1次,第4～10天减少到每12小时一次。儿童同成人。②儿童急性铅脑病。肌注:4mg/kg,每4～6小时1次,同时应用依地酸钙钠12.5mg/kg,2次/d,疗程为3～5天。

(2)注意:①肝、肾功能不全者、老年人、高血压患者慎用。②本品为油脂,肌注部位要交替。③与铁可形成中毒性复合物,故不宜用于铁中毒。

2.二巯丁二酸钠(Sodium Dimercaptosuccinate)　与二巯丙醇相似,能与机体组织蛋白质和酶的巯基相竞争,并能夺取已与酶结合的金属离子,从而保护和恢复酶的活性。对酒石酸锑钾的解毒效力比二巯丙醇强10倍,其毒性比二巯丙醇强30倍,并且口服有效。

(1)应用:用于治疗锑、铅、汞和砷的中毒和预防,镉、钴、镍中毒;对肝豆状核变性病有驱铜及减轻症状的效果。①急性金属中毒:成人,静注:首次2g,以灭菌注射用水10～20ml稀释后,立即缓慢注射,10～20min注完。以后每次1g,每小时1次,共4～5次。②慢性金属中毒:成人,静注:每次1g,每天1次,一个疗程5～7d,停药5～7d,可应用2～3个疗程。儿童20mg/kg。③口服治疗铝中毒:每次0.5g,3次/d,疗程同上。

(2)注意:①溶解后水溶液不稳定,不宜用作静脉滴注,当呈土黄色或混浊时则不可使用。

②有肝疾病者应慎用,严重肝功能损害者禁用。

3. 依地酸钙钠(Calcium Disodium Edetate)　与多种金属形成稳定而可溶的金属络合物随尿排出,因而主要用于铅中毒,亦可用于镉、锰、铬、镍、钴和铜中毒,对汞中毒无效。以短疗程间歇疗法为原则,长期连续使用则排毒率低。

(1)应用

1)成人用药:①静滴:每日 1g,溶于 5% 葡萄糖溶液或生理盐水 250～500ml 中,缓慢静脉滴注,连续用药 3d,停药 4d 为一个疗程,必要时可重复疗程。②肌注:每次 0.2～0.5g,加 2% 的盐酸普鲁卡因注射液 2ml,2 次/d。③口服:每次 1～2g,每天 2～4 次。

2)儿童用药:本品用量每天 25mg/kg,用法同成人,最大剂量为 70mg/kg,分 2 次给药。儿童铅中毒远比成人危险,严重的铅脑病如不治疗,其死亡率达 65%。存活者常遗留有脑损伤后遗症,如共济失调、精力减退等。单独使用本品效果比预期的差,一般均应合用二巯丙醇。剂量安排为:二巯丙醇 4mg/kg,肌内注射,每 4～6h 一次。同时应用本品 12.5mg/kg,肌内注射,2 次/d,连续 3～5d 为一个疗程。联合用药治疗的毒性小,并可加速铅从尿排泄,铅脑病后常见的神经后遗症的发生率较低。在一个疗程后,常接着使用青霉胺,虽排铅作用不如本品,但因能口服,每天 30～40mg/kg,连续服用 3～6 个月。

3)局部用药:治疗眼部金属异物损害,0.5% 溶液于每天清晨做电离子透入一次,然后每0.5～1h 滴眼一次,每晚结膜下注射一次。

(2)注意:①本品与乙二胺有交叉过敏反应。②因快速静注可引起低钙血症性肌肉抽搐和痉挛,因此需缓慢滴注。③本品对肾有毒性,使用时曾发生肾单位变性而致死亡。对少尿、无尿和肾功能不全的患者应禁用。④每一个疗程治疗前后应检查尿常规,多疗程过程中,应查血尿素氮、肌苷、钙和磷。⑤正在接触铅的患者不宜服用本品,因其反而可增加铅在胃肠道的吸收。

3. 青霉胺(Penicillamine)

(1)作用:本品具络合作用,能络合铜、铁、汞、铅、砷等重金属,形成稳定和可溶性的复合物,随尿排出。其驱铅作用不及依地酸钙钠,驱汞作用不及二巯丙醇,但本品可口服,不良反应较小,可供轻度重金属中毒或患者对其他络合剂有禁忌时使用。

(2)应用:成人口服,每日 0.5～1.5g,分 4 次服用,5～7d 为一个疗程,停药 2d,一般可用 1～3 个疗程。服用青霉胺最初 1～3d,血汞浓度在下降之前上升,可能是由于汞从组织被转运到血液较快,而排入尿、粪便则较慢之故。

(3)注意:①与青霉素呈现交叉过敏反应,对青霉素过敏者,对本品也可能过敏。②孕妇禁用;③粒细胞缺乏症、再生障碍性贫血和肾功能不全者慎用;④长期用药可引起神经炎,可加服维生素 B。每天 25mg;⑤应在空腹时服用,以避免食物中的金属干扰。

4. 喷替酸钙钠(Calcium Trisodium Pentetate)

(1)作用:本品和依地酸钙钠相似,与重金属结合后的络合物稳定性强,易进入金属潴留部位,络合后促使其排除。除用于铅、铁、锌、钴、铬中毒外,还可用于钚、铀、锶等放射性元素的排泄,静脉注射后可增加钚的尿排量 50～100 倍。

(2)应用:主要用于铅等金属中毒。对用依地酸盐治疗无效的病例也有效,特别是可用于放射性金属中毒。静滴:每天 0.5～4g,溶于生理盐水或葡萄糖溶液中,剂量可由小到大,每周2～3 次,间歇应用效果较好;肌注:每次 0.25～0.5g,2 次/d,3 日为一个疗程。

(3)注意:可引起皮炎、轻度头晕、无力、恶心、食欲不振等不良反应。大剂量尚可引起腹泻。肾功能减退患者忌用。

5.其他解救用药

(1)谷胱甘肽(Glutathione)：是甘油醛磷酸脱氢酶的辅基，又是乙二醛酶及磷酸丙糖脱氢酶的辅酶，参与体内三羧酸循环及糖代谢，使人体获得高能量。它能激活各种酶，如体内的巯基酶等，从而促进糖类、脂肪及蛋白质代谢，也能影响细胞的代谢过程。主要应用于：①解毒：对丙烯腈、氟化物、一氧化碳、重金属及有机溶剂等的中毒均有解毒作用，对红细胞膜有保护作用，故可防止溶血，从而减少高铁血红蛋白。②对某些损伤的保护作用：由于放射线治疗、放射性药物或由于使用抗肿瘤药物所引起的白细胞减少症以及由于放射线引起的骨髓组织炎症，本品均可改善其症状。本品采用肌内或静脉注射，注射前用本品注射剂所附的2ml维生素C注射液溶解后使用。每次50~100mg，每日1~2次，注射时不得与维生素 B_{12}、维生素 K_3、泛酸钙、乳清酸、抗组胺制剂、磺胺制剂及四环素制剂混合使用。

(2)硫乙胺(Mercaptamine)：用于解除二、三价金属对细胞酶系统的作用，并有抗氧化性质。①治疗急性四乙基铅中毒。静注：每次0.2g，每日1~2次。症状改善后逐渐减量。静滴：0.2g加入5%~10%葡萄糖注射液中滴注。②治疗慢性金属中毒。肌注：每次0.2g，10~20日为一个疗程。

(3)去铁胺(Deferoxamine)：本品对三价铁的亲和力极高，而对钙的亲和力低。易与血蛋白和血铁黄素竞争铁，能移去铁传递蛋白中少量的铁，而对细胞色素和血红蛋白中的铁几乎无影响。用于铁中毒解毒时口服或鼻饲给予本品5~8g，随后注射给药。成人和儿童肌内注射：首次1g，以后每4h给予0.5g，给予2次。根据临床情况可继续每4~12h，给予0.5g，但24h内总量不应超过6g。当患者休克时，则需静脉给药，剂量与肌内注射相同，但注入速率不可超过每小时15mg/kg，一旦临床允许，应改为肌内注射。

三、氰化物中毒解毒药

氰化物为窒息性剧毒物质，选择性作用于呼吸链中细胞色素氧化酶，抑制细胞呼吸；也可直接抑制中枢神经系统，导致呼吸中枢麻痹，心跳迅速停止而"闪电型"死亡。

(一)临床中毒症状

吸入高浓度氰化氢气体或吞服大剂量的氰化钠(钾)后患者可在数分钟内呼吸、心搏骤停而死亡。一般急性氰化物中毒症状分为四期：①刺激期：眼和上呼吸道刺激症状、头痛、头晕、恶心、呕吐、震颤、大便急迫感等；②呼吸困难期：胸闷、心悸、呼吸困难、瞳孔先缩小后逐渐扩大、有恐怖感、意识逐渐模糊甚至昏迷、痉挛等；③痉挛期：阵发性或强直性痉挛，严重者角弓反张、牙关紧闭、大汗淋漓、大小便失禁、血压下降，晚期可出现肺水肿；④麻痹期：意识完全丧失，痉挛停止，瞳孔散大，反射消失，呼吸、循环中枢麻痹死亡。

(二)解救用药

1.亚硝酸钠(Sodium Nitrite)本品系氧化剂，能使血红蛋白转化成正铁血红蛋白。立即静注0.3~0.6g(3%溶液10~20ml，或6~12mg/kg)，注射速度2~3ml/min，过快易致血压骤降、昏厥、抽搐。另外，本品可作为防锈剂，在器械消毒液中含本品0.5%，起防锈作用，但消毒液中应当添加少量碳酸氢钠，使溶液保持碱性。

2.硫代硫酸钠(Sodium Thiosulfate)

(1)作用：①与氰化物作用制止生成低毒的硫氰酸盐而解毒。②本品在体内能与砷、汞、铅等金属离子生成无毒的结合物，排出体外。

（2）应用：主要与亚硝酸钠配合，用于氰化物的解毒，也可用于砷、汞、铅、铋、碘等的中毒。

1）氰化物中毒：成人，静注：继亚硝酸钠静注后，静脉注射本品，以 2.5～5g/min 的速度缓慢注入，用量 12.5～25g（20%～50% 溶液 25～50ml）。必要时，1h 后重复注射半量或全量。以后 4h 一次，至尿中硫氰化物测定正常为止。洗胃：氰化物口服中毒者，可用大量本品 10% 溶液洗胃，洗胃后保留本品溶液适量于胃中，可使胃内氰化物转化为无毒性的硫氰酸盐，以减少胃肠道中氰化物的吸收。但洗胃必须在注射亚硝酸钠及本品后再进行，不可提前。儿童，静注：0.25～0.5g/kg。

砷、汞、铅等中毒：成人，静注：每次 0.5～1g。儿童，静注：每次 10～20mg/kg。

3. 亚甲蓝（Methylthioninium Chloride）

（1）应用：①治疗亚硝酸盐及苯胺类引起的中毒：用 1% 溶液 5～10ml，稀释于 25% 葡萄糖溶液 20～40ml 中静注，若 30～60min 皮肤黏膜发绀不消退，可重复用药；②治疗氰化物中毒：用 1% 溶液 50～100ml 静注，再注入大剂量的硫代硫酸钠。

（2）注意：①本品不能皮下注射，因可引起坏死；误做鞘内注射可引起瘫痪；②葡萄糖－6－磷酸脱氢酶缺乏患者和小儿应用本品剂量可引起溶血；③肾功能不全者慎用。

四、杀鼠药中毒的解救

（一）磷化锌中毒

误服磷化锌后有口腔、咽部烧灼感、口中蒜味、恶心、呕吐、上腹痛、腹泻、头痛、头昏、心悸、麻木及黄疸、尿少、血尿等症状。重者可有昏迷、抽搐、呼吸困难、血压下降等。中毒时可采用 1% 硫酸铜每隔 5～10min 一次服 5ml 催吐，催吐后用 1:5000 的高锰酸钾溶液洗胃，再用 20～30g 硫酸钠导泻并禁食蛋、奶、肉、油类食品。

（二）安妥（甲萘硫脲）中毒

误服安妥后有口渴、恶心、呕吐、胃部灼热、头晕、嗜睡等症状。并可引起肝大、黄疸、血尿、蛋白尿等。严重者可造成昏迷、休克、窒息而死。救治时首先用 1:2000 高锰酸钾溶液洗胃，而后用硫酸镁 20～30g 导泻，并注射半胱氨酸，每千克体重 100～150mg 肌内注射。

（三）敌鼠钠盐中毒

敌鼠钠盐中毒后患者促凝血时间延长，血管脆性增加，常因出血而死亡。早期可有恶心、呕吐、关节肿、不想吃东西、腹痛、头晕、鼻出血、齿龈出血、皮肤紫癜、咯血、便血、尿血等。继而脑及内脏出血并发生休克等。治疗时立即催吐，洗胃及导泻，并肌内注射维生素 K 10～20mg，3 次/d。口服维生素 C 每次 0.3g，3 次/d 及其他 B 族维生素。并可同时选用其他止血药，如酚磺乙胺、对羧基苄胺等，并根据病人情况采取对症处理。

第十章　激素类药物的临床应用

第一节　下丘脑垂体激素及其类似物

一、绒促性素 Chorionic Gondotrophin

（一）药理学

绒促性素（HCG）是胎盘滋养层细胞分泌的一种促性腺激素。它能刺激性腺活动,对女性可维持和促进黄体功能,使黄体合成孕激素,与具有促卵泡成熟激素（FSH）成分的尿促性素合用,可促进卵泡生成和成熟,并可模拟生理性的促黄体素的高峰而触发排卵。对男性,本药则有促进间质细胞激素的作用,能促进曲细精管功能,特别是睾丸间质细胞的活动,使其产生雄激素,促进性器官和男性第二性征的发育、成熟、促使睾丸下降,并促进精子形成。

口服能被胃肠道破坏,故仅供注射用。肌内注射和皮下注射本药在吸收程度上生物等效。单次肌内注射或皮下注射本药,男性和女性的达峰时间分别约 6h 后和约 20h 后。给药 36h 内发生排卵。24h 内 10%~12% 以原形经肾随尿排出。消除半衰期约为 33h。

（二）适应证

1. 女性:①下丘脑垂体功能低下或不协调的无排卵性不孕症,用以诱导排卵。常与氯米芬或尿促性素配合使用。②在助孕技术中与尿促性素配合,用于有正常排卵的妇女,以刺激超排卵。③用于黄体功能不全,先兆流产或习惯性流产。④用于功能性子宫出血。

2. 男性:①用于促性腺激素分泌不足的性腺功能减退和伴原发性精液异常的生育力低下。与促性素联合长期应用,可促使低促性腺激素男性性功能减低患者的精子形成。②用于促性腺激素垂体功能不足导致的青春期延缓。③用于非解剖梗阻的隐睾症。④用于检查睾丸间质细胞功能。

（三）禁忌证

1. 对本品过敏者。

2. 垂体增生或肿瘤。

3. 性早熟。

4. 诊断未明的阴道流血、子宫肌瘤、卵巢囊肿或卵巢肿大。

5. 血栓性静脉炎。

6. 男性前列腺癌或其他雄激素依赖性肿瘤。

7. 先天性性腺缺如或性腺切除术后。生殖系统炎性疾病时也不宜使用。

（四）不良反应

1. 女性:①用于促排卵时,较多见诱发卵巢囊肿或轻至中度的卵巢肿大,并伴轻度胃胀、胃痛、下腹痛,一般可在 2~3 周内消退。少见严重的卵巢过度刺激综合征(OHSS),是由于血管通透性显著增高,使体液在胸腹腔和心包腔内迅速大量聚集,从而引起多种并发症(如血容量降低、电解质紊乱、血液浓缩、腹腔出血、血栓形成等)所致,临床表现为腹部或下腹剧烈疼痛、消化不良、恶心、呕吐、腹泻、气促、尿量减少、下肢水肿等。多发生在排卵后 7~10 日,也可在治疗结束后发生,此种反应后果严重,可危及生命。②进行助孕技术治疗的女性的流产率高于正常女性。

2. 男性:偶见乳腺发育;大剂量使用偶见水、钠潴留(雄激素生成过量所致);青春期前男孩使用可引起骨骺早闭或性早熟,导致最终不能达到成人正常高度。

3. 其他:偶有过敏反应。较少见乳房肿大、头痛、易激动、抑郁、易疲劳、小腿及(或)足部水肿、注射局部疼痛等。

(五)注意事项

1. 有下列情况应慎用:①癫痫。②偏头痛。③哮喘。④心脏病。⑤高血压。⑥肾功能损害。

2. 对妊娠的影响:①用本药促排卵可增加多胎率,从而使胎儿发育不成熟,并有发生早产的可能。②使用本药后妊娠,虽有死胎或先天性畸形的报道,但未证实与本药有直接关系。③本药仅用于黄体阶段支持,不能用于妊娠期间。④美国食品药品管理局(FDA)对本药的妊娠安全性分级为 X 级。

3. 本药不能用于哺乳期妇女。

4. 本药对检验值或诊断影响为:①妊娠试验可出现假阳性,故应在用药 10 日后进行检查。②可使尿 17-酮类固醇及其他甾体激素的分泌增加。

5. 用药期间需注意以下随访检查:

(1)用于诱导排卵时:①用药前应做盆腔检查及 B 超检查估计卵巢大小及卵泡发育境况。②雌激素浓度开始上升后,应每日 B 超检查,直到停用本药后 2 周,以减少卵巢过度刺激综合征(OHSS)的发生。③每日测量基础体温,如有排卵可出现双相体温。④在用尿促性素 1 周后,须每日测尿雌激素量,在雌激素高峰出现后 24h 开始用本药,测定雌激素也可检测卵巢过度刺激剂的情况。⑤测定孕酮和宫颈黏液检查,有助于了解卵泡成熟程度或是否已有排卵。

(2)用于男性性功能低下症:①测定血清睾酮水平,以排除其他原因所致的性腺功能低下,也可用于疗效评价。②精子计数及精子活力的检测也可用于评价疗效。③用于青春期前男孩,应定期监测骨骼成熟的情况。

6. 除了男性促性腺激素功能不足、为促发精子生成之外,其他情况本药不宜长期连续使用。

(六)用法和用量

1. 成人:肌内(或皮下)注射给药,

(1)下丘脑垂体功能低下或不协调的无排卵性不孕症:①如与氯米芬配合,可在停用氯米芬后的第 7 日,一次肌注 5000U。②如与尿促性素配合,应从月经周期第 8 周起 B 超监测卵泡发育,或进行尿雌激素测定,如卵泡平均直径达 18~20mm,或尿雌激素高峰后 24h,则一次给予本品 5000~10000U,并建议患者在 36 小时内同房。

(2)黄体功能不全:自排卵之日起,一次 1500U,隔日 1 次,剂量根据患者的反应进行调整。妊娠后,须维持原剂量直至妊娠 7~10 周。

(3)先兆性流产或习惯性流产:一次 3000~5000U,每 1~2 日 1 次,共 5~10 次。

（4）功能性子宫出血：一日 300～1500U，连用 3～5 日。

（5）助孕技术：用于刺激正常排卵的妇女超促排卵，常与尿促性素配合，从月经周期第 8 日起 B 超监测卵泡发育，当卵泡直径达 16～17mm 时，注射本药 5000～10000U，注射后32～36h 取卵。

（6）体外受精：于胚胎移植当日起，一次 3000U，每 1～2 日 1 次，共 3 次。

（7）男性促性激素低下性不育症：一次 2000U，一周 2 次，持续 3～6 个月至睾丸体积达 8ml，再同时注射本品及促卵泡成熟激素（FSH）各 12.5U，一周 3 次，约用 12 个月直至精子形成，配偶受孕。

2. 儿童：肌内（或皮下）注射给药，

（1）青春期延缓：一次 1500U，一周 2～3 次，至少使用 6 个月。剂量可根据患者反应做相应调整。

（2）隐睾症：①2 岁以下：一次 250U，一周 2 次，使用 6 周；6 岁以下：一次 500～1000U，一周 2 次，使用 6 周；6 岁以上：一次 1500U，一周 2 次，使用 6 周。②必要时可重复上述治疗。③剂量可根据患者反应做相应调整。

（3）男性发育迟缓者睾丸功能测定：一次 2000U，一日 1 次，连续 3 日。

（七）制剂和规格

注射用绒促性素：①500U；②1000U；③2000U；④3000U；⑤5000U（1000U 相当于 1mg）。

第二节　肾上腺皮质激素类药

肾上腺皮质激素类药可分为糖皮质激素类和盐皮质激素类。前者以氢化可的松为代表，具有调节糖、蛋白质和脂肪代谢作用以及有抗炎作用和免疫抑制作用。后者以醛固酮为代表，主要影响水、盐代谢。

本节主要包括糖皮质激素类的氢化可的松（口服常释剂型、注射剂）、泼尼松（口服常释剂型）和地塞米松（口服常释剂型、注射剂）。

生理剂量的糖皮质激素为维持生命所必需，对糖、蛋白质、脂肪、水、电解质代谢及多种组织器官的功能有重要影响；而药理剂量的糖皮质激素具有抗炎、抗过敏和免疫抑制等作用，因此其临床应用非常广泛，但长期、大剂量应用，也可能发生相应的不良反应，要注意合理使用。

一、氢化可的松 Hydrocortisone

（一）药理学

生理剂量时可影响机体各种物质代谢过程，参与调解糖、蛋白质、脂肪、核酸等代谢；并有一定的盐皮质激素样作用，能够保钠排钾。

药理剂量还具有以下作用：①抗炎作用：糖皮质激素具有很强的抗炎作用，能抑制感染性、物理性、化学性、免疫性及无菌性炎症。可通过降低毛细血管的通透性等作用减轻渗出、水肿；通过抑制炎症细胞在炎症部位的聚集，并抑制吞噬作用、稳定溶酶体膜、阻止补体参与炎症反应以及炎症介质（如前列腺素、血栓素、白三烯）的合成与释放等作用缓解红、肿、热、痛等症状。本药的抗炎作用为可的松的 1.25 倍，在药理剂量时对感染性和非感染性炎症均有抑制作用。②免疫抑制作用：糖皮质激素可防止或抑制细胞介导的免疫反应、迟发型过敏反应。其抑制免疫的作用可能与诱导淋巴细胞 DNA 降解、影响淋巴细胞的物质代谢、诱导淋巴细胞凋亡及抑制核转录因子活性等因素有关。同时,糖皮质激素还能减少过敏介质的产生及释放,故可减轻过敏症状。③抗毒素作用:能提高机体对有害刺激的应激能力,减轻细菌内毒素对机体的损害,缓解毒血症症状,对感染毒血症的高热有退热作用。退热机制可能与其抑制体温中枢对致热原的反应、稳定溶酶体膜、减少内源性致热原的释放有关。④抗休克作用:对中毒性休克、低血容量性休克、心源性休克都有对抗作用。

本药可自消化道迅速吸收,也可经皮肤吸收,尤其在皮肤破损处吸收更快。口服约1h血药浓度达峰值,血中99%以上的氢化可的松与血浆蛋白结合。作用可持续1.25~1.5日。多数主要代谢产物与葡萄糖醛酸结合,极少量以原形自尿液排出。生物半衰期约为100min。

(二)适应证

糖皮质激素类药在临床应用非常广泛,本药主要用于肾上腺皮质功能减退症及垂体功能减退症的替代治疗,也可用于过敏性和炎症性疾病等。主要包括:

1. 原发性或继发性(垂体性)肾上腺皮质功能减退的替代治疗。

2. 用于治疗合成糖皮质激素所需酶系缺陷所致的各型肾上腺皮质增生症(包括21-羟化酶缺陷、17-羟化酶缺陷、11-羟化酶缺陷等)。

3. 利用激素的抗炎、抗风湿、免疫抑制及抗休克作用治疗多种疾病:①自身免疫性疾病:如系统性红斑狼疮、皮肌炎、风湿性关节炎、自身免疫性溶血、血小板减少性紫癜、重症肌无力等。②过敏性疾病:如严重的支气管哮喘、血清病、血管性水肿、过敏性鼻炎等。③器官移植排斥反应:如肾、肝、心、肺等组织移植。④中毒性感染:如中毒性菌痢、中毒性肺炎、重症伤寒、结核性脑膜炎、胸膜炎等。⑤炎症性疾患:如节段性回肠炎、溃疡性结肠炎、损伤性关节炎等。⑥血液病:如急性白血病、淋巴瘤等。⑦抗休克及危重病例的抢救等。

(三)禁忌证

1. 对肾上腺皮质激素类药物过敏者。

2. 下列疾病患者一般不宜使用:①严重的精神病(过去或现在)和癫痫。②活动性消化性溃疡、新近胃肠吻合手术、骨折、创伤修复期、角膜溃疡。③肾上腺皮质功能亢进症。④高血压。⑤糖尿病。⑥孕妇及妊娠期妇女。⑦未能控制的感染(如水痘、麻疹、真菌感染)。⑧较重的骨质疏松等。

3. 以下患者应避免使用:动脉粥样硬化、心力衰竭或慢性营养不良。

(四)不良反应

1. 不良反应与疗程、剂量、用药种类、用法及给药途径等有密切关系,但应用生理剂量替代治疗时未见明显不良反应。

2. 大剂量或长期应用本类药物,可引起医源性库欣综合征,表现为满月脸、向心性肥胖、紫纹、出血倾向、痤疮、糖尿病倾向(血糖升高)、高血压、骨质疏松或骨折(包括脊椎压缩性骨折、长骨病理性骨折)等。

3. 血钙、血钾降低、广泛小动脉粥样硬化、下肢水肿、创口愈合不良、月经紊乱、股骨头缺血性坏死、儿童生长发育受抑制以及精神症状(如欣快感、激动、不安、谵妄、定向力障碍等)。

4. 其他不良反应:肌无力、肌萎缩、胃肠道刺激(恶心、呕吐)、消化性溃疡或肠穿孔、胰腺炎、水钠潴留(血钠升高)、水肿、青光眼、白内障、眼压增高、良性颅内压升高综合征等。另外,使用糖皮质激素还可并发(或加重)感染。

5. 静脉迅速给予大剂量时可能发生全身性的过敏反应,表现为面部、鼻黏膜及眼睑肿胀、荨麻疹、气短、胸闷、喘鸣等。

6.用药后可见血胆固醇、血脂肪酸升高,淋巴细胞、单核细胞、嗜酸性粒细胞和嗜碱性粒细胞计数下降,多形核白细胞计数增加,血小板计数增加或下降。

7.糖皮质激素停药后综合征可有以下各种不同的情况:①下丘脑－垂体－肾上腺轴功能减退,可表现为乏力、食欲减退、恶心、呕吐、血压偏低。长期治疗后该轴功能的恢复一般需要9~12个月。②已被控制的疾病症状可于停药后重新出现。③有的患者在停药后出现头晕、头痛、昏厥倾向、腹痛或背痛、低热、食欲减退、恶心、呕吐、肌肉或关节疼痛、乏力等,经仔细检查如能排除肾上腺皮质功能减退和原来疾病的复发,则可考虑为对糖皮质激素的依赖综合征。

(五)注意事项

1.对其他肾上腺皮质激素类药物过敏者也可能对本药过敏。

2.有下列情况者应慎用:心脏病患者、憩室炎患者、情绪不稳定和有精神病倾向者、肝功能不全、眼单纯疱疹、高脂蛋白血症、甲状腺功能减退症(此时糖皮质作用增强)、重症肌无力、骨质疏松、胃溃疡、胃炎或食管炎、肾功能损害或结石、结核病患者、全身性真菌感染和青光眼等。

3.本药对儿童有以下影响:①儿童如长期使用本药及其他糖皮质激素,需十分慎重,因糖皮质激素可抑制患儿的生长和发育。②儿童或青少年长期使用本药及其他糖皮质激素必须密切观察,因长期使用糖皮质激素后,患儿发生骨质疏松症、股骨头缺血性坏死、青光眼、白内障的危险性增加。③儿童使用本药及其他糖皮质激素药的剂量除了一般的按年龄或体重而定外,更应当按疾病的严重程度和患儿对治疗的反应而定。对于有肾上腺皮质功能减退的患儿的治疗,其用量应根据体表面积而定,如果按体重而定,则易发生过量,尤其是婴幼儿和矮小或肥胖的患儿。

4.老年患者用本药及其他糖皮质激素易发生高血压和骨质疏松,更年期后的女性发生骨质疏松的可能性更大。

5.本药及其他糖皮质激素类药物可透过胎盘。动物实验证实孕期给药可增加胚胎腭裂、胎盘功能不全、自发性流产和胎儿宫内生长发育迟缓的发生率。人类使用药理剂量的糖皮质激素可增加胎盘功能不全、新生儿体重减轻或死胎的发生率。孕妇不宜使用。美国食品药品管理局(FDA)对本药的妊娠安全性分级为 D 级。

6.糖皮质激素的生理剂量或低药理剂量对婴儿一般无不良影响,但哺乳期妇女如接受药理性大剂量的糖皮质激素,则不应哺乳,因糖皮质激素可由乳汁分泌,可对婴儿造成不良影响(如抑制生长及肾上腺皮质功能等)。

7.本药对检验值或诊断的影响:①长期大剂量使用可使皮肤试验结果呈假阳性,如结核菌素试验、组织胞质菌素试验和过敏反应皮试(如青霉素皮试)等。②可使甲状腺[131] I 摄取率下降,减弱促甲状腺素对促甲状腺素释放素刺激的反应,使 TRH 兴奋试验结果呈假阳性,干扰促性腺激素释放激素兴奋试验的结果。③使放射性核素脑和骨显像减弱或稀疏。

8.用药前后及用药时应当检查或监测下列结果:①血糖、尿糖或糖耐量试验,尤其糖尿病患者或有患糖尿病倾向者。②小儿应定期监测生长和发育情况。③眼科检查,注意白内障、青光眼或眼部感染的发生。④血电解质和大便隐血。⑤血压和骨密度检查(尤其老年人)。

(六)药物相互作用

1.与拟胆碱药(如新斯的明、吡斯的明)合用,可增强后者的作用。

2.与维生素 E 或维生素 K 合用,可增强本药的抗炎效应,减轻撤药后的反跳现象;与维生素 C 合用可防治本类药物引起的皮下出血反应;与维生素 A 合用可消除本类药物所致创面愈合迟缓,但也影响本类药物的抗炎作用,本类药物还可拮抗维生素 A 中毒时的全身反应(恶心、呕吐、嗜睡等）。

3. 本药有可能使氨茶碱血药浓度升高。

4. 与非甾体类抗炎药合用,可增加本药的抗炎作用,但可能加剧致溃疡作用。本药可降低血浆水杨酸盐的浓度,可增强对乙酰氨基酚的肝毒性。

5. 避孕药或雌激素制剂可加强本药的治疗作用和不良反应。

6. 与强心苷合用可提高强心效应,但也增加洋地黄毒性及心律失常的发生,故两者合用时应适当补钾。

7. 与蛋白质同化激素合用,可增加水肿的发生率,使痤疮加重。

8. 与两性霉素 B 和碳酸酐酶抑制药等排钾利尿药合用时可致严重低血钾,应注意血钾和心功能变化。长期与碳酸酐酶抑制药合用,易发生低血钙和骨质疏松;噻嗪类利尿药可消除本类药物所致的水肿。

9. 与降糖药(如胰岛素)合用时,因可使糖尿病患者血糖升高,应适当调整降糖药剂量。

10. 与抗胆碱能药(如阿托品)长期合用,可致眼压升高。

11. 三环类抑郁药可使本药引起的精神症状加重。

12. 可增强异丙肾上腺素的心脏毒性作用。

13. 与单胺氧化酶抑制药合用时,可能诱发高血压危象。

14. 与免疫抑制剂合用,可增加感染的危险性。

(15)苯妥英钠和苯巴比妥可加速本类药物的代谢灭活(酶诱导作用),降低药效。

(16)本类药可抑制生长激素的促生长作用。

(17)糖皮质激素可降低奎宁的抗疟效力。

(18)本药及其他糖皮质激素可降低抗凝药、神经肌肉阻滞药的作用。

(19)甲状腺激素、麻黄碱、利福平等,可增加本药的代谢清除率,合用时应适当调整本药剂量。

(20)本药可促进异烟肼、美西律在体内代谢,降低后者血药浓度和疗效。

(七)用法和用量

1. 成人

(1)口服:①肾上腺皮质功能减退:一日 20~25mg(清晨服用 2/3,午餐后服 1/3)。有应激状况时,应适当加量,可增至一日 80mg,分次服用。有严重应激时改用本药静脉滴注。②类风湿关节炎、支气管哮喘等:一日 20~40mg,清晨顿服。

(2)静脉注射:肾上腺皮质功能减退及垂体功能减退危象、严重过敏反应、哮喘持续状态及休克:氢化可的松注射液一次 100mg(或氢化可的松琥珀酸钠 135mg),最大日剂量可达 300mg,疗程不超过 3~5 日。

(3)静脉滴注:各种危重病例的抢救:一次 100~200mg(特殊危重病例一日可用至 1000~2000mg),稀释于生理盐水或葡萄糖注射液(5% 或 10%)500ml 中,混匀后滴注,并可用维生素 C500~1000mg。

(4)肌内注射:醋酸氢化可的松注射液一日 20~40mg。

(5)关节腔内注射:关节炎、腱鞘炎、急慢性扭伤及肌腱劳损等:一次 12.5~50mg,加适量盐酸普鲁卡因注射液,摇匀后注射于关节腔中肌腱处。

(6)鞘内注射:结核性脑膜炎、脑膜炎:使用醋酸氢化可的松注射液,一次 25mg(1ml)。

2. 儿童:①婴幼儿和较小儿童:首次负荷剂量 1~2mg/kg,然后一日 25~150mg,分为每 6~

8h1 次。②较大儿童:首次负荷剂量 1~2mg/kg,然后一日 150~250mg,分为每 6~8h1 次。

2. 儿童

(1)口服:①肾上腺皮质功能减退:一日 20~25mg/m² ,分为每 8h1 次。②抗炎和抑制免疫:一日 2.5~10mg/kg,分为每 6~8h1 次。③生理替代治疗:一日 20~25mg/m²(或0.5~0.75mg/kg),分为每 8h1 次。④先天性肾上腺皮质增生症:开始剂量:一日 30~36mg/m²(早晨服用 1/3,晚上服用 2/3),维持量:一日 25~30mg/m²。

(2)肌内注射:①抗炎和抑制免疫:一日 1~5mg/kg(或 30~150mg/m²),分为每 12~24h1 次。②生理替代治疗:一次 0.25~0.35mg/kg(或 12~15mg/m²),一日 1 次。

(3)静脉给药:①抗炎和抑制免疫:一日 1~5mg/kg(或 30~150mg/m²),分为每 12~24h1 次。②急性肾上腺皮质功能不全。

(八)制剂和规格

1. 氢化可的松片:①4mg;②10mg;③20mg。

2. 醋酸氢化可的松片:20mg。

3. 氢化可的松注射液:①2ml:10mg;②3ml:25mg;③5ml:25mg;④10ml:50mg;⑤20ml:100mg。

4. 醋酸氢化可的松注射液:①1ml:25mg;②5ml:125mg(供局部及腔内注射用)。

5. 注射用氢化可的松琥珀酸钠:①50mg;②100mg;③500mg。

二、泼尼松 Prednisone

(一)药理学

本药为中效糖皮质激素。其抗炎作用及对糖代谢的影响较强,对水盐代谢影响很小。

本药在肝内转化为泼尼松龙后才有药理活性,生物半衰期为 60min。

(二)适应证

本品主要用于过敏性与自身免疫性炎症性疾病。

1. 治疗系统性红斑狼疮、重症多发性肌炎及严重的支气管哮喘、皮肌炎、血管炎等疾病。

2. 治疗各种急性严重细菌感染、风湿病、肾病综合征、重症肌无力等。

3. 用于血小板减少性紫癜、粒细胞减少症的治疗。

4. 用于剥脱性皮炎、天疱疮、神经性皮炎、湿疹等严重皮肤病的治疗。

5. 用于器官移植的排斥反应。

6. 用于肿瘤如急性淋巴性白血病、恶性淋巴瘤的治疗。

(三)禁忌证

1. 对肾上腺皮质激素类药物过敏者。

2. 真菌和病毒感染患者。

3. 下列疾病患者一般不宜使用:高血压、血栓症、胃与十二指肠溃疡、神经病、电解质异常、心肌梗死、内脏手术、青光眼等。

(四)不良反应

1. 本药对下丘脑垂体肾上腺轴抑制作用较强。并发感染为其不良反应。

2. 本药潴钠作用较可的松相对较弱,一般不易引起电解质紊乱或水肿等不良反应。

3. 其余参见"氢化可的松"。

(五)注意事项

1. 下列情况应慎用：①急性心力衰竭或其他心脏病。②糖尿病患者。③憩室炎患者。④情绪不稳定和有精神病倾向者。⑤高脂蛋白血症患者。⑥甲状腺功能减退者。⑦重症肌无力患者。⑧骨质疏松患者。⑨胃炎或食管炎患者。⑩肾功能不全或有结石者。⑪结核病患者。⑫肝功能不全者不宜使用(因本药需经肝脏代谢)。

2. 本药及其他糖皮质激素类药物可透过胎盘。动物实验证实孕期给药可增加胚胎腭裂、胎盘功能不全、自发性流产和胎儿宫内生长发育迟缓的发生率。人类使用药理剂量的糖皮质激素可增加胎盘功能不全、新生儿体重减轻或死胎的发生率。妊娠期妇女慎用。美国食品药品管理局(FDA)对本药的妊娠安全性分级为 B 级。

3. 其余参见"氢化可的松"。

(六)药物相互作用

1. 酮康唑可升高本药血药浓度(本药血浆总浓度和游离浓度)。

2. 其余参见"氢化可的松"。

(七)用法和用量

1. 成人：口服，①一般用法：一次 5～10mg，一日 10～60mg。②系统性红斑狼疮、溃疡性结肠炎、自身免疫性溶血性贫血等自身免疫性疾病：一日 40～60mg，病情稳定后逐渐减量。③药物性皮炎、荨麻疹、支气管哮喘等过敏性疾病：一日 20～40mg，症状减轻后减量，每隔 1～2 日减少 5mg。④防止器官移植排斥反应：一般在术前 1～2 日开始给药，一日 100mg，术后 1 周改为一日 60mg，以后逐渐减量。⑤急性白血病及其他恶性肿瘤：一日 60～80mg，症状缓解后减量。

2. 儿童：口服，①抗炎和抑制免疫：一日 0.05～2mg/kg，分 1～4 次服用。②治疗急性哮喘发作：一日 1～2mg/kg，分 1～2 次服用，连用 3～5 日。按年龄计算参考量为：a. 小于 1 岁：一次 10mg，每 12h1 次；长程维持治疗时，一次 10mg，隔日 1 次。b. 1～4 岁：一次 20mg，每 12h1 次，长程维持治疗时，一次 20mg，隔日 1 次。c. 5～13 岁：一次 30mg，每 12h1 次，长程维持治疗时，一次 30mg，隔日 1 次。d. 大于 13 岁：一次 40mg，每 12h1 次，长程维持治疗时，一次 40mg，隔日 1 次。③治疗肾病综合征：a. 一日 2mg/kg(最大剂量一日 60mg)，分 2～4 次服用，连用 1 个月；然后以此日剂量隔日给药，连用 1 个月。b. 一日 60mg/m^2(最大剂量一日 80mg)，分 3 次服用，连用 6 周，然后隔日服用 40mg/m^2，连用 6 周。

(八)制剂和规格

1. 泼尼松片：5mg。

2. 醋酸泼尼松片：5mg。

三、地塞米松 Dexamethasone

(一)药理学

本药是长效糖皮质激素，其抗炎、抗过敏作用比泼尼松更为显著。本药 0.75mg 的抗炎活性与氢化可的松 20mg 或泼尼松龙 5mg 者相当。其水钠潴留作用和促进排钾作用很轻微。

本药易自消化道吸收。地塞米松磷酸钠或醋酸地塞米松肌内注射后，分别于 1h 和 8h 后血药浓度达峰值。本药血浆蛋白结合率低于其他糖皮质激素类药物(约为 77%)，易于透过胎盘；且几乎未被灭活，65% 以上的药物在 24h 内随尿液排出，主要为非活性代谢产物。其生物半衰期约为 190min，组织半衰期约为 3 日。

（二）适应证

本品为肾上腺皮质激素类药，但由于本药的潴钠作用较弱，故一般不用作肾上腺皮质功能减退的替代治疗。

1.主要用于过敏性与自身免疫性炎症性疾病，临床上可用于各种急性严重细菌感染、严重的过敏性疾病、胶原性疾病（红斑狼疮、结节性动脉周围炎等）、风湿病、肾病综合征、严重的支气管哮喘、血小板减少性紫癜、粒细胞减少症、急性淋巴性白血病、各种肾上腺皮质功能不足症、剥脱性皮炎、天疱疮、神经性皮炎、湿疹等。

2.预防新生儿呼吸窘迫综合征、降低颅内高压、缓解肿瘤所致脑水肿以及库欣综合征的诊断与病因鉴别诊断。

（三）禁忌证

1.对肾上腺皮质激素类药物过敏者。

2.活动性肺结核。

3.下列疾病患者一般不宜使用：高血压、血栓性疾病、胃与十二指肠溃疡、精神病（或有严重精神病史）、电解质代谢异常、心肌梗死、内脏手术（如新近胃肠吻合术）、青光眼、较重的骨质疏松、明显的糖尿病、未能控制的感染（如病毒、细菌、真菌感染）。

（四）不良反应

1.本药引起水钠潴留的不良反应较少，较大剂量易引起糖尿病、类库欣综合征及精神症状。

2.本药对下丘脑－垂体－肾上腺轴功能的抑制较强。

3.静脉注射地塞米松磷酸钠可引起肛门生殖区的感觉异常和激惹。

4.其余参见"氢化可的松"。

（五）注意事项

1.下列情况应慎用：①心脏病或急性心力衰竭患者。②糖尿病患者。③憩室炎。④癔症患者、情绪不稳定和有精神病倾向患者。⑤肝功能不全。⑥高脂蛋白血症。⑦甲状腺功能减退症。⑧重症肌无力。⑨骨质疏松。⑩胃炎或食管炎等。⑪肾功能损害或结石。⑫结核病患者。

2.本药为长效制剂，一般不用于儿童或需长期使用激素者。

3.本药及其他糖皮质激素类药物可透过胎盘。动物实验证实孕期给药可增加胚胎腭裂、胎盘功能不全、自发性流产和胎儿宫内生长发育迟缓的发生率。人类使用药理剂量的糖皮质激素可增加胎盘功能不全、新生儿体重减轻或死胎的发生率。故孕妇不宜使用。美国食品药品管理局（FDA）对本药的妊娠安全性分级为C级。

4.其余参见"氢化可的松"。

（六）药物相互作用

1.口服制酸药可降低本药的胃肠道吸收。

2.氨鲁米特能抑制肾上腺皮质功能，加速本药的代谢，使其半衰期缩短。使用氨鲁米特的患者，如需合用糖皮质激素，可选用氢化可的松。

3.其余参见"氢化可的松"。

（七）用法和用量

1.成人

1）口服：开始一次0.75～3mg，一日2～4次；维持量：一日0.75mg，视病情而定。

2）静脉给药：①一般用法：用地塞米松磷酸钠静脉注射或静滴（静脉注射时应以5%葡萄

糖注射液稀释),一次2~20mg,2~6h 重复给药至病情稳定,但大剂量连续给药一般不超过72h。②缓解恶性肿瘤所致的脑水肿:地塞米松磷酸钠注射液,首次剂量10mg 静脉推注,随后每6h 肌内注射4mg,一般12~24h 患者可能有好转。于2~4 日后逐渐减量,5~7 日后停药。

3)肌内注射:①一般用法:醋酸地塞米松注射液,一次1~8mg,一日1 次。②缓解恶性肿瘤所致的脑水肿:地塞米松磷酸钠注射液,参见静脉给药项下内容。③增强治疗或用于过敏性疾病、休克:一次2~6mg;重症可重复给药,每2~6h1 次。④恶性疟疾所致脑水肿引起的昏迷:一次3~10mg,每8h1 次。

4)关节腔内注射:醋酸地塞米松注射液及地塞米松磷酸钠注射液,一次0.8~4mg,间隔2 周1 次。

5)软组织损伤部位内注射:醋酸地塞米松注射液,一次0.8~4mg,间隔2 周1 次。

6)皮内注射:醋酸地塞米松注射液:每一注射点0.05~0.25mg,共注射2.5mg,一周1 次。

7)腔内注射:醋酸地塞米松注射液一次0.1~0.2mg,于鼻腔、喉头、气管、中耳管、耳管注入,一日1~3 次。

8)鞘内注射:一次5~10mg,间隔1~3 周注射1 次。

2. 儿童

1)口服:①一般用量:一日0.03~0.15mg/kg(1~5mg/m²),分为每6~12h1 次。②类固醇21-羟化酶缺乏症:开始剂量:0.25~0.28mg/m²,清晨顿服,治疗有效后根据情况调整维持剂量。

2)肌内注射:①治疗脑水肿:负荷剂量:1.5mg/kg,随后以一日1.5mg/kg 维持(分为每4~6h1 次),共5 日。在第2 个5 日内减量并停用。②急性哮喘发作:6~12 个月:单次给予16mg;13~35 个月:单次给予24mg;大于36 个月:单次给予36mg。

3)静脉注射:治疗脑水肿同肌内注射项。

(八)制剂和规格

1. 地塞米松片:0.75mg。

2. 地塞米松磷酸钠注射液:①1ml:1mg;②1ml:2mg;③1ml:4mg;④1ml:5mg;⑤2ml:8mg;⑥5ml:10mg。

第三节　雄激素及同化激素

雄激素具有两类作用,即男性化作用和蛋白同化或生长刺激作用。天然的雄激素睾酮可经人工半合成或全合成的方法产生各种睾酮衍生物。其19 位去甲基后的衍生物雄激素活性减弱而蛋白同化作用不仅被保留并可显著增强,这类睾酮的衍生物称为蛋白同化类固醇,也称同化激素。

本节包括丙酸睾酮(注射剂)和甲睾酮(口服常释剂型)。

丙酸睾酮和甲睾酮的蛋白同化作用选择性不高,其适应证、禁忌证和不良反应等相似。

一、丙酸睾酮 Testoserone Propionate

(一)药理学

本药的雄激素作用与蛋白同化作用之比为1:1。本药可促进青春期男性第二性征发育;对成年男性除维持第二性征和性功能外,还可抑制内源性促性腺激素的分泌,使男性睾丸萎缩。本药也可抑制女性子宫内膜增生。其作用机制为进入人体后先经 5α 还原酶转化为双氢睾酮,以后再与细胞受体结合进入细胞核,与染色质作用,激活 RNA 多聚酶,促进蛋白质合成和细胞代谢。

本药可通过促血红细胞生成素刺激红细胞的生成和分化。长时间用药,对粒细胞系统及巨核细胞系统可有影响。对骨髓造血功能的作用是通过刺激肾脏分泌促红细胞生成素而间接起作用的,也可能是直接刺激骨髓,促进血红蛋白合成。

肌内注射本品后,吸收较慢,起效时间为 2~4 日。在血中,98% 的药物与血浆蛋白结合。本药大部分在肝内代谢转化成活性较弱的雄酮及无活性的 5β – 雄酮,代谢产物的 90% 与葡糖醛酸及硫酸结合后随尿排出,约 6% 非结合代谢产物由胆汁排出,其中少部分仍可再吸收,形成肝肠循环。

（二）适应证

1. 原发性、继发性男性性功能降低。

2. 男性青春期发育迟缓。

3. 绝经女性晚期乳腺癌姑息性治疗。

4. 妇科疾病如月经过多、子宫肌瘤。

5. 老年性骨质疏松以及再生障碍性贫血等。

（三）禁忌证

1. 对本类药物制剂过敏者。

2. 妊娠及哺乳期妇女。

3. 疑有或患有前列腺癌或乳腺癌以及前列腺肥大的男性患者。

（四）不良反应

1. 男性化:妇女和青春期前的儿童最为明显,可使青春期前的男孩的男性化体征过早形成。男性若长期应用,可能由于在外周组织经芳香化酶作用转化为雌二醇增多,而导致女性化,表现为男子女性化乳房。妇女若滥用雄激素蛋白同化类固醇,常常引起面部和躯体的多毛症、痤疮、月经紊乱、闭经、声音低沉、阴蒂增大、会阴增大、性欲增加、食欲增强和身体脂肪减少等,这些作用甚至在使用小剂量时都可能发生。

2. 生殖系统:成年男性久用,可出现性功能减退、无精子产生。

3. 肝脏:可出现肝功能损害,但不及甲睾酮和司坦唑醇多见。

4. 其他不良反应:①过敏反应。②头晕。③注射部位可出现疼痛、硬结、感染及荨麻疹。

（五）注意事项

1. 有下列情况者慎用:青春期前儿童;心脏病患者;肝、肾疾病患者。

2. 男性患者可能严重损害其生育能力。

3. 用药前后及用药时应检查或监测:血清睾酮水平;定期检查肝功能;青春期前儿童应用时,应每隔 6 个月测一次骨龄。

4. 有报道再生不良性贫血的患者接受治疗后,可发生肝细胞癌。

（六）药物相互作用

1. 因雄激素和蛋白同化类固醇可降低凝血因子前体的浓度(由于凝血因子前体的合成和分解改变),以及增加了抗凝物质与受体的亲和力,故可使抗凝活性增强。在与双香豆类或茚满二酮衍生物合用时要减少剂量。

2. 与肾上腺皮质激素,尤其是盐皮质激素合用时,可增加水肿的危险性。合并用促皮质素或糖皮质激素,可加速痤疮的产生。

3. 与口服降糖药和胰岛素合用时,因雄激素可使血糖下降,故密切注意低血糖的发生,必要时应调整降糖药物和胰岛素的用量。

4. 与巴比妥类药物合用,可使本药代谢加快,疗效降低。

5. 与具有肝毒性的药物合用时,可加重对肝脏的损害,尤其是长期应用及原来有肝病的患者。

(七)用法和用量

1. 成人:肌内注射,①男性性腺功能低下的激素替代治疗:一次 25~50mg,一周 2~3 次。②雄激素缺乏症:一次 10~50mg,一周 2~3 次。③功能性子宫出血:一次 25~50mg,一日 1 次,共 3~4 次。④月经过多或子宫肌瘤:一次 25~50mg,一周 2 次。⑤女性乳腺癌及乳癌骨转移:一次 50~100mg,隔日 1 次,疗程 2~3 个月。⑥再生障碍性贫血:一次 100mg,每日或隔日 1 次,疗程应在 3~6 个月以上。⑦老年性骨质疏松症:一次 25mg,一周 2~3 次,疗程 3~6 个月。

2. 儿童:肌内注射:男性青春发育延缓:一次 12.5~25mg,一周 2~3 次,疗程不超过 4~6 个月。

(八)制剂和规格

丙酸睾酮注射液:①1ml:10mg;②1ml:25mg;③1ml:50mg;④1ml:100mg。

二、甲睾酮 Methyltestosterone

(一)药理学

本药为合成的雄激素,其作用与天然睾丸素相同,但口服有效,雄激素作用与蛋白同化作用之比为 1:1。本药能促进男性性器官的发育,维持第二性征;促进蛋白质和骨质的合成,使蛋白质的分解降低;促进红细胞刺激因子生成而使红细胞和血红蛋白增加,并刺激骨髓造血功能。儿童期服用能够加速身体的增长,但骨成熟相对提前。

本药能对抗雌激素的作用,抑制子宫内膜增生;并抑制卵巢及垂体功能。同时,外源性雄激素可反馈抑制黄体生成素(LH)而使内源性雄激素分泌减少;大剂量应用,可反馈抑制卵泡刺激素(FSH)使精子合成受限。另外本药可引起氮、钠、钾、磷的潴留,使肾分泌钙减少。

本药含服或舌下给药经胃肠及口腔黏膜吸收,较完全,口服 10mg 后 1~2h,血药浓度达峰值。在肝脏内破坏缓慢,药物体内代谢较睾酮慢,代谢产物(多数为结合型)和给药量的 5%~10% 以原形经尿排出。半衰期为 2.5~3.5h。

(二)适应证

1. 男性性腺功能减退症、无睾症及隐睾症。

2. 儿童阴茎短小的治疗及青春期发育延迟的诱导青春期和第二性征发育。

3. 女性:主要利用其对抗雌激素的效应,用于与雌激素升高相关的疾病,如子宫肌瘤、月经过多等。亦可用于子宫内膜异位症,绝经后 1~5 年有骨转移的晚期乳腺癌的姑息治疗,以及绝经期前雌激素受体(ER)、孕激素受体(PR)阳性的乳腺癌患者。还可用于产后乳房胀痛或充血。

4. 用于老年性骨质疏松症及儿童再生障碍性贫血等。

(三)禁忌证

1. 对本品过敏者。

2.肝、肾功能不全者。

3.前列腺增生、前列腺癌患者。

4.妊娠及哺乳期妇女。

(四)不良反应

1.男性化:妇女和青春期前的儿童最为明显,可使青春期前的男孩的男性化体征过早形成。男性若长期应用,可导致女性化,表现为男子女性化乳房。妇女若滥用雄激素蛋白同化类固醇,常常引起面部和躯体的多毛症、痤疮、月经紊乱、闭经、声音低沉、阴蒂增大、会阴增大、性欲增加、食欲增强和身体脂肪减少等,这些作用甚至在使用小剂量时都可能发生。

2.肝脏:可导致肝脏多种酶升高,主要有门冬氨酸氨基转移酶、丙氨酸氨基转移酶、乳酸脱氢酶和碱性磷酸酶。还可引起胆汁淤积型黄疸,长期使用可能诱发肝癌。

3.可引起血脂改变,即高密度脂蛋白(HDL)浓度降低,低密度脂蛋白(LDL)浓度增加。

4.可见睾丸萎缩、精子生成减少、精液减少等。

5.舌下给药可致口腔炎,表现为疼痛、流涎等症状。

6.如患者原有心、肾、肝疾病,服用本药后可导致水钠潴留,并可伴有充血性心力衰竭。

7.乳腺癌患者服用本药后可引起血钙过高。

8.还可引起精神状态的改变,如抑郁、谵妄、急性精神分裂症发作、躁狂症等。

(五)注意事项

1.有下列情况者慎用:①心功能不全者。②高血压患者。

2.儿童长期应用可严重影响生长发育。

3.老年男性患者应用本药,患前列腺增生及前列腺癌的危险可能增加。

4.美国食品药品管理局(FDA)对本药妊娠安全性分级为 X 级。

5.用药前后及用药时应当检查或监测:①女性用药需检测其可能出现的男性化征象。②用药期间应定期检查肝功能。

6.男性患者可能严重损害其生育能力。

(六)药物相互作用

1.与抗凝药(如华法林等)合用,可增强后者疗效,增加出血的危险性。

2.与环孢素合用,可加重后者的不良反应。

3.与肾上腺皮质激素合用,可加重水肿。

4.与氨苄西林、卡马西平、苯巴比妥、苯妥英钠、扑米酮、利福平等合用,本药的疗效降低。

5.其他见"丙酸睾酮"。

(七)用法和用量

1.成人:口服给药。①男性性腺功能低下者,激素替代治疗:一次 5mg,一日 2 次。②绝经妇女晚期乳腺癌姑息治疗:一次 25mg,一日 1～4 次。如果对治疗有反应,2～4 周后,用量可减至一次 25mg,一日 2 次。③男性雄激素缺乏症:开始一日 30～100mg,维持量一日 20～60mg。

2.儿童:口服,儿童再生障碍性贫血:一日 1～2mg/kg,分 1～2 次服用。

(八)制剂和规格

甲睾酮片:5mg。

第四节　雌激素及孕激素

女性的性激素主要由成熟的卵泡和黄体分泌,有雌激素和孕激素。临床上应用的是天然的或人工合成品及其衍生物。

以下介绍天然孕激素黄体酮(注射剂)和人工合成的孕激素甲羟孕酮(口服常释制剂)。

一、黄体酮 Progestrone

(一)药理学

黄体酮是由卵巢黄体分泌的一种天然孕激素,其药理作用主要为:①在月经周期的后半周期促使子宫内膜的腺体生长,子宫充血,内膜增厚,为受精卵植入做好准备,并减少妊娠期子宫的兴奋性,抑制其活动,松弛平滑肌,使胚胎安全生长。②在与雌激素共同作用下,促进乳腺小叶及腺体的发育,为泌乳做准备。③使子宫颈口闭合,黏液减少、变稠,使精子不宜穿透;大剂量时通过对下丘脑的负反馈作用,抑制垂体性腺激素的分泌,产生抑制排卵作用。

肌内注射(油溶液)后吸收迅速。血浆蛋白结合率为96%~99%,主要在肝内代谢,大部分代谢为孕烷二醇和孕烷醇酮。孕烷二醇和孕烷醇酮与葡萄糖醛酸及硫酸盐结合,随胆汁和尿液排出,其中随胆汁排出的代谢物进入肝肠循环或随粪便排泄。部分药物以原形由乳汁排出。

(二)适应证

1. 用于月经失调,如闭经和功能性子宫出血、黄体功能不足、先兆流产和习惯性流产、经前期紧张综合征治疗。

2. 激素替代疗法与雌激素联合应用。

3. 亦用于宫内节育器缓释孕激素药物。

(三)禁忌证

1. 心血管疾病和高血压。

2. 血栓性疾病(如血栓性静脉炎、脑梗死等)及有血栓性疾病史(治疗晚期肿瘤除外)。

3. 糖尿病。

4. 肝、肾功能损害。

5. 胆囊疾病。

6. 哮喘。

7. 癫痫。

8. 偏头疼。

9. 未明确诊断的阴道出血。

10. 已知或可疑乳腺或生殖器恶性肿瘤。

11. 稽留流产。

12. 对本品及花生油过敏者。

13. 本品不宜用作早孕实验。

(四)不良反应

1. 常见胃肠道反应、痤疮、液体潴留和水肿、体重增加、过敏性皮炎、精神抑郁、乳房疼痛、女性性欲改变、阴道分泌物增加、月经紊乱、不规则出血或闭经。

2. 少见头疼,胸、臀、腿(特别是腓肠肌处)疼痛,手臂和脚无力、麻木或疼痛,突发的或原因不明的呼吸短促,突发语言发音不清,突发视力改变、复视、不同程度失明等。

3. 长期应用可引起肝功能异常、缺血性心脏病发生率上升以及子宫内膜萎缩、月经减少,易发生阴道真菌感染。

(五)注意事项

1. 有下列情况的患者慎用:有抑郁史、水肿、肾脏疾病。

2. 妊娠早期应用可引起女性后代男性化。妊娠期禁止口服本品,妊娠中、晚期不宜使用本药(可导致肝功能异常)。美国食品药品管理局(FDA)对本药的妊娠安全性分级为 X 级。

3. 药物对哺乳的影响:药物可随乳汁分泌,哺乳期妇女在确有必要时使用。

4. 用药前后及用药时应当做乳房、盆腔等检查。长期用药须注意检查肝功能,特别注意乳房检查。

(六)药物相互作用

1. 酮康唑可减慢本药在体内的代谢,增加本药的生物利用度。

2. 苯巴比妥可诱导肝脏微粒体酶,加速孕酮类化合物灭活,从而降低其作用。

3. 进食时口服本药,可提高本药的生物利用度。

(七)用法和用量

成人:常规剂量,肌内注射:

1. 先兆流产:一般一日 20～50mg,待疼痛及出血停止后,减为一日 10～20mg。

2. 有习惯性流产史者:自妊娠开始,一次 5～20mg,一日 1 次,或一周 2～3 次,直至妊娠第 4 个月。

3. 功能失调性子宫出血:于月经后半期开始用药,一日 10mg,连用 5～10 日,如在用药期间月经来潮,应立即停药。

4. 闭经:闭经患者应先作黄体酮试验:一日 10mg,共 5 日,观察停药后有无月经来潮。若有效,则可在预计月经来潮前 8～10 日开始给药,一日 10mg,共 6～8 日。

5. 经前期综合征:于预计月经前 12 日开始注射 10～20mg,连续 10 日。

6. 痛经:在月经之前 6～8 日开始用药,一日 5～10mg,共 4～6 日,疗程可重复若干次。对子宫发育不全所致的痛经,可与雌激素配合使用。

(八)制剂和规格

黄体酮注射液:①1ml:10mg;②1ml:20mg。

二、甲羟孕酮 Medroxyprogesterone

(一)药理学

本药为较强的孕激素,作用与黄体酮相似,作用于子宫内膜,促进黏膜的增殖分泌。通过对下丘脑的负反馈,抑制垂体前叶促黄体激素的释放,使卵泡不能发育成熟,抑制卵巢的排卵过程,本药抗癌作用可能与其抗雌激素作用有关。大剂量时可抵消雌激素促进肿瘤细胞生长的效应,对敏感细胞直接具有细胞毒性作用,但对耐药的细胞无此作用。大剂量时也可通过增强 E2－脱氧酶的活性而降低细胞内雌激素的水平,诱导肝 5α－还原酶而使雄激素不能转变为雌激素等作用,产生其抗癌效应。本药也有抗雌激素作用,但不对抗雌激素对脂蛋白的良性作用,亦无明显雄激素效应,最接近天然的孕酮。

口服后在胃肠道吸收,经 2h 左右达血液浓度峰值,蛋白结合率为 90%～95%。可通过血脑脊液屏障,也可经乳汁分泌。分布容积为20L。在肝内降解,1~2日内以硫酸盐和葡萄糖醛酸盐形式主要随尿液排出。约44%的原形药物随尿液排出。

(二)适应证

1.用于痛经、月经不调、功能性闭经、功能性子宫出血、先兆流产或习惯性流产等。

2.用于子宫内膜异位症或子宫内膜异位引起的疼痛。

3.用于不能手术、复发性或转移性激素依赖性肿瘤的姑息治疗或辅助治疗,如子宫内膜癌、乳腺癌、肾癌和前列腺癌等。

4.用于绝经期血管舒缩症状。

5.用于治疗女性多毛症。

(三)禁忌证

1.对本品过敏者。

2.血栓栓塞性疾病(如血栓性静脉炎、肺栓塞、脑梗死等)及有血栓栓塞性病史者。

3.骨转移产生的高钙血症患者。

4.肝肾功能不全者。

5.已知或怀疑乳腺或生殖器恶性肿瘤患者。

6.未明确诊断的性器官或尿道出血患者。

7.过期流产者。

8.月经过多者。

9.妊娠期妇女。

10.月经初潮前的患儿。

11.不建议产后6周内哺乳期妇女使用。

(四)不良反应

1.心血管系统:可见心肌梗死、充血性心力衰竭、心悸、心动过速。

2.代谢/内分泌系统:可见体液潴留、体重变化(增加或减少)、乳房痛、溢乳、男子乳腺发育等。也可出现肾上腺皮质醇反应(如手颤、出汗、血糖升高以及高血钙)。长期应用也有肾上腺皮质功能亢进的表现(如满月脸、库欣征、体重增加等)。

3.肌肉骨骼系统:可见关节痛、后背痛、腿部痉挛。极少见骨质疏松,包括骨质疏松性骨折。

4.泌尿生殖系统:可见阴道出血(如突破出血、点滴出血)、经量改变、闭经、子宫颈糜烂或宫颈分泌异常、盆腔疼痛、排卵滞后、阴道炎。

5.精神神经系统:可见神经质、失眠、嗜睡、疲乏、头晕、头痛、惊厥、抑郁、性欲降低或性快感缺乏。

6.肝脏:可见肝功能异常。

7.胃肠道:可见轻度恶心及消化不良,尤其在大剂量用药时。偶见阻塞性黄疸。

8.血液:可见血栓栓塞性疾病、白细胞和血小板计数升高。

9.皮肤:少见痤疮、秃头或多毛、瘙痒、皮疹、风疹。

10.眼:可见视觉错乱、糖尿病白内障、视网膜栓塞。

11.过敏反应:可见瘙痒、麻疹、血管神经性水肿,曾见全身性皮疹及无防御性反应。

(五)注意事项

1.有下列情况的患者慎用:心脏病患者、哮喘患者、糖尿病患者、癫痫患者、精神抑郁患者和偏头痛患者。

2. 儿童用药的有效性和安全性尚未明确。

3. 使用孕激素的治疗可能会掩盖绝经期的开始。已绝经的妇女,长期服用本药可出现阴道流血。

4. 妊娠早期使用孕激素,可能与胎儿先天性心脏疾病有关,美国食品药品管理局(FDA)对本药的妊娠安全性分级为 X 级。

5. 本药可随乳汁分泌,不建议产后 6 周内的哺乳期妇女使用孕激素类制剂。

6. 本药可致下列生化指标值下降,影响检验值或诊断:①血浆(或尿)中类固醇(如皮质醇、雌激素、孕二醇、黄体酮、睾酮);②血浆(或尿)中促性腺激素,如 LH 或 FSH;③性激素结合球蛋白。

7. 用药前后及用药时应当检查或监测:①治疗前应做全面妇科体检(特别是乳腺与盆腔检查)。②长期用药需注意检查乳房及监测肝功能。

(六)药物相互作用

1. 本药可降低促肾上腺皮质激素和氢化可的松的血药浓度。

2. 本药可显著降低氨鲁米特的生物利用度。

(七)用法和用量

成人:口服。

1. 功能性闭经:一日 4~8mg,连服 5~10 日。

2. 痛经:于月经周期第 6 日开始,一次 2~4mg,一日 1 次,连服 20 日。

3. 功能性子宫出血和继发性闭经:自月经周期第 16~21 日开始,一日 2.5~10mg,连服 5~10 日。

4. 子宫内膜异位症:可从一日 6~8mg 开始,逐渐增至一日 20~30mg,连服 6~8 周。

5. 乳腺癌:①一次 500mg,一日 1~2 次,至少服用 1 个月。有效者可长期服用。②分散片:一日 400~800mg,可高达一日 1g。

6. 子宫内膜癌:①一次 100mg,一日 3 次;或一次 500mg,一日 1~2 次,至少服用 1 个月,有效者可长期服用。②分散片:一日 200~400mg。

7. 前列腺癌:一次 500mg,一日 1~2 次,至少服用 1 个月。有效者可长期服用。

8. 肾癌:一日 200~400mg。

9. 对各种癌症化疗时保护骨髓作用:分散片:一日 0.5~1g,由化疗前 1 周用至一个疗程后一周。

(把)制剂和规格

1. 醋酸甲羟孕酮片:①2mg;②3mg;③4mg;④5mg;⑤10mg;⑥200mg;⑦500mg。

2. 醋酸甲羟孕酮分散片:250mg。

3. 醋酸甲羟孕酮胶囊:①100mg;②250mg。

第六篇　中药学基础

第一章　中药作用的含义及基本原理

第一节　理解中药的含义

一、如何"理解"中药的含义:

我们现在所说的"中药"其意不是说只产生于中国的药材叫中药,而是说它是被产生在中国的医学理论所应用的药物。一般指自然界中可作药用的各种自然资源,包括植物、动物、矿物等等,有数千种之多。这些药物大多有长期的应用历史。几千年来作为防治疾病的主要武器,为华夏民族的健康和繁衍提供了充分和可靠的保障,是中医学的重要组成部分。中药学有着独特的理论体系,因而中药也就有了独特的应用原则。关于这些药物的研究在古时就已形成了专门体系。因其中植物药占大多数,使用也最普遍故称之为"本草学"。自《神农本草经》以后,后世涌现出了《唐本草》、《证类本草》等许多本草专书;到了明代,李时珍著有《本草纲目》乃集其大成;至清代后期,西方医学传入中国,自然带来了与西医相适应的治疗方法包括药物。从而逐渐出现了与"西药"相区别的"中药"的说法,至今仍习称之为"中药"。

那么,凡是天然的、可作药用的动、植物或矿物就可称作中药吗? 要回答这个问题还需要进一步讨论。

《金匮要略》中有一段文字非常简洁地道出了中医用药的原则和方法:"夫肝之病,补用酸,助用焦苦,益用甘味之药调之。酸入肝,焦苦入心,甘入脾";此外《素问·至真要大论》也有:"风淫于内,治以辛凉,佐以苦,以甘缓之,以辛散之。热淫于内,治以咸寒,佐以甘苦,以酸收之,以苦发之"。从中可以发现有"寒、热、温、凉"和"酸、苦、甘、辛、咸"等不同说法,中医理论将其称为药性的"四气"和"五味"。

中医理论认为人所患疾病,病因有内外三因之异;病性有寒、热、虚、实之殊;脏腑经络气血有不同程度的偏盛偏衰等等。而通过各种药物对疾病的治疗作用总结归纳出了"四气"、"五味"以及升、降、浮、沉,归经等多种药性。每种药性都有其特殊作用,如"酸入肝,焦苦入心","咸能软坚"、"寒能清热"、"辛开苦降"、"甘缓酸收"等理论。而且进一步形成了"君、臣、佐、使"等遣方用药的原则规范,并依"汤者荡也"、"丸者缓也"等理论制立多种剂型,从而形成了一整套完整的药物和方剂理论。

中药大多为自然界中的天然物质,每种药物中的成份比例均是天然的。因为受当时科学技术的局限,无法象现在一样对药物的成份作深入的分析。因而中医理论所赋予的药性是针对原药或粗加工药,在天然成份比例的状态下所表现出的属性而言的。可以认为这些自然界中的物质天然地具备中药的药性,也就是说,这些"属性"是在原有的成份比例没有被破坏的前提下才具备的。虽然中药也经过炮制,但均是在中医的药物炮制理论指导下进行的,是符合中医理论的,炮制后的药性改变是整体上的改变。关键在于炮制后的中药被赋予了新的药性,仍然可以在中医理论指导下应用,如生大黄制成熟大黄,生姜炮制成干姜、炮姜等。

二、正确理解"中药"含义的意义

举一实例简单说明:一医因看到药物研究报导:五味子乙素等四种成份能明显降低四氯化碳引起的动物谷－丙转氨酶的升高,并对肝细胞有一定保护作用,于是处方让一肝炎病人大量服用五味子,希望籍此降低谷－丙转氨酶,反而导致患者脘闷聚增、饮食不进,舌苔厚腻,病情加重。易医辨别证施治后病情改善。由此观之,认清药理实验对中药的新认识与中药原来的药性和功效不一定完全相同,有利于避免造成临床治疗的失误。

第二节　基本原理

一、中药医治法则

古人认为,任何疾病的发生发展过程都是由于致病因素作用于人体,引起机体阴阳偏盛偏衰,脏腑经络机能失常的结果。而中药的治病原理正在于中药材为天地所生,含天地之气,故能够调节人体的阴阳,补人出生后五脏所弱之气,泻五脏所赢之气,以平衡五脏阴阳虚实及后天六邪致病,使之达到"阴平阳秘,精神乃治"的目的,这也正是中药治病的根本法则。

清朝医家徐灵胎曾说:"凡药之用,或取其气,或取其味……各以其所偏胜而即资之疗疾,故能补偏救弊,调和脏腑,深求其理,可自得之。"《景岳全书·类经》中也记载:"药以治病,因毒为能。所谓毒者,以气味之偏也。盖气之正者,谷食之属是也,所以养人之正气。气味之偏者,药饵之属是也,所以去人之邪气。其为故也,正以人为病,病在阴阳偏胜耳,欲救其偏,则气味之偏者能之,正者不及也……是凡可避邪安正者,均可称为毒药,故曰毒药改邪也。"也就是说,药物各有其偏(毒)性,通过这一特性,可以纠正疾病所表现的阴阳偏盛或偏衰的病理现象,杀灭或抑制细菌的生长繁殖,促进人体新陈代谢功能,恢复或重建脏腑功能的协调,从而达到祛病之功效。

内伤疾病多用扶正法,外感疾病多用祛邪法。祛邪去因,扶正固本,协调脏腑经络机能,进而纠正阴阳偏盛偏衰,使机体恢复到阴平阳秘的正常状态。

二、中药的相互作用

中药的相互作用是通过药物配伍实现的。

中药复方配伍对药物有效成分溶解度的影响。

多味中药配伍,药物间相互作用,引起药物有效成分的溶解度发生变化。有的药物配伍能提高某些有效成分的溶解度,而有的药物配伍则会降低某些成分的溶解度。众多的中草药含有较强生理活性的生物碱,通常生物碱的盐类易溶于水,而游离的生物碱不溶或难溶于水。如果含生物碱的中草药和含有机酸的中草药配伍,则可增加汤液中生物碱的溶解度,而有些中草药和含生物碱的中草药配伍时,则会降低生物碱在水中的溶出率。

2.中药复方药物相互作用,产生新的化学物质。

生物碱能和广泛存在于中草药中的鞣酸作用,生成难溶于水的沉淀,生物碱还和一些甙类、多元酚类等成分作用,生成不溶于水的盐沉淀。

3.中药复方配伍产生的药理作用的变化

(1)协调作用;

(2)拮抗作用;

(3)毒性和副作用增强。

第二章　中药的配伍、剂量与用法

第一节　中药的配伍

一、中药配伍的概念、原理及目的

1. 配伍的概念　配伍是指有目的地按病情需要和药性特点,有选择地将两味或两味以上的药物配合同用。

2. 原理　中药配伍中可能存在着一种中药有效成分与它种中药有效成分在药理方面的相互作用,也可能存在着一种中药有效成分与它种中药有效成分之间产生物理的或化学的相互作用。

3. 目的　增强疗效,降低毒副作用,分清主次,全面兼顾病情。

二、何谓中药的"七情"

单味药的应用以及药与药之间的(六种)配伍关系,合称药物的"七情"。药与药之间的配伍关系有六种:相须、相使、相畏、相杀、相恶、相反。

单行及六种配伍关系的具体含义

1. 单行　单味药的应用又称为"单行"。如独参汤、清金散等。

2. 相须　指性能、功效相同或类似的药物的配合应用,可以增强原有疗效。(无主辅之分)如大黄配芒硝,增强攻下泻热的治疗作用。大黄、芒硝即为相须配伍。

3. 相使　两种在性能功效方面有某些共性,或性能功效虽不相同,但治疗目的一致的药物配合应用,以其中一种药为主,另一种药为辅,能提高主药的疗效。(有主辅之分)如黄芪为主配伍茯苓,用治气虚水肿。以黄芪为主补气利水,茯苓为辅利水健脾,两者均能利水,以达到治疗气虚水肿的目的。黄芪、茯苓为相使配伍——性能功效有某些共性。又如,雷丸驱虫,大黄泻下通便,治疗虫积证。雷丸为主,大黄为辅,以其泻下之功辅助雷丸驱虫之力,两药配伍为相使配伍——两者性能功效虽不相同,但治疗目的一致。

4. 相畏　两种药物合用时,其中一种药物能抑制或减轻另一种药物的峻烈之性或毒性。

5. 相杀　一种药物能减轻或消除另一种药物的毒性反应或副作用。

相畏与相杀是对一个问题,从两个不同的方面进行说明。如,生半夏之毒能被生姜所解,称为生半夏畏生姜为相畏;生姜能解生半夏之毒,称为生姜杀生半夏之毒——为相杀。

相恶:指两种药物合用,能互相抑制、降低或丧失药效,属于配伍禁忌。如人参恶莱菔子,莱菔子能消弱人参的补气作用。

相反:两种药物合用,能产生或增强毒性反应或副作用,属于配伍禁忌。如十八反,十九畏。

四、配伍的临床指导意义：

（1）药物配伍后产生协同作用而增强了疗效,临床应该充分利用。（相须、相使）

（2）药物配伍后可能产生拮抗而抵消或削弱原有的功效、作用,用药时应注意。（相恶）

（3）药物配伍后能减轻或消除原有的药物毒性或副作用,在使用有毒药物、烈性药物时,必须考虑选用。（相杀、相畏）

（4）药物配伍后可以产生或增加毒副作用,属于配伍禁忌,原则上应该避免应用。（相反）

五、常见配伍应用

1. 大黄——配枳实;配厚朴;配附子;配肉桂;配生地;配甘草;配丹皮;配桃仁;配赤芍。

2. 芒硝——配大黄;配鸡内金;配朱砂;配甘草;配枳实;配甘遂;

第二节　剂量与用法

一、中药的用药量

中药的用药量,称为剂量,是指每一味药成人的一日用量;也指方剂中药与药之间的比较分量,也就是相对剂量（如,六一散,滑石：甘草为6：1）。除特殊标明外,均指干燥后的生药。

计量单位：1 两约 = 31.25g;

1 钱约 = 3.125g;

1 分约 = 0.3g;

1 厘约 = 0.03 克;

常规剂量：花、叶等质地轻的药物,3 ~ 10g;

金石、贝壳等质地重的药物,10 ~ 30g;

鲜品,30 ~ 60g。

以上这些常规剂量均指无毒者。此外,小儿用药剂量要适当减少,除经临床试验确定的小儿用药剂量应严格按其规定服用外,一般情况 3 岁以内服 1/4 成人量,3 ~ 5 岁的可服 1/3 成人量,5 ~ 10 岁的可服 1/2 成人量,10 岁以上与成人量相差不大即可。

二、药剂量的确定

（1）与药物本身的关系：

药材质量——质量好者,量宜少;质量差者,量宜多。

药材质地——质地轻者,量宜少;质地重者,量宜多;鲜品,量宜多。

药物性味——性弱力平味淡者,量宜多;性强力峻味浓者,量宜少。

有毒无毒有关——有毒者,严格控制剂量;无毒者可增大变化幅度。

尤其需要注意的是,对含有砷、汞、铅及斑蝥、蟾酥、马钱子、乌头、巴豆等有毒成分的中药、中成药,更要严格控制使用剂量,中病即止,不可过服,以免引起过量或蓄积中毒事故的发生;对于作用猛烈,易伤正气的品种,也要严格控制使用剂量,如破血消癥的鳖甲煎丸,破气导滞的开胸顺气丸,峻下逐水的舟车丸、十枣散等。

(2)与剂型、配伍有关：

配伍：单味或复方；主药或辅药。

剂型：煎剂量大；丸散量小。

也与用药目的等有关。

(3)与患者的具体情况有关：包括患者的年龄、性别、体质、病程的长短及病势轻重等有关。

(4)与季节有关。

三、重要的用法

1.①应用形式（剂型）：汤剂、丸剂、膏剂、散剂、贴剂、栓剂、针剂等。②给药途径：口服、皮肤给药为主，还有吸入、舌下、黏膜给药，直肠给药等，皮下注射、肌肉注射等。

2.服药时间　不同类别的药物，服用时间选择不同。

(1)无特殊规定的一般口服药：一日量分2～3次，于早、晚或早、中、晚饭后0.5～1h各服一次。

(2)补益药：一般补益药宜饭前服，以利吸收；补阴药宜晚上一次服，可提高疗效。

(3)危急重症用药：应及时给药，为保证药力持续发挥，将所需药量酌情分次给予。

(4)解表药：应及时给予，以免病邪由表入里；如病情许可，发汗解表药于中午以前阳分时间（约11时）给予，可顺应阳气升浮，有助药力驱邪除病的好处。

(5)镇静安眠药：睡前1～2h给予。

(6)涩精止遗药：早、晚各一次给予。

(7)截疟药：发作前3～5h给予。

(8)峻下逐水药：清晨空腹给予。

(9)泻下药：遵"日晡人气收降"的理论，入夜睡前给予。但病情重者，不可拘泥于此，当随病情酌定给药时间。

(10)止泻药：及时给予，按时再服，泻止停服。

(11)润肠通便药：空腹或半空腹服，以利清除肠胃积滞。

(12)驱虫药：清晨空腹或晚上睡前给予。

(13)生津润燥、清暑解热药：不拘时顿服。

(14)咽喉疾患药：不拘时多次频服，缓缓咽下，使药液与病变部位充分接触，迅速奏效。

(15)祛痰药：饭前服，使药物刺激胃粘膜，间接促使支气管分泌增加，从而稀释痰液，便于排痰。

(16)平喘药：在哮喘发作前2h给药，才能使药物起效制喘。

(17)健胃药：用于开胃的宜饭前服；用于消食导滞的宜饭后服。

(18)制酸药：饭前服，以减少胃酸并增强对胃黏膜的保护作用。

(19)对胃有刺激的药物：宜饭后服，以缓和对胃黏膜的刺激。

(20)涌吐药：宜清晨、午前服。因"平旦至日中，天之阳，阳中之阳也，此天气在上，人气亦在上……故宜早不宜夜"。

3.煎煮方法　器具、用水、浸泡、煎煮火候及时间、榨汁、煎煮次数。

四、中药的几种特殊煎煮法

包括：先煎，后下，包煎，另煎，溶化，泡服，冲服，煎汤代水。

第三章　中药用药禁忌

第一节　各种禁忌类型

一、配伍禁忌

配伍禁忌——是指某些药物合用会产生剧烈的毒副作用或降低和破坏药效,因而应该避免配合应用,即《神农本草经》所谓:"勿用相恶、相反者"。

据《蜀本草》谓《本经》载药 365 种,相反者 18 种,相恶者 60 种。《新修本草》承袭了 18 种反药的数目。《证类本草》载反药 24 种,金元时期将反药概括为"十八反"、"十九畏",累计 37 种反药,并编成歌诀,便于诵读。

二、证候禁忌

由于药物的药性不同,其作用各有专长和一定的适应范围,因此,临床用药也就有所禁忌,称为"证候禁忌"。

如麻黄性味辛温,功能发汗解表、散风寒,又能宣肺平喘利尿,故只适宜于外感风寒表实无汗或肺气不宣的喘咳,而对表虚自汗及阴虚盗汗、肺肾虚喘则禁止使用。又如黄精甘平,功能滋阴补肺、补脾益气,主要用于肺虚燥咳、脾胃虚弱及肾虚精亏的病证。但其性质滋腻,易助湿邪,因此,凡脾虚有湿、咳嗽痰多以及中寒便溏者则不宜服用。所以除了药性极为平和者无须禁忌外,一般药物都有证候用药禁忌。

三、妊娠用药禁忌

妊娠用药禁忌,指妇女妊娠期间除中断妊娠、引产外,禁忌使用的药物。某些药物具有损害母体及胎元以致堕胎的副作用,根据其损害的程度不同可分为禁用药和慎用药两大类。凡禁用药妊娠期间绝对不能使用,慎用药可根据孕妇体质及病情需要审慎使用。常见的禁忌药物在以后章节详细列举。

四、服药时的饮食禁忌

服药时的饮食禁忌,又称"忌口"或"食忌",是指服药期间对某些食物的禁忌。其主要内容包括:①在服药期间,一般应忌食生冷、油腻、腥膻、有刺激性的食物。②根据病情的不同,饮食禁忌也有区别。如热性病,应忌食辛辣、油腻、煎炸性食物;寒性病,应忌食生冷食物、清凉饮料等。③古代文献记载的一些禁忌。如鳖甲忌苋菜,常山忌葱等,也应作为服药禁忌的参考。

五、特殊人群禁忌

中药的使用注意事项还包括除孕妇外的一些特殊人群,如儿童、老年人、运动员等用药时的注意事项。其中儿童应根据体重或年龄计算用药剂量和给药途径;避免滥用滋补类药物;尽量避免使用含有毒性较大成分的药剂;尽量缩短儿童用药疗程,及时减量或停药。老年人机体器官组织衰老,对药物的吸收、代谢速度减慢,避免使用对心脏、肝脏、肾脏、血管等组织有损害的药物。运动员的职业特殊,应避免使用含有兴奋成分的药剂。

第二节　十八反、十九畏

一、十八反

"十八反"最早见于张子和《儒门事亲》,列述了三组相反药,分别是甘草反甘遂、京大戟、海藻、芫花;乌头(川乌、附子、草乌)反半夏、瓜蒌(全瓜蒌、瓜蒌皮、瓜蒌仁、天花粉)、贝母(川贝、浙贝)、白蔹、白芨;藜芦反人参、沙参(南、北)、丹参、玄参、苦参、细辛、芍药(赤芍、白芍)。

易记口诀:

本草明言十八反,

半蒌贝蔹芨攻乌;

藻戟遂芫俱战草,

诸参辛芍叛藜芦。

第一句:本草明确的指出了十八种药物的配伍禁忌;

第二句:半(半夏)蒌(瓜蒌)贝(贝母)蔹(白蔹)芨(白芨)与乌(乌头)相对;

第三句:藻(海藻)戟(大戟)遂(甘遂)芫(芫花)都与草(甘草)不和;

第四句:诸参(人参、沙参、玄参、苦参、丹参)辛(细辛)芍(赤芍、白芍)与藜芦相背。

二、十九畏

"十九畏"最早见于明朝刘纯《医经小学》列述了九组十九味相反药,具体是:硫黄畏朴硝,水银畏砒霜,狼毒畏密陀僧,巴豆畏牵牛,丁香畏郁金,牙硝畏三棱;川乌、草乌畏犀角,人参畏五灵脂,官桂畏石脂。

易记口诀:

硫黄原是火中精,朴硝一见便相争,

水银莫与砒霜见,狼毒最怕密陀僧,

巴豆性烈最为上,偏与牵牛不顺情,

丁香莫与郁金见,牙硝难合京三棱,

川乌草乌不顺犀,人参最怕五灵脂,

官桂善能调冷气,若逢石脂便相欺。

大凡修合看顺逆,炮爁(làn)炙煿(bó)莫相宜。

三、注意事项

"十九畏"和"十八反"诸药,有一部分同实际应用有些出入,历代医家也有所论及,引古方为据,证明某些药物仍然可以合用。如感应丸中的巴豆与牵牛同用;甘遂半夏汤以甘草同甘遂并列;散肿溃坚汤、海藻玉壶汤等均合用甘草和海藻;十香返魂丹是将丁香、郁金同用;大活络丹乌头与犀角同用等等。现代这方面的研究工作做得不多,有些实验研究初步表明,如甘草、甘遂两种药合用时,毒性的大小主要取决于甘草的用量比例,甘草的剂量若相等或大于甘遂,毒性较大;又如贝母和半夏分别与乌头配伍,未见明显的增强毒性。而细辛配伍藜芦,则可导致实验动物中毒死亡。由于对"十九畏"和"十八反"的研究,还有待进一步作较深入的实验和观察,并研究其机理,因此,目前应采取慎重态度。一般说来,对于其中一些药物,若无充分根据和应用经验,仍须避免盲目配合应用。

第三节　妊娠禁忌

妊娠禁用药多是大毒的药物,药性峻猛,包括引产堕胎药、破血消癥药、峻下逐水药等。如巴豆、牵牛、大戟、商陆、麝香、三棱、莪术、水蛭、斑蝥、雄黄、砒霜、轻粉、蟾酥、马钱子、乌头、附子、土鳖虫、虻虫、甘遂、芫花等。

慎用药在必要时,根据孕妇的体质以及具体病情,审慎使用。常见的有活血祛瘀药、行气药、攻下药、温里药中的部分药及滑利之品。

①通经祛瘀类如桃仁、红花、牛膝、蒲黄、五灵脂、穿山甲、王不留行、凌霄花、虎杖、卷柏、三七、附子、等;

②行气破滞类如枳实、大黄、芒硝、番泻叶、郁李仁;

③辛热燥烈类如干姜、肉桂;

④滑利通窍类如冬葵子、木通、瞿麦、漏芦等。

含有以上成分的中药、中成药也就相应被视为妊娠禁用药和妊娠慎用药。

第四章　治疗常见病的中成药的使用

第一节　循环系统常用中成药

一、治疗冠心病、心绞痛的中成药

（一）气滞血瘀型

1.速效救心丸　①组成和临床应用:本品由川芎、冰片组成,为棕黄色滴丸。②药理作用和临床应用:具有行气活血、祛瘀止痛、增加冠脉血流量、缓解心绞痛的作用,用于气滞血瘀型冠心病、心绞痛。③用法用量:含服,一次4~6粒,3次/d;急性发作时,一次10~15粒。④使用注意:寒凝血脉,阴虚血瘀,胸痹心痛者不宜单用;本品含有活血化瘀药,孕妇禁用;伴有中、重度心力衰竭的心肌缺血者慎用。有使用本品引起口腔溃疡和全身性皮疹的过敏反应的报道,过敏体质者使用时应注意。

2.复方丹参滴丸　①组成:本品由丹参、三七、冰片组成,为滴丸剂。②药理作用和临床应用:具有活血化瘀、开窍止痛的作用,用于气滞血瘀、心脉瘀阻所致的胸痹。症见胸痛胸闷,心悸气短,面色苍白,四肢厥冷,唇舌青紫暗红,脉涩或结代等。③用法用量:口服或舌下含服,一次10粒,3次/d,4周为一个疗程或遵医嘱。④使用注意:寒凝血瘀,胸痹心痛者不宜服用;脾胃虚寒者慎用;本品含有活血化瘀药,孕妇禁用;个别患者服药后胃脘不适,宜饭后服;除个别患者有胃肠不适和作呕外,未发现有肝、肾功能损害等不良反应。

3.地奥心血康胶囊　①组成:本品由黄山药甾体总皂苷组成,为胶囊剂。②药理作用和临床应用:具有活血化瘀、行气止痛的作用,用于瘀血胸痹。症见胸闷、胸中刺痛、心悸气短、眩晕等,也可以预防和治疗冠心病、高血压、高脂蛋白血症见有上述证候者。③用法用量:口服,首次服药者,服用初期(15~30d),按一次2粒,3次/d服用。病情好转后,可改为一次1粒,3次/d连续服用。④使用注意:本品活血化瘀,孕妇慎用,月经期妇女及有出血倾向性者禁用;过敏体质者慎服;极少数患者空腹服用有胃肠道不适,宜饭后服用;文献报道临床偶见药疹、肝损害、月经失调等。

4.银杏叶口服液(片、胶囊)　①组成:本品由银杏叶组成。②药理作用和临床应用:具有活血化瘀、通脉舒络的作用。用于血瘀引起的胸痹及中风。症见胸闷心悸、舌强语蹇、半身不遂等。药理研究表明,银杏叶中的银杏黄酮及银杏内酯,具有扩张冠状动脉,降低血脂,增加心脑动脉血流量的作用。临床可用于治疗高黏血症、高脂蛋白血症、微循环障碍、中风先兆等,并对老年性痴呆症有预防和治疗作用。③用法用量:口服。口服液,一次1支,3次/d,4周为一个疗程。片剂,一次1~2片,3次/d。胶囊剂,一次1~2粒,3次/d。④使用注意:孕妇及心功能衰竭者慎用;少数人服后大便次数增加,减少用量后可转为正常。

5. 心血宁片　①组成:本品由葛根提取物、山楂提取物组成,为片剂。②药理作用和临床应用:具有活血化瘀、通络止痛的作用;用于心血瘀阻引起的胸痹。症见胸闷不舒、心胸刺痛、眩晕、舌质暗紫、脉涩等,以及冠心病、高血压、高脂蛋白血症等见有上述证候者。③用法用量:口服,一次 4 片,3 次/d,或遵医嘱。

6. 愈风宁心片　①组成:本品由野葛根组成,为片剂。②药理作用和临床应用:具有解痉止痛、清心除烦、解肌升阳的作用。用于外感及高血压引起的项背强痛、眩晕、胸闷疼痛等症。现代药理研究表明,葛根总黄酮能增强脑及冠脉血流量。临床可用于治疗高血压之头晕头痛项强、偏头痛、冠心病心绞痛以及早期突发性耳聋等。③用法用量:口服,一次 5 片,3 次/d。④使用注意:不宜过量服用,以免导致头晕、心慌;本品性凉,胃寒者慎用;少数患者服药后有头胀感,个别溃疡患者服药第 1 周内有轻度腹胀及上腹部不适感。

7. 丹七片　①组成:本品由丹参、三七组成,为片剂。②药理作用和临床应用:具有活血化瘀、通络止痛的作用。用于血瘀所致的诸般疼痛,如胸痛、头痛、月经不调及产后瘀阻的少腹疼痛等。可用于冠心病、心绞痛、脑震荡后遗症、创伤性血肿疼痛、痛经、恶露不下等病症的治疗。③用法用量:口服,一次 3~5 片,3 次/d。④使用注意:寒凝血瘀之胸痹、头痛、痛经者,不宜单独使用本品;本品活血化瘀,孕妇慎用,月经期及有出血倾向者慎用。

8. 黄杨宁片　①组成:本品由环维黄杨星 D 碱组成,为片剂。②药理作用和临床应用:具有行气活血、通络止痛作用。用于气滞血瘀所致的胸痹心痛,脉结代;冠心病、心律失常和心电图异常等症状。临床上用于治疗心绞痛、心律失常、心功能不全、脑血管供血不全。现代研究表明环维黄杨星 D 碱对离体豚鼠心室肌细胞的电活动有明显作用,$(1.2~3.6) \times 10^{-5}$ M(mol/L)浓度时显著延长动作电位时程和有效不应期,抑制心肌自发活动由异丙肾上腺素诱发的节律运动,并能改善缺氧心肌的动作电位,而细胞的静息电位及 0 相最大上升速率并不改变,属于第三类抗心律失常药物。③用法用量:口服,一次 1~2 片,3 次/d,每个疗程 4~8 周。④使用注意:服用初期出现轻度四肢麻木感、头昏、胃肠道不适,可在短期内自行消失,无需停药;肝、肾功能不全者慎用;本品活血化瘀,有碍胎气,孕妇忌用,月经期妇女慎用。

9. 乐脉颗粒　①组成:本品由丹参、川芎、赤芍、红花、山楂等组成。②药理作用和临床应用:具有行气活血、解郁化瘀、养血通脉作用。用于气滞血瘀引起的头痛、胸痛、心悸、动脉硬化、脑血管疾病、冠心病、肺源性心脏病、多发性脑梗死性痴呆、高脂蛋白血症等。③用法用量:口服,温开水冲服,一次 1 包,3 次/d。④使用注意:气虚血瘀,痰瘀互阻之胸痹,中风,眩晕,头痛者不宜用;本品含有活血化瘀药,孕妇慎用;有出血倾向者或出血性疾病者慎用。

10. 心可舒片(胶囊)　①组成:本品由山楂、丹参、葛根、三七、木香等组成。②药理作用和临床应用:具有活血化瘀、行气止痛的作用。用于血瘀气滞之冠心病、心绞痛。症见胸闷、胸痛、气促、心悸、舌质紫暗。③用法用量:口服。片剂:一次 4 片,3 次/d。胶囊剂:一次 4 粒,3 次/d。④使用注意:心阳虚患者不宜服用;气虚血瘀,痰瘀互阻之胸痹、心悸不宜单用;本品含有活血化瘀药,孕妇禁用;有出血性疾病及出血倾向者慎用。

11. 血府逐瘀丸(胶囊剂、口服液)　①组成:本品由当归、川芎、生地黄、赤芍、桃仁、红花、牛膝、柴胡、枳壳、桔梗、甘草组成。②药理作用和临床应用:具有活血化瘀、行气止痛作用。用于瘀血内阻之胸痛。症见胸痛或头痛,内热督闷、失眠、多梦、心悸怔忡、急躁善怒、舌暗红或有瘀斑、脉涩或弦紧等。可治疗头痛、颈椎病、精神分裂症、心律失常、痛经、崩漏、不孕症、宫外孕等证属气滞血瘀者。③用法用量:口服。蜜丸:空腹,用红糖水送服,一次 1~2 丸,2 次/d。胶囊剂:一次 6 粒,2 次/d。口服液:一次 10ml,3 次/d,或遵医嘱。④使用注意:气虚血瘀者慎用;本品含活血行气药物,孕妇忌用;忌食生冷、油腻之品;体弱无瘀者不宜使用。

（二）气虚血瘀型

1. 通心络胶囊　①组成:本品由人参、水蛭、土鳖虫、全蝎、蜈蚣、蝉蜕、赤芍、冰片等组成。②药理作用和临床应用:具有益气活血、通络止痛作用。用于冠心病、心绞痛,证属心气虚乏、血瘀络阻者。症见胸部憋闷,刺痛,绞痛,固定不移,气短乏力,心悸自汗,舌质紫暗或有瘀斑,脉细涩或结代。亦用于脑梗死恢复期,证属中风中经络、气虚血瘀络阻型。症见半身不遂,偏身麻木,口舌歪斜,言语不利等症。③用法用量:口服,一次 2~4 粒,3 次/d,4 周为一个疗程。④使用注意:出血性疾病,孕妇、妇女经期及阴虚火旺型中风禁用。服药后胃部不适者,宜改为饭后服用。

2. 舒心口服液(糖浆)　①组成:本品由黄芪、党参、红花、当归、川芎、三棱组成。②药理作用和临床应用:具有益气活血化瘀作用。用于气虚血瘀之胸痹。症见胸闷胸痛,心悸气短,倦怠乏力,面色苍白,舌质紫暗,脉虚弱。③用法用量:口服。口服液:一次 20ml,一日 2~3次。糖浆:一次 30~35ml,2 次/d。④使用注意:本品补气活血,用于治气虚血瘀之胸痹,凡阴虚血瘀,痰瘀互阻,胸痹心痛者均不宜单独使用;孕妇及月经期妇女慎用。

3. 麝香保心丸　①组成:本品由麝香、人参、苏合香、蟾酥等组成。②药理作用和临床应用:用于气虚血瘀之胸痹。症见胸闷胸痛,心悸气短等。心肌缺血引起的心绞痛、心肌梗死见有上述证候者。③用法用量:口服,一次 1~2 丸,3 次/d,或症状发作时服用。④使用注意:本品含有麝香、蟾酥等开窍药,孕妇禁用;本品中含有蟾酥,不宜过用久用;因其具有强心作用,不宜与洋地黄类药物同用。个别特异质服药后有荨麻疹慎用;个别患者服药后有口干、头胀、中上腹不适及唇舌麻木感。

4. 诺迪康胶囊　①组成:本品由圣地红景天组成。②药理作用和临床应用:具有益气活血、通脉止痛作用。用于气虚血瘀所致的胸痛。表现为胸闷、刺痛或隐痛,心悸气短,神疲乏力,少气懒言,头晕目眩等症。冠心病心绞痛见以上表现者。③用法用量:口服,一次 1~2 粒,3 次/d。④使用注意:本品活血化瘀,有碍胎气,孕妇禁用;月经期妇女慎用。

（三）痰瘀寒凝型

冠心苏合丸(胶囊)　①组成:本品由苏合香、冰片、乳香、檀香、土木香组成。②药理作用和临床应用:具有理气宽胸,止痛作用。为寒凝气滞,心脉不通所致的心痛、胸闷憋气而设。用于心绞痛,胸闷憋气,也可用于治疗虚寒性胃痛、腹痛等。③用法用量:口服。蜜丸:嚼碎服,一次 1 丸,1~3 次/d;胶囊剂:含服或咽服,一次 2 粒,1~3 次/d。也可于临睡前或发病时服用。④使用注意:热郁神昏、气虚津伤者和孕妇禁用;因本品对消化道黏膜有刺激,不宜久服,且在饭后服用;在用本品的患者中,有个别病例出现上腹部不适,胃痛、咽痛、胸闷、面部皮炎等轻微不良反应,均在开始服药时出现,继续用药则消失。

（四）气阴两虚型

1. 参脉注射液(颗粒剂)　①组成:本品由红参、麦冬组成,有注射液和颗粒剂剂型。②药理作用和临床应用:具有益气固脱,养阴生津复脉作用。用于治疗气阴两虚型休克、冠心病、心肌炎、肺心病、粒细胞减少症。症见神疲汗出、心悸、气促、脉微无力等。③用法用量:注射液:肌内注射,一次 2~4ml,一日 1 次;静脉滴注 1 次 10~100ml(用 5% 葡萄糖注射液 250~500ml稀释后应用),或遵医嘱。颗粒剂:开水冲服,一次 1 袋,3 次/d。④使用注意:阴盛阳衰者不宜用。⑤不良反应:静滴一个疗程(15d)后约有 4% 的患者谷丙转氨酶轻度升高,说明有轻微肝毒性。有报道有患者用药 3 周后,出现黄疸及肝功能改变,停药后黄疸消失。5% 患者有口干、口渴、舌燥等反应,极个别病例有口角、嘴唇疱疹,停药后很快消失。有报道静注参麦液诱发左心衰死亡1例。另报道1例静滴本品后发生面潮红、荨麻疹样皮疹、胸闷气急等症状,经用地塞米松缓解。

2. 补心气口服液　①组成:本品由黄芪、人参、石菖蒲、薤白等组成。②药理作用和临床应用:具有补益心气、理气止痛作用。用于心气不足之胸痹。症见胸中隐痛、气短、心悸乏力、头晕等。③用法用量:口服,一次1支,3次/d,4周为一个疗程。④使用注意:注意节食,避免过度操劳、剧烈运动,经常保持身心舒畅,少吸烟、喝酒。

3. 滋心阴口服液　①组成:本品由麦冬、北沙参、赤芍、三七组成。②药理作用和临床应用:具有滋养心阴、活血止痛作用。用于心阴不足之胸痹。症见胸痛、心悸、失眠、五心烦热、舌红苔少,脉细数。③用法用量:口服,一次10ml,3次/d。④使用注意:阴寒凝滞或痰湿内阻证禁用;本品含有活血药物,孕妇慎用;注意节食,避免过度操劳、剧烈运动,经常保持身心舒畅,少吸烟、喝酒。

二、治疗高血压的中成药

1. 六味地黄丸(蜜丸、水蜜丸、水丸、煎膏剂、片、胶囊、浓缩丸、颗粒剂、口服液)

①组成:本品由熟地黄、山茱萸(炙)、山药、牡丹皮、茯苓、泽泻组成。②药理作用和临床应用:具有滋阴补肾作用,用于头晕耳鸣,腰膝酸软,遗精盗汗。研究证明本品具有抗肿瘤,增强免疫力,抗低温,抗疲劳,耐缺氧,促皮质激素样作用,能够治疗实验性肾炎、防治实验性佝偻病,具有降血压、降血脂、降血糖等作用。临床上主要用于治疗食管上皮增生,防止癌变、肾炎、妇女更年期综合征、糖尿病、高血压、心律失常、慢性前列腺炎、周期性麻痹、遗尿症、嗜酸性细胞增多症、红斑性狼疮、神经衰弱、中心性视网膜及视神经炎等属于肾阴不足的患者。实验研究表明肾动脉狭窄型高血压大鼠心肌肥厚伴有左室壁羟脯氨酸浓度明显增加,用本药灌胃4周能减轻这种病变,并有明显降压和改善肾功能及防止动脉粥样硬化的作用。③用法用量:口服。蜜丸:水蜜丸一次6g(约30丸),小蜜丸一次9g,大蜜丸一次1丸,2次/d。水丸:一次5g,2次/d。煎膏剂:温开水冲服,一次10~15g,2次/d。片剂:一次8片,2次/d。胶囊剂:一次1粒,2次/d。浓缩丸:一次8丸,3次/d。颗粒剂:开水冲一次5g,2次/d。口服液:一次10ml,2次/d,儿童酌减或遵医嘱。④使用注意:主要用于治疗各病症具有肝肾阴虚的证候;为阴虚证而设,体实及阳虚者忌服;感冒者慎用,以免表邪不解;本方熟地黄滋腻滞脾,有碍消化,故脾虚食少便溏者慎用;服用本方忌食辛辣;曾有1例患者口服本品后致下肢严重转筋。

2. 松龄血脉康胶囊　①组成:本品由鲜松叶、葛根、珍珠层粉组成,为胶囊剂。②药理作用和临床应用:具有平肝潜阳、镇心安神作用,用于高血压病及原发性高脂血症见有头痛眩晕、急躁易怒、心悸失眠等属于肝阳上亢者。在高血压和高脂血症动物模型上,本品具有降压和调血脂作用。③用法用量:口服,一次3粒,3次/d。④使用注意:个别患者服药后可出现轻度腹泻、胃脘胀满等,饭后服用有助于减轻或改善这些症状。

3. 牛黄降压丸(片、胶囊)　①组成:本方由牛黄、水牛角浓缩粉、冰片、郁金、白芍、黄芪等组成,有蜜丸、小蜜丸、胶囊、片剂剂型。②药理作用和临床应用:具有清心化痰、镇静降压作用。主治高血压及肝火旺盛、头晕目眩、烦躁不安、痰火壅盛症。药理研究表明,本品有降压、镇静、利尿等作用;对肾型高血压大白鼠有确切的降压作用;降压作用迅速,而降压过程温和缓慢,最后使肾型高血压大白鼠的动脉血压降到接近正常水平。③用法用量:口服,大蜜丸:1次/d,一次1~2丸;小蜜丸:1次/d,一次20粒;胶囊:1次/d,一次2~4粒。片剂:1次/d,一次2~4片。④使用注意:本品清降力强,非实热证者不宜用;孕妇慎用;临床偶有腹泻、便溏。

4. 天麻钩藤颗粒(冲剂) ①组成:本品由天麻、钩藤、石决明、栀子、黄芩、牛膝、杜仲(盐制)、益母草、桑寄生、首乌藤、茯苓组成。②药理作用和临床应用:具有平肝熄风、清热安神作用。用于肝阳上亢、高血压等所引起的头痛、眩晕、耳鸣、眼花、震颤、失眠。现代研究表明,本品有降血压、抗惊厥镇静作用。③用法用量:口服,一次10g,3次/d,或遵医嘱。④使用注意:舌绛无苔之阴虚动风证,不宜用;饮食宜清淡,戒恼怒,节房事。

5. 脑立清丸 ①组成:本方由代赭石、磁石、珍珠母、猪胆膏、冰片、薄荷脑、半夏、酒曲、牛膝组成。②药理作用和临床应用:具有平肝潜阳、醒脑安神的作用。用于头晕目眩,耳鸣口苦,心烦难寐,临床上主要用于治疗高血压、脑动脉硬化、美尼尔综合征、脑血管意外导致半身不遂属肝阳上亢者。现代研究表明,本品主要具有降血压、镇静、镇吐、扩张血管等作用。③用法用量:口服,每次10粒,2次/d。④使用注意:孕妇、体弱虚寒者、脾胃虚弱之食欲不振、大便溏稀者忌服;本品可引起过敏性药疹。

6. 杞菊地黄丸 ①组成:本品由枸杞子、菊花、熟地黄、山茱萸(炙)、牡丹皮等组成。②药理作用和临床应用:具有滋肾养肝作用。用于肝肾阴亏,眩晕耳鸣,羞明畏光,迎风流泪,视物昏花。临床上主要用于治疗中心性视网膜炎、青光眼、老年性白内障、视神经乳头炎、脑震荡后遗症、高血压、慢性肝炎等。现代研究表明,本品可以降低肾阴虚型高血压病人外周血淋巴细胞β肾上腺素受体数:临床观察发现肾阴虚型高血压病人外周血淋巴细胞β肾上腺素受体数明显增多,易致血管痉挛。③用法用量:口服,2次/d,水蜜丸一次6g;小蜜丸一次9g;大蜜丸一次1丸。④使用注意:实火亢盛所致的头晕、耳鸣慎用;平素脾虚便溏者慎用;忌食酸性及生冷食物;个别病例服用本药可发生过敏反应,如四肢及全身出现疱疹、瘙痒或轻度蚁走感,或伴有轻度发热等,停药并用抗过敏药物治疗后,症状可完全消失。

三、治疗血脂异常的中成药

1. 绞股蓝总苷胶囊 ①组成:本品由绞股蓝总苷组成。具有养心健脾、益气和血、祛痰化瘀的作用。②药理作用和临床应用:用于心脾气虚,痰阻血瘀的高脂血症及动脉粥样硬化、心血管疾病。现代药理研究表明,本品对实验性心肌梗死有保护作用,有抗肿瘤、降血脂、降血糖、增强免疫、抗衰老作用,能降低大鼠实验性高脂血症的血脂。③用法用量:口服,一次2~3粒,3次/d。④使用注意:极少数病人有胃部不适,继续服药可自行消失。

2. 降脂灵片 ①组成:本品由制何首乌、枸杞子、黄精、山楂、决明子组成。②药理作用和临床应用:具有补肝益肾、养血、明目、降脂作用。用于肝肾阴虚,头晕目昏,须发早白,高脂血症。③用法用量:口服,一次5片,3次/d。④使用注意:气虚便溏者慎用;忌食肥甘厚味。本品密闭贮藏。

3. 松龄血脉康胶囊 ①组成:本品由葛根、鲜松叶、珍珠层粉等组成。②药理作用和临床应用:具有平肝潜阳,镇心安神,活血化瘀,降血压,降血脂,降血液黏稠度和血小板聚集率作用。用于肝阳上亢、气滞血瘀所致的头痛、眩晕、心悸失眠、颈项强痛、口苦口干、中风等症。现代研究证明,本品不但有显著的降压作用,同时还具有降低胆固醇、甘油三酯及升高高密度脂蛋白等作用。可明显抑制高脂餐诱发的动物高脂血症,显著降低血清总胆固醇、甘油三酯和低密度脂蛋白,升高高密度脂蛋白,以预防治疗效果最佳,降脂作用呈剂量依赖性。适用于高血压、高脂血症、冠心病、动脉粥样硬化症及脑梗死等病证。③用法用量:口服,一次3粒,3次/d,病情重者可酌情加量或遵医嘱。病情稳定后一次2~3粒,一日2~3次。

4. 血脂康胶囊　①组成:本品由红曲组成,为胶囊剂。②药理作用和临床应用:具有除湿祛痰,活血化瘀,健脾消食作用。用于脾虚痰瘀阻滞引起的气短乏力、头晕头痛、胸闷腹胀、食少纳呆等以及高脂血症。现代研究表明,本品有调节异常血脂的作用。③用法用量:口服,一次 2 粒,2 次/d,早晚饭后服用,轻中度患者一日 2 粒,晚饭后服用,或遵医嘱。④使用注意:孕妇、哺乳期妇女慎用;临床偶有一过性腹胀、胃部不适、恶心等消化道症状。

5. 脂必妥胶囊　①组成:本品由山楂、白术、红曲等组成,为胶囊剂。②药理作用和临床应用:具有消痰化瘀,健脾和胃作用。用于痰瘀互结,气血不利所致的高脂血症,症见头昏、胸闷、腹胀、食欲减退、神疲乏力等。③用法用量:口服,一次 1 粒,2 次/d。④使用注意:孕妇及哺乳期妇女禁用。

第二节　糖尿病常用中成药物

1. 玉泉丸　①组成:本品由葛根、天花粉、地黄、五味子、麦冬、生甘草组成,为浓缩丸。②药理作用和临床应用:具有养阴生津,止渴除烦,益气和中作用。用于治疗因胰岛功能减退而引起的糖代谢紊乱、血糖升高的糖尿病(亦称消渴症),肺胃肾阴亏损,热病后期。临床上主要用于肺胃津伤,肾阴不足之糖尿病。③用法用量:口服,一次 6g,4 次/d;7 岁以上一次 3g,3 ~7 岁小儿一次 2g。④使用注意:忌食辛辣食物;属阴阳两虚消渴者慎用;孕妇忌用;在治疗过程中,尤其是与西药降糖药联合用药时,要及时监测血糖,避免低血糖反应发生。

2. 消渴丸　①组成:本品由葛根、黄芪、地黄、天花粉、玉米须、五味子、山药、格列本脲组成,为浓缩丸。②药理作用和临床应用:具有滋肾养阴,益气生津作用。用于多饮、多尿、多食、消瘦、体倦无力、眠差腰痛、尿糖及血糖升高之气阴两虚型消渴症。③用法用量:口服,一次1.25 ~2.5g(5 ~10 丸),3 次/d,饭后温水送服。④不良反应:口服本品导致多起低血糖,经口服糖水和静脉推注葡萄糖注射液后好转。口服本品致过敏性休克 1 例,经抗过敏、升压、扩血管治疗后好转。⑤使用注意:服用本品严禁加服降血糖化学药;肝炎患者慎服;严重肾功能不全,少年糖尿病,酮体糖尿,妊娠期糖尿病,糖尿性昏迷等症患者不宜使用;个别患者偶见格列本脲不良反应,请在医生指导下用药。

3. 金芪降糖片　①组成:本品由黄连、黄芪、金银花组成。②药理作用和临床应用:具有清热益气作用。用于气虚兼内热的消渴病,症见口渴多饮,易饥多食,气短乏力,多见于轻、中型非胰岛素依赖型糖尿病。③用法用量:口服,饭前半小时,一次 7 ~10 片,3 次/d,疗程 2 个月或遵医嘱。④使用注意:属阴阳两虚消渴者慎用;在治疗过程中,尤其是与西药降糖药联合用药时,要及时监测血糖,避免低血糖反应发生;偶见腹胀,继续服药后,自行缓解,非气虚内热者慎服。

4. 六味地黄丸(蜜丸、水蜜丸、水丸、煎膏剂、片、胶囊、浓缩丸、颗粒剂、口服液　①组成:本品由熟地黄、山茱萸(炙)、山药、牡丹皮、茯苓、泽泻组成。②药理作用和临床应用:具有滋阴补肾作用,用于头晕耳鸣,腰膝酸软,遗精盗汗。研究证明本品具有抗肿瘤、增强免疫、抗低温、抗疲劳、耐缺氧、促皮质激素样作用,能够治疗实验性肾炎,防治实验性佝偻病,具有降血压、降血脂、降血糖等作用。临床上主要用于治疗食管上皮增生,防止癌变、肾炎、妇女更年期综合征、糖尿病、高血压、心律失常、慢性前列腺炎、周期性麻痹、遗尿症、嗜酸性细胞增多症、红斑性狼疮、神经衰弱、中心性视网膜及视神经炎等属于肾阴不足的患者。③用法用量:口服。蜜丸:水蜜丸一次 6g(约 30 丸),小蜜丸一次 9g,大蜜丸一次 1 丸,2 次/d。水丸:一次 5g,2 次/

d。煎膏剂:温开水冲服,一次 10 ~15g,2 次/d。片剂:一次 8 片,2 次/d。胶囊剂:一次 1 粒,2次/d。浓缩丸:一次 8 丸,3 次/d。颗粒剂:开水冲一次 5g,2 次/d。口服液:一次 10 ml,2 次/d,儿童酌减或遵医嘱。④使用注意:主要用于治疗各病症具有肝肾阴虚的证候;为阴虚证而设,体实及阳虚者忌服;感冒者慎用,以免表邪不解;本方熟地黄滋腻滞脾,有碍消化,故脾虚食少便溏者慎用;服用本方忌食辛辣;曾有 1 例患者口服本品后致下肢严重转筋。

5. 金匮肾气丸　①组成:本品由肉桂、附子(炙)、熟地黄、山茱萸(炙)、牡丹皮、山药、茯苓、泽泻组成,为大蜜丸。②药理作用和临床应用:具有温补肾阳作用。用于肾阳不足,腰膝酸痛,肢冷尿频,阳痿遗尿,尺脉微弱以及痰饮咳喘,消渴,脚气等证候。药理研究表明,具有降血糖、降血脂、增强免疫、改善内分泌、清除自由基、利尿、降血压等作用。③用法用量:口服,一次 1 丸,2 次/d。④使用注意:孕妇忌服;忌房欲、气恼及食生冷食物。

6. 知柏地黄丸(蜜丸、浓缩丸、片)　①组成:本品由知母、黄柏、熟地黄、山药、山萸肉、牡丹皮、茯苓、泽泻组成。②药理作用和临床应用:具有滋阴降火作用。用于阴虚火旺而致的骨蒸劳热、虚烦盗汗、口干咽痛、腰背酸痛、耳鸣遗精、小便短赤、血淋等症。临床上用于阴虚火旺所致的急性视网膜色素上皮炎、遗精、复发性口疮、神经衰弱、肺结核、糖尿病、甲亢等。③用法用量:口服,蜜丸:一次 1 丸,2 次/d,空腹服,淡盐汤或温开水送下。浓缩丸:一次 8 丸,3 次/d。片剂:一次 6 片,4 次/d。④使用注意:本品为阴虚火旺证而设,气虚发热及实热者忌服;感冒者慎用,以免表邪不解;本品药性滋腻而寒凉,凡脾虚便溏、气滞中满者不宜使用;服药期间饮食宜选清淡易消化之品,忌食辛辣、油腻之品。

第三节　呼吸系统常用中成药

一、解表类

(一)风寒感冒

1. 感冒软胶囊　①组成:本品由羌活、麻黄、桂枝、荆芥穗、防风、白芷、川芎、石菖蒲、葛根、薄荷、苦杏仁、当归、黄芩、桔梗组成,为软胶囊剂型。②药理作用和临床应用:具有散风解热作用。用于外感风寒邪气引起的感冒。症见头痛发热、鼻塞流涕、恶寒无汗、骨节酸痛。③用法用量:口服,一次 2 ~4 粒,2 次/d。④使用注意:本品辛温发散,用于外感风寒之证,风热感冒及寒郁化热明显者忌用;服药期间忌食辛辣、油腻,可服热粥,以助汗出;方中含麻黄,高血压、心脏病患者慎用。

2. 川芎茶调散(水丸、袋泡茶、浓缩丸、散剂、片剂、颗粒剂)　①组成:本品由川芎、荆芥、白芷、羌活、甘草、细辛、防风、薄荷组成。②药理作用和临床应用:具有疏风止痛作用。用于外感风邪头痛,或有恶寒、发热、鼻塞。对周围神经麻痹、面神经麻痹、三叉神经痛、急慢性鼻炎等亦有一定疗效。③用法用量:口服。水丸:饭后清茶送服,一次 3 ~6g,2 次/d。袋泡茶:开水泡服,一次 2 袋,一日 2 ~3 次。浓缩丸:饭后清茶送服,一次 8 丸,3 次/d。散剂:饭后清茶送服,一次 3 ~6g,2 次/d。片剂:饭后清茶送服,一次 4 ~6 片,3 次/d。颗粒剂:饭后用开水或浓茶冲服,一次 1 袋,2 次/d,小儿酌减。④使用注意:阴虚、实热证之头痛,久病气虚、血虚,或因肝肾不足,肝阳上亢之头痛慎用;方中含有辛香走窜之品,有碍胎气,孕妇慎服;服药期间饮食宜用清淡易消化之品,忌食辛辣、油腻之物,以免助热生湿;本药药性发散,易伤正气,服用当中病即止,不可多服、久服;内服有时可引起麻疹、猩红热样药疹。长期内服偶有嘴唇变厚和肿胀等不良反应出现。

(二) 风热感冒

1. 银翘解毒丸(颗粒剂、蜜丸、浓缩丸、片剂、合剂、口服液)　①组成:本品由金银花、连翘、荆芥穗、薄荷、淡豆豉、牛蒡子、桔梗、淡竹叶、甘草组成。②药理作用和临床应用:具有辛凉解表,清热解毒作用。用于风热感冒,发热头痛,咳嗽口干,咽喉肿痛,苔薄白或微黄,脉浮数。亦可用于流感、支气管肺炎、流行性腮腺炎、急性咽炎、急性扁桃体炎、乙型脑炎初起而见风热表证者。③用法用量:口服。颗粒剂:开水冲服,一次 1 袋,3 次/d,重症者加服 1 次。蜜丸:用芦根汤或温开水送服,一次 1 丸,2 ~ 3 次/d。浓缩丸:一次 0.7 ~ 0.8g,3 次/d。片剂:用芦根汤或温开水送服,一次 6 片,3 次/d。合剂:一次 10ml,3 次/d,用时摇匀。口服液:一次 20ml,2 ~ 3 次/d。④使用注意:服药期间忌油腻及生冷食物。风寒感冒者忌用。

2. 羚翘解毒丸(片、颗粒、浓缩丸)　①组成:本品由金银花、连翘、淡豆豉、荆芥穗、薄荷、淡竹叶、牛蒡子、桔梗、甘草、冰片、羚羊角组成。②药理作用和临床应用:具有疏风清热,解毒作用。用于风热感冒,恶寒发热,头晕目眩,咳嗽,咽痛,两腮赤肿等症。③用法用量:口服。蜜丸:鲜芦根煎汤或温开水送服,一次 1 ~ 2 丸,2 次/d。片剂:鲜芦根煎汤或温开水送服,一次 4 片,2 次/d。颗粒剂:开水冲服,一次 10g,一日 2 ~ 3 次。水丸:一次 5g,2 ~ 3 次/d。浓缩丸:一次 8 丸,3 次/d。④使用注意:本方疏风解表,清热解毒,用于外感温邪或风热所致的感冒,风寒感冒者慎用;忌食辛辣油腻食物;有口服羚翘解毒丸引起过敏反应的报道;服用过量时出现头晕、胸闷、恶心、呕吐、四肢麻木、发热、周身发痒,甚至呼吸急促,血压下降,昏迷,脉微欲绝等症状。

3. 银黄口服液(片、颗粒、胶囊、含片、注射剂)　①组成:本品由金银花、黄芩组成。②药理作用和临床应用:具有清热解毒作用。用于外感风热毒邪引起的发热,头痛,咽喉肿痛,舌质红,苔薄黄,脉浮数。用于呼吸道感染,急性扁桃体炎,咽炎属风热毒邪侵袭肺卫者。疮疖肿毒、丹毒等亦可辨证使用。③用法用量:口服。颗粒剂:开水冲服,一次 1 ~ 2 袋;2 次/d。片剂:一次 2 ~ 4 片,4 次/d。口服液:一次 10 ~ 20ml,3 次/d,小儿酌减。胶囊剂:一次 2 ~ 4 粒,4 次/d。含片:含化,一次 1 ~ 2 片,一日 6 ~ 8 片。注射剂:肌内注射,一次 2 ~ 4ml,1 ~ 2 次/d。④使用注意:阴虚火旺或素体脾胃虚寒者慎用。

4. 双黄连口服液　①组成:本品由金银花、黄芩、连翘组成。②药理作用和临床应用:具有辛凉解表,清热解毒作用。用于外感风热引起的发热、咳嗽、咽痛。临床上用于呼吸道感染,流行性腮腺炎,结角膜炎,腹泻,胃肠炎,黄疸型肝炎,泌尿系感染,感染性疾病,高热,疱疹等。现代研究表明,本品有抗病毒、增强免疫功能的作用。③用法用量:口服,一次 20ml,3 次/d。④使用注意:素体脾胃虚寒者慎用或禁用。服药期间忌服滋补性中药,饮食宜清淡,忌食辛辣厚味。

5. 板蓝根颗粒(片、糖浆)　①组成:本品由板蓝根组成。②药理作用和临床应用:具有清热解毒,凉血消肿,利咽作用。用于感受风热毒邪引起的发热,咽喉肿痛。治疗感冒、流感、扁桃体炎、乙型脑炎、流行性腮腺炎、传染性肝炎、白喉、肺炎、流行性脑脊髓膜炎、麻疹、水痘、单纯性疱疹性口腔炎、口腔黏膜溃疡,亦可作为流感、腮腺炎、传染性肝炎、小儿麻疹的预防用药。③用法用量:口服。颗粒剂:开水冲服,一次 5 ~ 10g,4 次/d。片剂:一次 2 ~ 4 片,3 次/d。糖浆剂:一次 15ml,3 次/d。④使用注意:非实火热毒者忌服;偶可引起溶血反应。

(三) 时行感冒(流行性感冒)

1. 抗病毒颗粒　①组成:本品由板蓝根、忍冬藤、山豆根、鱼腥草、重楼、贯众、白芷、青蒿、射干组成,为颗粒剂、胶囊剂剂型。②药理作用和临床应用:具有清热解毒作用。用于病毒性上呼吸道感染(病毒性感冒)属热毒者。③用法用量:口服,一次 3~6g,3 次/d。④使用注意:临床症状较重、病程较长或合并有细菌感染的患者应加服其他治疗药物。

2. 清热解毒口服液(颗粒剂)　①组成:本品由生石膏、金银花、玄参、生地黄、连翘、栀子、地丁、黄芩、龙胆草、板蓝根、知母、麦冬组成。②药理作用和临床应用:具有清热解毒作用。适于时行感冒。用于症见突然恶寒,高热,周身酸痛,咳嗽,咽痛等。③用法用量:口服。口服液:一次 10~20ml,3 次/d。颗粒剂:开水冲服,一次 18g,3 次/d,小儿酌减或遵医嘱。④使用注意:风寒感冒,脏腑虚寒及虚热等证忌用。

3. 清开灵口服液　①组成:本品由胆酸、珍珠母、猪去氧胆酸、栀子、水牛角、板蓝根、黄芩苷、金银花组成,为口服液。②药理作用和临床应用:具有清热解毒,镇静安神作用。用于外感风热时毒,火毒内盛所致高热不退,烦躁不安,咽喉肿痛,舌质红绛,苔黄,脉数者;上呼吸道感染、病毒性感冒、急性化脓性扁桃体炎、急性咽炎、急性气管炎,高热等病症属上述证候者。临床上主要用于治疗流行性乙型脑炎、上呼吸道感染、重型肺炎、肺性脑病、重症肝炎、肝昏迷、脑出血、急性胰腺炎、流行性脑脊髓膜炎等证属邪热扰乱神明者。③用法用量:口服,一次 20~30ml,2 次/d;儿童酌减。④使用注意:本品多用于湿热型,久病体虚出现腹泻的患者慎用;临床使用中偶有寒战、高热、药疹等过敏反应,需要及时停药和作脱敏等对症处理。

(四)少阳感冒

1. 柴胡口服液　①组成:本品由柴胡组成,为口服液。②药理作用和临床应用:具有疏解退热作用。用于外感风热邪气或外感风寒入里化热,症见身热不退或往来寒热。③用法用量:口服。口服液:一次 10~20ml,3 次/d,小儿酌减。④使用注意:本品辛凉解表,风寒感冒者忌用;孕妇及哺乳期妇女应慎用;服药期间忌服滋补性中药,饮食宜清淡,忌食辛辣厚味。

2. 小柴胡颗粒(片、浓缩丸)　①组成:本品由柴胡、姜半夏、黄芩、党参、甘草、生姜、大枣组成。②药理作用和临床应用:具有解表散热,疏肝和胃作用。用于外感风寒化热内传或风热邪气直入少阳。症见寒热往来,胸胁苦满,心烦喜呕,口苦咽干,苔薄黄,脉弦。本品可用于治疗感冒发热,慢性胃炎、十二指肠溃疡、急慢性肝炎、急慢性胆囊炎等见少阳证者。③用法用量:口服。颗粒剂:开水冲服,一次 10~20g,3 次/d。片剂:口服,一次 4~6 片,3 次/d。浓缩丸:口服,一次 8 丸,3 次/d。④使用注意:服药期间忌服滋补性中药;忌生冷辛辣食物;上盛下虚或肝炎偏盛者,用本方后若出现头晕目眩或齿龈出血等症状时不宜服用;阴虚吐血或肝阳上亢之高血压病者不宜用。

二、止咳类

(一)外感咳嗽

1. 通宣理肺丸(颗粒、浓缩丸、煎膏剂、口服液)　①组成:本品由紫苏叶、前胡、桔梗、苦杏仁、麻黄、甘草、陈皮、半夏(制)、茯苓、枳壳(炒)、黄芩组成。②药理作用和临床应用:具有散寒解表,宣肺止嗽作用。用于外感风寒之咳嗽。症见恶寒发热,头痛无汗,肢体酸痛,鼻塞声重,流涕多嚏,咳嗽痰稀,气促,咽痒。③用法用量:口服。蜜丸:一次 2 丸,2~3 次/d。颗粒剂:一次9g,2 次/d。浓缩丸:一次 8~10 丸,2~3 次/d。煎膏剂:一次15g,2 次/d。口服液:一次 20ml,2~3 次/d。④使用注意:本方含有麻黄,心脏病、原发性高血压患者应慎用;孕妇慎用;风热感冒及阴虚咳嗽者忌用;忌食生冷油腻食物。

2. 小青龙颗粒　①组成:本品由麻黄、桂枝、白芍、干姜、细辛、甘草、法半夏、五味子组成,为合剂、颗粒剂剂型。②药理作用和临床应用:具有解表化饮,止咳平喘作用。用于外感风寒,内有痰饮之咳喘。症见恶寒发热无汗,喘咳痰稀。可用于治疗急性支气管炎、慢性支气管炎发作期、喘息型支气管炎、过敏性支气管哮喘反复发作、肺气肿属外寒内饮者。③用法用量:口服。颗粒剂:开水冲服,一次1袋,3次/d。④使用注意:本方为治外寒内饮之剂,故凡是风热咳喘及正气不足的虚喘不宜用;凡阴虚血虚严重者均不宜用;阴虚干咳无痰者禁用;临床仅用于喘急必需之时,一旦缓解,即减量或换方;本品含麻黄,高血压、青光眼患者慎用;孕妇禁用;偶有消化道症状(胃部不适、嗳气、腹泻等)或皮肤瘙痒感(停止给药后迅速消失);应用中曾发现头痛如劈、心悸汗不止、气冲头面、衄血不止者;小青龙汤与地高辛合用致室性早搏1例,停用本方,只服地高辛,早搏未再出现。

3.羚羊清肺丸　①组成:本品由浙贝母、桑白皮(蜜炙)、前胡、麦冬、天冬等组成,为大蜜丸。②药理作用和临床应用:具有清肺利咽,清瘟止嗽作用。用于肺胃热盛,感受时邪,身热头晕,四肢酸懒,咳嗽痰盛,咽喉肿痛,鼻衄咳血,口干舌燥。临床上用于急性气管炎,支气管肺炎,病毒性肺炎,百日咳,急性扁桃体炎,急性咽喉炎等。现代研究表明本品有抗菌、抗炎、镇咳、祛痰、平喘、镇静、镇痛、抗惊厥、解热的作用。③用法用量:口服,一次1丸,3次/d。④使用注意:本方药性偏凉,风寒咳嗽不能用;外感风热咳嗽表证未解除者慎勿早投,以防变邪,致迁延病程;孕妇慎用。

4.川贝枇杷糖浆　①组成:本品由枇杷叶、川贝母流浸膏、桔梗、薄荷脑组成,为糖浆剂。②药理作用和临床应用:具有清热宣肺,化痰止咳作用。用于外感风热引起的感冒咳嗽。症见咳嗽有痰,痰不易咳出,痰色黄,咳痰不爽。③用法用量:口服,一次10ml,3次/d。④使用注意:风寒所致咳嗽痰多者忌用。

5.养阴清肺膏(蜜丸、糖浆、颗粒剂)　①组成:本品由地黄、麦冬、玄参、川贝母、白芍、牡丹皮、薄荷、甘草组成。②药理作用和临床应用:具有滋阴清热,润肺利咽作用。用于燥热伤肺或阴虚肺热之咳嗽。症见干咳无痰,或痰粘不易咯出,咽喉干痛,口燥鼻干,甚则痰中带血,咳引胸痛,便秘,尿赤等。可用于急慢性支气管炎、急慢性咽喉炎等。③用法用量:口服。蜜丸:一次2丸,2次/d。煎膏剂:一次10~20g,2~3次/d。糖浆剂:一次20ml,2次/d。颗粒剂,开水冲服,一次15g,2次/d。④使用注意:湿盛痰多之咳嗽不宜使用;孕妇忌服。

6.蜜炼川贝枇杷膏　①组成:本品由川贝母、枇杷叶、桔梗、陈皮、水半夏、北沙参、五味子、款冬花、苦杏仁水、薄荷脑组成,为煎膏剂。②药理作用和临床应用:具有清热润肺,止咳化痰作用。用于肺燥咳嗽,症见咳嗽痰多,胸闷,咽喉痛痒,声音沙哑。亦可用于风热型、痰热型、肺燥型的咳嗽等症。③用法用量:口服,一次15ml,3次/d,小儿酌减。

(二)内感咳嗽

1.清肺抑火丸　①组成:本品由黄芩、栀子、知母、浙贝母、黄柏、苦参、桔梗、前胡、天花粉、大黄组成,为水丸、蜜丸剂型。②药理作用和临床应用:具有清肺止咳,化痰通便作用。用于肺热咳嗽,症见咳嗽,痰黄稠粘,口干咽痛,大便干燥。③用法用量:口服。水丸:一次6g,2~3次/d。蜜丸:一次1丸,2次/d。④使用注意:本品清热润肺,外感风寒咳嗽慎用;服药期间饮食宜清淡,忌食辛辣油腻之品,以免助火生痰,体虚便溏者忌服;孕妇慎用。

2.急支糖浆　①组成:本品由鱼腥草、金荞麦、四季青、麻黄、紫菀、前胡、枳壳、甘草组成,为糖浆剂。②药理作用和临床应用:具有清热化痰,宣肺止咳作用。用于毒热蕴肺之咳喘,症见发热,咽喉肿痛,咳嗽气喘,痰多易咳。③用法用量:口服。一次20~30ml,3~4次/d,小儿酌减。④使用注意:服药期间忌食辛辣燥热之品;咳嗽寒证者忌服;方中麻黄辛温发散,有碍胎气,孕妇慎用;本方含有麻黄,心脏病、高血压患者应慎用。

3.祛痰灵口服液　①组成:本品由鲜竹沥、鱼腥草、生半夏、生姜、枇杷叶、桔梗、薄荷油组成,为口服液剂型。②药理作用和临床应用:具有清热,化痰,止咳作用。用于痰热蕴肺证。症见咳嗽,痰色黄质黏稠,咽喉不适。③用法用量:口服。一次20ml,2~3次/d。④使用注意:便溏者忌用;口服本药出现1例过敏反应;在治疗318例肺热咳嗽的服药过程中,偶有腹泻,停药后自愈。

4.二陈丸(合剂)　①组成:本品由陈皮、半夏(制)、茯苓、甘草(另取生姜捣汁为丸)组成。②药理作用和临床应用:具有燥湿化痰,理气和中作用。用于湿痰咳嗽,症见咳嗽,痰多白粘,胸脘痞闷,恶心呕吐,舌苔白腻,脉滑。亦可治疗慢性气管炎,肺气肿,咳嗽痰多并伴有食欲不振等胃肠症状者;慢性胃肠炎兼有咳嗽痰多呕吐者;耳源性眩晕见有痰湿证候者。③用法用量:口服。浓缩丸:一次12~16丸,3次/d。合剂:一次10~15ml,3次/d,用时摇匀。④使用注意:本品辛香温燥,易伤阴津,不宜长期服用;阴虚、燥热、咳嗽痰少、痰黏不易咳出者不宜服用。

5.橘红化痰丸　①组成:本品由橘红、锦灯笼、川贝母、苦杏仁(炒)、罂粟壳、五味子、白矾、甘草组成,为蜜丸剂型。②药理作用和临床应用:具有滋阴清热,敛肺止咳,化痰平喘作用。用于阴虚内热引起的咳嗽,气促喘急,咽干舌红,胸膈满闷。③用法用量:口服,一次1丸,2次/d。④使用注意:外感咳喘忌用;本品含罂粟壳,不宜过量、久服。

6.二母宁嗽丸(颗粒剂、片)　①组成:本品由玄参、麦冬、知母、百合、浙贝母、款冬花、紫菀、苦杏仁、生米壳组成。②药理作用和临床应用:具有清肺滋阴,定喘止嗽作用。用于劳伤久嗽,或阴虚肺热引起的咳嗽气喘,痰少或久嗽不止,痰中带血,咽喉干燥等症。亦可用于慢性支气管炎或哮喘性支气管炎干咳痰少者。③用法用量:口服。蜜丸:一次2丸,2次/d;片剂:一次4片,2次/d。颗粒剂:开水冲服,一次10g,2次/d。④使用注意:凡外感咳嗽,气喘,表证未解者不宜使用;忌食辛辣食物。

7.麦味地黄丸　①组成:本品由麦冬、五味子、熟地黄、山茱萸(制)、牡丹皮、山药、茯苓、泽泻组成。②药理作用和临床应用:具有滋肾养肺,敛肺止嗽作用。用于肺肾阴虚,劳伤久嗽。症见潮热盗汗,咽干咳血,眩晕耳鸣,腰膝酸软,痰少虚喘。③用法用量:口服。水蜜丸一次6g,小蜜丸一次9g,蜜丸一次1丸,2次/d。④使用注意:感冒咳嗽表证未解者不宜使用。

三、平喘类

(一)实喘

1.止喘灵注射液　①组成:本品由麻黄、洋金花、苦杏仁、连翘组成,为注射剂剂型。②药理作用和临床应用:具有平喘、止咳、祛痰作用。用于哮喘,咳嗽,胸闷痰多,支气管哮喘,喘息型支气管炎等。③用法用量:肌内注射,2~3次/d,每次2ml,7岁以下儿童酌减。1~2周为一个疗程,或遵医嘱。④使用注意:青光眼禁用;严重高血压、冠心病、前列腺肥大、尿潴留患者在医生指导下使用;孕妇慎用;本品一般不宜与其他药物同时滴注,以免发生不良反应。

2.海珠喘息定片　①组成:本品由胡颓子叶、珍珠层粉、天花粉、蝉蜕、防风、冰片、甘草、盐酸氯喘、盐酸去氯羟嗪组成,为片剂剂型。②药理作用和临床应用:具有下气平喘,祛痰止咳作用。用于素有痰饮,外感风热。症见咳嗽,气喘,痰多。③用法用量:口服,一次2~4片,3次/d。④使用注意:本品用于痰浊阻肺、肺气不降所致的咳嗽,外感咳嗽不宜服用;孕妇禁用;年老体弱者慎用;因含西药盐酸氯喘、盐酸去氯羟嗪等,偶见心悸、手颤、嗜睡、口干、失眠等不良反应;忌食生冷、辛辣、油腻、刺激性食物;甲亢、心律不齐或高血压并发症患者慎用。

3.苏子降气丸　①组成:本品由紫苏子(炒)、厚朴、前胡、甘草、姜半夏、陈皮、沉香、当归、肉桂组成,为水丸剂型。②药理作用和临床应用:具有降气化痰,温肾纳气作用。用于虚实相兼之咳喘。症见气逆痰壅,咳嗽喘息,胸膈痞塞,腰痛足软。亦可用于慢性支气管炎、支气管哮喘、肺气肿、肺源性心脏病及胸膜炎等见有上述症状者。③用法用量:口服,一次6g,1~2次/d。④使用注意:阴虚,舌红无苔者忌服;孕妇慎服。

4.京制咳嗽痰喘丸(气管炎咳嗽痰喘丸)　①组成:本品由前胡、白前、苦杏仁(去皮炒)、桑叶、麻黄、半夏曲(麸炒)、化橘红(盐炙)、紫菀、款冬花(蜜炙)、桔梗、川贝母、紫苏子(炒)、旋覆花、海浮石(煅)、马兜铃(蜜炙)、茯苓、甘草(蜜炙)、远志(炒焦)等组成,为水丸。②药理作用和临床应用:具有散风清热,宣肺止咳,祛痰定喘作用。用于外感风邪,痰热阻肺,咳嗽痰盛,气促哮喘,不能躺卧,喉中作痒,胸膈满闷,老年痰喘。③用法用量:口服,一次30粒,2次/d,8岁以内小儿酌减。④使用注意:本方含有麻黄,心脏病、高血压患者慎用。

(二)虚喘

1.固本咳喘片　①组成:本品由党参、白术(麸炒)、茯苓、麦冬、甘草(蜜制)、五味子(醋制)、补骨脂(盐水炒)组成。②药理作用和临床应用:具有益气固表,健脾补肾作用。用于慢性支气管炎、肺气肿、支气管哮喘、支气管炎扩张等属于肺肾两虚者。③用法用量:口服,一次3片,3次/d。④使用注意:外感咳嗽忌用;本品为扶正固本之剂,急性发作期不宜单独使用;服药期间忌食辛辣之品。

2.蛤蚧定喘丸(小蜜丸、大蜜丸、胶囊)　①组成:本品由蛤蚧、瓜蒌子、紫菀、麻黄、鳖甲(醋制)、黄芩、甘草、麦冬、黄连、百合、紫苏子(炒)、石膏、苦杏仁(炒)、石膏(煅)组成。②药理作用和临床应用:具有滋阴清肺,止咳定喘作用。用于肺肾阴虚引起的咳喘。症见虚劳久咳,年老哮喘,气短发热,胸满郁闷,自汗盗汗,不思饮食。③用法用量:口服。小蜜丸一次9g,大蜜丸一次1丸,胶囊一次3粒,2次/d,或遵医嘱。④使用注意:本品用于虚劳咳喘,咳嗽新发者忌用;孕妇慎用;服药期间忌食辛辣、生冷、油腻食物;本品含麻黄,高血压、心脏病、青光眼患者慎用。

3.百令胶囊　①组成:本品由冬虫夏草(发酵虫草菌粉)组成,为胶囊剂剂型。②药理作用和临床应用:具有补肺肾,益精气作用。用于肺肾两虚。症见咳嗽,气喘,咯血,腰背酸痛等,以及慢性支气管炎的辅助治疗。③用法用量:口服,一次5~15粒,3次/d。④使用注意:本品补虚扶正,外感实证咳喘忌用;服药期间忌辛辣食物。

4.金水宝胶囊(颗粒剂、片)　①组成:本品为发酵虫草菌粉。②药理作用和临床应用:具有补益肺肾,秘精益气作用。用于肺肾两虚,精气不足,久咳久喘,神疲乏力,不寐健忘,腰膝酸软,月经不调,阳痿早泄等症;慢性支气管炎、慢性肾功能不全、高脂血症、肝硬化见上述症状者。③用法用量:胶囊剂,饭后口服,一次3粒,3次/d。颗粒剂,饭后口服,一次1袋,3次/d。片剂:口服,一次5片,3次/d。或遵医嘱。④使用注意:外感实证咳喘忌用;服药期间忌辛辣食物。个别患者于饭前服药时胃部有轻度不适,很快自行消失,不影响疗效。

第四节　消化系统常用中成药

一、治疗宿食停滞的中成药

1.加味保和丸　①组成:本品由茯苓、白术、六神曲、麦芽、山楂、陈皮、制半夏、枳实、枳壳、香附、厚朴组成,为水丸剂型。②药理作用和临床应用:具有消食导滞,行气除胀作用。用于脾胃不和引起的消化不良,胸膈痞满,嗳气吞酸,呕吐,胃脘疼痛等症。③用法用量:口服,一次6g,2次/d。④使用注意:湿热中阻者忌用;忌食生冷油腻,不易消化食物;本品含消导药较多,孕妇慎用;本品中炒麦芽回奶,妇女哺乳期宜慎用。

2.香砂养胃丸(水丸、浓缩丸、颗粒剂)　①组成:本品由茯苓、白术、甘草、半夏曲、陈皮、砂仁、藿香、木香、香附、枳壳、厚朴、白豆蔻组成。②药理作用和临床应用:具有补气健脾,行气消食作用。用于脾胃虚弱,消化不良引起的胸膈痞满,胃脘胀痛,饮食不消,倒饱嘈杂,呕吐反酸,大便不调,四肢倦怠等症。③用法用量:口服,水丸:一次9g,2次/d。浓缩丸:一次8丸,3次/d。颗粒剂:开水冲服,一次5g,2次/d。

3.香砂枳术丸　①组成:本品由枳实、白术、香附、枳壳、陈皮、木香、砂仁、山楂、麦芽、六神曲组成,为水丸剂型。②药理作用和临床应用:具有顺气宽胸,扶脾和胃作用。用于脾胃不和引起的食欲不振、消化不良等症。亦可用于脾虚气滞湿阻之胃脘痛、泄泻、慢性胃炎、胃肠神经官能症、消化不良等的治疗。③用法用量:口服,一次10g,2次/d。④使用注意:湿热中阻痞满、胃痛者慎用;胃脘灼热,便秘口苦者不宜服用;本品方中有破气之枳实,孕妇慎用;忌生冷辛辣厚味,宜食清淡易消化之品。

二、治疗呕吐的中成药

1.香砂六君子丸(水丸、合剂、片剂、浓缩丸)　①组成:本品由党参、茯苓、白术、甘草、陈皮、法半夏、木香、砂仁(生姜、红枣煎汤泛丸)组成。②药理作用和临床应用:具有理气健脾,燥湿化痰作用。用于脾胃虚弱,兼有痰湿气滞引起的饮食不消,胸膈满闷,呕吐痰水,嗳气反酸,大便溏泄等症。亦可用于脾胃气虚,湿阻痰聚,气滞胃逆所致的胃及十二指肠溃疡、慢性胃炎、虚寒型萎缩性胃炎、十二指肠炎、慢性胆囊炎、幽门痉挛、神经性呕吐、胃下垂、胃肠功能紊乱及妊娠反应等。③用法用量:口服。水丸:一次6~9g,2~3次/d。合剂:一次10~15ml,3次/d,用时摇匀。片剂:一次4~6片,2~3次/d。浓缩丸:一次12丸,3次/d。

2.活胃散(胶囊)　①组成:本品由砂仁粉、大黄粉、肉桂粉、红曲粉、小茴香粉、滑石粉、糖粉、薄荷冰、苏打粉、碳酸镁等组成。②药理作用和临床应用:具有和胃,降逆,止呕作用。用于胸胁胀满,胃脘疼痛,气逆嘈杂,呕吐酸水,消化不良等症;本品亦可用于慢性胃炎。③用法用量:口服。散剂:一次1g,2次/d,病重者可服2g。胶囊剂:一次4粒,2次/d,病重者1次可服8粒。④使用注意:忌气恼、辛辣、油腻。

三、治疗胃癌的中成药

1.胃苏颗粒　①组成:本品由紫苏梗、香附、陈皮、香橼、佛手、枳壳等组成,为颗粒剂。②药理作用和临床应用:具有理气止痛,降逆和胃作用。用于气滞型胃脘痛,症见胃脘胀痛,窜及两胁,得嗳气或矢气则舒,情绪郁怒则发作或加重,胸闷食少,排便不畅,舌苔薄白,脉弦等。

亦用于慢性胃炎及消化性溃疡见上述证候者。③用法用量:开水冲服,一次 15g,3 次/d。15 天为一个疗程,可服 1~3 个疗程或遵医嘱。④使用注意:脾胃阴虚或肝胃郁火胃痛者慎用;孕妇慎用;服药期间,宜选清淡易消化之品,忌食辛辣油腻及刺激性食品,戒烟酒;偶有口干、嘈杂。

2. 气滞胃痛颗粒　①组成:本品由柴胡、延胡索(炙)、枳壳、香附(炙)、白芍、甘草(炙)组成,为颗粒剂。具有舒肝行气,和胃止痛作用。②药理作用和临床应用:用于肝郁气滞、胸痞胀满、胃脘疼痛。临床上主要用于治疗慢性胃炎、神经官能症、消化性溃疡、慢性无黄疸性肝炎等。现代研究表明,本品有抗溃疡、抑制胃液量,降低胃酸、胃蛋白酶活性的作用。方中柴胡、甘草、延胡索对大鼠幽门结扎型及水浸应激型溃疡有明显的抑制作用。③用法用量:口服,一次 5g,3 次/d,开水冲服。④使用注意:肝胃郁火、胃阴不足所致胃痛者慎用;本品含活血行气之品,孕妇慎用;忌食辛辣、油炸食物;忌气怒,宜保持心情舒畅,以免加重病情。

3. 元胡止痛胶囊(片)　①组成:本品由延胡索(醋制)、白芷组成。②药理作用和临床应用:具有理气,活血,止痛作用。用于气滞血瘀的胃痛,胁痛,头痛及月经痛等。③用法用量:口服。片剂:一次 4~6 片,3 次/d。胶囊:一次 4~6 粒,3 次/d 或遵医嘱。④使用注意:本品性燥,孕妇、阴虚火旺者慎用。

4. 温胃舒(胶囊、颗粒剂)　①组成:本品由党参、附子(制)、黄芪(制)、肉桂、山药、肉苁蓉(制)、白术(炒)、山楂(炒)、乌梅、砂仁、陈皮、补骨脂组成。②药理作用和临床应用:具有扶正固本,温胃养胃,行气止痛,助阳暖中作用。用于慢性萎缩性胃炎、慢性胃炎,症见胃脘冷痛、腹胀、嗳气、食欲不振、畏寒、无力等。③用法用量:口服。胶囊剂:一次 3 粒,2 次/d。颗粒剂:开水冲服,一次 10~20g,2 次/d。④使用注意:胃出血时忌用;湿热中阻胃痛者忌用;本品含大辛大热、活血通经之品,孕妇慎用;忌食生冷油腻及难消化食物。

5. 养胃舒(胶囊、颗粒剂)　①组成:本品由党参、陈皮、黄精(蒸)、山药、干姜、菟丝子、白术(炒)、玄参、乌梅、山楂、北沙参组成。②药理作用和临床应用:具有扶正固本,滋阴养胃,行气消导作用。用于慢性萎缩性胃炎、慢性胃炎所引起的胃脘灼热胀痛,手足心热,口干口苦,食欲不振、消瘦等症。③用法用量:口服。胶囊剂:一次 3 粒;颗粒剂:一次 10g,2 次/d。④使用注意:肝胃火盛,吞酸嗳腐者慎用;服药期间饮食宜清淡,忌食辛辣刺激性食物,戒烟酒。

四、治疗腹泻的中成药

1. 参苓白术丸(水丸、散剂、胶囊)　①组成:本品由人参、茯苓、白术、山药、白扁豆、莲子肉、薏苡仁、砂仁、桔梗、甘草组成。②药理作用和临床应用:具有补气健脾,调中止泻作用。用于由脾胃虚弱引起的食欲不振,脘腹胀满,大便溏泄,身体消瘦,四肢无力,精神疲倦等症。亦可用于脾胃气虚夹湿所致的慢性胃炎、慢性肠炎、小儿营养不良、慢性肾炎蛋白尿、小儿消化不良及脾虚腹泻等。③用法用量:口服。水丸一次 6g,散剂一次 6~9g,2~3 次/d。胶囊剂:一次 3 粒,3 次/d。④使用注意:湿热内蕴所致泄泻、厌食、水肿及痰火咳嗽者忌用;本药宜饭前服用为佳;本品含有薏苡仁,孕妇慎用;忌恼怒、忧郁、劳累过度,保持心情舒畅;忌食生冷、油腻食物。

2. 人参健脾丸(大蜜丸、小蜜丸、片)　①组成:本品由人参、白术、山药、薏苡仁、白扁豆、莲子肉、芡实、甘草、砂仁、木香、陈皮、枳壳、青皮、六神曲、山楂、谷芽、当归组成。具有健脾养胃、消食除胀作用。②药理作用和临床应用:用于脾胃虚弱,消化不良引起的不思饮食,食后胀满,倒饱嘈杂,呕吐酸水,大便泄泻,面黄肌瘦,精神疲倦等症。临床所见之慢性胃及十二指肠溃疡,消化不良性腹泻,慢性胃肠炎,过敏性结肠炎,胃肠功能紊乱,厌食症等,也可辨证选用本品治疗。③用法用量:口服。大蜜丸:一次 2 丸,小蜜丸:一次 40 粒,片剂:一次 4 片,2 次/d。④使用注意:湿热积滞泄泻、痞满纳呆、口疮者不宜单独服用;忌食荤腥、油腻、黏滑、不易消化食物;忌恼怒、忧郁、劳累过度,保持心情舒畅。

　　3.附子理中丸(水蜜丸、大蜜丸、浓缩丸、片)　①组成:本品由白术、人参、甘草、干姜、附子组成。②药理作用和临床应用:具有温中散寒,补气健脾作用。用于脾胃虚寒,阳气不足引起的腹痛脘痛,呕吐腹泻,肠鸣腹胀,不思饮食,手足发凉等症。亦可用于脾胃虚寒、肾阳不足之慢性胃肠炎、胃肠痉挛性疼痛。③用法用量:口服。蜜丸:水蜜丸一次 6g,大蜜丸一次 1 丸,2~3 次/d。浓缩丸:一次 8~12 丸,3 次/d。片剂:一次 6~8 片,1~3 次/d。④使用注意:孕妇慎用;大肠湿热泄泻者忌用;服药期间宜食用易消化食物,忌生冷油腻之品。

　　4.四神丸(水丸、片)　①组成:本品由肉豆蔻、补骨脂、吴茱萸、五味子、生姜、红枣组成。②药理作用和临床应用:具有温肾暖脾,固肠止泻作用。用于脾肾虚寒引起的久泻,五更泄泻,肠鸣腹痛,大便不成形,并伴有不思饮食,腰酸肢冷,面黄肌瘦,身倦无力等症。可治疗慢性肠炎,肠结核腹泻属脾肾阳虚者。③用法用量:口服。水丸:一次 9g,1~2 次/d。片剂:一次 4片,2 次/d。④使用注意:湿热痢疾、湿热泄泻者忌用;忌食生冷、油腻食物。

　　5.枫蓼肠胃康颗粒(片)　①组成:本品由牛耳枫、辣蓼组成。②药理作用和临床应用:具有理气健胃,除湿化滞作用。用于中运不健,气滞湿困而致的急性胃肠炎,见腹胀、腹痛和腹泻等症。③用法用量:口服。片剂:一次 4~6 片,3 次/d。颗粒剂:一次 1 袋,3 次/d。④使用注意:脾胃虚寒泄泻者忌用;孕妇忌用;服药期间宜选清淡饮食,忌食辛辣油腻之品。

　　6.葛根芩连微丸(片)　①组成:本品由葛根、黄连、黄芩、甘草组成。②药理作用和临床应用:具有解肌清热,止泻止痢作用。用于泄泻痢疾,身热烦渴,下利臭秽。亦可用于急性肠炎、细菌性痢疾、阿米巴痢疾、肠伤寒、小儿泄泻等的辨证治疗。③用法用量:口服。微丸:一次 3g,3 次/d,小儿一次 1g。片剂:一次 3~4 片,3 次/d 或遵医嘱。④使用注意:脾胃虚寒腹泻者,慢性虚寒性痢疾者忌用;服药期间饮食宜清淡,忌食辛辣油腻之品;本药苦寒,易伤胃气,不可过服、久用。

五、治疗痢疾的中成药

　　1.加味香连丸　①组成:本品由黄连、黄柏、黄芩、木香、枳壳、槟榔、厚朴、吴茱萸、延胡索、当归、白芍、甘草组成。②药理作用和临床应用:具有清热化湿,行气导滞作用。用于由湿热凝结,阻滞肠中引起的红白痢疾、腹痛下坠,小便短赤,饮食无味,四肢倦怠等症,并可用于热性腹泻。亦可用于急性菌痢、急性肠炎。③用法用量:口服,一次 6g,3 次/d。④使用注意:忌食生冷、油腻食物。慢性虚寒性泻痢者慎用;服药期间饮食宜清淡,忌食辛辣油腻之品;本药苦寒,易伤胃气,中病即止,不可过服、久服;

　　2.固本益肠片　①组成:本品由黄芪、党参、白术、山药、炙甘草、补骨脂、炮姜、当归、白芍、煨木香、赤石脂、地榆炭、儿茶、延胡索组成。②药理作用和I临床应用:具有健脾温肾,涩肠止泻作用。用于脾虚或脾肾阳虚所致的久泻久痢,急慢性腹泻,慢性结肠炎,溃疡性结肠炎等,大便清稀或有黏液血便,食后腹胀,腰酸乏力。③用法用量:口服,一次 8 片,3 次/d,3 天为一个疗程,连服 2~3 个疗程。④使用注意:服药期间忌食生冷、辛辣、油腻食物。湿热下痢亦非本方所宜。

　　3.泻痢固肠丸　①组成:本品由人参、白术、茯苓、甘草、米壳、肉豆蔻、诃子肉、陈皮、白芍组成,为水丸剂型。②药理作用和临床应用:具有补气健脾,固肠止泻作用。用于由泻痢日久,脾肾虚寒引起的久泻久痢,滑脱不禁,甚至脱肛,完谷不化,腹痛喜按喜暖,不思饮食,身体倦怠等症。亦可用于慢性腹泻,慢性肠炎,慢性痢疾属脾肾虚寒者。③用法用量:口服,一次 6～9g,2 次/d。④使用注意:忌食生冷、油腻食物。

附　录　国家基本药物目录(2012 年版)

第一部分　化学药品和生物制品(317 种)

序号	品种名称	剂型、规格	备注
	一、抗微生物药		
	(一)青霉素类		
1	青霉素 Benzylpenicillin	(钾盐)注射用无菌粉末:0.25g(40 万单位)、0.5g(80 万单位)(钠盐)注射用无菌粉末:0.24g(40 万单位)、0.48g(80 万单位)、0.96g(160 万单位)	
2	苄星青霉素 Benzathine Benzylpenicillin	注射用无菌粉末:30 万单位、60 万单位、120 万单位	
3	苯唑西林 Oxacillin	片剂、胶囊:0.25g 注射用无菌粉末:0.5g、1.0g	
4	氨苄西林 Ampicillin	注射用无菌粉末:0.5g、1.0g	
5	哌拉西林 Piperacillin	注射用无菌粉末:0.5g、1.0g、2.0g	
6	阿莫西林 Amoxicillin	片剂、胶囊、颗粒剂、干混悬剂:0.125g、0.25g	
7	阿莫西林克拉维酸钾 Amoxicillin and Clavulanate Potassium	片剂:阿莫西林:克拉维酸 = 2:1、4:1、7:1 颗粒剂:125mg:31.25mg(4:1)、200mg:28.5mg(7:1)(阿莫西林:克拉维酸)干混悬剂:250mg:62.5mg(4:1)、200mg:28.5mg(7:1)(阿莫西林:克拉维酸)注射用无菌粉末:250mg:50mg(5:1)、500mg:100mg (5:1)、1000mg:200mg(5:1)(阿莫西林:克拉维酸)	
(二)头孢菌素类			
8	头孢唑林 Cefazolin tennipoay	注射用无菌粉末:0.5g、1.0g	
9	头孢拉定 Cefradine	片剂、胶囊:0.25g、0.5g	

续表

序号	品种名称	剂型、规格	备注
10	头孢氨苄 Cefalexin	片剂、胶囊:0.125g、0.25g 颗粒剂:0.05g、0.125g	
11	头孢呋辛 Cefuroxime	(头孢呋辛酯)片剂、胶囊:0.125g、0.25g(钠盐)注射用无菌粉末:0.25g、0.5g、0.75g、1.5g	
12	头孢曲松 Ceftriaxone	注射用无菌粉末:0.25g、0.5g、1.0g、2.0g	
(三)氨基糖苷类			
13	头孢他啶 Ceftazidime	注射用无菌粉末:0.5g、1.0g	△
14	阿米卡星 Amikacin	注射液:1ml:0.1g(10 万单位)、2ml:0.2g(20 万单位)	
15	庆大霉素 Gentamycin	注射液:1ml:40mg(4 万单位)、2ml:80mg(8 万单位)	
(四)四环素类			
16	多西环素 Doxycycline	片剂:50mg、100mg	
(五)大环内酯类			
17	红霉素 Erythromycin	肠溶(片剂、胶囊)、(琥珀酸乙酯)片剂、胶囊:0.125g(12.5 万单位)、0.25g(25 万单位)注射用无菌粉末:0.25g(25 万单位)、0.3g(30 万单位)	
18	阿奇霉素 Azithromycin	片剂、胶囊、肠溶(片剂、胶囊):0.25g(25 万单位)颗粒剂:0.1g(10 万单位)	
19	地红霉素 Dirithromycin	肠溶(片剂、胶囊):0.125g、0.25g	
20	克拉霉素 Clarithromycin	片剂、胶囊、颗粒剂:0.125g、0.25g	
(六)其他抗生素			
21	克林霉素 Clindamycin	(盐酸盐)片剂、胶囊:0.15g(盐酸盐)注射液:2ml:0.15g(盐酸盐)注射用无菌粉末:0.15g	
22	磷霉素 Fosfomycin	(钠盐)注射用无菌粉末:1.0g(100 万单位)、2.0g(200 万单位)、4.0g(400 万单位)(氨丁三醇)散剂:3.0g	
(七)磺胺类			

续表

序号	品种名称	剂型、规格	备注
23	复方磺胺甲噁唑 Compound Sulfamethoxazole	片剂:100mg:20mg、400mg:80mg(磺胺甲噁唑:甲氧苄啶)	
24	磺胺嘧啶 Sulfadiazine	片剂:0.2g、0.5g 注射液:2ml:0.4g、5ml:1g	
(八)喹诺酮类			
25	诺氟沙星 Norfloxacin	片剂、胶囊:0.1g	
26	环丙沙星 Ciprofloxacin	(盐酸盐)片剂、胶囊:0.25g、0.5g(乳酸盐)注射液:2ml:0.1g(乳酸盐)氯化钠注射液:100ml:0.2g	
27	左氧氟沙星 Levofloxacin	(盐酸盐、乳酸盐)片剂、胶囊:0.2g、0.5g(盐酸盐、乳酸盐)注射液:2ml:0.2g、5ml:0.5g(盐酸盐、乳酸盐)氯化钠注射液:100ml:0.2g、250ml:0.5g	
(九)硝基咪唑类			
28	甲硝唑 Metronidazole	片剂、胶囊:0.2g 氯化钠注射液:100ml:0.5g	
29	替硝唑 Tinidazole	片剂、胶囊:0.5g	
(十)硝基呋喃类			
30	呋喃妥因 Nitrofurantoin	肠溶片:50mg	
(十一)抗结核病药			
31	异烟肼 Isoniazid	片剂:50mg、100mg、300mg 注射液:2ml:50mg、2ml:100mg	
32	利福平 Rifampicin	片剂、胶囊:0.15g、0.3g	
33	吡嗪酰胺 Pyrazinamide	片剂、胶囊:0.25g	
34	乙胺丁醇 Ethambutol	片剂、胶囊:0.25g	
35	链霉素 Streptomycin	注射用无菌粉末:0.75g(75 万单位)、1.0g(100 万单位)	
36	对氨基水杨酸钠 Sodium Aminosalicylate	肠溶片:0.5g 注射用无菌粉末:2.0g	
37	耐多药肺结核用药		注释1△
(十二)抗麻风病药			

续表

序号	品种名称	剂型、规格	备注
38	氨苯砜 Dapsone	片剂:50mg、100mg	
(十三)抗真菌药			
39	氟康唑 Fluconazole	片剂、胶囊:50mg、100mg 氯化钠注射液:100ml:0.2g	
40	制霉素 Nysfungin	片剂:10 万单位、25 万单位、50 万单位	
(十四)抗病毒药			
41	阿昔洛韦 Aciclovir	片剂、胶囊:0.2g	
42	利巴韦林 Ribavirin	片剂、胶囊:0.1g	
43	艾滋病用药		注释2△
二、抗寄生虫病药			
(一)抗疟药			
44	氯喹 Chloroquine	片剂:75mg、250mg 注射液:2ml:80mg、5ml:322mg	
45	伯氨喹 Primaquine	片剂:13.2mg	
46	乙胺嘧啶 Pyrimethamine	片剂:6.25mg	
47	青蒿素类药物 Metron-idazole		注释3
(二)抗阿米巴病药及抗滴虫病药			
*(28)	甲硝唑	片剂、胶囊:0.2g 氯化钠注射液:100ml:0.5g	
(三)抗利什曼原虫病药			
48	葡萄糖酸锑钠 Sodium Sti-bogluconate	注射液:6ml(按锑计 0.6g,约相当于葡萄糖酸锑钠 1.9g)	
(四)抗血吸虫病药			
49	吡喹酮 Praziquantel	片剂:0.2g	
(五)驱肠虫药			
50	阿苯达唑 Albendazole	片剂、胶囊:0.1g、0.2g	
三、麻醉药			
(一)局部麻醉药			

序号	品种名称	剂型、规格	备注
51	利多卡因 Lidocaine	(碳酸盐)注射液:5ml:86.5mg 、10ml:0.173g (盐酸盐)注射液:2ml:4mg、5ml:0.1g、10ml: 0.2g 胶浆剂:10g:0.2g	
52	布比卡因 Bupivacaine	注射液:5ml:25mg、5ml:37.5mg	△
53	普鲁卡因 Procaine	注射液:2ml:40mg、10ml:100mg、20ml:50mg、20ml:100mg	
(二)全身麻醉药			
54	氯胺酮 Ketamine	注射液:2ml:0.1g、10ml:0.1g	△
55	异氟烷 Isoflurane	溶液剂(吸入剂):100ml	△
56	丙泊酚 Propofol	注射液:20ml:0.2g、50ml:0.5g	△
(三)麻醉辅助药			
57	氯化琥珀胆碱 Suxamethonium Chloride	注射液:1ml:50mg、2ml:100mg	
58	维库溴铵 Vecuronium Bromide	注射用无菌粉末:4mg	
四、镇痛、解热、抗炎、抗风湿、抗痛风药			
(一)镇痛药			
59	芬太尼 Fentanyl	注射液:2ml:0.1mg	△
60	哌替啶 Pethidine	注射液:1ml:50mg、2ml:100mg	△
61	吗啡 Morphine	片剂、缓释片、注射液	△
62	布桂嗪 Bucinnazine	片剂:30mg 注射液:2ml:50mg、2ml:100mg	△
(二)解热镇痛、抗炎、抗风湿药			
63	对乙酰氨基酚 Paracetamol	片剂:0.5g 颗粒剂:0.1g 口服溶液剂:100ml:2.4g 干混悬剂、混悬液	
64	阿司匹林 Aspirin	片剂:0.3g、0.5g 肠溶片:0.3g	
65	布洛芬 Ibuprofen	片剂、胶囊、颗粒剂:0.1g、0.2g 缓释(片剂、胶囊):0.3g 混悬液:60ml:1.2g、100ml:2g	
66	双氯芬酸钠 Sodium Diclofenac	肠溶片:25mg 缓释(片剂、胶囊):50mg、100mg	

序号	品种名称	剂型、规格	备注
67	吲哚美辛 Indometacin	栓剂:25mg、50mg、100mg	
(三)抗痛风药			
68	别嘌醇 Allopurinol	片剂:0.1g	
69	秋水仙碱 Colchicine	片剂:0.5mg	
五、神经系统用药			
(一)抗震颤麻痹药			
70	金刚烷胺 Amantadine	片剂:0.1g	
71	苯海索 Trihexyphenidyl	片剂:2mg	
(二)抗重症肌无力药			
72	多巴丝肼 Levodopa and Benserazide Hydrochloride	片剂、胶囊:0.25g(0.2g:0.05g)、0.125g (0.1g:0.025g)(左旋多巴:苄丝肼)	
73	新斯的明 Neostigmine	注射液:1ml:0.5mg、2ml:1mg	
74	溴吡斯的明 Pyridostigmine Bromide	片剂:60mg	
(三)抗癫痫药			
75	卡马西平 Carbamazepine	片剂:0.1g、0.2g	
76	丙戊酸钠 Sodium Valproate	片剂:0.1g、0.2g	
77	苯妥英钠 Phenytoin Sodium	片剂:50mg、100mg 注射用无菌粉末:0.1g、 0.25g	
78	苯巴比妥 Phenobarbital	片剂:15mg、30mg、100mg 注射液:1ml:0.1g、 2ml:0.2g 注射用无菌粉末:0.1g	
(四)脑血管病用药及降颅压药			
79	尼莫地平 Nimodipine	片剂、胶囊:20mg、30mg	
80	麦角胺咖啡因 Ergotamine and Caffeine	片剂:酒石酸麦角胺 1mg,无水咖啡因 100mg	
81	甘露醇 Mannitol	注射液:20ml:4g 、50ml:10g 、100ml:20g、 250ml:50g 注射液:3000ml:150g(冲洗用)	

续表

序号	品种名称	剂型、规格	备注
82	倍他司汀 Betahistine	(盐酸盐)片剂:4mg	
83	氟桂利嗪 Flunarizine	片剂、胶囊:5mg	
(五)中枢兴奋药			
84	胞磷胆碱钠 Citicoline Sodium	注射液:2ml:0.25g 氯化钠注射液、葡萄糖注射液:100ml:0.25g	
85	尼可刹米 Nikethamide	注射液:1.5ml:0.375g、2ml:0.5g	
86	洛贝林 Lobeline	注射液:1ml:3mg、1ml:10mg	
(六)抗痴呆药			
87	石杉碱甲 Huperzine A	片剂、胶囊:50μg	
六、治疗精神障碍药			
(一)抗精神病药			
88	奋乃静 Perphenazine	片剂:2mg、4mg 注射液:1ml:5mg	△
89	氯丙嗪 Chlorpromazine	片剂:12.5mg、25mg、50mg 注射液:1ml:10mg、1ml:25mg、2ml:50mg	
90	氟哌啶醇 Haloperidol	片剂:2mg、4mg 注射液:1ml:5mg	△
91	舒必利 Sulpiride	片剂:10mg、50mg、100mg	
92	癸氟奋乃静 Fluphenazine Decanoate	注射液:1ml:25mg	△
93	氯氮平 Clozapine	片剂:25mg、50mg	△
94	利培酮 Risperidone	片剂:1mg、2mg	△
95	喹硫平 Quetiapine	片剂:25mg、100mg	△
96	阿立哌唑 Aripiprazole	片剂、胶囊、口腔崩解片:5mg、10mg	△
97	五氟利多 Penfluridol	片剂:20mg	△
(二)抗抑郁药			
98	帕罗西汀 Paroxetine	片剂:20mg	△
99	阿米替林 Amitriptyline	片剂:25mg	
100	多塞平 Doxepin	片剂:25mg	△
101	氯米帕明 Clomipramine	片剂:10mg、25mg 注射液:2ml:25mg	△

序号	品种名称	剂型、规格	备注
(三)抗焦虑药			
102	地西泮 Diazepam	片剂:2.5mg、5mg 注射液:2ml:10mg	注射液△
103	氯硝西泮 Clonazepam	片剂:0.5mg、2mg	△
104	劳拉西泮 Lorazepam	片剂:0.5mg、1mg	
105	艾司唑仑 Estazolam	片剂:1mg、2mg	
106	阿普唑仑 Alprazolam	片剂:0.4mg	
(四)抗躁狂药			
107	碳酸锂 Lithium Carbonate	片剂:0.25g	
(五)镇静催眠药			
*(102)	地西泮 Diazepam	片剂:2.5mg、5mg 注射液:2ml:10mg 注射液	△
108	佐匹克隆 Zopiclone	片剂:3.75mg、7.5mg	
109	咪达唑仑 Midazolam	注射液:1ml:5mg、2ml:10mg	△
七、心血管系统用药			
(一)抗心绞痛药			
110	硝酸甘油 Nitroglycerin	片剂:0.5mg 注射液:1ml:5mg	
111	硝酸异山梨酯 Isosorbide Dinitrate	片剂:5mg 氯化钠注射液、葡萄糖注射液:100ml:10mg	
112	硝苯地平 Nifedipine	片剂:5mg、10mg	
113	地尔硫草 Diltiazem	片剂:30mg	
(二)抗心律失常药			
114	美西律 Mexiletine	片剂:50mg、100mg	
115	普罗帕酮 Propafenone	片剂:50mg、100mg 注射液:10ml:35mg	
116	普鲁卡因胺 Procainamide	注射液:1ml:0.1g	
117	普萘洛尔 Propranolol	片剂:10mg	
118	阿替洛尔 Atenolol	片剂:12.5mg、25mg、50mg	
119	美托洛尔 Metoprolol	(酒石酸盐)片剂:25mg、50mg(酒石酸盐)注射液:5ml:5mg	
120	胺碘酮 Amiodarone	片剂:0.2g 注射液:2ml:0.15g	

续表

序号	品种名称	剂型、规格	备注
121	维拉帕米 Verapamil	片剂:40mg 注射液:2ml:5mg	
(三)抗心力衰竭药			
122	地高辛 Digoxin	片剂:0.25mg	△
123	去乙酰毛花苷 Deslanoside	注射液:2ml:0.4mg	
(四)抗高血压药			
124	卡托普利 Captopril	片剂:12.5mg、25mg	
125	依那普利 Enalapril	片剂:5mg、10mg	注释4
126	缬沙坦 Valsartan	胶囊:80mg	
127	硝普钠 Sodium Nitroprusside	注射用无菌粉末:50mg	
128	硫酸镁 Magnesium Sulfate	注射液:10ml:1.0g,10ml:2.5g	
129	尼群地平 Nitrendipine	片剂:10mg	
*(112)	硝苯地平 Nifedipine	片剂:5mg、10mg 缓释片:20mg、30mg	
130	氨氯地平 Amlodipine	(苯磺酸盐、马来酸盐)片剂:5mg	
131	比索洛尔 Bisoprolol	片剂、胶囊:2.5mg、5mg	
132	吲达帕胺 Indapamide	片剂:2.5mg 缓释片:1.5mg	
133	酚妥拉明 Phentolamine	注射液:1ml:10mg 注射用无菌粉末:10mg	
134	复方利血平 Compound Reserpine	片剂	
135	复方利血平氨苯蝶啶 Compound Hypoensive	片剂	
136	哌唑嗪 Prazosin	片剂:1mg、2mg	
(五)抗休克药			
137	肾上腺素 Adrenaline	注射液:1ml:1mg	
138	去甲肾上腺素 Noradrenaline	注射液:1ml:2mg、2ml:10mg	
139	异丙肾上腺素 Isoprenaline	注射液:2ml:1mg	
140	间羟胺 Metaraminol	注射液:1ml:10mg、5ml:50mg	

序号	品种名称	剂型、规格	备注
141	多巴胺 Dopamine	注射液:2ml:20mg	
142	多巴酚丁胺 Dobutamine	注射液:2ml:20mg	
(六)调脂及抗动脉粥样硬化药			
143	辛伐他汀 Simvastatin	片剂:10mg、20mg	
八、呼吸系统用药			
(一)祛痰药			
144	溴己新 Bromhexine	片剂:8mg	
145	氨溴索 Ambroxol	片剂、胶囊、分散片:30mg 口服溶液剂:100ml:0.3g	
146	复方甘草 Compound Liquorice	片剂、口服溶液剂	
(二)镇咳药			
147	喷托维林 Pentoxyverine	片剂:25mg	
148	可待因 Codeine	片剂:15mg、30mg	△
(三)平喘药			
149	氨茶碱 Aminophylline	片剂:0.1g、0.2g 缓释片:0.1g 注射液:2ml:0.25g、2ml:0.5g	
150	茶碱 Theophylline	缓释片:0.1g	
151	沙丁胺醇 Salbutamol	气雾剂:200 揿:每揿 100μg、200 揿:每揿 140μg 雾化溶液剂	
152	丙酸倍氯米松 Beclometasone Dipropionate	气雾剂:200 揿:每揿 50μg	
153	异丙托溴铵 Ipratropium Bromide	气雾剂:14g:8.4mg(每揿 40μg)	
九、消化系统用药			
(一)抗酸药及抗溃疡病药			
154	复方氢氧化铝 Compound Aluminium Hydroxide	片剂	
155	雷尼替丁 Ranitidine	片剂、胶囊:0.15g 注射液:2ml:50mg	

续表

序号	品种名称	剂型、规格	备注
156	法莫替丁 Famotidine	片剂、胶囊:20mg 注射液:2ml:20mg 注射用无菌粉末:20mg	
157	奥美拉唑 Omeprazole	肠溶(片剂、胶囊):10mg、20mg 注射用无菌粉末:40mg	
158	枸橼酸铋钾 Bismuth Potassium Citrate	片剂、胶囊:0.3g(含0.11g铋) 颗粒剂:每袋含0.11g铋	
159	胶体果胶铋 Colloidal Bismuth Pectin	胶囊:50mg(以铋计)	
(二)助消化药			
160	乳酶生 Lactasin	片剂:0.15g、0.3g	
(三)胃肠解痉药及胃动力药			
161	颠茄 Belladonna	片剂:每片含颠茄浸膏10mg	
162	山莨菪碱 Anisodamine	片剂:5mg、10mg 注射液:1ml:2mg、1ml:10mg	
163	阿托品 Atropine	片剂:0.3mg 注射液:1ml:0.5mg 、1ml:1mg 、1ml:5mg	
164	多潘立酮 Domperidone	片剂:10mg	
165	甲氧氯普胺 Metoclopramide	片剂:5mg 注射液:1ml:10mg	
(四)泻药及止泻药			
166	开塞露(含甘油、山梨醇) Glycerine Enema or Sorbitol Enema	灌肠剂	
167	酚酞 Phenolphthalein	片剂:50mg、100mg	
168	蒙脱石 Smectite	散剂:3g	
169	复方地芬诺酯 Compound Piphenoxylate	片剂:盐酸地芬诺酯2.5mg,硫酸阿托品25μg	
170	聚乙二醇 Macrogol	散剂	
(五)肝病辅助治疗药			
171	联苯双酯 Bifendate	滴丸剂:1.5mg 片剂:25mg	

序号	品种名称	剂型、规格	备注
172	精氨酸 Arginine	注射液:20ml:5g	
(六)微生态制剂			
173	地衣芽孢杆菌活菌 Live Bacillus Licheniformis	胶囊:0.25g 颗粒剂:0.5g	
174	双歧杆菌三联活菌 Live Combined Bifidobacterrium,Lactobacillus and Enterococcus	胶囊、肠溶胶囊:0.21g	
(七)利胆药			
175	熊去氧胆酸 Ursodeoxycholic Acid	片剂:50mg	
(八)治疗炎性肠病药			
176	小檗碱(黄连素) Berberine	片剂:50mg、100mg	
177	柳氮磺吡啶 Sulfasalazine	肠溶片:0.25g 栓剂:0.5g	
十、泌尿系统用药			
(一)利尿药			
178	呋塞米 Furosemide	片剂:20mg 注射液:2ml:20mg	
179	氢氯噻嗪 Hydrochlorothiazide	片剂:10mg、25mg	
180	螺内酯 Spironolactone	片剂:4mg、12mg、20mg	
181	氨苯蝶啶 Triamterene	片剂:50mg	
(二)良性前列腺增生用药			
182	坦洛新(坦索罗辛) Tamsulosin	缓释胶囊:0.2mg	
183	特拉唑嗪 Terazosin	片剂:2mg	
(三)透析用药			
184	腹膜透析液 Peritoneal Dialysis Solution	(乳酸盐)注射液(腹腔用药)	

续表

序号	品种名称	剂型、规格	备注
十一、血液系统用药			
(一)抗贫血药			
185	硫酸亚铁 Ferrous Sulfate	片剂:0.3g 缓释片:0.45g	
186	右旋糖酐铁 Iron dextran	注射液:2ml:50mg、2ml:100mg	
187	琥珀酸亚铁 Ferrous Succinate	片剂:0.1g	
188	维生素 B$_{12}$ Vitamin B$_{12}$	注射液:1ml:0.25mg、1ml:0.5mg	
189	叶酸 Folic Acid	片剂:0.4mg、5mg	
190	腺苷钴胺 Cobamamide	片剂:0.25mg	
(二)抗血小板药			
*(64)	阿司匹林 Aspirin	肠溶片:25mg、50mg、0.1g、0.3g	
191	双嘧达莫 Dipyridamole	片剂:25mg	
192	氯吡格雷 Clopidogrel	片剂:25mg、75mg	
(三)促凝血药			
193	凝血酶 Thrombin	冻干粉:500 单位、2000 单位	
194	维生素 K1 Vitamin K1	注射液:1ml:10mg	
195	甲萘氢醌 Menadiol	片剂:2mg、4mg	
196	氨甲苯酸 Aminomethylbenzoic Acid	注射液:10ml:0.1g、5ml:50mg	
197	氨甲环酸 Tranexamic Acid	注射液:5ml:0.25g、5ml:0.5g	
198	鱼精蛋白 Protamine	注射液:5ml:50mg、10ml:0.1g	
199	血友病用药 注射用无菌粉末		注释5△
(四)抗凝血药及溶栓药			
200	肝素 Heparin	(钙)注射液:1ml:5000 单位、1ml:10000 单位(钠)注射液:2ml:5000 单位、2ml:12500 单位	
201	低分子量肝素 Low Molecular Heparin	注射液	

序号	品种名称	剂型、规格	备注
202	华法林 Warfarin	片剂	△
203	尿激酶 Urokinase	注射用无菌粉末:25 万单位	△
（五）血容量扩充剂			
204	右旋糖酐(40,70) Dextran (40,70)	氯化钠注射液(40)、葡萄糖注射液(40): 500ml:30g 氯化钠注射液(70)、葡萄糖注射 液(70):500ml:30g	
205	羟乙基淀粉 130/0.4 Hydroxyethyl Starch 130/ 0.4	氯化钠注射液:250ml:15g 、500ml:30g	
十二、激素及影响内分泌药			
（一）下丘脑垂体激素及其类似物			
206	绒促性素 Chorionic Gona-dotrophin	注射用无菌粉末:500 单位、1000 单位、2000 单位、5000 单位	
207	去氨加压素 Desmopressin	片剂:0.1mg、0.2mg 注射液:1ml:4μg、1ml: 15μg	
（二）肾上腺皮质激素类药			
208	氢化可的松 Hydrocorti-sone	片剂:10mg、20mg 注射液:2ml:10mg 、5ml: 25mg 、20ml:100mg(琥珀酸钠)注射用无菌 粉末:50mg、100mg	
209	泼尼松 Prednisone	片剂:5mg	
210	地塞米松 Dexamethasone	片剂:0.75mg 注射液:1ml:2mg 、1ml:5mg	
（三）胰岛素及口服降血糖药			
211	胰岛素 Insulin	动物源胰岛素注射液(短效、中效、长效和预 混):400 单位重组人胰岛素注射液(短效、中 效和预混 30R):300 单位、400 单位	
212	二甲双胍 Metformin	片剂、胶囊、肠溶(片剂、胶囊):0.25g、0.5g	
213	格列本脲 Glibenclamide	片剂:2.5mg	
214	格列吡嗪 Glipizide	片剂、胶囊:5mg	
215	格列美脲 Glimepiride	片剂:1mg 、2mg	

续表

序号	品种名称	剂型、规格	备注
216	阿卡波糖 Acarbose	片剂、胶囊:50mg	
(四)甲状腺激素及抗甲状腺药			
217	甲状腺片 Thyroid Tablets	片剂:40mg	
218	左甲状腺素钠 Levothyroxine Sodium	片剂:50μg	
219	甲巯咪唑 Thiamazole	片剂:5mg	
220	丙硫氧嘧啶 Propylthiouracil	片剂:50mg、100mg	
(五)雄激素及同化激素			
221	丙酸睾酮 Testosterone Propionate	注射液:1ml:25mg	
222	甲睾酮 Methyltestosterone	片剂:5mg	
223	苯丙酸诺龙 Nandrolone Phenylpropionate	注射液:1ml:10mg、1ml:25mg	
(六)雌激素、孕激素及抗孕激素			
224	黄体酮 Progesterone	注射液:1ml:10mg、1ml:20mg	
225	甲羟孕酮 Medroxyprogesterone	片剂:2mg、4mg 片剂、胶囊:0.1g、0.25g	△
226	己烯雌酚 Diethylstilbestrol	片剂:0.5mg、1mg、2mg	
227	尼尔雌醇 Nilestriol	片剂:1mg、2mg、5mg	
(七)钙代谢调节药及抗骨质疏松药			
228	阿法骨化醇 Alfacalcidol	片剂、胶囊、软胶囊:0.25μg、0.5μg	
229	维生素 D_2 Vitamin D_2	软胶囊:5000 单位、10000 单位注射液:1ml:5mg(20 万单位)、1ml:10mg(40 万单位)	
十三、抗变态反应药			
230	氯苯那敏 Chlorphenamine	片剂:4mg	
231	苯海拉明 Diphenhydramine	片剂:25mg 注射液:1ml:20mg	
232	赛庚啶 Cyproheptadine	片剂:2mg	

序号	品种名称	剂型、规格	备注
233	异丙嗪 Promethazine	片剂:12.5mg、25mg 注射液:1ml:25mg、2ml:50mg	
234	氯雷他定 Loratadine	片剂、胶囊:5mg、10mg	
十四、免疫系统用药			
235	雷公藤多苷 Tripterysium Glycosides	片剂:10mg	
236	硫唑嘌呤 Azathioprine	片剂:50mg、100mg	
237	环孢素 Ciclosporin	胶囊、软胶囊、口服溶液剂	△
十五、抗肿瘤药			
(一)烷化剂			
238	司莫司汀 Semustine	胶囊:10mg、50mg	△
239	环磷酰胺 Cyclophospha-mide	片剂:50mg 注射用无菌粉末:100mg、200mg、500mg	△
240	白消安 Busulfan	片剂:0.5mg、2mg	△
(二)抗代谢药			
241	甲氨蝶呤 Methotrexate	片剂:2.5mg 注射用无菌粉末:5mg、100mg	△
242	巯嘌呤 Mercaptopurine	片剂:25mg、50mg	△
243	阿糖胞苷 Cytarabine	注射用无菌粉末:50mg、100mg	△
244	羟基脲 Hydroxycarbamide	片剂:0.5g	△
245	氟尿嘧啶 Fluorouracil	注射液:10ml:0.25g	△
(三)抗肿瘤抗生素			
246	丝裂霉素 Mitomycin	注射用无菌粉末:2mg、10mg	△
247	依托泊苷 Etoposide	注射液:2ml:40mg、5ml:100mg	△
248	多柔比星 Doxorubicin	注射用无菌粉末:10mg	△
249	柔红霉素 Daunorubicin	注射用无菌粉末:20mg	△
(四)抗肿瘤植物成分药			
250	长春新碱 Vincristine	注射用无菌粉末:1mg	△
251	紫杉醇 Paclitaxel	注射液:5ml:30mg、10ml:60mg	△

续表

序号	品种名称	剂型、规格	备注
252	高三尖杉酯碱 Homohar-ringtonine	注射液:1ml:1mg、2ml:2mg	△
(五)其他抗肿瘤药			
253	顺铂 Cisplatin	注射液:2ml:10mg、6ml:30mg 注射用无菌粉末:10mg、20mg、30mg	△
254	奥沙利铂 Oxaliplatin	注射用无菌粉末:50mg、100mg	△
255	卡铂 Carboplatin	注射用无菌粉末:50mg、100mg	△
256	亚砷酸(三氧化二砷) Ar-senious Acid (Arsenic Tri-oxide)	注射液:5ml:5mg、10ml:10mg 注射用无菌粉末:5mg、10mg	△
257	替加氟 Tegafur	片剂、胶囊:50mg、100mg、200mg	△
258	门冬酰胺酶 Asparaginase	注射用无菌粉末:5000 单位、10000 单位	△
259	亚叶酸钙 Calcium Folinate	注射液:10ml:100mg 注射用无菌粉末:25mg、50mg、100mg	△
260	维 A 酸 Tretinoin	片剂:10mg	△
(六)抗肿瘤激素类			
261	他莫昔芬 Tamoxifen	片剂:10mg	△
(七)抗肿瘤辅助药			
262	美司钠 Mesna	注射液:2ml:0.2g、4ml:0.4g	△
263	昂丹司琼 Ondansetron	片剂:4mg、8mg	
十六、维生素、矿物质类药			
(一)维生素			
264	维生素 B_1 Vitamin B_1	注射液:2ml:50mg、2ml:100mg	
265	维生素 B_2 Vitamin B_2	片剂:5mg、10mg	
266	维生素 B_6 Vitamin B_6	片剂:10mg 注射液:1ml:50mg、2ml:0.1g	
267	维生素 C Vitamin C	注射液:2ml:0.5g、5ml:1g	
(二)矿物质			
268	葡萄糖酸钙 Calcium Glu-conate	片剂:0.5g 注射液:10ml:1g	

序号	品种名称	剂型、规格	备注
(三)肠外营养药			
269	复方氨基酸 18AA Compound Amino Acid 18AA	注射液:250ml:12.5g(总氨基酸)小儿复方氨基酸注射液(18AA－Ⅰ):20ml:1.348g(总氨基酸)	
十七、调节水、电解质及酸碱平衡药			
(一)水、电解质平衡调节药			
270	口服补液盐 Oral Rehydration Salts	散剂(Ⅰ、Ⅱ、Ⅲ)	
271	氯化钠 Sodium Chloride	注射液:0.9%、10%(10ml、50ml、100ml、250ml、500ml、1000ml)	
272	葡萄糖氯化钠 Glucose and Sodium Chloride	注射液:100ml、250ml、500ml	
273	复方氯化钠 Compound Sodium Chloride	注射液:250ml、500ml	
274	氯化钾 Potassium Chloride	缓释片:0.5g 注射液:10ml:1.5g 颗粒剂	
(二)酸碱平衡调节药			
275	乳酸钠林格 Sodium Lactate Ringer's	注射液:500ml	
276	碳酸氢钠 Sodium Bicarbonate	片剂:0.3g、0.5g 注射液:10ml:0.5g、250ml:12.5g	
(三)其他			
277	葡萄糖 Glucose	注射液:5%、10%、25%、50%(20ml、100ml、250ml、500ml、1000ml)	
十八、解毒药			
(一)氰化物中毒解毒药			
278	硫代硫酸钠 Sodium Thiosulfate	注射液:10ml:0.5g、20ml:1.0g、20ml:10g 注射用无菌粉末:0.32g、0.64g	
(二)有机磷酸酯类中毒解毒药			
279	氯解磷定 Pralidoxime Chloride	注射液:2ml:0.25g、2ml:0.5g	

续表

序号	品种名称	剂型、规格	备注
280	碘解磷定 Pralidoxime Iodide	注射液:20ml:0.5g	
(三)亚硝酸盐中毒解毒药			
281	亚甲蓝 Methylthioninium Chloride	注射液:2ml:20mg、5ml:50mg、10ml:100mg	
(四)阿片类中毒解毒药			
282	纳洛酮 Naloxone	注射液:1ml:0.4mg 、1ml:1mg 、2ml:2mg 注射用无菌粉末:0.4mg、1.0mg、2.0mg	
(五)鼠药解毒药			
283	乙酰胺 Acetamide	注射液:2ml:1.0g 、5ml:2.5g 、10ml:5.0g	
(六)其他			
284	氟马西尼 Flumazenil	注射液:2ml:0.2mg、5ml:0.5mg、10ml:1.0mg	
十九、生物制品			
285	破伤风抗毒素 Tetanus Antitoxin	注射液、注射用无菌粉末:1500IU、10000IU	
286	抗狂犬病血清 Rabies Antiserum	注射液:400IU、700IU、1000IU	
287	抗蛇毒血清 Snake Antivenin	注射液、注射用无菌粉末	注释6
288	国家免疫规划用疫苗		注释7
二十、诊断用药			
(一)造影剂			
289	泛影葡胺 Maglumine Diatrizoate	注射液:1ml:0.3g、20ml:12g	
290	硫酸钡 Barium Sulfate	干混悬剂(Ⅰ型、Ⅱ型)	
291	碘化油 Iodinated Oil	注射液:10ml	
292	碘海醇 Iohexol	注射液:20ml:6g(I)、50ml:15g(I)、100ml:30g(I)	
(二)其他			

序号	品种名称	剂型、规格	备注
293	结核菌素纯蛋白衍生物 Purified Protein Derivative of Tuberculin	注射液	
二十一、皮肤科用药			
(一)抗感染药			
*(17)	红霉素 Erythromycin	软膏剂:1%	
*(41)	阿昔洛韦 Aciclovir	乳膏剂:3%	
294	磺胺嘧啶银 Sulfadiazine Silver	乳膏剂:1%	
295	咪康唑 Miconazole	乳膏剂:2%	
(二)角质溶解药			
296	尿素 Urea	软膏剂、乳膏剂:10%、20%	
297	鱼石脂 Ichthammol	软膏剂:10%	
298	水杨酸 Salicylic Acid	软膏剂:2%、5%	
(三)肾上腺皮质激素类药			
*(208)	氢化可的松 Hydrocortisone	(含醋酸酯)乳膏剂:1%(丁酸酯)乳膏剂:0.1%	
299	氟轻松 Fluocinonide	软膏剂、乳膏剂:0.025%	
(四)其他			
300	炉甘石 Calamine	洗剂	
*(260)	维 A 酸 Tretinoin	乳膏剂:0.025%、0.05%、0.1%	
301	依沙吖啶 Ethacridine	外用溶液剂:0.1%	
二十二、眼科用药			
(一)抗感染药			
302	氯霉素 Chloramphenicol	滴眼剂:8ml:20mg	
*(27)	左氧氟沙星 Levofloxacin	滴眼剂:0.3%(5ml、8ml)	
*(17)	红霉素 Erythromycin	眼膏剂:0.5%	
*(41)	阿昔洛韦 Aciclovir	滴眼剂:8ml:8mg	

序号	品种名称	剂型、规格	备注
*(32)	利福平 Rifampicin	滴眼剂:10ml:5mg、10ml:10mg	
(二)青光眼用药			
303	毛果芸香碱 Pilocarpine	注射液:1ml:2mg 滴眼剂	
304	噻吗洛尔 Timolol	滴眼剂:5ml:12.5mg、5ml:25mg	
305	乙酰唑胺 Acetazolamide	片剂:0.25g	
(三)其他			
*(163)	阿托品 Atropine	眼膏剂:1%	
306	可的松 Cortisone	眼膏剂:0.25%、0.5%、1% 滴眼剂:3ml:15mg	
二十三、耳鼻喉科用药			
307	麻黄碱 Ephedrine	滴鼻剂:1%	
308	氧氟沙星 Ofloxacin	滴耳剂:5ml:15mg	
309	地芬尼多 Difenidol	片剂:25mg	
310	鱼肝油酸钠 Sodium Morrhuate	注射液:2ml:0.1g	
二十四、妇产科用药			
(一)子宫收缩药			
311	缩宫素 Oxytocin	注射液:1ml:5 单位、1ml:10 单位	
312	麦角新碱 Ergometrine	注射液:1ml:0.2mg、1ml:0.5mg	
313	垂体后叶注射液 Posterior Pituitary Injection	注射液:0.5ml:3 单位、1ml:6 单位	
314	米非司酮 Mifepristone	片剂:10mg、25mg、200mg	
315	米索前列醇 Misoprostol	片剂:200μg	
*(301)	依沙吖啶 Ethacridine	注射液:2ml:50mg	
(二)其他			
*(295)	咪康唑 Miconazole	栓剂:0.2g、0.4g 阴道软胶囊:0.4g *(28)甲硝唑 Metronidazole 栓剂:0.5g 阴道泡腾片:0.2g